U0145324

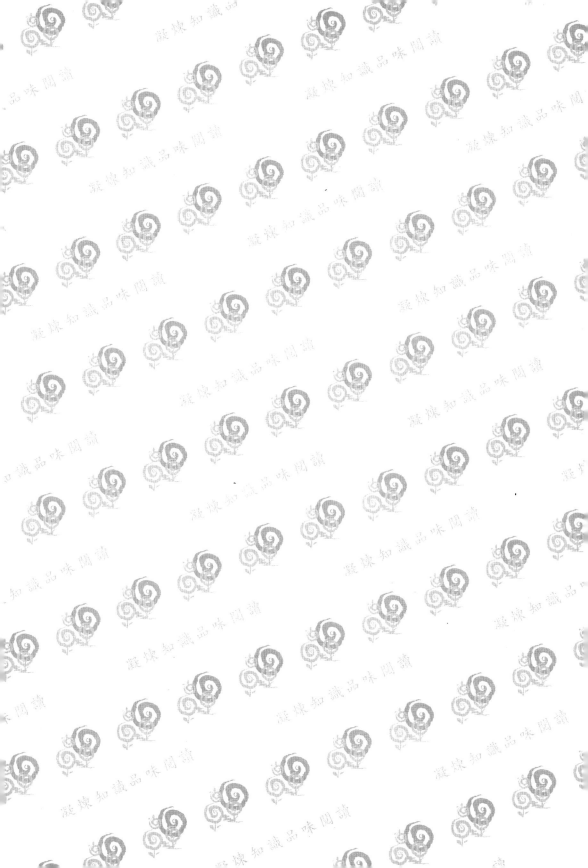

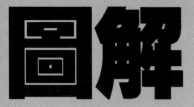

五南圖書出版公司 印行

圖解

溫病學

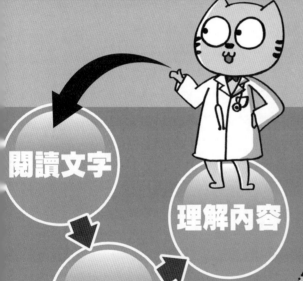

閱讀文字

理解內容

觀看圖表

李家雄／著

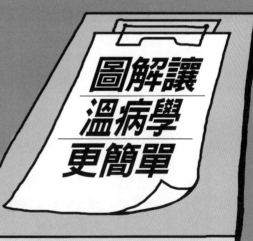

圖解讓
溫病學
更簡單

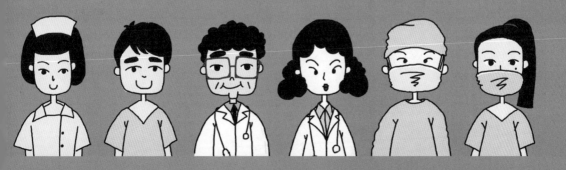

圖解
系列

推薦序一

推薦序一

　　2016 年 4 月 15 日至 18 日出席琉球東洋醫學研討會，邀李家雄醫師同行，其間我倆相談甚歡。這一、兩年來，我們談心論事，了解到李醫師總以赤子之心待人，一本初衷寫作出版書。此次，李醫師邀我為《圖解溫病學》作序，敘及《溫病條辨》作者用心良苦，並以經典八字「羽翼傷寒」與「以癒為度」傳世；我深有同感，欣然接受邀約，樂見《圖解溫病學》得以延續。

　　清朝吳鞠通（1758--1836）在其《溫病條辨》序中，論及《傷寒論》由表入裡，需橫看六經（外在溫度濕度影響腦部與臟腑功能）；《溫病條辨》由上及下，需縱看三焦（呼吸與飲食影響免疫與臟腑功能）。一縱一橫，細心體察，萬病診法，實不出此。《內經·五常政大論》強調「大毒治病，十去其六，常毒治病，十去其七，小毒治病，十去其八，無毒治病，十去其九。穀肉果菜，食養靜之，無使過之，傷其正也。」猶如李醫師在文中說明六經與三焦之醫論，引經據典，再加上個人豐富的臨床實務經驗，學習者用心領悟，巧妙自在其中。

　　在擔任中國中醫臨床醫學會理事長期間，我致力於國際交流，尤其是海峽兩岸的臨床經驗，特別是老人學科、五官慢性病與男性功能障礙。《圖解溫病學》中，不少涉論及到這些時代病的診治，例如 1-3 以《內經·水熱穴論》五十九穴進行臨床診治，其改善腦中樞神經系統，以及促進血液循環，對前述病症都有直接或間接之效益，與我多年來以頭皮針施治之臨床經驗，深相謀合。《圖解溫病學》是「防治大病」的曙光，願以此序拋磚引玉，共同為傳統醫學略盡棉薄之力，共勉之。

陳志芳中醫師

台北市中醫師公會名譽理事長
台灣中醫男科學會理事長

推薦序二

推薦序二

　　我與李醫師夫妻於 1999 年合作出版《金瓶梅之佳餚與美色》，了解到李醫師的寫作能量；這之前，我們曾一起到臺中文化中心演講，途中我問李醫師要講什麼題目，李醫師回說還不知，到了現場臨場隨興演說才精彩！我們主治領域不同，可說是道不同，卻相為謀，因緣際會緣源不絕。之後，我與他們夫妻，受邀出席新加坡名主持人比利的講座，面對一萬人演講，他在新加坡造成空前轟動，再次令我驚豔，對李醫師的中醫內涵更為推崇，是一能說、能寫，又願意分享經驗的全方位醫者。

　　《圖解溫病學》係解說傳統醫學《溫病條辨》，是傳統醫學一貫的傳承，其客觀性或許科學證據不足，主觀性確實是彌足珍貴。從我主治婦產科的角度，觀《圖解溫病學》第 5 章婦兒科專章，所論生長、發育、生殖之醫理，與西方醫學雖診斷、醫療方法互異，其結果確有殊途同歸之妙。後學者審證定方，藉此類比推敲，再整合臨症診斷，並順應人情，相信不但足以增長個人醫術，對患者亦是一大福音。

　　此次，欣逢李醫師「圖解系列」又有新書問世，再次強力推薦。

鄭丞傑醫師

高雄醫學大學教授
暨附設醫院副院長

自序

自序

　　承蒙五南出版社襄助，《圖解內經》、《圖解傷寒論》與《圖解金匱要略》出版後，《圖解溫病學》得以延續。清朝吳鞠通（1758~1836）參與《四庫全書》醫書檢校，對漢朝《傷寒論》和《金匱要略》見解獨到，其「羽翼傷寒」用心良苦的精神，以《內經‧五常政大論》的「食養盡之」與《溫病條辨》的「以瘥為度」八字最珍貴。

　　吳鞠通著《溫病條辨》中焦篇第32條（本書3-12）「病後熱退，不可即食，食者必復；週十二時（24小時）後，緩緩與食，先取清者，勿令飽，飽則必復，復必重也。」與「病後調理，較易於治病，豈有能治病，反不能調理！病後調理，不輕於治病，治病之初，未曾犯逆，處處得法，輕者三、五日解，重者七、八日解，解後無餘邪，病者未受大傷，不必以藥調理，飲食調理足矣，所謂『食養盡之』是也。」

　　《溫病條辨》下焦篇第50條「飲家陰吹，脈弦而遲，不得固執《金匱要略》法，當反用之，橘半桂苓枳薑湯（4-24），『以瘥為度』瘥後以溫中補脾，使飲不聚為要。其下焦虛寒者，溫下焦。肥人用溫燥法，瘦人用溫平法。」

　　《圖解溫病學》210藥方，分清芬或濁臭二類。清芬開啟通暢上焦七竅（五官），濁臭塞隙補養下焦二竅（大便小便），分而論之，參而合之，根深柢固。第210條天根月窟膏治不孕症與重大疾病，是《溫病條辨》解產難篇的壓箱寶。

　　《論語‧憲問篇》「為命，裨諶草創之，世叔討論之，行人子羽修飾之，東里子產潤色之。」春秋鄭國子產（約西元前580年至前522年）為命或制刑鼎，先草創（創稿）後討論（初核），再修飾（複核）與潤色（綜核），運用團隊使資源匱乏的鄭國富庶40年。孔子（西元前551年至前479年）稱頌子產「古之遺愛」。

　　《圖解溫病學》穿梭於《溫病條辨》、《內經》、《傷寒論》與《金匱要略》四書間，千錘百鍊與精雕細琢，「創稿後初核，再複核與綜核」是寫作的鏈帶，由方正（Square）規矩，循環（Circulation）順暢，而圓滿（Circle）生命。羽翼（Wing）傷寒，風（Wind）為百病之長，生物氣流（Current）以治療（Cure）疾病，《圖解溫病學》是如此的團隊佳作。

前言

　　《圖解溫病學》以《溫病條辨》為根本，《內經》、《傷寒論》和《金匱要略》為枝葉，從〈內經〉的〈六元正紀大論〉、〈陰陽應象大論〉與〈營衛生會篇〉等三篇貫穿脈絡。

　　《內經·六元正紀大論》統論天氣變化所引發的病。冬至 45 天後是立春，自此夜半少陽開始起動；立春前 15 天為大寒，是春天之始，開始疏泄一年之陽氣，天以布德行仁，地以生養萬物。四時陽光和煦，八風順理，則人不會大病，夭折機會減少。

　　八風、陽光無害人之能，如果人的腠理密而精氣足，狂風烈日何以令人生病？春風暖和自下而上，夏風炎熱橫行空中，秋風涼爽自上而下，冬風寒冷刮地而行，天地方位四正四隅，都合於四時八節。春、夏、秋、冬四時，春季之春分與春節、夏季之清明與端午、秋季之中秋與秋分、冬季之立冬與冬至八節氣，每季都有陰陽和諧的節日，陰（春節、清明、中秋、冬至）、陽（春分、端午、秋分、立冬）依四時八節各隨其方而起。

　　立春之風為衝風，是虛邪賊風，春初之風，夾寒水之母氣，要保養肝腎；春末之風，帶火熱之子氣，要保護心肝。夏初之風，炎火漸生，要調和心胃。長夏之風，挾暑氣與濕氣，大雨後暴涼，挾寒水之氣，久晴不雨近秋也，先行燥氣，是長夏之風，無所不兼，人無所不病矣，要養護脾胃。秋挾濕氣，季秋兼寒水之氣，以報冬氣也，要調理脾肺。冬猶兼燥金之氣，正冬則寒水本令，季冬報來春風木之氣，要溫暖腎肝。

　　五運六氣非風不行，風者六氣之帥，諸病之長也。夏日早南風，少移時由西而北而東，南風之時晴而熱，由北而東則雨而寒。四時皆有早暮之變，夏日曰長曰化，以盛萬物也，而病亦因之而盛，則依《內經·至真要大論》風淫於內，治以辛涼，佐以苦甘（銀翹散），此為治風之祖方正法；自此，後人則重用羌、防、柴、葛（活人敗毒散），以此為治風要藥。冬日早北風，少移時由東而南而西，北風之時陰而寒，由南而西則晴而熱，前人多以《傷寒論》之桂枝湯，所治之風，兼寒者也，此為治風之變法也。

　　《內經·陰陽應象大論》專言人受病之因。《傷寒論》六經，由表入裡，由淺入深，須橫看（外在溫度與濕度影響腦部與臟腑功能）。《溫病條辨》三焦，由上及下，由淺入深，須縱看（內在呼吸與飲食影響免疫與臟腑功能）。《金匱要略》是《傷寒論》與《溫病條辨》的橋樑，《溫病條辨》補前人之未備，細心體察，萬病診法，實不出此。

　　三焦病機有順傳與逆傳兩種，通常從上焦傳中焦（胃與脾），中焦傳下焦（肝與腎）。順傳邪從上焦肺衛，傳至中焦胃腑，有向癒之勢而預後較好。逆傳邪自肺傳入

心包，多暴發性，病情凶險而預後差。人體是個有機體，經絡貫串，氣血流通，邪之所感，隨處可傳，故上、中、下三焦之傳變，互相交錯，不能截然劃分。

溫病死證，上焦肺之化源絕或心神內閉外脫者死。中焦陽明太實或穢濁塞竅者死。下焦熱邪深入消灼津液涸盡而死。三焦病機辨證雖有律可循，但有例外，如熱閉心包在上焦，病邪已深入營血，輕清宣洩不適宜，開閉醒神為急務，須用牛黃丸、至寶丹之類。又如濕阻小腸，泌別失司，病屬下焦，但濕邪偏盛，滋填之法屬禁忌，急以滲利為治。

《內經·營衛生會篇》論營衛運行「上焦出胃上口，並咽以上，貫膈布胸中，上焦如霧。中焦亦並胃中，中焦如漚。下焦別回腸，注於膀胱而滲入，下焦如瀆。」上焦「胃上口」以賁門、上食道括約肌和橫膈膜為主。中焦「並胃中」含括消化器官與附屬器官。下焦「別回腸（小腸輸入大腸），注於膀胱而滲入。」

《難經》「上焦主內而不出，中焦主腐熟水穀，下焦主分別清濁，主出而不內，以傳導也」，漢代三焦從生理方面到臨床《金匱要略》「熱在上焦咳為肺痿；熱在中焦則為堅；熱在下焦則尿血，亦令淋秘不通」；金元時期三焦依病機立法，上焦熱而煩用牛黃散，上焦熱無他證用桔梗散等。清代確立三焦辨證綱領和治療方藥，「上焦如霧，升而逐之，中焦如漚，疏而逐之，下焦如瀆，決而逐之」，皆「兼以解毒」。

溫病條辨緒論

溫病條辨緒論

吳鞠通《溫病條辨》原序節錄

　　張長沙悲宗族之死，作《傷寒論》、《金匱要略》，為後世醫學之祖，奈《傷寒論》、《金匱要略》中之《卒病論》，亡於兵火，後世學人，無從仿效。來游京師，檢校《四庫全書》，得明朝吳又可《溫疫論》，觀其議論宏闊，遂專心學步焉。細察其法，亦不免支離駁雜，大抵功過兩不相掩，瑭進與病謀，退與心謀，采輯歷代名賢著述，去其駁雜，取其精微，間附己意，以及考驗，合成一書，名曰《溫病條辨》，仿仲景《傷寒論》作法，文尚簡要，便於記誦，又恐簡則不明，一切議論，悉以分註註明，雖為溫病而設，實可羽翼傷寒。

　　《傷寒論》由表入裡，由淺入深，需橫看六經。《溫病條辨》由上及下，由淺入深，需縱看三焦。《溫病條辨》與《傷寒論》有一縱一橫之妙，細心體察，萬病診法，實不出此。方中所定藥物分量，不過大概而已，需臨證者自行斟酌。《內經·五常政大論》「大毒治病，十去其六；中毒治病，十去其七；小毒治病，十去其八；無毒治病，十衰其九，食養靜之，無使過之。」

　　《溫病條辨》需前後互參，往往義詳於前，而略於後，詳於後而略於前。法有定而病無定；如溫病不兼濕者，忌剛喜柔，瘉後胃陽不復，過用苦寒傷胃陽，亦間有少用剛者。溫病之兼濕者，忌柔喜剛。本書原為溫病而設，如瘧、痢、疸、痹（痛），多因暑溫（溫度的變化）、濕溫（濕度的變化）而成，不得不附見數條。本書著眼處，全在認證無差，用藥先後緩急得宜，古人有方即有法，故取攜自如，無投不利。《溫病條辨》於各方條下，必註明用《內經》何法，先識證而後有治病之法，先知有治病之法而後擇用何方。有法同而方異者，有方似而法異者，不可不詳察之。

導　讀 ⋯⋯⋯⋯⋯⋯⋯⋯⋯⋯⋯⋯⋯⋯⋯ 018

藥 方 歌 訣 ⋯⋯⋯⋯⋯⋯⋯⋯⋯⋯⋯⋯⋯ 022

煎 藥 與 製 藥 ⋯⋯⋯⋯⋯⋯⋯⋯⋯⋯⋯ 030

服 藥 ⋯⋯⋯⋯⋯⋯⋯⋯⋯⋯⋯⋯⋯⋯⋯⋯ 034

診 斷 ⋯⋯⋯⋯⋯⋯⋯⋯⋯⋯⋯⋯⋯⋯⋯⋯ 036

第 1 章　病原篇

1-1《內經》六元正紀大論、陰陽應象大論、熱論、刺志論、生氣通天
　　論、金匱真言論 ⋯⋯⋯⋯⋯⋯⋯⋯⋯⋯⋯⋯⋯⋯⋯⋯⋯ 044
1-2《內經》論疾診尺、熱病 ⋯⋯⋯⋯⋯⋯⋯⋯⋯⋯⋯⋯ 046
1-3《內經》評熱病論 ⋯⋯⋯⋯⋯⋯⋯⋯⋯⋯⋯⋯⋯⋯ 048
1-4《內經》刺熱篇 ⋯⋯⋯⋯⋯⋯⋯⋯⋯⋯⋯⋯⋯⋯⋯ 050
1-5《內經》熱論、刺法論、玉版論要篇、平人氣象論 ⋯⋯⋯⋯ 052

第 2 章　上焦篇

2-1溫病有風溫、溫熱、溫疫、溫毒、暑溫、濕溫、秋燥、冬溫、溫瘧等
　　九種 ⋯⋯⋯⋯⋯⋯⋯⋯⋯⋯⋯⋯⋯⋯⋯⋯⋯⋯⋯ 060
2-2凡溫病者，始於上焦，在手太陰 ⋯⋯⋯⋯⋯⋯⋯⋯ 062
2-3太陰之為病，脈不緩不緊而動數，或兩寸獨大，尺膚熱，午後熱甚
　　者，名曰溫病 ⋯⋯⋯⋯⋯⋯⋯⋯⋯⋯⋯⋯⋯⋯⋯⋯ 064
2-4太陰風溫、溫熱、溫疫、冬溫，初起惡風寒桂枝湯；但熱不惡寒而渴
　　銀翹散。惡風寒，服桂枝湯惡寒解，餘病不解，銀翹散 ⋯⋯ 066
2-5太陰風溫，辛涼輕劑桑菊飲 ⋯⋯⋯⋯⋯⋯⋯⋯⋯ 068
2-6太陰溫病，白虎湯，白虎加人參湯 ⋯⋯⋯⋯⋯⋯⋯ 070
2-7太陰溫病，玉女煎去牛膝加元參 ⋯⋯⋯⋯⋯⋯⋯⋯ 072
2-8太陰溫病，犀角地黃湯合銀翹散 ⋯⋯⋯⋯⋯⋯⋯⋯ 074
2-9太陰溫病，雪梨漿，五汁飲 ⋯⋯⋯⋯⋯⋯⋯⋯⋯ 076
2-10太陰病，梔子豉湯，瓜蒂散 ⋯⋯⋯⋯⋯⋯⋯⋯⋯ 078
2-11太陰溫病，清營湯去黃連 ⋯⋯⋯⋯⋯⋯⋯⋯⋯⋯ 080
2-12太陰溫病，化斑。銀翹散去豆豉，加細生地、丹皮、大青葉，
　　倍元參。清宮湯，牛黃丸、紫雪丹、局方至寶丹 ⋯⋯⋯⋯ 082
2-13邪入心包，牛黃丸，紫雪丹 ⋯⋯⋯⋯⋯⋯⋯⋯⋯ 084

2-14溫毒，普濟消毒飲去柴胡、升麻 …… 086

2-15溫毒外腫，水仙膏，三黃二香散 …… 088

2-16溫毒，安宮牛黃丸，紫雪丹，清宮湯 …… 090

2-17暑溫，白虎湯；白虎加人參湯 …… 092

2-18中暍清暑益氣湯 …… 094

2-19手太陰暑溫新加香薷飲 …… 096

2-20手太陰暑溫，白虎湯；白虎加人參湯；白虎加蒼朮湯；生脈散 …… 098

2-21手太陰暑溫，清絡飲；清絡飲加甘草、桔梗、甜杏仁、麥冬、
知母 …… 100

2-22兩太陰暑溫，小半夏加茯苓湯再加厚朴、杏仁 …… 102

2-23手厥陰暑溫，清營湯 …… 104

2-24手厥陰暑溫，安宮牛黃丸，紫雪丹 …… 106

2-25暑瘵，清絡飲加杏仁薏仁滑石湯 …… 108

2-26小兒暑癇，清營湯、紫雪丹。大人同法。清營湯中，加鉤藤、
丹皮、羚羊角 …… 110

2-27暑溫而宜清，濕溫宜溫；濕熱平等兩解之。長夏受暑，過夏發伏暑 …… 112

2-28太陰伏暑三法六方，銀翹白虎生脈 …… 114

2-29濕溫，長夏深秋冬日同法，三仁湯 …… 116

2-30濕溫，清宮湯去蓮心、麥冬，加銀花、赤小豆皮，煎送至寶丹，
或紫雪丹、銀翹馬勃散 …… 118

2-31太陰濕溫，宣痹湯。千金葦莖湯加杏仁、滑石 …… 120

2-32太陽中暍，一物瓜蒂湯 …… 122

2-33寒濕傷陽，經絡拘束，桂枝薑附湯 …… 124

2-34溫瘧白虎加桂枝湯。癉瘧五汁飲 …… 126

2-35肺瘧杏仁湯。心瘧加減銀翹散；兼穢安宮牛黃丸 …… 128

2-36秋感燥氣，桑杏湯、桑菊飲、沙參麥冬湯、翹荷湯 …… 130

2-37諸氣膹鬱，諸痿喘嘔，喻氏清燥救肺湯 …… 132

2-38諸痿喘嘔之屬於上者，屬於肺之燥 …… 134

2-39秋燥之氣，杏蘇散。桂枝湯小和之 …… 136

2-40疝瘕痛，桂柴各半吳萸楝子茴香木香湯 …… 138

2-41燥氣延入下焦，化癥回生丹 …… 140

2-42老年八脈空虛，復亨丹主之 …… 142

2-43霹靂散治疝瘕等證，凝寒痼冷積聚 …… 144

第 3 章 中 焦 篇

3-1陽明溫病，白虎湯；大承氣湯 …… 152

3-2陽明溫病，減味竹葉石膏湯。小承氣湯微和之。小承氣湯。牛黃丸，
　調胃承氣湯。大承氣湯。調胃承氣湯 ························· 154

3-3陽明溫病，小承氣湯。牛黃丸，紫雪丹。承氣合小陷胸湯 ······ 156

3-4陽明溫病，增液湯。合調胃承氣湯微和之。益胃湯 ··········· 158

3-5下後，銀翹湯。白虎湯。白虎加人參湯。清燥湯。護胃承氣湯微和
　之。增液湯 ·· 160

3-6陽明溫病，下之不通，新加黃龍湯。宣白承氣湯。導赤承氣湯。牛黃
　承氣湯。間服增液。增液承氣湯 ···························· 162

3-7下後虛煩不眠，梔子豉湯 ·································· 164

3-8陽明溫病，黃連黃芩湯、清營湯 ··························· 166

3-9陽明斑者，化斑湯。銀翹散去豆豉加細生地大青葉元參丹皮湯。調胃
　承氣湯微和之 ·· 168

3-10陽明溫病，梔子柏皮湯、茵陳蒿湯 ······················· 170

3-11陽明溫病，冬地三黃湯 ·································· 172

3-12溫病小便不利者，淡滲不可與也。益胃、增液輩。復脈法 ····· 174

3-13陽明溫病，雪梨漿。薄荷末。牛黃丸 ····················· 176

3-14陽明暑溫，小陷胸湯加枳實。半夏瀉心湯去人參、乾薑、大棗、
　甘草加枳實、杏仁。小承氣湯各等分 ······················· 178

3-15暑溫蔓延三焦，三石湯主之。加味清宮湯。紫雪丹與清宮湯 ···· 180

3-16暑溫伏暑，杏仁滑石湯 ·································· 182

3-17濕之入中焦，傷脾胃之陽者十常八、九，傷脾胃之陰者十居一、二 ······ 184

3-18足太陰寒濕，半苓湯。四苓加厚朴秦皮湯，五苓散。四苓加木瓜草
　果厚朴湯。草果茵陳湯。茵陳四逆湯。椒附白通湯 ············· 186

3-19陽明寒濕，附子理中湯去甘草加廣厚 ····················· 188

3-20寒濕傷脾胃兩陽，苓薑朮桂湯。理中湯。五苓散。四逆湯。桂枝湯
　小和之。五苓散加防己桂枝薏仁 ···························· 190

3-21乾霍亂，蜀椒救中湯，九痛丸。至寶丹與湯藥 ·············· 192

3-22濕熱上焦未清，人參瀉心湯加白芍。三香湯 ················ 194

3-23吸受穢濕，安宮牛黃丸。新制橘皮竹茹湯 ················· 196

3-24三焦濕鬱，一加減正氣散、二加減正氣散、三加減正氣散、四加減
　正氣散、五加減正氣散 ······································ 198

3-25脈緩身痛，黃芩滑石湯 ·································· 200

3-26陽明濕溫，小半夏加茯苓湯。半夏瀉心湯去人參、乾薑、大棗、
　甘草加枳實、生薑 ·· 202

3-27濕痺，宣痺湯。薏苡竹葉散 ······························ 204

3-28風暑寒濕，杏仁薏苡湯。加減木防己湯 ···················· 206

3-29黃疸，二金湯、茵陳五苓散、杏仁石膏湯 ·············· 208

3-30素積勞倦，連翹赤豆飲煎送保和丸 ···················· 210

3-31濕甚為熱，瀉心湯。蒼朮白虎湯加草果。草果知母湯 ······ 212

3-32瘧傷胃陽，加減人參瀉心湯主。麥冬麻仁湯。黃連白芍湯。牛黃
　　丸。露薑飲。加味露薑飲 ·························· 214

3-33中焦瘧，補中益氣湯。青蒿鱉甲湯。小柴胡湯。渴甚去半夏，加栝
　　蔞根。小柴胡加乾薑陳皮湯 ························ 216

3-34濕瘧，厚朴草果湯 ······························ 218

3-35痢疾，四苓合芩芍湯。活人敗毒散 ·················· 220

3-36滯下已成，加減芩芍湯。瀉心湯。滑石藿香湯。五苓散加寒水石 ·· 222

3-37久痢陽明不闔，人參石脂湯。加減附子理中湯。附子粳米湯 ···· 224

3-38瘧邪熱氣，內陷變痢，加減小柴胡湯。加減黃連阿膠湯 ········ 226

3-39氣虛下陷，加減補中益氣湯。加味白頭翁湯 ·············· 228

3-40燥傷胃陰，五汁飲，玉竹麥門冬湯。牛乳飲之。玉女煎 ········ 230

第4章 下焦篇

4-1風溫、溫熱、溫疫、溫毒、冬溫，邪在陽明久羈，脈沉實下之；脈虛
　　大加減復脈湯 ································ 236

4-2溫病誤表，宜復脈法。中無所主者，救逆湯。熱邪深入，或在少陰，
　　或在厥陰，均宜復脈 ·························· 238

4-3下後大便溏甚，一甲煎。一甲復脈湯 ·················· 240

4-4少陰溫病，真陰欲竭，黃連阿膠湯 ·················· 242

4-5夜熱早涼，青蒿鱉甲湯。二甲復脈湯。三甲復脈湯 ·········· 244

4-6既厥且噦，小定風珠。大定風珠 ···················· 246

4-7痙厥神昏，手少陰證未罷，先牛黃紫雪輩；再復脈湯存陰，三甲
　　潛陽 ···································· 248

4-8邪氣久羈，復脈湯熱飲之 ························ 250

4-9時欲漱口不欲咽，犀角地黃湯。桃仁承氣湯。抵當湯 ········ 252

4-10溫病脈濡小桃花湯。脈虛數桃花粥 ·················· 254

4-11溫病少陰下利，豬膚湯。甘草湯。桔梗湯。苦酒湯 ········ 256

4-12婦女溫病，經水適來，竹葉玉女煎。護陽和陰湯。加減復脈湯仍
　　用參 ···································· 258

4-13熱病經水適至，加減桃仁承氣湯 ·················· 260

4-14溫病癒後，半夏湯、半夏桂枝湯、桂枝湯、小建中湯 ········ 262

4-15溫病癒後，五汁飲，牛乳飲。益胃，五汁輩 ·············· 264

4-16暑邪深入，連梅湯。先紫雪丹，再連梅湯。椒梅湯 ·············· 266

4-17暑邪誤治，胃口傷殘，來復丹 ································· 268

4-18暑邪久熱，三才湯。香附旋覆花湯。久不解者，間用控涎丹 ········· 270

4-19濕之為物在人身也，上焦與肺合，中焦與脾合，下焦與少陰癸水合 ····· 272

4-20濕久不治，伏足少陰，鹿附湯。安腎湯。朮附薑苓湯 ············· 274

4-21先便後血，小腸寒濕，黃土湯。 ······························ 276

4-22秋濕內伏，冬寒外加─小青龍湯、小青龍去麻辛 ················· 278

4-23喘咳息促，麻杏石甘湯。葶藶大棗瀉肺湯。上焦加乾薑、桂枝，

中焦加枳實、橘皮，下焦加附子、生薑 ························ 280

4-24飲家陰吹，橘半桂苓枳薑湯 ································· 282

4-25暴感寒濕成疝，椒桂湯、大黃附子湯、天台烏藥散 ··············· 284

4-26濕溫久羈，宣清導濁湯。半硫丸 ······························ 286

4-27濁濕久留，下注於肛，朮附湯 ································· 288

4-28瘧邪久羈，成勞脅有瘧母，加味異功湯 ························· 290

4-29瘧久不解，脅下成塊之瘧母，鱉甲煎丸 ························· 292

4-30太陰三瘧，溫脾湯。少陰三瘧，扶陽湯。厥陰三瘧，減味烏梅圓法 ····· 294

4-31酒客久痢，茵陳白芷湯。雙補湯。加減理陰煎。斷下滲濕湯 ········· 296

4-32 下痢無度，桃花湯。久痢，地黃餘糧湯 ························ 298

4-33久痢傷腎三神丸。久痢傷陰人參烏 ···························· 300

4-34痢久陰陽兩傷，參茸湯。烏梅圓。休息痢經年不愈，參芍湯 ········· 302

4-35噤口痢，白頭翁湯。加減瀉心湯。加味參苓白朮散 ··············· 304

4-36噤口痢，胃關腎關不開者，肉蓯蓉湯 ·························· 306

4-37燥久傷及肝腎之陰，三甲復脈湯，定風珠，專翕大生膏 ············· 308

第 5 章 婦兒科

5-1熱入血室婦女病 ··· 314

5-2情緒有礙 ·· 316

5-3經水不利 ·· 318

5-4腹中諸疾 ·· 320

5-5妊娠養胎 ·· 322

5-6懷身七月 ·· 324

5-7產婦三病 ·· 326

5-8產婦腹痛 ·· 328

5-9產後中風 ·· 330

5-10腹痛生化湯、回生丹、枳實芍藥散 ·························· 332

5-11產後當大補氣血，即有雜病，從末治之 ┈┈┈┈┈┈┈ 334

5-12產後究奇經，補心氣，分別虛寒虛熱 ┈┈┈┈┈┈ 336

5-13中焦小建中湯；下焦天根月窟膏 ┈┈┈┈┈┈┈ 338

5-14《金匱要略》陰吹四方 ┈┈┈┈┈┈┈┈ 340

5-15兒病疳積與厥逆 ┈┈┈┈┈┈┈┈┈┈ 342

5-16小兒痙病(角弓反張) ┈┈┈┈┈┈┈┈ 344

5-17兒童瘛瘲與癲癇 ┈┈┈┈┈┈┈┈┈┈ 346

5-18兒童痘證 ┈┈┈┈┈┈┈┈┈┈┈┈┈┈ 348

5-19兒童斑疹(痘宜溫，疹宜涼) ┈┈┈┈┈350

後 記 ┈┈┈┈┈┈┈┈┈┈┈┈┈┈┈┈┈┈┈┈352

導讀

　　《圖解溫病學》以《溫病條辨》為主，旁徵博引《圖解內經》、《圖解傷寒論》和《圖解金匱要略》，將之圖解化與實用化，最重要的是，理解 210 藥方的清芬與濁臭，並瞭解湯方組成與病症異同，先識藥方，再知診斷，再分而論之與覽讀之，診治功力自然根深柢固。

認識藥方

　　清陽開啟通暢上七竅（最重要的是頭顱骨導靜脈與靜脈叢），桂枝湯與銀翹散開端。1.桂枝湯：桂芍薑甘棗。五味藥。2.銀翹散：銀翹甘桔，薄竹葦，豉蒡芥。九味藥。（單數藥味）

　　濁陰塞隙補養下二竅（最重要的是下肢大、小隱靜脈與腹股溝淋巴結），肉蓯蓉湯、天根月窟膏、專翕大生膏與肉蓯蓉湯結尾。207.肉蓯蓉湯：蓉參附，薑歸芍。六味藥。210.天根月窟膏：二鹿龜鮑海，二烏雞羊紫龍牡，參苓歸地芍蓮圓，補枸蓉萸杜牛草，菟桑蒺芡茴蜜。三十二味藥。（複數藥味）

　　「桂芍薑甘棗」、「銀翹甘桔，薄竹葦，豉蒡芥」、「蓉參附，薑歸芍」、「二鹿龜鮑海，二烏雞羊紫龍牡，參苓歸地芍蓮圓，補枸蓉萸杜牛草，菟桑蒺芡茴蜜」52 個字，找諧音或故事來記憶與背誦，有「字」也有「數」，學而時習之，就好學之道而正焉，數字就會在腦海中反覆說話，再慢慢走進 210 方（上焦篇 54 方、中焦篇 88 方、下焦篇 68 方），不必完全背誦 210 方。只要此四方 52 個字銘刻於心，就能觸類旁通，實用於臨床。

　　桂枝湯是《溫病條辨》與《傷寒論》的第一藥方，服用單一桂枝湯機會很少，延伸出來服完藥後喝熱稀粥與悶汗，就是要懂得「好好地休息」，才不會過勞猝死，如古之秦始皇、唐太宗和宋太祖，以及現代美國賈伯斯等，如何治未病，就是要防範大病出現。

　　《圖解溫病學》是「防治大病」的曙光。桂枝湯服後啜熱粥，覆被微汗出，要慢慢熱身，啟動安靜狀態下的靜脈，人在安靜時，64% 血液貯存在靜脈與細靜脈之內（其餘的在肺循環的血管 9%、心臟 7%、體循環的動脈與細動脈 13%、體循環內的微血管 7%）。通常骨骼肌活動，會激活大量交感神經的傳動，造成靜脈收縮，動員血液貯藏器的靜脈與細靜脈，主要的血液貯藏器是腹部臟器，特別是肝臟與脾臟的靜脈，以及皮膚的靜脈；溫服桂枝湯加熱粥，啟動腹部臟器的靜脈，覆被則激活皮膚的靜脈，令靜脈所含的廢物及毒素，可從汗排出。

　　銀翹散是《溫病條辨》最重要的入門方，銀翹散延伸出或銀（花）或（連）翹，共 32 方（占全書 32/210），上焦 24 方，中焦 8 方。

　　一、銀翹有 11 方：

　　2. 銀翹散：銀翹甘桔，薄竹葦、豉蒡芥；7. 犀角地黃湯合銀翹散：犀地丹芍，銀翹甘桔，薄竹葦、豉蒡芥；13. 銀翹散去豆鼓加細生地丹皮大青葉倍元參：銀翹甘桔，蒡芥薄竹葦、地丹大元；23. 新加香薷飲：香朴扁銀翹；29. 清營（榮）湯：元麥竹翹犀連，銀丹地；32. 銀翹散去牛元加杏滑：銀翹甘桔，薄竹葦、豉芥杏滑；33. 銀翹散加芍地丹麥：銀翹甘桔，薄竹葦、豉蒡芥、芍地丹麥；34. 銀翹散去牛元芥加杏膏芩：銀翹甘桔，薄竹葦、豉杏膏芩；38. 銀翹馬勃散：射牛；45. 加減銀翹散：銀翹犀、元麥竹荷；62. 銀翹湯：銀翹竹，麥甘地。最重要的是除了 62. 銀翹湯屬於中焦篇，其他 10 方皆屬於上焦篇。銀翹藥效 100% 發作於上焦。

　　二、銀有 19 方：

　　除了銀翹 11 方之外，再加 8 方。26. 清絡飲：西絲荷竹銀扁；27. 清絡飲加甘桔甜杏仁麥冬湯：西絲荷竹銀扁甘桔杏麥；30. 清絡飲加杏苡滑：西絲荷竹銀扁，杏苡滑；31. 清營湯加鉤藤丹皮羚羊角：元麥竹翹犀連，銀丹地、鉤丹羚；37. 清宮湯去蓮麥加銀赤：元竹翹犀，銀赤；75. 冬地三黃湯：元麥地，連芩柏，銀葦甘；78. 三石湯：膏寒滑，杏茹通金銀；79. 加味清宮湯：元麥竹，翹犀蓮，知銀瀝。最重要的是除了 75. 冬地三黃湯、78. 三石湯、79. 加味清宮湯等 3 方屬於中焦篇，其他 5 方皆屬於上焦篇。銀花藥效發作於上焦 5/8，中焦 3/8。

　　三、翹有 24 方：

　　除了銀翹 11 方再加 13 方。3. 桑菊飲：桑菊翹葦、甘桔薄杏；14. 清宮湯：元麥竹翹犀蓮；18. 普濟消毒飲：芩連升柴甘桔陳，玄馬牛蠶薄板翹；31. 清營湯加鉤藤丹皮羚羊角：元麥竹翹犀連，銀丹地、鉤丹羚；37. 清宮湯去蓮麥加銀赤：元竹翹犀，銀赤；39. 宣痹湯：枇通射鬱豉；44. 杏仁湯：杏芩滑翹，芩蔻桑梨；48. 翹荷湯：翹荷甘桔梔綠；79. 加味清宮湯：元麥竹，翹犀蓮，知銀瀝；109. 宣痹湯：己杏薏滑夏，梔翹蠶赤；110. 薏苡竹葉散：薏竹滑翹，芩蔻通；116. 連翹赤豆飲：連赤花，通梔豉；117. 保和丸：陳芩下萊麴楂翹。最重要的是除了 79. 加味清宮湯、109. 宣痹湯、110. 薏苡竹葉散、116. 連翹赤豆飲、117. 保和丸等 5 方屬於中焦篇，其他 8 方皆屬於上焦篇。連翹藥效發作於上焦 8/13，中焦 5/13。

　　肉蓯蓉湯：肉蓯蓉一兩、附子二錢、人參二錢、乾薑炭二錢、當歸二錢、白芍三錢（肉桂湯炒）（蓉參附，薑歸芍），水八杯，煮取三杯，分三次緩緩服，胃稍開，再作服。重用蓯蓉，取其性溫潤平和，有從容之意，故得蓯蓉之名，補下焦陽中之陰有殊功。肉蓯蓉強陰益精，消癥瘕。207. 肉蓯蓉湯重用肉蓯蓉的分量（藥方總重 2.1 兩，肉蓯蓉占 1 兩），白芍用肉桂湯炒三錢，更關鍵的是服法，「分三次緩緩服，胃稍開（有點胃口了），再作服」，提醒讀者要深根而後權變。與桂枝湯服法不一樣。《溫病條辨》下焦篇的 194. 茵陳白芷湯、195. 雙補湯、196. 理陰煎、198. 地黃餘糧湯、199. 三神丸、200. 人參烏梅湯、201. 參茸湯、202. 烏梅圓、203. 參芍湯、205. 加減瀉心湯等 10 方，都沒有藥的劑量。

　　天根月窟膏是不孕症與重大疾病的要方，是《溫病條辨》解產難篇的壓箱寶。天根月窟膏治下焦陰陽兩傷，胃氣尚健無濕熱證者（胃弱者不可與，無法消化吸收），男子遺精滑洩，精寒無子，腰膝酸痛之屬腎虛者；老年體瘦乾枯，頭暈耳鳴，左肢麻痺（左腰腎功能不良），緩縱不收，屬下焦陰陽兩虛者（諸證有單屬下焦陰虛者，宜專翕大生膏，不宜此方）；婦人產後下虧，淋帶癥瘕，胞宮虛寒無子，數數殞胎，或少年生育過多，年老腰膝尻胯酸痛者。

　　天根月窟膏可以啟動腎上腺皮質與皮下脂肪的雌激素，擴張血管內的內皮細胞與血管，改善初期動脈血管硬化；同時，天根月窟膏有助免疫系統與循環系統的生理作業。天根月窟膏可找諧音或故事來記憶與背誦，如「二鹿龜鮑（抱）海，二烏（鳥）雞羊紫龍牡，參（森）苓歸地芍（燒）蓮圓（園），補枸（給）蓉萸（魚）杜（堵）牛革（坤），菟（兔）桑蒺（疾）芡（欠）茴（肥）蜜」。

　　三焦之論，最重要的是下焦的補養，專翕大生膏與天根月窟膏等富含營養。專翕大生膏二十一味（龜鱉阿羊豬鹿、二雞牡鮑海、參苓芍麥桑、蓮芡蒺枸五蜜），為痓厥心悸等證而設，治產後亡血過多；再加鹿茸、桑寄生、天冬三味，為二十四味專翕大生膏，治三月殞胎三、四次者。專翕大生膏小兒痓止後，每日服四、五錢，分二次，為填陰善後防再痓，小兒臟腑嫩小，傳變最速。同時，專翕大生膏助益小腸乳糜池與胸管營養吸收，養護婦幼的腦脊髓液。

藥方歌訣

上焦(54方)

1. 桂枝湯：桂芍薑甘棗
2. 銀翹散：銀翹甘桔，薄竹葦，豉蒡芥
3. 桑菊飲：桑菊翹葦，甘桔薄杏
4. 白虎湯：知膏甘粳（12. 化斑湯：知膏甘粳元犀）
5. 玉女煎：知膏牛麥地
6. 玉女煎去牛七熟地加元參細生地：知膏元麥地
7. 犀角地黃湯合銀翹散：犀地丹芍，銀翹甘桔，薄竹葦，豉蒡芥
8. 雪梨漿：大梨去皮，水浸半日
9. 五汁飲：梨荸葦麥藕
10. 梔子豉湯：梔豉
11. 瓜蒂散：蒂赤豉
12. 化斑湯：知膏甘粳元犀（4. 白虎湯：知膏甘粳）
13. 銀翹散去豆豉加細生地丹皮大青葉倍元參：銀翹甘桔，蒡芥薄竹葦，地丹大元
14. 清宮湯：元麥竹翹犀蓮
15. 安宮牛黃丸：牛雄犀麝，梅硃真金，連芩梔（大涼）
16. 紫雪丹：羚辰犀麝，膏寒滑，二硝磁，丁沉木，元麻甘（中涼）
17. 局方至寶丹：琥牛犀麝，玳硃（小涼）
18. 普濟消毒飲：芩連升柴甘桔陳，玄馬牛蠶薄板翹
19. 水仙膏：水仙花根
20. 三黃二仙散：乳沒軍連柏（98. 三香湯：鬱豉降梔枳蔞桔）
21. 白虎加人參湯：知膏甘粳參
22. 清暑益氣湯：參草朮歸陳麥味，耆升薑棗葛蒼柏，青麴瀉
23. 新加香薷飲：香朴扁銀翹
24. 白虎加蒼朮湯：知膏甘粳蒼
25. 生脈散：人麥味
26. 清絡飲：西絲荷竹銀扁
27. 清絡飲加甘桔甜杏仁麥冬湯：西絲荷竹銀扁甘桔杏麥

28. 小半夏加茯苓湯再加厚樸杏仁方：夏薑苓厚杏

29. 清營湯：元麥竹翹犀連，銀丹地

30. 清絡飲加杏苡滑：西絲荷竹銀扁，杏苡滑

31. 清營湯加鉤藤丹皮羚羊角：元麥竹翹犀連，銀丹地，鉤丹羚

32. 銀翹散去牛元加杏滑：銀翹甘桔，薄竹葦，豉芥杏滑（45. 加減銀翹散：銀翹犀，元麥竹荷）

33. 銀翹散加芍地丹麥：銀翹甘桔，薄竹葦，豉蒡芥，芍地丹麥（2. 銀翹散：銀翹甘桔，薄竹葦，豉蒡芥）

34. 銀翹散去牛元芥加杏膏芩：銀翹甘桔，薄竹葦，豉杏膏芩（45. 加減銀翹散：銀翹犀，元麥竹荷）

35. 加減生脈散：沙麥味丹地

36. 三仁湯：杏薏蔻，半滑竹朴通（78. 三石湯：膏寒滑，杏茹通金銀）

37. 清宮湯去蓮麥加銀赤：元竹翹犀，銀赤

38. 銀翹馬勃散：射牛

39. 宣痹湯：枇通射鬱豉（中焦宣痹湯：己杏薏滑夏，梔翹蠶赤）

40. 千金葦莖湯加杏仁滑石：葦苡冬桃杏滑

41. 一物瓜蒂散：瓜蒂 20 個

42. 桂枝薑附湯：桂薑附朮

43. 白虎加桂枝湯：知膏甘粳桂

44. 杏仁湯：杏芩滑翹，苓蔻桑梨

45. 加減銀翹散：銀翹犀，元麥竹荷

46. 桑杏湯：桑杏梔豉沙象梨

47. 沙參麥冬湯：沙麥桑玉甘扁花

48. 翹荷湯：翹荷甘桔梔綠

49. 清燥救肺湯：參草麥膏，杏枇麻桑膠

50. 杏蘇散：杏蘇枳桔前橘苓夏薑甘棗

51. 桂柴各半加吳萸楝子茴香木香湯：桂芍薑甘棗柴夏參苓，吳楝茴木

52. 化癥回生丹：參桂椒薑，歸芍芎地益乳沒，鱉虻蟅靈頭麝，丁茴降阿蘇蒲，大桃紅蘇稜漆，吳延片良艾杏香

53. 復亨丹：桂椒龜鹿淡硫，參苓歸枸茴草益

54. 霹靂散：桂椒雄附細，薑薤吳烏五，菖薏己蓽檳，良果降木茴

中焦(88方)

55. 大承氣湯：軍朴實硝
56. 減味竹葉石膏湯：竹膏麥草
57. 小承氣湯：軍朴實
58. 調胃承氣湯：軍硝草
59. 承氣合小陷胸湯：軍朴實連夏蔞
60. 增液湯：元麥地
61. 益胃湯：沙麥地玉冰
62. 銀翹湯：銀翹竹，麥甘地
63. 清燥湯：元麥地，知人
64. 護胃承氣湯：元麥地，知丹大
65. 新加黃龍湯：軍元麥地，人海甘歸硝薑
66. 宣白承氣湯：軍膏杏蔞
67. 導赤承氣湯：軍連柏，硝芍地
68. 牛黃承氣湯：軍牛雄犀麝，梅硃真金，連芩梔
69. 增液承氣湯：軍硝元麥地
70. 梔子豉加甘草湯：梔豉甘
71. 梔子豉加薑汁湯：梔豉薑
72. 黃連黃芩湯：連芩鬱豉
73. 梔子柏皮湯：梔柏甘
74. 茵陳蒿湯：茵梔軍
75. 冬地三黃湯：元麥地，連芩柏，銀葦甘豆支
76. 小陷胸加枳實湯：連夏蔞實
77. 半夏瀉心湯去參甘薑棗加枳杏：夏連芩實杏
78. 三石湯：膏寒滑，杏茹通金銀（36.三仁湯：杏薏蔻，半滑竹朴通）
79. 加味清宮湯：元麥竹，翹犀蓮，知銀瀝
80. 杏仁滑石湯：杏滑橘鬱，夏連芩朴通
81. 半苓湯：半苓，連朴通
82. 四苓加朴秦：二苓朮瀉，朴秦
83. 五苓散：二苓朮瀉，桂
84. 四苓加木瓜厚朴草果湯：二苓朮瀉，瓜厚果
85. 草果茵陳湯：草茵二苓，廣厚大瀉
86. 茵陳四逆湯：茵甘薑附

87. 椒附白通湯：椒附薑蔥膽
88. 附子理中湯去甘草加厚朴廣皮湯：參术薑附廣厚
89. 苓薑术桂湯；苓薑术桂
90. 理中湯：參术甘薑
91. 四逆湯：甘薑附參
92. 五苓散加己桂苡：二苓术瀉桂，己桂苡
93. 蜀椒救中湯：椒薑檳廣厚
94. 九痛丸：薑附參茱巴狼
95. 立生丹：蒼雄丁沉蟾
96. 獨勝散：馬糞
97. 人參瀉心湯加白芍：參連苓，薑芍實
98. 三香湯：鬱豉降梔枳蔞桔（20.三黃二仙散：乳沒軍連柏）
99. 茯苓皮湯：二苓竹苡通腹
100. 新制橘皮竹茹湯：橘茹柿薑
101. 一加減正氣散：藿苓廣厚，神麥杏茵腹
102. 二加減正氣散：藿苓廣厚，己通薏卷
103. 三加減正氣散：藿苓廣厚，杏滑
104. 四加減正氣散：藿苓廣厚，神查果
105. 五加減正氣散：藿苓廣厚，腹穀蒼
106. 黃芩滑石湯：芩滑二苓蔻通腹
107. 小半夏加茯苓湯：夏薑苓
108. 半夏瀉心湯去人參乾薑甘草大棗加枳實生薑：夏連苓，實薑
109. 宣痹湯：己杏薏滑夏，梔翹蠶赤（上焦宣痹湯：枇通射鬱豉）
110. 薏苡竹葉散：薏竹滑翹，苓蔻通
111. 杏仁薏苡湯：杏薏己桂，薑夏朴藜
112. 加減木防己湯：己膏桂，杏薏通滑
113. 二金湯：二金豬，朴通腹
114. 茵陳五苓散：茵二苓术瀉桂
115. 杏仁石膏湯：杏膏夏薑，柏梔枳
116. 連翹赤豆飲：連赤花，通梔豉
117. 保和丸：陳苓下萊麴楂翹
118. 蒼术白虎湯加草果：蒼知膏甘粳果
119. 草果知母湯：草知夏朴，梅花苓薑

120. 加減人參瀉心湯：參連實，二薑牆
121. 麥冬麻仁湯：麥麻芍二烏
122. 黃連白芍湯：連芍芩，夏枳薑
123. 露薑飲：參薑
124. 加味露薑飲：參薑夏，青廣果
125. 補中益氣湯：補中參草朮歸廣，芪升柴益薑棗
126. 青蒿鱉甲湯：蒿鱉桑花知丹（下焦青蒿鱉甲湯：蒿鱉地知丹）
127. 小柴胡湯：柴夏參芩薑甘棗
128. 小柴胡加乾薑陳皮湯：柴夏參芩薑甘棗，薑陳
129. 厚樸草果湯：厚果杏芩廣夏
130. 四苓合芩芍湯：二苓朮瀉，芩芍木廣厚
131. 活人敗毒散：人參敗毒茯苓草，枳桔柴前羌獨芎
132. 加減芩芍湯：芩芍木廣厚連
133. 滑石藿香湯：滑藿二苓，蔻通廣厚
134. 五苓散加寒水石：二苓朮瀉桂寒
138. 加減小柴胡湯：柴參芩，丹歸芍穀查
139. 加減黃連阿膠湯：連膠芩芍，甘地
140. 加減補中益氣湯：參草芍歸，廣芪升防
141. 加味白頭翁湯：白秦連柏，芍芩
142. 玉竹麥門冬湯：玉麥沙甘

下焦(68方)

143. 加減復脈湯：麻，麥地膠芍甘
144. 救逆湯：龍牡，麥地膠芍甘
145. 一甲煎：牡蠣
146. 一甲復脈湯：牡，麥地膠芍甘
147. 黃連阿膠湯：連膠芩芍雞
148. 青蒿鱉甲湯：蒿鱉地知丹（中焦青蒿鱉甲湯：蒿鱉桑花知丹）
149. 二甲復脈湯：鱉牡，麥地膠芍甘
150. 三甲復脈湯：龜鱉牡，麥地膠芍甘
151. 小定風珠：龜淡膠雞便
152. 大定風珠：膠龜鱉牡雞，麻麥地芍甘味
153. 犀角地黃湯：犀地丹芍

154. 桃仁承氣湯：桃軍硝丹歸芍

155. 抵當湯：軍桃蟲蝱

156. 桃花湯：脂薑粳

157. 桃花粥：脂參甘粳

158. 豬膚湯：豬蜜

159. 甘草湯：甘

160. 桔梗湯：甘桔

161. 苦酒湯：夏雞醋

162. 竹葉玉女煎：竹知膏牛麥地

163. 護陽和陰湯：參麥芍甘地

164. 加減復脈湯：麻麥地膠芍甘，參

165. 加減桃仁承氣湯：桃軍丹，澤人地

166. 半夏湯：夏米

167. 半夏桂枝湯：夏米桂芍薑甘棗

168. 小建中湯：桂芍薑甘棗飴

169. 連梅湯：連梅麥地膠

170. 椒梅湯：椒梅夏參連芩薑芍實

171. 來復丹：元精硫硝，青橘靈

172. 三才湯：天人地

173. 香附旋覆花湯：香旋蘇薏廣夏苓

174. 控延丹：戟遂芥麵薑

175. 鹿附湯：鹿附草絲苓

176. 安腎湯：鹿附朮絲苓，胡茴補韭

177. 朮附薑苓湯：朮附薑苓

178. 黃土湯：甘地朮附芩膠土

179. 小青龍湯：桂芍甘薑，麻辛夏味

180. 麻杏甘石湯：麻杏甘石

181. 葶藶大棗瀉肺湯：葶棗

182. 橘半桂苓枳薑湯：橘半桂苓枳薑

183. 椒桂湯：椒桂青陳，吳茴良柴薑

184. 大黃附子細辛湯：大附細

185. 天台烏藥散：烏木茴青良檳，巴麩楝酒薑

186. 宣清導濁湯：二苓寒皂蠶

187. 半硫丸：半硫

188. 术附湯：參术薑附廣厚

189. 加味異功湯：廣參苓术薑甘棗，歸桂

190. 鱉甲煎丸：鱉烏鼠蟅蛣，桃丹紫，葶葦瞿，柴夏參苓桂芍薑，大朴硝膠蜂酒

191. 溫脾湯：苓薑桂，果朴漆

192. 扶陽湯：參茸附歸桂漆

193. 減味烏梅圓：烏吳椒薑桂，夏連芍苓

194. 茵陳白芷湯：茵芷藿，秦柏苓

195. 雙補湯：五蓮芡覆菟，巴藥萸苓參補蓉

196. 加減理陰煎：薑附芍，味苓地

197. 斷下滲濕湯：樗术二苓，柏榆楂銀

198. 地黃餘糧湯：地餘味

199. 三神丸：破肉味

200. 人參烏梅湯：參梅蓮藥瓜草

201. 參茸湯：參茸附，茴歸杜菟

202. 烏梅圓：烏梅椒薑辛苦酒，桂芍參附連柏蜜

203. 參芍湯：參附芍，味苓甘

204. 白頭翁湯：白秦連柏

205. 加減瀉心湯：連苓木薑芍銀楂

206. 加味參苓白术散：扁豆四君，薏砂桔薑蔻粳

207. 肉蓯蓉湯：蓉參附薑歸芍

208. 專翁大生膏：龜鱉阿羊豬鹿，二雞牡鮑海，參苓芍麥桑，蓮芡蒺枸五蜜

209. 通補奇經丸方（甘鹹微辛法）：鹿龜鹿紫茴蒺枸，歸肉人杜

210. 天根月窟膏方（酸甘鹹微辛法，陰陽兩補，通守兼施複法也）：二鹿龜鮑海，二烏雞羊紫龍牡，參苓歸地芍蓮圓，補枸蓉萸杜牛草，菟桑蒺芡茴蜜

一、杏仁有 12 方

36. 三仁湯：杏薏蔻，半滑竹朴通；40. 千金葦莖湯加杏仁滑石：葦苡冬桃杏滑；44. 杏仁湯：杏苓滑翹，苓蔻桑梨；46. 桑杏湯：桑杏梔豉沙象梨；49. 清燥救肺湯：參草麥膏，杏枇麻桑膠；50. 杏蘇散：杏蘇枳桔前橘苓夏薑甘棗；78. 三石湯：膏寒滑，杏茹通金銀；80. 杏仁滑石湯：杏滑橘鬱，夏連苓朴通；101. 一加減正氣散：藿苓廣厚，神麥杏茵腹；109. 宣痹湯：己杏薏滑夏，梔翹蠶赤；111. 杏仁薏苡湯：

杏薏己桂，薑夏朴藜；115. 杏仁石膏湯：杏膏夏薑，柏梔枳。

二、石膏或寒水石或滑石有 13 方

4. 白虎湯：知膏甘粳；5. 玉女煎：知膏牛麥地；12. 化斑湯：知膏甘粳元犀；
36. 三仁湯：杏薏蔻，半滑竹朴通；40. 千金葦莖湯加杏仁滑石：葦苡冬桃杏滑；
44. 杏仁湯：杏芩滑翹，苓蔻桑梨；49. 清燥救肺湯：參草麥膏，杏枇麻桑膠；
78. 三石湯：膏寒滑，杏茹通金銀；80. 杏仁滑石湯：杏滑橘鬱，夏連芩朴通；
109. 宣痹湯：己杏薏滑夏，梔翹蠶赤；110. 薏苡竹葉散：薏竹滑翹，苓蔻通；
115. 杏仁石膏湯：杏膏夏薑，柏梔枳；162. 竹葉玉女煎：竹知膏牛麥地。

三、三或二有 9 方

36. 三仁湯：杏薏蔻，半滑竹朴通；78. 三石湯：膏寒滑，杏茹通金銀；98. 三
香湯：鬱豉降梔枳蔞桔；20. 三黃二仙散：乳沒軍連柏；113. 二金湯：二金豬，朴
通腹；149. 二甲復脈湯：鱉牡，麥地膠芍甘；150. 三甲復脈湯：龜鱉牡，麥地膠芍甘；
172. 三才湯：天人地；199. 三神丸：破肉味。

煎藥與製藥

《內經・至真要大論》「五味陰陽之用，辛甘發散為陽，酸苦涌泄為陰，鹹味涌泄為陰，淡味滲泄為陽。六者或收或散，或緩或急，或燥或潤，或軟或堅，以所利而行之，調其氣使其平也。」

「非調氣而得者，治有毒無毒，所治為主，適大小為制，其制，君一臣二，制之小也；君一臣三佐五，制之中也；君一臣三佐九，制之大也。寒者熱之，熱者寒之，微者逆之，甚者從之，堅者削之，客者除之，勞者溫之，結者散之，留者攻之，燥者濡之，急者緩之，散者收之，損者溫之，逸者行之，驚者平之，上之下之，摩之浴之，薄之劫之，開之發之，適事為故。病之中外，從內之外者調其內。從外之內者治其外。」

「氣有多少，病有盛衰，治有緩急，方有大小，氣有高下，病有遠近，證有中外，治有輕重，適其至所為故也。大要曰：君一臣二，奇之制也；君二臣四，偶之制也；君二臣三，奇之制也；君二臣六，偶之制也。近者奇之，遠者偶之，汗者不以奇，下者不以偶，補上治上，制以緩，補下治下，制以急，急則氣味厚，緩則氣味薄，適其至所，此之謂也。病所遠而中道氣味之者，食而過之，無越其制度也。是故平氣之道，近而奇偶，制小其服也。遠而奇偶，制大其服也。大則數少，小則數多。多則九之，少則二之。奇之不去，則偶之，是謂重方。偶之不去，則反佐以取之，所謂寒熱溫涼，反從其病也。」

《溫病條辨》210 方，藥味精煉，藥方搭配謹慎，非常重視藥物煎煮及服法，在臨床上，指導意義重大：

1. 甘瀾水：指過濾的淨水。過濾如以杓揚之，揚之萬遍，取其走而不守性行不滯，主治病後虛弱，如小半夏加茯苓湯再加厚朴杏仁方 (2-22)、三仁湯方 (2-29)、橘半桂苓枳薑湯 (4-24)。

2. 急流水：指潔淨的山泉水或礦泉水。急流水者，湍上峻急之流水也，以其性速急而達下，如小陷胸加枳實湯 (3-14)、椒桂湯 (4-24)。

3. 百沸湯：又稱麻沸湯，即滾開的沸水。五苓散用百沸湯，「最妙在不用煮而用漬，僅得其無行之氣，不重其有形之味，使氣味俱薄」，利於發揮通利三焦行膀胱之氣，如五苓散 (3-18)、五苓散加防己桂枝薏仁方 (3-20)、五苓散加寒水石 (3-36)、《傷寒論》大黃黃連瀉心湯、附子瀉心湯俱以麻沸湯二升漬之，須臾，絞去滓。

4. 蜂蜜：對毒性較大、峻猛之品，具解毒、緩和藥性作用。

(1) 九痛丸 (3-21)、安宮牛黃丸 (2-5、3-2、3-3、3-23、3-13、3-32)。

(2) 化癥回生丹 (2-41)、通補奇經丸 (5-4)，蜂蜜與麥芽糖是成長發育中及老弱婦孺，養生延壽的至寶。

(3)《傷寒論》小建中湯是桂枝湯加麥芽糖。小柴胡湯、小建中湯、黃連湯、半夏瀉心湯、生薑瀉心湯、甘草瀉心湯、理中丸、桂枝湯等的甘草是以蜂蜜炙炒過。

5. 米湯：亦稱白飲。米湯和粥具益胃之性，《傷寒論》和《金匱要略》有以米湯或稀粥和服藥物。如加味參苓白朮散方 (4-35)、人參石脂湯 (3-37)、附子粳米湯 (3-37)、桃花湯 (4-10)、桃花粥 (4-10)、白虎湯與白虎加桂枝湯 (2-6、2-17、2-20、2-28、2-34；3-1、3-5、3-31)、化斑湯 (3-9)、活人敗毒散 (3-35)。

6. 苦酒：即米醋。如苦酒湯 (4-11)。

7. 酒劑：酒是良好溶劑，具溫經通絡、調和氣血之功。如天台烏藥散 (4-25)、鱉甲煎丸 (4-27)

8. 薑湯：發散風寒、溫中止嘔，如天台烏藥散 (4-25)、椒桂湯 (4-24)。

9. 煎煮時間：解表藥物均不宜久煎，此類藥物含揮發油成分，久煎療效必低。如活人敗毒散方 (3-35)、銀翹散 (2-4、2-35、3-9)。

10. 煎藥順序：增強某些特殊藥物，或減弱某種藥物的功效時。

(1) 小定風珠 (4-6、4-37)「先煮龜板、淡菜得二杯，去滓，入阿膠，上火烊化，納雞子黃，攪令相得，再沖童便，頓服之。」

(2) 竹葉玉女煎 (4-12)「先煮石膏、地黃得五杯，再入餘四味」。龜板、淡菜、石膏、地黃都屬質重難煎之品，宜當先煎。阿膠若與藥同煎會增加湯劑的黏稠度而容易導致藥與鍋黏在一起或糊鍋而影響藥效，因此上火烊化。

(3) 茵陳蒿湯 (3-10)「先煎茵陳減水之半，再入二味」，以增強茵陳清熱、利濕退黃。仲景在茵陳蒿湯煎服法中亦先煮茵陳，並後注「小便當利，尿如皂角汁狀，色正赤，一宿腹減，病從小便去」，「先煮茵陳，則大黃從小便出，此秘法也」。

(4) 麻杏石甘湯 (4-23)、小青龍湯 (4-22) 煎服時均「先煮麻黃，去上沫，內諸藥」，此主藥先煎之法。亦有認為麻黃先煎可減少其副作用，現代研究亦證實，麻黃煎煮時所溶出的蛋白類凝析成的泡沫中所含植物蛋白有引起心煩嘔吐的副作用。

11. 煎湯代水：質輕而用量大、體積大、吸水量大之藥常以其煎湯代水，再去煎其他藥物。

(1) 銀翹散 (2-4、2-35、3-9)。

(2) 普濟消毒飲去升麻柴胡黃芩黃連方 (2-14)，均先煎鮮葦根，再以葦根湯煎其他藥物，此兩方均為輕清之劑，不宜久煎，然煎煮時間過短，葦根藥性未盡出，故宜先煎葦根。

12. 雞子黃：即蛋黃，如黃連阿膠湯 (4-4)、小定風珠 (4-6、4-37)、大定風珠 (4-6、4-37)、專翁大生膏 (4-37)、天根月窟膏 (5-4)。

13. 雞子白：即蛋白，如苦酒湯 (4-11)。

服藥

1. 針灸吃藥與導引運動與之影響深遠，藥方雖中病，一念間服之不得法，非特無功而有害。《傷寒論》半夏散及湯與苦酒湯是少少頻頻含嚥之，調胃承氣湯少少溫服之。《金匱要略》妊娠養胎白朮散酒服，服後，更以醋漿水服之，復不解者小麥汁服，後渴者大麥粥服之，更重要的是「病雖愈，服之勿置。」當歸散「妊娠常服即易產，胎無苦疾，產後百病悉主之。」《溫病條辨》「頓服之」與「多服之」針對急症與重病。「為度」與「止後服」強調恰恰好。

2. 服藥劑量：(1) 安宮牛黃丸 (2-5、3-32) 病重體實者，日再服，甚者日三服，小兒服半丸，不知，再服半丸。(2) 控涎丹 (4-18) 壯者加之，羸者減之，以知為度。(3) 九痛丸 (3-21) 強人初服三丸，日三服，弱者二丸。

3. 多備少服法：攻伐或峻猛之劑得效減後服或中病即止，(1) 五承氣湯 (3-6) 先服一杯，不知再服。(2) 桃仁承氣湯與抵擋湯等 (4-9)「得下利，止後服」。(3) 白虎湯與白虎加桂枝湯方 (2-6、3-31)「病退減後服」、「中病即已」。

4. 急追多服法：服用次數增加或頻服。對於病情較急、病勢較重或病在衛分可望速解者均增加服用次數。(1) 雪梨漿沃之與五汁飲沃之 (2-9、4-19)。(2) 銀翹散 (2-4、3-9)「病重者，約二時一服，日三服，夜一服；輕者三時一服，日二服，夜一服」。(3) 普濟消毒飲去升麻柴胡黃芩黃連方 (2-14)「約二時一服，重者一時許一服」。(4) 減味竹葉石膏湯 (3-2)「一時服一杯，約三時令盡」，因其勢甚急，故以辛涼透表重劑，逐邪外出則愈。《傷寒論》半夏散及湯與苦酒湯是少少頻頻含嚥之，調胃承氣湯少少溫服之，苦酒湯用適量的醋與蛋白煮半夏滾沸去渣，少少含嚥，不加水，藥方立意巧妙。「多服之」即為急追多服法，治療外感急症能增加療效，慢性痼疾的療程中，時而必要多服之。

5. 頓服：也為急證、重證而設，比「多服」更急而重之症。頓服有急而用之之意。(1) 桑杏湯 (2-36)「頓服之，重者再作服」。(2) 牛乳飲 (2-9、2-34、3-40、4-15)。(3) 桃花粥 (4-10) 用頓服之法。(4) 新加黃龍湯 (3-6)。(5) 活人敗毒散 (3-35)。(6) 小定風珠 (4-6、4-37)。(7) 桃花粥 (4-10)。《傷寒論》治療危急病證，多用大劑頓服以抑制病勢，如瓜蒂散、大陷胸丸、乾薑附子湯、桂枝甘草湯等，病在上不厭頻而少，在下不厭頓而多，少服則滋營於上，多服則峻補於下，急性疾病的治療中，時而有頓服又多服的必要。

6. 止後服及更服：(1) 梔子豉湯，得吐止後服。瓜蒂散方得吐止後服，不吐再服 (2-10)。(2) 新加香薷飲，先服一杯，得汗止後服；不汗再服；服盡不汗，再

作服(2-19)。(3)大承氣湯，先服一杯，約二時許，得利止後服，不知，再服一杯，再不知，再服(3-1)。小承氣湯得宿糞，止後服(停止服用)，不知再服(用)(3-3)。(4)承氣合小陷胸湯得快利，止後服，不便再服(3-3)。(5)護胃承氣湯得結糞，止後服，不便，再服新加黃龍湯(3-5)得便，止後服，酌服益胃湯一劑，餘參或可加入(3-6)。(6)茵陳四逆湯厥回止後服；仍厥，再服；盡劑，厥不回，再作服(3-18)。(7)桃仁承氣湯得下止後服，不知再服。抵當湯方得下止後服，不知再服(4-9)。(8)加減桃仁承氣湯先服一杯，候六時，得下黑血，下後神清渴減，止後服。不知，漸進(4-13)。《傷寒論》大陷胸湯、大陷胸丸都要掌握「得快利，止後服」，及「如不下，更服」的機制。

7.露服：露能解暑，故白露降則處暑解矣。瘧必由於暑，故治瘧藥，露一宿服。如露薑飲(3-32)。露，白露與寒露是秋入冬的露水傳化，天地季節之變化，秋傷於濕，指初秋而言，露能解暑，「露」能促進傳化。

8.熱飲：(1)復脈湯熱(服)飲之(4-8)。(2)渴喜熱飲(料)厚朴草果湯(3-34)。(3)熱(痰)飲，麻杏石甘湯主之(4-23)。《金匱要略》大青龍湯主熱(痰)飲；小青龍湯主寒(痰)飲，類推之。

9.涼服：(1)五汁飲(2-9、4-19)。甘寒養陰之劑，涼服取其甘寒救液之意。(2)椒附白通湯(3-18)治寒濕困遏脾陽，濁陰凝聚。涼服減薑附椒之熱，見《醫方集解》香薷飲：香薷一兩、厚朴五錢、扁豆五錢、黃連三錢，冷服，熱服作瀉，治一切感冒暑氣。

10.湯飲服丹丸：(1)連翹赤豆飲煎送保和丸(3-30)。(2)清宮湯去蓮心、麥冬，加銀花、赤小豆皮，煎送至寶丹，或紫雪丹(2-30)。

11.「滴」與「沖」：(1)小定風珠再沖童便(4-6、4-37)。(2)黃連白芍湯沖薑汁(3-32)。(3)草果知母湯沖薑汁(3-31)。(4)杏仁石膏湯(3-29)沖枳實汁，普濟消毒飲薑汁(3-29)。(5)冬地三黃湯沖葦根汁銀花露(3-11)。(6)新加黃龍湯沖參汁五分、薑汁二匙(3-6)。(7)加減銀翹散點荷葉汁(2-35)。(8)露薑飲滴荷葉露三匙(3-32)微點薑汁，宣通胃氣，薑汁為宣氣分之用。

12.為度：(1)白虎湯與白虎加桂枝湯方(2-6、3-31)得汗為度，不知再服，知後仍服一劑，中病即已。(2)麻杏石甘湯(4-23)先服一杯，以喉亮為度。(3)控涎丹(4-18)，丸薑湯下，壯者加之，羸者減之，以知為度。(4)生脈散(2-20)方以脈斂為度。脈不斂，再作服。(5)橘半桂苓枳薑湯(4-24)，以癒為度。(6)陳蒿湯(3-10)與冬地三黃湯(3-11)，杏仁石膏湯(3-29)，以小便得利為度。(7)宣清導濁湯(4-26)以大便通快為度。(8)專翕大生膏(4-37)服二錢，加至三錢，日三服，約一日一兩，期年為度。每殞胎必三月。

診斷

《圖解溫病學》患者的病情要拿捏準確，醫生診斷得先懂得人情穩當。

問診

診斷中問診最重要，以確認病人的症狀，如排便必問「腹中有無響聲」，或「有無矢氣」欲便之兆。問診「肛墜」感，要反覆思考生理與病理的交集，從中析解精細的治療。肛墜見於六個湯方：(1)3-19 附子理中湯去甘草加廣皮厚朴湯，治肛墜痛，便不爽，不喜食。(2)3-38 加減小柴胡湯治面浮腹膨，裡急肛墜。(3)4-27 朮附湯治肛門墜痛，胃不喜食。(4)4-31 斷下滲濕湯方治肛中氣墜，腹中不痛；(5)4-32 地黃餘糧湯治肛門墜而尻脈酸。(6)4-34 參茸湯治少腹肛墜，腰胯脊髀酸痛。「肛墜」下重是肛門重墜的感覺，多伴見肛門管的肛門竇靜脈曲張，「便不爽」與「不喜食」是共通的症狀，不問診患者，是無法了解「痛不痛」與「哪裡痠疼」。

小便不通有三：(1) 膀胱不開者（淡滲之類，如五苓散等）、(2) 上游結熱者、(3) 肺氣不化者。《內經》「肺經脈氣盛小便數而欠，氣虛則尿色變」，《內經·刺熱篇》「肝熱病小便先黃」，《內經·評熱病論》「腎風小便黃」，3-12「溫病小便不利者，淡滲不可與也，忌五苓、八正輩」。

《金匱要略》「35.風濕相搏，小便不利，甘草附子湯」、2-18「東垣清暑益氣湯治《金匱要略》小便已，灑然毛聳，數下，則淋甚」、3-2「小便不順暢，譫語先與牛黃丸；不大便，再與調胃承氣湯。大承氣湯治目赤小便赤」、3-6「導赤承氣湯治小便赤痛，時煩渴甚」、3-10「茵陳蒿湯後服小便當利，尿如皂角汁狀，色正赤，一宿腹減，病從小便去也，『先煮茵陳，則大黃從小便出，此秘法也』」、3-11「冬地三黃湯治小便不利，是倍用麥冬甘寒以化熱結潤液乾」茵陳蒿湯、冬地三黃湯皆以「小便得利為度」、3-18「四苓加厚朴秦皮湯與五苓散治腹脹，小便不利」。

其他四診，望診、舌診、聞診與脈診也值得細細推敲。

1. 望診：看在眼裡，想在心裡，斟酌醫患關係，給予患者恰如其分的解釋，彼此信任程度不夠的時候，多說無益，反而會影響醫患關係，甚至可能影響療效。「色見上下左右」是關鍵。

2. 舌診：可以增加醫患關係的信任度，佐以鏡子讓患者眼見為憑，一看舌頭上的色澤，舌絳，舌黃燥與舌白為主，二看舌頭的形狀與靈活度。

3. 聞診：聽在耳裡，想在心裡，記錄下來，斟酌其他診斷資料，讓診斷治療效果更好，除非醫患關係很好，否則多說無益有害，患者的走路腳步聲與講話聲音，都與呼吸氣息診斷一樣重要。

4. 脈診：要很仔細地端詳，診脈要安靜的心與寧靜的環境，時間不能太短，一來準確度提高，二來病人的信任度也會增加，解釋脈象、病情及治療事宜，務必精簡以求精確。

望診

《內經・經脈篇》肝臟方面出現「面塵脫色」（額頭上與鼻骨部分），腎臟方面會先從面有微塵到面塵脫色，而後黑如漆柴（下巴與頸部），往往是多功能障礙造成。《內經・玉版論要》「病溫虛甚死。病溫之人，精血虛甚，則無陰以勝溫熱，故死。」色見上下左右，各在其要。上為逆（下巴很暗），下為從（額頭稍暗）。女子右為逆（右鎖骨下靜脈區，腦部與身體右上部四分之一的淋巴回流），左為從；男子左為逆（右鎖骨下靜脈區，橫膈膜以下與左上部四分之一的淋巴回流），右為從。

《內經・三部九候論》九候脈診之外，七診的「獨寒、獨熱、獨陷下」，除了用到〈論疾診尺篇〉的尺膚之外，主要用於內踝、外踝上三至五寸此二寸區，是醫者掌握拿捏之處，兩相比較，可知道臟器循環的問題。配合望診手腕與腳踝區的滎穴與俞穴，可以增加診治效率。如公孫到內踝下緣的照海，靜脈多者，多有糖尿病或胰臟問題，越多越黑者，症狀越嚴重。

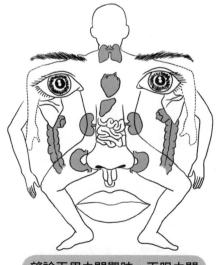

望診兩眉之間觀肺、兩眼之間觀心、鼻骨觀肝膽、鼻唇觀脾胃、下巴兩頰觀腎臟

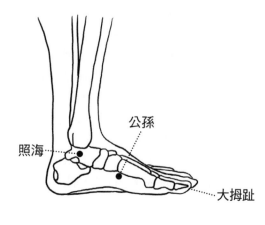

公孫穴到內踝下緣的照海穴，觀察消化系統與新陳代謝問題

照海
公孫
大拇趾

面色黧黑多是靜脈的反應，多需溫養或清絡育陰。

2-8 血從上溢，脈七、八至以上，面反黑者，死不治；可用清絡育陰法，以銀
　　翹散敗溫毒，以犀角地黃清血分之伏熱

身面俱黃與面浮腹膨多是淋巴組織的反應，多需調理或補養。

2-29「面色淡黃」三仁湯

2-41「面必青黃」大黃附子細辛湯類

3-18「面目俱黃」茵陳四逆湯

3-19「面黃肢逆」茵陳四逆湯

3-30「身面俱黃」連翹赤豆飲煎送保和丸

3-38「面浮腹膨」加減小柴胡湯

面赤多是動脈的反應，多需通絡或退火。

2-14「面赤」白虎湯

2-17「面正赤」加味普濟消毒飲

2-26「面赤」生脈散

2-27「面赤」煩渴，太陰伏暑

2-41「面必赤」三承氣湯類

3-1「面目俱赤」白虎湯

3-2「面目俱赤」大承氣湯

3-9 楊梅瘡形似楊梅「輕則紅紫，重則紫黑」

3-14「面赤」小陷胸湯加枳實

3-14「面目俱赤」小承氣湯

4-1「身熱面赤」脈沉實下之；脈虛大加減復脈湯

　　《傷科大成》看傷吉凶，犯五凶象者不治，如犯一、二凶象者尚可治。內科
診治病人的時候，內傷方面的婦人產後下虧，數數殞胎，年老腰膝尻胯酸痛者，
多見動脈與靜脈栓塞或血管硬化，常常是巨噬細胞、泡沫細胞（吃飽的巨噬細胞）
和 T 細胞（淋巴球）的佳作，因為 T 細胞會誘導泡沫細胞產生 TF 組織因子（由損
傷的組織釋放出的凝血因子），此化學物質就開始引起血液凝固，血液流動大幅
降低。
　　腹診部位在臍下三寸的關元穴，與在臍下四寸的中極穴，診子宮與膀胱的功
能狀況，虛弱多軟軟的甚至塌陷，血液流動不良，拒按或硬痛者為血管瘀滯。《傷

科大成》生血補髓飲可取代天根月窟膏。損傷的組織是肉眼看不見的，古傷科的診治足以參考。《傷科大成》與《少林銅人簿》實用性很高，值得參考斟酌運用。

1. 兩眼：兩眼有瘀血者，則白睛必有瘀血之筋。血筋多者，瘀血必多；血筋少者，瘀血亦少。兩眼活動者易治，不動者難治。觀肝經脈（上額與督脈會於巔，其支者從目系下頰裡環唇內）與腦中的下矢狀靜脈。

2. 手指甲：以醫者之手指甲，掐患者手指甲，放手即還原色者易治，少頃始還原色者傷重，手指甲紫黑者不治。觀六手經脈（大拇指肺經脈與小指心經脈）與掌指靜脈（心肺功能）。

3. 腳指甲：與手指甲同法，觀六足經脈（大拇趾肝、脾經脈與小趾腎、膀胱經脈）與腳趾靜脈（消化排泄功能）。

4. 手掌與腳底：紅活色者易治，黃色者難治。

5. 舌頭與陽物（及睪丸）：不縮者可治，縮者難治。婦人乳縮者不治。

難治者療程要長，調理也很重要，如此，療癒機會越大。

舌診

舌診是溫病診治方向的重要指標，但不能只用舌診就直接治療、處方，本書於 3-8、3-14、3-16、3-34 論之甚詳。

1. 舌頭本身是紅色的，舌絳是舌色更紅，與舌黃燥有差異。

(1) 中焦篇第 20 條舌黃燥肉色絳，不渴夜甚，邪入營分，清營湯 (3-8)。

(2) 中焦篇第 41 條，舌見黃燥方可議下（小承氣湯各等分下之），舌黃而不燥仍可宣泄 (3-14)。

2. 同樣是舌白又口渴也有差異，舌診顯現三焦的生理作業狀況。

(1) 上焦篇第 52 條杏仁湯，咳嗽頻仍，寒從背起 (2-35)。

(2) 中焦篇第 74 條瀉心湯，煩躁自利，身痛心下亦痛 (3-31)。

3. 同樣是舌白，不渴與渴飲和不多飲，用藥也不一樣。

(1) 舌白不渴，清絡飲加杏仁、薏仁、滑石湯 (2-25)。

(2) 舌白渴飲，杏仁湯 (2-35)。

(3) 舌白渴不多飲，安宮牛黃丸 (3-23)。

聞診

診治病人最重要的是「還有沒有好好地呼吸」。生死關頭的呼吸氣息檢查，就是要摸鼻孔下有無氣息，或觸摸手腕及頸動脈的脈動，《史記·扁鵲倉公列傳》「扁鵲診治太醫們宣布剛死的虢太子，扁鵲以耳鳴與鼻張和股溫，獨排眾議，救回虢太子」，這裡的耳鳴最重要，比望診鼻張與觸診股溫還珍貴，觸類旁通常是

可以互相交替運用。仔細而恰好的聽聞患者的各種訊息，尤其是生活作息正常與否。

1. 喘息（口鼻腔）診三焦：喘在上焦其息促，喘在中焦其息微數，喘在下焦其息遠（2-31）。

2. 鼻息（鼻腔）粗細診虛實：呼吸鼻息來去俱粗，其粗也平等（呼吸皆吃力）是實證；若吸粗（吸入為肝與腎，營養狀況）呼不粗（呼出為心與肺，呼吸狀況），或呼粗吸不粗，或呼吸不粗，多虛證（非陽明實證），粗者喘之漸也（3-1）。

3. 嗽聲（口腔）診中下焦：連聲嗽者，中焦；嗽聲斷續，時微時甚者，屬下焦（3-3）。

脈診

脈診寸口部與尺部的脈，相互比較其脈象，就是診察上焦與下焦的病變本末。三部脈的大小是第一道訊息，寸脈浮大，久按之還是浮大，是剛開始生病，久按之不浮大者，不是病將癒，就是病很久了。脈動以緩和有力為貴。診脈要有耐心地等待並詢問一下大致的生活狀況，並隨即記錄下來，診脈之後再比較其他相關診斷資料。

1.2-11「清營湯去黃連治太陰溫病，寸脈大，寸脈浮是左右寸脈皆浮」，是心肺的運作有礙，清宮湯右寸脈（肺）較浮或大，與清營湯左寸（心）脈較浮或大，藥味相去不多，脈象大不一樣。

2.3-1 不惡寒，但惡熱者，傳至中焦，已無肺證，或用白虎，或用承氣，證同而脈異。若脈（右寸）浮洪（躁甚）則出表為順，邪氣近表不可下，以白虎類退煩熱。若脈（右關）沉小（數）有力，病純在裡，則非下不可，主以大承氣類。

3.4-10「桃花湯治溫病，脈法當數，反不數而濡小者，熱撤裡虛」，主要是尺脈濡小。

心臟收縮時，全身的動脈與脊髓液是如海浪潮水推動著，健常者三部九候皆穩和有力，失常越多病越嚴重，尤其是在頭顱部的靜脈叢（不同於導靜脈與板障靜脈不會扁塌）連接到頸內靜脈與頸外靜脈，靜脈叢貼著靜動脈與腦神經跳動，心臟收縮時就是要排空靜脈叢的血液，心臟舒張時就是要血液充滿靜脈叢，頭痛欲裂的時候，就是如此的跳動。吳茱萸湯治肝厥陰頭痛欲吐，只有四味藥，除了吳茱萸稱得上是藥，其他是參薑棗的食物，治未病，其斯之謂與。

《內經·脈要精微論》「尺內兩傍，則季脅也，尺外以候腎，尺裏以候腹。中附上（即關），左外以候肝，內以候鬲；右外以候胃，內以候脾。上附上（即寸），

右外以候肺，內以候胸中；左外以候心，內以候膻中。前以候前，後以候後。上竟上者，胸喉中事也；下竟下者，少腹腰股膝脛足中事也。」《內經・平人氣象論》「人一呼脈三動，一吸脈三動而躁，尺熱曰病溫，尺不熱脈滑曰病風，脈澀曰痺。呼吸俱三動，是六、七至脈矣，而氣象又急躁，若尺部肌肉熱，則為病溫。」

1. 《傷寒論》「50. 病按之痛，寸脈浮，關脈沉，名曰結胸。」
2. 《傷寒論》「491. 寸口脈微，名曰陽不足，灑淅惡寒。尺脈弱，名曰陰不足，則發熱。」
3. 《傷寒論》「329. 下利、寸脈反浮數、尺中自濇者、必圊膿血。」
4. 《傷寒論》「472. 呼吸者脈之數。」
5. 《傷寒論》「473. 初持脈，（脈動於手指）來疾去遲，此（心臟）出疾入遲，曰內虛外實。」

　　《金匱要略》第二十章 340.「婦人得平脈，陰脈小弱，名妊娠，桂枝湯主之。於法六十日當有此證」，關之上的寸部脈是陽脈，如常人之脈，心肺功能正常。「陰脈小弱」，陰脈是關之下的尺部脈，是脈形小而不大（非虛勞）軟弱無力而不細（非寒）。

第1章

病原篇

　　《內經‧六元正紀大論》每歲之溫，有早暮微盛不等。春初(入春)之風夾寒水；春末(出春)之風帶火熱。夏初(入夏)之風炎火漸生；長夏(出夏)之風挾暑氣與濕氣，初秋(入秋)挾濕氣，季秋(出秋)兼寒水之氣。初冬(入冬)猶兼燥金之氣，季冬(出冬)報來春風木之氣。換言之，因年歲季節的氣溫與濕度，隨著早晨夜暮而微弱強盛不一。一天中體溫最低(生命力最弱)的時候死亡率最高，清晨3~5點寅時是氣喘(呼吸器官)、胃腸道(消化器官)、心臟方面等疾病最容易惡化的時候；強化自律神經，可賦活免疫力，增強免疫力則可協調自律神經。

〈熱論〉「病傷寒而成溫者，先夏至日者為病溫，後夏至日者為病暑。」

〈陰陽應象大論〉「喜怒不節，寒暑過度，生乃不固。」

〈金匱真言論〉「夫精者，身之本也，故藏於精者，春不病溫。」

〈刺志論〉「氣盛身寒，得之傷寒；氣虛身熱，得之傷暑。」

〈生氣通天論〉「因於暑，汗，煩則喘喝，靜則多言。」

〈平人氣象論〉「人一呼脈三動，一吸脈三動而躁，尺熱曰病溫。」

〈論疾診尺篇〉「尺膚熱甚，脈盛躁者病溫也；其脈盛而滑者，病且出也。」、

　　　　「尺膚熱甚，火爍精也；脈盛躁，精被火煎沸也；脈盛而滑，邪機向外也。」

〈玉版論要篇〉「病溫虛甚死。」

〈熱論〉「熱甚而強食之，故有所遺。」

〈刺熱篇〉「肝熱病者，小便先黃。心熱病先不樂。脾熱病先頭重。肺熱病先淅然厥起毫毛。腎熱病先腰痛。」

〈評熱病論〉「汗出輒復熱，而脈躁疾，不為汗衰，狂言不能食，病名陰陽交。」

〈刺法論〉「五疫之至，不相染者，正氣存內，邪不可干。」

〈熱病篇〉「熱病三日，而氣口靜，人迎躁者，取之諸陽，五十九刺。」

1-1《內經》六元正紀大論、陰陽應象大論、熱論、刺志論、生氣通天論、金匱真言論

1-2《內經》論疾診尺、熱病

1-3《內經》評熱病論

1-4《內經》刺熱篇

1-5《內經》熱論、刺法論、玉版論要篇、平人氣象論

1-1《內經》六元正紀大論、陰陽應象大論、 熱論、刺志論、生氣通天論、金匱真言論

〈六元正紀大論〉每歲之溫，有早暮微盛不等。

〈陰陽應象大論〉喜怒不節，寒暑過度，生乃不固。

〈熱論〉病傷寒而成溫者，先夏至日者為病溫，後夏至日者為病暑。

〈刺志論〉氣盛身寒，得之傷寒；氣虛身熱，得之傷暑。

〈生氣通天論〉因於暑，汗，煩則喘喝，靜則多言。

〈金匱真言論〉夫精者，身之本也，故藏於精者，春不病溫。

《內經》首章〈上古天真論〉言男女陰精之所以生，所以長，所以枯之理；次章《四氣調神大論》論春養生以為夏奉長之地，夏養長以為秋奉收之地，秋養收以為冬奉藏之地，冬養藏以為春奉生之地。蓋能藏精者，一切病患皆可卻。〈金匱真言論〉謂五臟元真通暢，人即安和。「不藏精」三字須活看，不專主「房勞」，一切人事搖動亂其精者皆屬之。冬日天氣應寒而陽不潛藏，如春日之發洩。不藏精若因下焦虛寒，則宜天根月窟膏或補奇經丸(4-6)。

〈六元正紀大論〉氣運，原溫病之始也。每歲之溫，有早暮微盛不等，司天在泉，主氣客氣，相加臨而然。溫病非傷寒，溫病多而傷寒少。蓋時和歲稔，天氣以寧，民氣以和，雖當盛之歲亦微；至於凶荒兵火之後，雖應微之歲亦盛。

〈陰陽應象大論〉喜怒不節，寒暑過度，生乃不固。故曰：重陰必陽，重陽必陰。故曰：冬傷於寒，春必病溫。內心情志放肆於喜怒憂思悲恐驚，肢體放置於風寒暑濕燥熱，不知節制調適，必傷生命。

〈六元正紀大論〉言司天之病，〈陰陽應象大論〉論人受病之故。伏氣為病，如春溫、冬咳、溫瘧；也有不因伏氣，而是時令現行之氣。此二者，皆理數之常者也。更有非其時而有其氣，如戾氣，乃其變也。惟在司命者善察其常變而補救之，《內經·四氣調神大論》中提出：「聖人不治已病治未病，不治已亂治未亂」，《內經·逆順》：「上工治未病，不治已病」，上醫者善於預防疾病，防範於未然。

暑當與汗出，勿止。溫者，暑之漸也。先夏至，春候也。春氣溫，陽氣發越，陰精不足以承之為病溫。後夏至，溫盛為熱，熱盛則濕動，熱與濕相搏而為暑也。暑中有火，性急而疏泄，所以令人流汗，勿止暑汗，乃治暑之法。火與心同氣相求，故善煩（煩從火從頁，謂心氣不寧，而面若火爍也）。煩則喘喝，因抑鬱阻遏胸中清廓之氣，所以喘喝而呻之；如果邪不外張而藏於內心，則靜；心主言，暑邪在心，雖靜也會自言自語不休，可先服用紫雪丹(調節心包經脈)，後再服用連梅湯(舒緩心與小腸經脈)或椒梅湯(疏理肝與小腸經脈)(4-16)。

《內經．陰陽應象大論》與生命機制

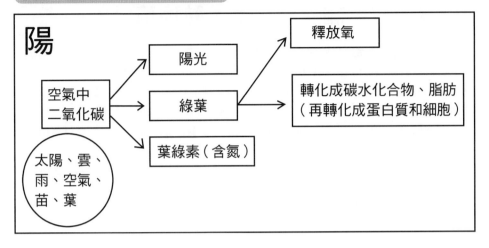

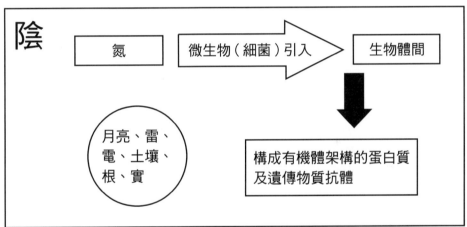

+ 知識補充站

　　月令移轉影響體能，冬冷基礎代謝升高，夏熱則降低；我們地處亞熱帶，夏季溫、濕度都高，悶熱難耐，汗流量多，體內鈉濃度隨之降低，免疫力低者，中暑機會大；即使空調普及，季節變化對人的影響降低，但對老弱婦孺與慢性疾病患者其影響還是很大；鍛鍊體能，充分休息，補充高蛋白及維生素、礦物質等，可降低中暑機會。

　　午未時辰(Am11：00~Pm3：00)是中暑機率較高時段，先夏至日為病溫，夏至之前(立夏至夏至之間，即入夏)，可提早到巳時(Am9：00~11：00)；夏至之後(夏至至立秋之間，即出夏)為病暑，會延伸到申時(Pm1：00~3：00)。夏天冷氣、冬天暖氣，戶內戶外溫差大，夏天易中暑，冬天易中風。

1-2《內經》論疾診尺篇、熱病篇

《內經・論疾診尺篇》尺膚熱甚，脈盛躁者，病溫也；其脈盛而滑者，病且出也。尺膚熱甚，火爍精也；脈盛躁，精被火煎沸也；脈盛而滑，邪機向外也。

《內經・熱病篇》熱病三日，而氣口靜，人迎躁者，取之諸陽，五十九刺。

《內經・三部九候論》九候七診的「獨寒、獨熱、獨陷下」，可用到〈論疾診尺篇〉的尺膚之外，更可用於內踝、外踝上三至五寸此二寸區，膽經脈的絕骨穴(位於外踝上三寸)與脾經脈的三陰交穴(位於內踝上三寸)，膽經脈的光明穴(位於外踝上五寸)與肝經脈的蠡溝穴(位於內踝上五寸)，醫者手掌握捏此處，可知臟器循環問題，內外比較，據以診斷生殖系統與泌尿系統功能。三陰交繫於屈趾長肌和比目魚肌，絕骨繫於伸趾長肌與腓骨短肌，因應病症，針灸按摩此穴區，必有輔助效益。

肝經脈太衝穴與脾經脈太白穴，兩穴分別在第一蹠骨內側與外側。激活太衝穴與太白穴，用力翹起腳大拇趾，刺激活絡伸拇長肌與外展拇趾肌，強化腳底第四層肌肉(腓骨長肌與脛骨後肌，終止於第一蹠骨底下)，活絡肝、膽、脾、胃經脈相關的骨骼肌幫浦，讓相關靜脈順暢回流至心臟，心臟也順利將動脈血輸送，養益肝、膽與胃等器官。

《內經・熱病篇》「熱病三日，氣口靜人迎躁者，取諸陽五十九刺，瀉其熱而出其汗，實其陰以補其不足。身熱甚，陰陽皆靜者，勿刺也；所謂勿刺者，有死徵也。其可刺者，急取之，不汗出則洩。熱病已得汗而脈尚躁盛，此陰脈之極也，死。其得汗而脈靜者生。熱病者，脈尚躁盛而不得汗者，此陽脈之極也，死。」

陽脈之極的死徵，與陰陽俱靜者有差別，此證以大劑急救陰，亦有救活之例。得汗而陽脈躁甚，邪強正弱，留得一分正氣，便有一分生機；刺法能洩能通，是開熱邪之閉結最迅速的方法，但益陰留陽是刺法所短，湯藥之所長也，這是臨床上治療策略須斟酌的。熱病七、八日，動喘而弦，喘為肺氣實，弦為風火鼓盪，故淺刺手大指間肺之少商穴，可以洩肺熱，此為變通之道。

小博士 解說

4-20濕久不治伏足少陰，足跗浮腫之鹿附湯。濕久脾陽消乏，腎陽亦憊者之安腎湯。濕久傷陽，痿弱不振，肢體麻痺之朮附薑苓湯等，行間、太衝、公孫或豐隆等穴，選一、二穴針砭之，療效彰顯。養益肝膽最見效是行間、太衝。

公孫與豐隆二穴合之是伸拇長肌與外展拇長肌的活動區，公孫到內踝下緣的照海，此區靜脈越多的人，形成與脾靜脈、腎靜脈相關的靜脈側副路循環(Bypass)機會越大，多有糖尿病或胰臟症狀，偏屬消化系統與新陳代謝問題；靜脈越多、越黑者，症狀也越嚴重。

《內經·論疾診尺篇》肢節寒熱異狀相關病部及症狀之對應

肢節寒熱部位	對應軀體部位	肢節異狀部位	對應症狀
肘獨熱	腰以上熱	肘後廉以下三四寸熱（手肘下向手指端三至四個橫指幅區域）	腸中有蟲
手獨熱	腰以下熱	掌中熱	腹中熱
肘前獨熱	膺前（胸前）熱	掌中寒	腹中寒
肘後獨熱	肩背熱	魚上白肉有青血脈	胃中有寒
臂中獨熱	腰腹熱		

《內經·熱病篇》熱病不可刺者有九

熱病不可刺	刺之可能後果
汗不出，大顴發赤，噦者	死
瀉而腹滿甚者	死
目不明，熱不已者	死
老人、嬰兒，熱而腹滿者	死
汗大出，嘔，下血者	死
舌本爛，熱不已者	死
咳而衄，汗不出，出不至足者	死
髓熱者	死
熱而痙者	死，腰折、瘛瘲、齒噤齘

《內經·熱病篇》太陽之脈色榮顴骨，少陽之脈色榮頰前

病機	太陽之脈	少陽之脈
熱病	色榮顴骨	色榮頰前
	手太陽之脈	手少陽之脈
	由目內眥斜絡於顴，而與足太陽交	出耳前，過客主人前（足少陽穴），交頰至目銳眥而交足少陽
	顴者兩太陽交處	頰前兩少陽交處
	水	火
	水受火沸，故色榮赤為熱病	火色現於二經交會之處，故為熱病
爭見	厥陰脈	少陰脈
	厥陰，木也，水受火之反克，金不來生木反生火，水無容足之地，故死速也	少陰屬君火，二火相熾，水難為受，故亦不出三日而死也

┼ **知識補充站**

　　因為腎經脈、膽經脈、心經脈都循行到喉嚨繫於舌本體，當陽邪深入，火結於血分，腎水不得上濟，舌本潰爛，熱仍不止，死證也。

　　咳而衄，邪閉肺絡，如汗出則邪洩，可生也；髓熱者，邪深入至腎部；熱而痙攣，邪入深至肝部。老人孤陽已衰，嬰兒則稚陽未足，既得溫熱之陽病，再加上腹滿之陰病，不必至於滿甚，已有死徵。雖皆不可刺，後文間立治法，亦有可生者。

1-3《內經》評熱病論

《內經・評熱病論》汗出輒復熱，而脈躁疾，不為汗衰，狂言不能食，病名陰陽交。

《內經・評熱病論》「溫病，汗出輒復熱，而脈躁疾，不為汗衰，狂言不能食，病名陰陽交，交者死也。」陰陽交是陽熱之邪入於陰分交結不解，是邪盛正衰的重病。

人所以汗出，皆生於穀，穀生於精。由於攝食穀糧，經消化成為養人之精氣，因有消化代謝所以出汗。今邪氣在骨肉之間交爭而汗出，是邪氣卻步精氣勝出；精氣勝則能進食而不復熱。今天如果汗出而復熱者，是邪氣勝。邪勝不能飲食，無法俾利精氣，將使病留人體，其壽可立而傾，不久矣。又，〈熱論〉「汗出而脈躁盛者死」，脈不與汗相應，不勝其病其死明矣！狂言者，是失志，失志者死。今見三死，不見一生，雖愈必死。以上是所謂的三死之兆：不能食、脈躁、失志。

譫語常伴見於嚴重的胃腸黏膜發炎症狀，波及腦與神經系統而出現神昏譫語，宜兼用芳香以開膻中，如清宮湯、牛黃丸、紫雪丹之類；痊癒後用三才湯、復脈湯輩，以復其喪失之津液。

《內經・評熱病論》病身熱汗出煩滿，煩滿不為汗解，汗出而身熱者，「風」也；汗出而煩滿不解者，「厥」也，病名曰「風厥」。巨陽主氣，故先受邪；少陰與其為表裡也，得熱則上從之，從之則厥也。表裡刺之(針崑崙與太溪穴)，飲之服湯(桂枝湯或安腎湯)。「巨陽引」針刺太陽經上穴道以引經氣。

《傷寒論》「102.太陽中風，脈浮緊，發熱惡寒，身疼痛，不汗出，而煩躁者，大青龍湯主之。若脈微弱，汗出惡風者，不可服，服之則厥逆筋肉瞤，此為逆也。」臨床上，汗出煩滿，煩滿不為汗解，與汗出惡風，惡風不為汗解，不可再發汗。

《內經・水熱穴論》五十九個穴位中，膀胱經脈有二十穴，頭上十六：五處、承光、通天、絡卻、玉枕等。背上十六：魄戶、神堂、魂門、意舍、志室等，天柱帶動腦空、腦戶、風池、風府等穴，是頭部按摩與針灸要穴區，助益頭顱骨內血液流動，改善腦中樞神經系統疾病。尤其是風池(左、右風池)、風府三穴妙不可言，一定的療程下效果肯定。神堂帶動肺俞、心俞、肝俞、脾俞與腎俞等，助益軀體內臟腑的血液循環，改善自律神經系統疾病。

小博士解說

「腎風」面胕痝然壅，虛不當刺，不當刺而刺，後五日其氣必至，邪之所湊，其氣必虛，陰虛者，陽必湊之，至必少氣時熱，時熱從胸背上至頭，汗出，手熱。胃中不和，真氣上逆，故口苦舌乾。少腹中有熱，小便黃。諸有水氣者，微腫先見於目下。病本於胃，腹中鳴。胃脈在足，身重難行。胞脈閉也，胞脈者屬心而絡於胞中，今氣上迫肺，心氣不得下通，月事不來。煩而不能食，食不下。臥不得正偃，正偃則咳出清水，上迫肺也。病名曰風水(為水飲積滯於橫膈膜區域)。

《內經‧評熱病論》陰陽交、風與厥、勞風之論證及治療

病名	症狀	病機	治療及預後
陰陽交	病溫，汗輒復熱，而脈躁疾，不為汗衰，狂言不能食	汗出，皆生於穀，穀生於精。邪氣交爭而得汗者，是邪却而精勝。當能食而不復熱。復熱者，邪氣也。汗者，精氣也。汗出而輒復熱者，邪勝也，不能食者，精無助益	1. 汗出而脈常躁盛者死 2. 脈不與汗相應，此不勝其病 3. 狂言者，是失志，失志者死。雖愈必死也
風與厥	身熱，汗出煩滿，煩滿不為汗解。（汗出而身熱者，風也；汗出而煩滿不解者，厥也）	巨陽主氣，故先受邪，少陰與其為表裡也，得熱則上從之，從之則厥也	表裡刺之（瀉太陽，補少陰），飲之服湯
勞風	使人好仰闔眼目不明，唾出若涕，惡風而振寒，此為勞風之病	勞風法在肺下，其為病也	1. 不再過勞，停止肢節勞動，導引膀胱足太陽經脈 2. 精者（強壯者）三日，中年者五日，不精者（虛弱者）七日 3. 極虛者咳出青黃涕，其狀如膿，大如彈丸，從口中若鼻中出，不出則傷肺，傷肺則死也

✛ 知識補充站

　　陰陽交「狂言者，是失志，失志者死」是重症；失志的前兆，多先見失神或失魂落魄，是腦部功能問題，以養護相關經脈與臟腑來調整改善。失神以心經脈與心臟疾病居多，失魂多為肝經脈與肝臟疾病，落魄多為肺經脈與肺臟疾病，健忘失智多為脾經脈與脾臟疾病。如有病兆不尋醫，將導致「狂言者，是失志」。失神、落魄屬上焦病，失魂與健忘失智屬中焦病，失志屬下焦病，詳如本書3-23所論，吸受穢濕，三焦分佈，「濕熱所困」，神識昏迷，先安宮牛黃丸，續用茯苓皮湯，要救急與紓困。

　　勞風「好仰闔眼，目不明，唾出若涕，惡風而振寒」，多見於過勞者。過勞死是極嚴重的後果，與陰陽交症狀都需要休養生息，停止肢節勞動，不宜再過勞，並導引膀胱足太陽經脈，配合專翕大生膏等，療治肝腎陰傷，調整腸道吸收，穩定消化器官功能，改善腦中樞運作，舒緩過勞症狀。

1-4 《內經》刺熱篇

《內經·刺熱篇》肝熱病小便先黃。心熱病先不樂。脾熱病先頭重。肺熱病先淅然厥起毫毛。腎熱病先腰痛。

《內經·刺熱篇》肝熱病者，「小便先黃」(解毒)，腹痛多臥，身熱。熱爭(熱甚而與體內正氣相爭)則狂言及驚，脅滿痛，手足躁，不得安臥。刺足厥陰、少陽(行間、太衝、絕骨、陽陵泉)。其逆則頭痛員員，脈引衝頭也。肝主升，病極而上升之故。 (參考3-23「先」牛黃丸；「後」茯苓皮湯)肝經脈循喉嚨之後，上出額頭與督脈會於巔頂，其病氣之逆亦循此路徑衝頭，引發頭痛暈眩。

心熱病者，「先不樂」(精神)，數日乃熱。熱爭則卒心痛，煩悶善嘔，頭痛面赤無汗。刺手少陰、太陽(少府、神門、養老、少海)。(參考4-30溫脾湯治太陰三瘧，令人不樂。)

脾熱病者，「先頭重」(營養)，頰痛，煩心，顏青，欲嘔，身熱。熱爭則腰痛。不可用俯仰，腹滿洩，兩頷痛。刺足太陰、陽明(三陰交、地機、足三里、豐隆)。(參考4-30減味烏梅圓法治厥陰三瘧，令人腰痛少腹滿。)

肺熱病者，「先淅然厥起毫毛」(呼吸)，惡風寒，舌上黃，身熱。熱爭則喘咳，痛走胸膺背，不得太息，頭痛不堪，汗出而寒。刺手太陰、陽明(經渠、尺澤、曲池、合谷)，出血如大豆，立已。

腎熱病者，「先腰痛胻酸」(體液)，苦渴數飲，身熱。熱爭則項痛而強，胻寒且痠，足下熱，不欲言，其逆則項痛，員員澹澹然。刺足少陰、太陽(然谷、太溪、崑崙、天柱)。

肝熱病者，左頰先赤(左巨髎穴區)；心熱病者，顏先赤(左右陽白穴區)；脾熱病者，鼻先赤(素髎穴區)；肺熱病者，右頰先赤(右巨髎穴區)；腎熱病者，頤先赤(承漿穴區)。病雖未發，見赤色者刺之，名曰治未病。

小博士 解說

肝熱病者，「小便先黃」，腹痛多臥，身熱。嚴重則脅滿痛，手足躁，不得安臥。刺行間與太衝，或早晨醒來之後運動流汗，只要兩腳活動激活行間與太衝，持續下去，就可以「小便清澈」。心熱病者，「先不樂」，兩手活動激活神門與養老，即可歡樂。脾熱病者，「先頭重」，只要兩腳活動激活地機與足三里，令人歡樂頭目舒爽。肺熱病者，「先淅然厥起毫毛」，兩手活動激活尺澤與曲池，可讓皮膚舒爽。腎熱病者，「先腰痛胻酸」，激活太溪與崑崙，可令腰腳輕鬆。疏解肢體煩熱，因應病症，手舞足蹈與按摩揉捏主要相關穴道，都可大大改善。

〈刺熱篇〉刺熱病重要穴道及臨床常見病症

熱病氣穴	穴道	穴位圖	熱病區	臨床常見病症
三椎下間	身柱穴	●身柱	胸中熱	妄言見神鬼，虛勞咳嗽
四椎下間	膏肓穴	●膏肓	膈中熱	夢遺失精，產婦諸症
五椎下間	神道穴	●神道	肝熱	悲愁不樂，驚悸，小兒瘈瘲
六椎下間	靈台穴	●靈台	脾熱	胸悶腹脹，肩背脇痛
七椎下間	至陽穴	●至陽	腎熱	二便不利，羸瘦身黃

1-5《內經》熱論、刺法論、玉版論要篇、平人氣象論

〈熱論〉熱甚而強食之，故有所遺。
〈刺法論〉五疫之至，不相染者，正氣存內，邪不可干。
〈玉版論要篇〉病溫虛甚死。
〈平人氣象論〉人一呼脈三動，一吸脈三動而躁，尺熱曰病溫。

〈熱論〉「熱病已愈，時有所遺者，熱甚而強食之，故有所遺也，皆病已衰而熱有所藏，因其穀氣相薄，兩熱相合，故有所遺也。治遺視其虛實，調其逆從，可使必已也。病熱少愈，食肉則復，多食則遺，此其禁也。熱時斷不可食，熱退必須少食，如兵家堅壁清野之計，必俟熱邪盡退，而後可大食也。」熱病剛癒，必須少食，尤宜適溫適量糜粥養胃，熱病未癒，斷不可食，治病與調理要並重之。

〈平人氣象論〉「人一呼脈三動，一吸脈三動而躁，尺熱曰病溫，尺不熱脈滑曰病風，脈澀曰痹。」呼吸俱三動，是六、七至脈矣，而氣象又急躁，若尺部肌肉熱，則為病溫，蓋溫病必傷金水二臟(肺與腎)之津液，尺之脈(腕部經渠穴)屬腎，尺之穴(肘部尺澤穴)屬肺也，此處肌肉熱，故知為病溫。其不熱而脈兼滑者，則為病風，風之傷人，陽先受之，尺為陰，故不熱。如脈動躁而兼澀，氣有餘而血不足，病則為痹。脈躁與脈靜是病進

與病退的反應，《傷寒論》「56.傷寒一日，太陽受之，脈若靜者，為不傳；頗欲吐，若躁煩，脈數急者，為傳也。」

〈刺法論〉「五疫之至，皆相染易，無問大小，病狀相似，不施救療，不相染者，正氣存內，邪不可干。」此避疫之道，即要避病疫之毒氣，使正氣存於體內，不受邪氣干擾。

〈玉版論要篇〉「病溫虛甚死。病溫之人，精血虛甚，則無陰以勝溫熱，故死。」色見上下左右，各在其要。上為逆，下為從。女子右為逆，左為從；男子左為逆，右為從。《靈樞·五色》論及其色上行者，病益甚，故上為逆。其色下行，如雲撒散者，病方已，故下為從。換言之，女子為陰，經脈之氣，右旋左轉，病色見於右陰病甚矣，為逆，見於左則從而散，為從。男子為陽，經脈之氣，左旋右轉，故病色見於左則陽病甚矣，為逆；見於右，則從右而散，故為從。

肝經脈循行不暢，出現「面塵脫色」，除了所屬穴群外，可考慮鹿附湯、安腎湯、天台烏藥散或秦艽鱉甲散等，肝臟的血液從肝門靜脈將營養送往心臟，此條輸送道路出問題已久，才會面黑如漆柴；臨床上，腎臟方面出問題也會先從面有微塵到面塵脫色，以至黑如漆柴，是因為多功能障礙造成，並不是單一腎功能問題所形成。

小博士解說

淋巴(組織)液回流胸管與左鎖骨下靜脈不良，則胕腫、大腹(身體浮腫、腹脹)，右淋巴總管回流右鎖骨下靜脈不良，則臉腫、頭腫。水(腎)俞五十七穴針對淋巴(組織)液回流心臟，熱(心)俞五十九穴則較偏重靜脈血液回流心臟。望診臉色，表面上看動脈的表現，實際上看靜脈與淋巴回流的整體表現。

《內經・玉版論要篇》容色見上下左右各在其要

臉色	治法	療程	代表藥味
色見淺 （如面微塵）	湯液主治，十日已	10 到 14 天	荷葉、竹葉、桑葉等苗葉為主
見深 （如面塵）	必齊主治，二十一日已	21 到 30 天	麥冬、大黃、黃連、黃芩為主
見大深 （如顏面黑暗）	醪酒主治，百日已	90 到 100 天	阿膠、牡犡、桑寄生、肉蓯蓉為主
色夭面脫 （如面塵脫色）	不治，百日盡已	無藥可治	藥膳調理
脈短氣絕死	病溫虛甚死	無藥可治	藥膳調理

腎脈下行之六穴診治肝腎真陰虧損狀況

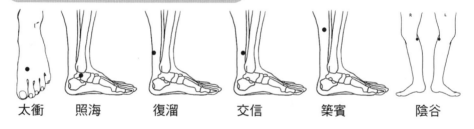

太衝　　照海　　復溜　　交信　　築賓　　陰谷

✛ 知識補充站

　　〈水熱穴論〉「水(腎)俞五十七穴，積陰之所聚也，水所從出入者。尻上五行，行五者，此腎俞，故水病下為胕腫、大腹，上為喘呼，不得臥者，標本俱病，故肺為喘呼，腎為水腫，肺為逆不得臥，分為相輸俱受者，水氣之所留也。伏菟上各二行，行五者，此腎之街也。三陰之所交結於腳也。踝上各一行，行六者，此腎脈之下行也，名曰太衝。」

　　〈水熱穴論〉「水俞五十七穴，積陰之所聚也，水所從出入也。」若為水病，在下為胕腫、大腹，在上為喘呼，不得臥者。腎俞五十七穴包括：

(1)尻上五行，每行有五穴，共二十五穴，屬督脈者有脊中、懸樞、命門、腰俞、長強(各一穴)，屬膀胱經脈者有大腸俞、小腸俞、膀胱俞、中膂俞、白環俞、胃倉、肓門、志室、胞肓、秩邊(左、右各一穴)。

(2)伏菟上各二行，每行有五穴，左、右各一，共二十穴，中注、四滿、氣穴、大赫、橫骨、外陵、大巨、水道、歸來、氣街。

(3)踝上各一行，每行有六穴，左、右各一，共十二穴，太衝、照海、復溜、交信、築賓、陰谷。

第 2 章
上焦篇

　　《內經》、《難經》將胸腹腔分為上、中、下三焦，上焦為胸膈至胃之上口，包括心臟與肺臟。上食道括約肌似網（Web），有咽頭、喉頭、食道、氣管、聲門等；下食道括約肌似鏈（Link），有食道、胃、韌帶、橫膈膜等。上、中、下橫膈膜分屬三焦，上橫膈膜即下頜舌骨肌等舌骨下肌群，與胸膜屬於上焦，上橫膈膜與心耳梳狀肌息息相關。舌骨肌群在吞嚥口水下去的剎時，會暫時停止呼吸，耳咽管同時通暢一下（常人一天 600 下），然後呼一下才吸氣。與盆膈膜強迫呼氣的功能相似，同為緩和緊張情緒。

　　上焦為溫病初起部位，病變部位較淺，熱勢較輕，病情不重；上焦溫病以發熱、咳喘為主要症候，或兼見惡寒、頭痛、脈浮數等肺衛表症。治上焦如羽，治療上焦溫病、風熱，適用像羽毛般輕柔，質輕味薄、清涼瀉熱之劑，一則清瀉上焦邪熱，一則輕宣上焦氣機，使初犯之邪氣，從衛分即從身體的表層宣洩出來。因濕阻而肺氣不肅降者，適宜用輕苦微辛之藥來化濕、宣通肺氣。肺主宰一身之氣，氣化則濕化，自然汗解，濕去則氣通；並應純粹清肅上焦，不犯及中焦下焦。三焦病機隨風性升散疏泄，多始於上焦肺衛；暑為夏季火熱之氣所化，心屬火臟，通於夏氣，暑熱病邪易襲上焦心包。

　　上焦篇中 54 方，清降肅靜上焦之溫病，以荷葉、竹葉、桑葉等苗葉為主。

【荷葉有 7 方】

　　荷葉 7 方全在上焦篇中，26. 清絡飲：西絲荷竹銀扁；27. 清絡飲加甘桔甜杏仁麥冬湯：西絲荷竹銀扁甘桔杏麥；30. 清絡飲加杏苡滑：西絲荷竹銀扁；45. 加減銀翹散：銀翹犀、元麥竹荷；32. 銀翹散去牛元加杏滑：銀翹甘桔，薄竹葦、豉芥杏滑；34. 銀翹散去牛元芥加膏芩：銀翹甘桔，薄竹葦、豉杏膏芩；48. 翹荷湯：翹荷甘桔栀綠。

　　荷葉為蓮的葉片，味苦辛微澀、性涼，歸心、肝、脾經；清香升散，消暑利濕，健脾昇陽，散瘀止血；治脾虛泄瀉和多種出血症。荷梗為蓮的葉柄及花柄，

味苦,性平。通氣寬胸,和胃安胎,治外感暑濕、胸悶不暢、妊娠嘔吐、胎動不安。荷葉 6~7 月花未開放時採收,晒乾,夏季亦用鮮葉或初生嫩葉。荷葉含有多種生物鹼及維生素 C,有清熱解毒、涼血、止血的作用。體瘦氣血虛弱者慎服。荷葉食療作用,取其清香,增味解膩,如荷葉飯。荷葉的根在水中的土裡面,水乾了,蓮花謝而蓮子熟。

鮮荷葉邊、西瓜翠衣與絲瓜皮都是夏天的產品,西瓜是消暑聖品,有天生白虎湯(知母石膏甘草粳米)之稱。夏天暑熱氣旺,小暑到處暑之間,尤其是大暑之最,與立秋秋老虎一樣,外在的氣溫、濕度,與體溫和水分息息相關,夏天的濕度高,加上夏秋天的溫差大,濕度差也大,夏天的雷雨會使氣溫下降五、六度,濕度會急遽上升,濕度越高,體感(表觀)溫度越低,通常濕度高而氣溫下降,人體才會冷,回到室內的時候,濕度下降而氣溫上升,則體感(表觀)溫度會升高。

【竹葉有 21 方,有竹字開頭的藥方則有 24 方】

竹葉,上焦方有 16 方、中焦 7 方、下焦 1 方。竹葉味苦性寒,入心、肺及肝經,最養益肺經脈,清肺絡中餘邪。

2. 銀翹散:銀翹甘桔,薄竹葦,豉蒡芥

7. 犀角地黃湯合銀翹散:犀地丹芍,銀翹甘桔,薄竹葦,豉蒡芥

13. 銀翹散去豆豉加細生地丹皮大青葉倍元參:銀翹甘桔,蒡芥薄竹,地丹大元

14. 清宮湯:元麥竹翹犀蓮

26. 清絡飲:西絲荷竹銀扁

27. 清絡飲加甘桔甜杏仁麥冬湯:西絲荷竹銀扁甘桔杏麥

29. 清營湯:元麥竹翹犀連,銀丹地

30. 清絡飲加杏苡滑:西絲荷竹銀扁,杏苡滑

31. 清營湯加鉤藤丹皮羚羊角:元麥竹翹犀連,銀丹地,鉤丹羚

32. 銀翹散去牛元加杏滑:銀翹甘桔,薄竹葦,豉芥杏滑

33. 銀翹散加芍地丹麥:銀翹甘桔,薄竹葦,豉蒡芥,芍地丹麥

34. 銀翹散去牛元芥加杏膏芩:銀翹甘桔,薄竹葦,豉杏膏芩

36. 三仁湯:杏薏蔻,半滑竹朴通

37. 清宮湯去蓮麥加銀赤:元竹翹犀,銀赤

45. 加減銀翹散:銀翹犀,元麥竹荷

56. 減味竹葉石膏湯：竹膏麥草

62. 銀翹湯：銀翹竹，麥甘地

78. 三石湯：膏寒滑，杏茹通金銀（竹茹不是竹葉）

79. 加味清宮湯：元麥竹，翹犀蓮，知銀瀝

99. 茯苓皮湯：二苓竹茯通腹

100. 新制橘皮竹茹湯：橘茹柿薑（竹茹不是竹葉）

110. 薏苡竹葉散：薏竹滑翹，苓蔻通

142. 玉竹麥門冬湯：玉麥沙甘（玉竹不是竹葉）

162. 竹葉玉女煎：竹知膏牛麥地

鮮竹葉為禾本科常綠小喬木苦竹的葉，氣微、味淡，性味辛、苦、寒，入心、胃、肺與肝經。處方用名為竹葉、鮮竹葉。於清晨採摘，鮮用，以清心除煩見長，亦能利尿、解毒，主熱病煩渴，小便短赤，燒燙傷。

淡竹葉一藥，始載於《本草綱目》，為禾本科多年生草本植物淡竹葉的葉，性味甘、淡，寒。歸心、胃、小腸經。清熱除煩，利尿。用於熱病煩渴，小便赤澀淋痛，口舌生瘡。兩藥都能清心除煩、利小便，鮮竹葉清心熱的效果較好，且能涼胃，又能治上焦風熱；淡竹葉利尿作用較好，以滲濕泄熱見長。

竹葉的根在較乾燥的土裏面，竹根連結綿延不斷，竹節內蓄水多。荷、竹雖然都是綠葉，所含維生素與葉綠素也類似，但兩者生態習性大不相同，所含微量礦物質也不一樣，荷葉養益心經脈（適合左寸口脈浮大之證），竹葉養益肺經脈（適合右寸口脈浮大之證）。竹葉煮茶或荷葉煮粥可代替清絡飲，新鮮的最適合於夏、秋消暑解熱，特別是溫差大，濕度差也大的日子，可減少中暑機會。荷葉與竹葉氣味清香，有逐濕開竅功能，也助益奇靜脈系統循環，芳香氣輕上揚，芳香類食材藥物都具通竅作用，可清肺絡中餘邪。輕者用辛涼輕劑，重者用辛涼重劑，如銀翹散、白虎湯之類。

【桑葉有 5 方】

桑葉的上焦方有 4 方，中焦 1 方。44.杏仁湯：杏芩滑翹，苓蔻桑梨；46.桑杏湯：桑杏梔豉沙象梨；49.清燥救肺湯：參草麥膏，杏枇麻桑膠；126.青蒿鱉甲湯：蒿鱉桑花知丹。

桑葉味甘苦，性寒質輕，入肺、肝經。輕清疏散風熱，清肺潤燥，清肝明目。用於風熱感冒，或溫病初起，溫邪犯肺，發熱、頭痛、咳嗽等症，常配菊花、連

翹、杏仁等同用，如桑菊飲。桑葉善於涼散風熱，而洩肺熱，對外感風熱、頭痛、咳嗽等，常與菊花、銀花、薄荷、前胡、桔梗等配合應用。桑葉不僅可用於風熱引起的目赤羞明，且可清肝火，對肝火上炎的目赤腫痛，可與菊花、決明子、車前子等配合應用。至於肝陰不足，眼目昏花，桑葉還可配滋養肝腎的女貞子、枸杞子、黑芝麻等同用。桑葉輕清發散，能散風熱，但作用較弱。臨床主要用於清洩肺肝，如風熱襲肺、咳嗽多痰，或燥熱傷肺、乾咳無痰，以及風熱上攻、肝火上炎、目赤腫痛等症，為常用的藥品。配牛蒡子、前胡，則散風清肺；配石膏、麥冬，則清燥潤肺；配菊花、決明子，則清肝明目。

　　桑葉苦寒清洩肺熱，甘寒益陰，涼潤肺燥，故可用於燥熱傷肺、乾咳少痰，輕者可配杏仁、沙參、貝母等同用，如桑杏湯；重者可配生石膏、麥冬、阿膠等同用，如清燥救肺湯。夏月小兒身熱頭痛，項強無汗，此暑兼風寒者也，宜新加香薷飲；有汗則仍用銀翹散，重加桑葉；咳嗽則用桑菊飲。

2-1 溫病有風溫、溫熱、溫疫、溫毒、暑溫、濕溫、 秋燥、冬溫、溫瘧等九種

2-2 凡溫病者，始於上焦，在手太陰

2-3 太陰之為病，脈不緩不緊而動數，或兩寸獨大，尺膚熱，午後熱甚者，名曰溫病

2-4 太陰風溫、溫熱、溫疫、冬溫，初起惡風寒桂枝湯；但熱不惡寒而渴銀翹散。惡風寒，服桂枝湯惡寒解，餘病不解，銀翹散

2-5 太陰風溫，辛涼輕劑桑菊飲

2-6 太陰溫病，白虎湯，白虎加人參湯

2-7 太陰溫病，玉女煎去牛膝加元參

2-8 太陰溫病，犀角地黃湯合銀翹散

2-9 太陰溫病，雪梨漿，五汁飲

2-10 太陰病，梔子豉湯，瓜蒂散

2-11 太陰溫病，清營湯去黃連

2-12 太陰溫病，化斑湯。銀翹散去豆豉，加細生地、丹皮、大青葉，倍元參。清宮湯，牛黃丸、紫雪丹、局方至寶丹

2-13 邪入心包，牛黃丸，紫雪丹

2-14 溫毒，普濟消毒飲去柴胡、升麻

2-15 溫毒外腫，水仙膏，三黃二香散

2-16 溫毒，安宮牛黃丸，紫雪丹，清宮湯

2-17 暑溫，白虎湯；白虎加人參湯

2-18 中暍清暑益氣湯

2-19 手太陰暑溫新加香薷飲

2-20 手太陰暑溫，白虎湯；白虎加人參湯；白虎加蒼朮湯；生脈散

2-21 手太陰暑溫，清絡飲；清絡飲加甘草、桔梗、甜杏仁、麥冬、知母

2-22 兩太陰暑溫，小半夏加茯苓湯再加厚朴、杏仁

2-23 手厥陰暑溫，清營湯

2-24手厥陰暑溫，安宮牛黃丸，紫雪丹

2-25暑瘵，清絡飲加杏仁、薏仁、滑石湯

2-26小兒暑癇，清營湯，紫雪丹。大人同法。清營湯中，加鉤藤、丹皮、羚羊角

2-27暑溫而宜清，濕溫宜溫；濕熱平等兩解之。長夏受暑，過夏發伏暑

2-28太陰伏暑三法六方─銀翹白虎生脈

2-29濕溫，長夏深秋冬日同法，三仁湯

2-30濕溫，清宮湯去蓮心、麥冬，加銀花、赤小豆皮，煎送至寶丹，或紫雪丹。銀翹馬勃散

2-31太陰濕溫，宣痹湯。千金葦莖湯加杏仁、滑石

2-32太陽中暍，一物瓜蒂湯

2-33寒濕傷陽，經絡拘束，桂枝薑附湯

2-34溫瘧白虎加桂枝湯。癉瘧五汁飲

2-35肺瘧杏仁湯。心瘧加減銀翹散；兼穢安宮牛黃丸

2-36秋感燥氣，桑杏湯，桑菊飲，沙參麥冬湯，翹荷湯

2-37諸氣膹鬱，諸痿喘嘔，喻氏清燥救肺湯

2-38諸痿喘嘔之屬於上者，屬於肺之燥

2-39秋燥之氣，杏蘇散。桂枝湯小和之

2-40疝瘕痛，桂柴各半吳萸楝子茴香木香湯

2-41燥氣延入下焦，化癥回生丹

2-42老年八脈空虛，復亨丹主之

2-1 溫病有風溫、溫熱、溫疫、溫毒、暑溫、濕溫、秋燥、冬溫、溫瘧等九種

溫病有九：(1)風溫為「初春」陽氣始開，風夾溫也；(2)溫熱為「春末夏初」溫盛為熱；(3)溫疫為厲氣流行，多兼穢濁，若疫使然；(4)溫毒為諸溫夾毒，穢濁太甚；(5)暑溫為「正夏」之時，暑病偏於熱者；(6)濕溫為「長夏初秋」，濕中生熱，暑病偏於濕者；(7)秋燥為「秋金燥烈之氣」；(8)冬溫為「冬應該寒而反溫」，陽不潛藏而病溫；(9)溫瘧為陰氣先傷又因於暑，陽氣獨發。

從地球觀測，太陽一年裡在天球劃過的軌道稱為黃道，以360度黃經來量度。二十四節氣把黃道分成二十四等分，每個節氣相差黃經15度。春分時黃經為0度，清明時黃經為15度，如此類推春分和秋分晝夜平分，北半球夏至晝最長，冬至晝最短，春分、秋分、夏至和冬至是古人最初確立的節氣。其間加入的是立春、立夏、立秋和立冬。其他節氣，以該段季節常見的天氣現象或農業活動而命名，這些節氣反映了古代中原地區的氣候。溫病之風溫、溫熱、溫疫、溫毒、暑溫、濕溫、秋燥、冬溫、溫瘧等，隨著季節變化而病機不一樣。其中，濕溫是人體對濕度與溫度的變化適應不良，以「長夏初秋」溫度的變化最大，濕度的變化也隨之變化；「濕中生熱」是體內濕氣聚而生熱，無法適應氣候變遷的濕度與溫度變化而生病。2-29濕溫三仁湯。3-30勞倦再感濕溫，連翹赤豆飲煎送保和丸。濕溫較諸溫，病勢雖緩而實重，上焦最少，病勢不甚張顯，中焦病最多。飲食方式不良為主因。

二十四節氣包括十二個中氣和十二個節氣，中氣和節氣依序排列。十二個中氣分別是春分、穀雨、小滿、夏至、大暑、處暑、秋分、霜降、小雪、冬至、大寒和雨水，分屬於十二個以地支排列的月份。春分後的節氣是清明，其後的節氣依次是立夏、芒種、小暑、立秋、白露、寒露、立冬、大雪、小寒、立春和驚蟄。農曆曆法每一個月必定要有一個中氣，沒有中氣的月份，便成為前一個月的閏月。原來19個「回歸年」共有228個中氣和235個「朔望月」，即是有7個月沒有中氣，這些沒有中氣的月正好成為閏月。(地球繞太陽一周實際為365.2422天；即太陽過春分點，循黃道東行一周，複過春分點，歷時365天5時48分46秒，此即是一回歸年，又稱「歲實」。)

小博士解說

夏至與冬至並非把一年分為相等的兩半。以2017年來說，從夏至後一天到冬至前一天共有183天，而由冬至後一天到夏至前一天共有180天。若春分、夏至、秋分和冬至當天本身不算，春分(3月20或21日)到夏至(6月21或22日)，間隔為91或92天；夏至到秋分(9月23日)，間隔為92或93天；秋分到冬至(12月21或22日)，間隔為88或89天；冬至到春分，間隔為88天。這些間隔不相等，因為地球繞太陽的軌道並不是正圓，如果是正圓的，其間隔必相等。

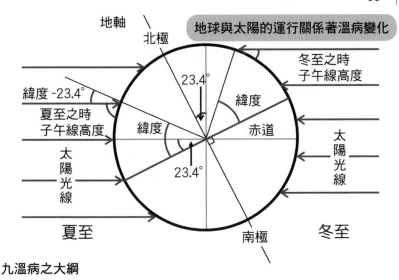

地球與太陽的運行關係著溫病變化

地軸

北極

冬至之時
子午線高度

緯度 -23.4°

緯度

23.4°

緯度

夏至之時
子午線高度

緯度

赤道

太陽光線

太陽光線

23.4°

太陽光線

夏至

南極

冬至

九溫病之大綱

溫病	季節	病因
風溫	初春陽氣始開，厥陰行令	風夾溫（初春）
溫熱	春末夏初	陽氣弛張，溫盛為熱（初夏）
溫疫	厲氣流行	多兼穢濁，家家如是，若疫使然（夏秋）
溫毒	諸溫夾毒	穢濁太甚（夏秋）
暑溫	正夏之時	暑病之偏於熱（正夏）
濕溫	長夏初秋	濕中生熱，即暑病之偏於濕（初秋）
秋燥	秋金燥烈之氣	秋季乾燥之復烈氣（正秋）
冬溫	冬應寒而反溫	陽不潛藏，民病溫（初冬）
溫瘧	夏末秋初	陰氣先傷，又因於暑，陽氣獨發（夏秋）

✚ 知識補充站

　　氣溫的高低取決於地面儲存熱量的多少，地面儲存熱量最多的時期，就是氣溫最高值出現的時間；儲存熱量最少的時期，也就是氣溫最低值出現的時間。一日內最高氣溫出現在下午2~3時(未時辰，小腸經脈)，最低氣溫出現在早晨5~6時(卯時辰，大腸經脈)。正常體溫的高低取決於體內儲存熱量的多少，肛溫(直腸溫)是生體的基礎體溫，約36.5~37.5℃(或36.0~37.5℃)，有1~1.5℃的變化，通常肛溫最高溫是上午5~6時(寅卯，肺、大腸經脈)。春宜吐，夏宜汗，是交感神經啟動時間；最低溫是下午5~6時(申酉，膀胱、腎經脈)。秋宜下，冬宜和，是副交感神經啟動時間，人體的基礎體溫與地面氣溫似日月輝映著。初春(風溫)、初夏(溫熱)、初秋(濕溫)、初冬(冬溫)等四初四溫病是最重要的關鍵，在溫度、氣流變化的情況之下，身體自然會應對調節。

2-2 凡溫病者，始於上焦，在手太陰

傷寒由毛竅而入，自下而上，始足太陽。足太陽膀胱屬水，寒即水之氣，同類相從，病始於此(風寒之於頭部，濕熱之於腳部，外感五疫六氣)。足太陽膀胱起始於目銳眥之睛明穴，終止於小趾之至陰穴；足少陰腎經脈起始於小趾之下，小趾之上下即傷寒之根源處，小隱靜脈回流心臟的第一感應區。至陰穴在下，肢體動作的活動能量寫實於此，睛明穴在上，中樞神經與十二對腦神經反應於此。

溫病由口鼻入，自上而下，鼻通於肺，始手太陰(呼吸器官)。《傷寒論》風(寒氣流)從西北方來，最善收引；陰盛傷陽，鬱遏太陽經脈之陽氣，而為頭痛、身熱等證。太陽陽腑也，傷寒陰邪也，陰盛傷人之陽。溫為陽邪風(暖氣流)從東方來，最善發洩，陽盛必傷陰，鬱遏太陰經中之陰氣，而為咳嗽、自汗、口渴、頭痛、身熱、尺熱(前臂陰側發熱)等證。太陰陰臟也，溫熱陽邪也，陽盛傷人之陰。

萬物由少陽、少陰之氣以為生成，故萬物皆可名之曰東西。人乃萬物之統領也，得東西之氣最全，乃與天地東西之氣相應。其病也，亦不能不與天地東西之氣相應。東西者，陰陽之道路也。由東而往，為木、為風、為濕、為火、為熱，濕土居中，與火交而成暑，火也者，南也。由西而往，為金、為燥、為水、為寒，水也者，北也。水火者，陰陽之徵兆也；南北者，陰陽之極致也。

天地運行如陰陽和平，人的陰陽也隨之和平，即安然少病。天地與人之陰陽，一旦有所偏失，即易生病也。偏之淺者病淺，偏之深者病深；偏於火者病溫病熱，偏於水者病清病寒。燭其為水之病也，而溫之、熱之；燭其為火之病也，而涼之、寒之，各救其偏，以抵於平和而已。寒病之原於水，溫病之原於火也。

小博士 解說

人的肺有三億個肺泡，肺泡裡的細小靜脈是微血管叢。通常是微血管壞了以後，開始衍生更多的疾病。很多癌症患者，最後大多死於心肌梗塞或肺水腫。細小微血管動脈在肺泡交換靜脈後回心臟，如果微小靜脈無法正常回心臟就會產生阻塞；經濟艙症候群就是血栓子慢慢的塞到肺泡裡，塞得愈嚴重，肺纖維化的機率就愈高，肺泡失去呼吸功用，終至因肺梗塞而死亡。感冒、咳嗽、支氣管炎、支氣管擴張、肺纖維化與氣喘，都是因為部分的肺泡失去功能。持恆的有氧運動，最能強化心肺功能，尤其是能促進肺泡的新陳代謝。

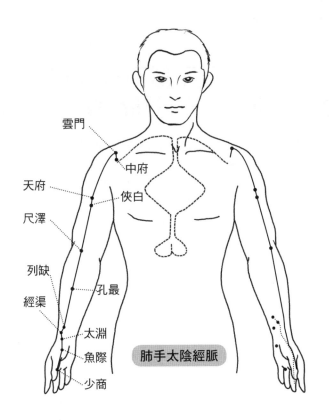

雲門
中府
天府
俠白
尺澤
列缺
孔最
經渠
太淵
魚際
少商

肺手太陰經脈

五行之徵狀與症狀

方向	五行	徵狀	症狀
東	木、火	風、濕、熱	濕土居中，與火交而成暑
西	金、水	燥、寒	水火者，陰陽之徵兆

✚ 知識補充站

　　人有內呼吸、外呼吸，氧氣在肺泡進出為外呼吸，血液與二氧化碳的組織交換為內呼吸。生命就在呼吸之間，肺活量＋殘餘量＝全肺量。殘餘量＋最大呼氣量＝功能性殘餘量，全肺量與功能性殘餘量是人在老化中最大的變化。例如20歲時殘餘量是1500毫升，60歲時會到3000毫升，20歲或60歲潮氣量(每次呼吸量)差別不大，但殘餘量就會差很多。20~60歲之間，正常人老化，因為肺活量減少了，殘餘量可能會增加到一倍。全肺量少到活著都困難了，功能性殘餘量就無法養益肺泡，肺泡扁塌失去了呼吸的功能就會死亡。肺太陰經中之陰氣，運動微汗必可趨之，運動激活肺泡，養益肺泡裡的微血管叢，促進其間的新陳代謝，持恆充分的運動有如古之導引按蹻，可以增加肺活量，減緩肺泡老化。

2-3 太陰之為病，脈不緩不緊而動數，或兩寸獨大，尺膚熱，午後熱甚者，名曰溫病

脈緩為太陽中風，脈緊為太陽傷寒，脈動數為躁，兩寸獨大火克金（即肺受邪）。尺部肌膚熱甚火克水（即腎受邪）。太陽頭痛風寒之邪，循太陽經上至頭與項，項強頭痛，為汗尿不順暢，需排毒。太陰頭痛，肺氣鬱，頭亦痛，呼吸不順暢，需調理營養。春氣在頭，火炎上也。傷寒之太陽屬寒水主表，故惡風寒；溫病之肺合皮毛亦主表，故亦惡風寒。太陽病則全身陽氣抑鬱而身熱，肺病則肺氣鬱而身亦熱。太陽因風邪而自汗，太陰因皮毛開而自汗。渴火克金，咳肺氣鬱，午後熱甚濁邪歸下，火旺時也，陰受火克也。

〈熱病篇〉頭面部有三十一穴，〈水熱穴論〉頭部有二十五穴，皆為梳頭髮按摩要穴。兩者重複的只有囟會與百會，它們是導靜脈(Emissary)的重要穴道，導靜脈是頭顱骨內部與頭皮交通的靜脈，導靜脈沒有瓣膜，有瓣膜的靜脈只有手、腳，所謂「手冷腳冷」，就是手腳末端並非恆溫，因為它有瓣膜，血液回不來。但頭部與背部的靜脈，如「滿頭大汗」及「汗流浹背」，因沒有瓣膜，是可以來回的，越勤勞汗就越多。從手肘、膝蓋切段來看，靠近末端不恆溫。手腳末梢以外的軀體部分，骨骼內都有紅色骨髓造血，是恆溫部分。「滿頭大汗」是導靜脈排的汗，所以導靜脈溝通顱內與顱外（頭皮跟腦部的血管），因為沒有瓣膜，所以流出去也可能流進來，運動量大，滿頭大汗就流出去。如果都不動，還吹冷氣，又吃得飽飽的，使大腦的廢物沒辦法隨汗排出腦部，也無法隨著頭殼的上矢狀靜脈回流心臟。是以，大腦退化者導靜脈無法有效疏通，廢物容易堆積在大腦，引起巴金森氏症、阿茲海默症、癲癇等腦神經疾病。腦神經內科用MRI照發現黑黑的，就是代表退化萎縮了。若要把動脈送上腦部去，就是靜脈回流要好；一年之計在於春，秋冬就要養的好；冬不藏精，春必病溫。

小博士解說

診脈的時候兩寸口獨大者，若只發生於右寸口的脈象，是感冒與咳嗽的時候，多見胸悶或肩頸僵硬，活人敗毒散為代表方。若只發生於左寸口的脈象，是心煩氣躁，或心下痞悶，半夏瀉心湯為代表方。兩寸口脈，左為心與膻中，診察心臟的結構與循環系統，右為肺與胸中，診察肺臟的結構與免疫系統，〈脈要精微論〉「左外以候心，內以候膻中，右外以候肺，內以候胸中」。

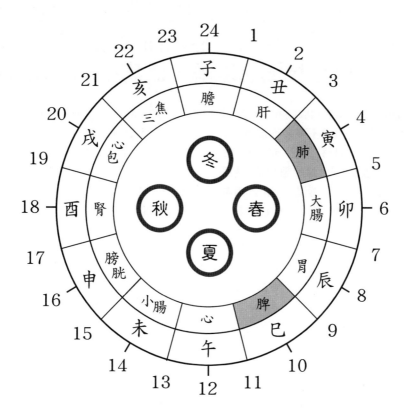

太陰之為病，肺經脈、脾經脈為主

+ 知識補充站

《內經·三部九候論》「察九候，獨小者病，獨大者病，獨遲者病，獨熱者病，獨寒者病，獨疾者病，獨陷下者病。以左手足上，去踝五寸按之，庶右手足當踝而彈之，其應過五寸以上，蠕蠕然者，不病；其應疾，中手渾渾然者病；中手徐徐然者病；其應上不能至五寸，彈之不應者死。是以脫肉身不去者死。中部乍疏乍數者死。其脈代而鉤者，病在絡脈。九候之相應也，上下若一，不得相失。一候後則病，二候後則病甚，三候後則病危。所謂後者，應不俱也。」獨大者病是診脈的時候，最常發生於寸口的脈象，尤其是在頭痛與咳嗽的時候。

2-4 太陰風溫、溫熱、溫疫、冬溫，初起惡風寒桂枝湯；但熱不惡寒而渴銀翹散。惡風寒，服桂枝湯惡寒解，餘病不解，銀翹散

桂枝湯治太陰溫病，初起惡風寒者，銀翹散治太陰溫病，但熱不惡寒而渴者。太陰溫病，惡風寒，服桂枝湯已，惡寒解，餘病不解者，銀翹散主之；餘證悉減者，減銀翹散之製。溫毒、暑溫、濕溫、溫瘧(此四溫病是飲食方面的問題較嚴重)，不在此例。

《傷寒論》「太陽病，發熱而渴，不惡寒者，為溫病」，溫病忌汗，最喜解肌。桂枝解肌芳香化濁，芍藥收陰斂液，甘草敗毒和中，薑、棗調和營衛，溫病初起惡風寒者用桂枝湯，不惡風寒用辛涼銀翹。不惡風寒，非全不惡風寒，先亦惡風寒，既熱之後，乃不惡風寒。

溫病惡風寒，是溫自內發，風寒從外搏，成內熱外寒之證，故仍用桂枝湯辛溫解肌法，得微汗而寒熱之邪皆解，「桂枝湯啜熱粥」激活食道與胃黏膜組織以養益體虛，「覆被微汗出」增加體溫活化腦中的發汗中樞，就是要慢慢地熱身，啟動安靜狀態下的靜脈，達到微微發汗的效果。

肺臟居五臟最高位，藥過重則過病所，少用有病重藥輕之患，故從普濟消毒飲「時時清揚法」最為珍貴，一如少量頻服與臨臥服飲，都有助肝臟與肺臟養護。溫病忌汗，汗之不解反生他患。病在手經(辛苦)徒傷足經(鹹酸甜)無益；病自口鼻吸受而生，徒發其表無益。汗為心液，心陽(腦部)受傷，神明內亂、譫語癲狂之變。誤汗傷陽必傷陰。《傷寒論》「尺脈微者為裡虛，禁汗」，惡寒已解全無風寒，只餘溫病，禁辛溫法，改從辛涼。

溫熱之邪不惡風寒，則不兼寒風，非辛涼銀翹散不足以解之，從《內經·至真要大論》「風淫於內，治以辛涼、佐以苦，以甘緩之」法。煮法以「鮮葦根湯煎，香氣大出，即取服，勿過煎」，新鮮葦取其香氣，透鼻竅而醒腦，達到清熱生津與利尿的效果。

小博士 解說

《傷寒論》與《溫病條辨》所言溫病各有立論。《傷寒論》條文389.「太陽病，發熱而渴，不惡寒者，為溫病。發汗已，身灼熱者，名風溫。風溫為病，脈陰陽俱浮，自汗出，身重多眠睡，鼻息必鼾，語言難出。若被下者，小便不利，直視失溲；若被火者，微發黃色，劇則如驚癇，時瘛瘲。」條文491.「寸口脈微，名曰陽不足，陰氣上入陽中，則灑淅惡寒也。尺脈弱，名曰陰不足，陽氣下陷於陰中，則發熱也。」

桂枝湯、辛涼平劑銀翹散之組成及煮服法

湯方	組成	煮服法	臨床運用
桂枝湯（辛溫解肌法）	桂枝六錢、芍藥三錢（炒）、炙甘草二錢、生薑三片、大棗二枚（去核）（桂芍薑甘棗）	煎法服法，必如《傷寒論》原文而後可，不然，不惟失桂枝湯之妙，反生他變，病必不除	
辛涼平劑銀翹散（辛涼透表法）	連翹一兩、銀花一兩、苦桔梗六錢、薄荷（六錢、竹葉四錢、生甘草五錢、芥穗四錢、淡豆豉五錢、牛蒡子六錢（銀翹甘桔，薄竹葦，豉蒡芥）	上杵為散，每服六錢，鮮葦根湯煎，香氣大出，即取服，勿過煎。肺藥取輕清，過煮則味厚而入中焦矣。病重者，約二時一服，日三服，夜一服；輕者三時一服，日二服，夜一服；病不解者，作再服	胸膈悶者，加藿香三錢、鬱金三錢，護膻中；渴甚者，加花粉；項腫咽痛者，加馬勃、元參；衄者，去芥穗、豆豉，加白茅根三錢、側柏炭三錢、梔子炭三錢；咳者，加杏仁利肺氣；二、三日病猶在肺，熱漸入裡，加細生地、麥冬保津液；再不解，或小便短者，加知母、黃芩、梔子之苦寒去實熱，與麥、地之甘寒去虛熱，合化陰氣，而治熱淫所勝

服飲桂枝湯的十大步驟及要領

步驟	要領
一	五味藥比例一樣（不分君、臣、佐、使）
二	微火煮藥（不宜用大火）
三	適寒溫服一升 (200~300ml)
四	服已須臾（片刻），喝熱稀粥一升餘 (300~400ml) 以助藥力
五	溫覆令一時許（薄被蓋全身約 2 小時），遍身漐漐微似有汗（微微冒汗）者益佳
六	不可令如水流漓，病必不除，一服汗出病差，停後服，不必盡劑（出汗後不必再喝藥，可以再喝熱稀粥）
七	若不汗，更服，依前法，又不汗（不流汗依前法服後，再不流汗），復服，當小促其間（縮短服藥與服熱稀粥的間隔），半日許，令三服盡（頻頻服飲）
八	若病重者，一日一夜周時觀之（白天、晚上都要服藥水與熱稀粥）
九	服一劑盡，病證猶在者，更作服，若汗不出者，乃服至二、三劑（慢性病症者可以長期服用）
十	禁生冷、黏滑、肉麵、五辛、酒酪、臭惡等物（病症改善可以酌食肉麵、五辛，但仍不宜過量）

2-5 太陰風溫，辛涼輕劑桑菊飲

辛涼輕劑桑菊飲治太陰風溫，但咳，身不甚熱，微渴者。

咳，熱傷肺絡也。身不甚熱，病不重也。渴而微，熱不甚也，肺為清虛之臟，微苦則降，辛涼則平，杏蘇散類辛溫治四時咳嗽，只宜風寒，不宜風溫。桑菊飲用桑葉、菊花者，桑葉善平肝風；桑葉，芳香有細毛，橫紋最多，走肺絡而宣肺氣。菊花晚成，芳香味甘，補金水(肺、腎)二臟之不足。風溫咳嗽，雖是小病，常見誤用辛溫重劑銷鑠肺液，致久嗽成勞者不一而足。

支氣管炎分為急性和慢性，慢性支氣管炎多發生於四十歲以上的人，患者以男性居多，尤其是常於環境充滿灰塵的地方工作，為支氣管受到刺激而慢性發炎。急性支氣管炎常發生於小孩或老人，大多數為病毒感染。慢性支氣管炎的原因包括吸煙、空氣污染，尤其是當癈氣中含有很多二氧化硫。哮喘、肺氣腫和其他慢性肺部疾病亦可引發慢性支氣管炎。橫膈膜雖然負責70%吸氣的生體運作，實際上，完全受制於呼氣，才得以被動地付諸生體運作，因此，下半身的輔助呼吸肌肉群與相關的臟器關係甚為密切。桑菊飲對於常處於環境充滿灰塵的地方工作者，有強健肺泡與支氣管的生理作業，減少慢性支氣管炎的惡化。

葦根別名蘆根，蘆葦的地下莖，鮮用或曬乾用。葦根甘寒質輕，入肺、胃經。清透肺胃氣分實熱，養陰生津，止渴除煩。用於熱病傷津，煩熱口渴，或舌燥少津之證。胃熱嘔逆與天花粉、麥門冬同用，或與竹茹、薑汁同用。肺熱咳嗽、肺癰吐膿、咯痰黃稠，與瓜蔞、貝母、黃芩同用。外感風熱，身熱咳嗽，多與桑葉、菊花、桔梗同用，如桑菊飲。肺癰吐膿，咯痰黃稠，與薏苡仁、冬瓜仁等，增強清熱排膿之效，如葦莖湯。有利尿與透疹作用，配伍白茅根、車前子等治小便短赤、熱淋澀痛。配伍薄荷、蟬蛻等治麻疹誘發不暢。鮮蘆根清肺胃氣分虛熱、利尿之效佳，乾蘆根則次之。脾胃虛寒者忌服。

小博士解說

桑杏湯、桑菊飲、沙參麥冬湯或翹荷湯等，對慢性乾燥症患者的呼吸道黏膜有養護效果。乾燥症與遺傳有關，只是病因之一，須參考其他如荷爾蒙、病毒發病等因素。有些病患會合併其他自體免疫性疾病，如全身性紅斑狼瘡、類風濕關節炎、全身性進行性硬化症及多發性肌炎等。引起乾燥症的原因，依西醫的看法目前還不清楚，只知道與自體免疫有關。臨床表現現象與中醫肝腎陰虛有關，很多乾燥症病人服用調理肝腎陰虛的中藥，都會改善其症狀。

辛涼輕劑桑菊飲之組成及煮服法

湯方	組成	煮服法
辛涼輕劑桑菊飲（辛涼法）	桑葉二錢五分、菊花一錢、連翹一錢五分、葦根二錢、甘草八分、苦梗二錢、薄荷八分、杏仁二錢（桑菊翹葦，甘桔薄杏）	方水二杯，煮取一杯，日二服。二、三日不解，氣粗似喘，燥在氣分者，加石膏、知母；舌絳暮熱，甚燥，邪初入營，加元參二錢、犀角一錢；在血分者，去薄荷、葦根，加麥冬、細生地、玉竹、丹皮各二錢；肺熱甚加黃芩；渴者加花粉。此辛甘化風、辛涼微苦之方

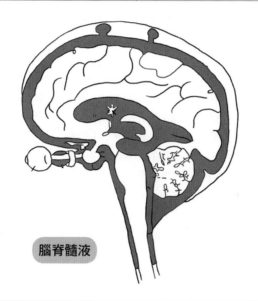

腦脊髓液

✛ 知識補充站

　　桑菊飲的桑葉、菊花、連翹、薄荷、杏仁等，於溫熱含嚥服飲能舒暢頭顱骨的血脈循環，尤其是在導靜脈開始出現循環不良之初。導靜脈與上矢狀靜脈和腦脊髓液的關係很微妙，正常情況下，上矢狀靜脈將腦脊髓液運回心臟，人體腦脊髓液約30~140毫升，成人約80毫升，腦脊髓液循環於腦殼與第二腰椎的脊髓間。腦脊髓液有三大功能①機械性防護腦脊髓、②化學性防護腦脊髓、③輸送營養與廢物，包括一些礦物質、蛋白質，還有胺基酸、葡萄糖等。檢查血液，可測出癌症指數有多高，以及是否有焦慮症或其他問題。血液如此，尿液、脊髓液也是如此。所以如果脊髓液檢驗出蛋白質、糖分過高，不是脊髓有問題，就是某個地方有癌化現象，以致於沒辦法正常代謝。

2-6 太陰溫病，白虎湯，白虎加人參湯

白虎湯治脈浮洪，舌黃渴甚，大汗面赤惡熱者。白虎加人參湯治脈浮大而芤，汗大出，微喘，甚至鼻孔扇者。其脈幾於散矣，陰虛而陽不固。補陰藥有鞭長莫及之虞，惟白虎退邪陽，石膏清肺胃之熱，知母清金保肺而治陽明獨勝之熱，甘草清熱解毒和中，粳米清胃熱而保胃液，人參固正陽，使陽能生陰，乃救化源欲絕之妙法也。汗湧（大汗淋漓），鼻扇（鼻孔張縮），脈散（脈象微弱），此白虎之禁也。

《傷寒論》條文66.脈洪大服用白虎加人參湯，484.立夏得洪大脈是其本位，67.五苓散脈浮。脈洪大必是浮脈，浮脈不一定脈洪大。渴欲飲水用五苓散，是一年四季常用藥，嚴重則是白虎加人參湯，兩者都是夏季常備藥方。兩者都治口渴欲飲水，一起出現在太陽篇，治療夏天中暑要方，白虎加人參湯治胃家實之陽明病為主，針對口腔與情緒方面，症狀多偏熱，多見於新陳代謝功能不良者，最常發生在過勞的初期糖尿病患。五苓散治太陽病脈浮、頭項強病為主，針對頭痛、小便問題，症狀多偏寒，多見於一時期的暴食飲寒涼食物。

白虎湯的特質是退熱又保津液，延伸出竹葉石膏湯、玉女煎和竹葉玉女煎，也是退邪又固本，白虎湯與竹葉石膏湯都有粳米，玉女煎和竹葉玉女煎都沒有粳米，四方皆有石膏，石膏辛甘而大寒，入肺與胃經，清熱瀉火，除煩止渴，收斂生肌。與知母相須為用，如白虎湯。與生地等清熱涼血藥同用，以兩清氣血，如化斑湯。邪熱鬱肺，與麻黃、杏仁等配伍，如麻杏甘石湯。人熱甚血燥，不能蒸汗，溫邪鬱而發斑疹，斑為肌肉之病，主以化斑湯，治以鹹寒，佐以苦甘法也。用白虎湯(辛涼法)作化斑湯(鹹寒苦甘法)者，以其為陽明證。陽明主肌肉，斑家遍體皆赤，自內而外，化斑湯與白虎湯只差元犀，卻是辛涼法改造成鹹寒苦甘法，味道差別在元犀之幻化。藥味加減乘除之際，君臣佐使之移位也不一樣。

小博士 解說

白虎湯、竹葉石膏湯的米熟湯成，以及桂枝湯的熱稀粥，十棗湯的糜粥自養，三物白散的熱粥與冷粥，都是「米」與「藥」的協同作業，看似簡單但輕忽不得，差之毫釐，失之千里。玉女煎和竹葉玉女煎都不需要粳米，來清胃熱與保胃液。麻仁與紫蘇子等分煮熟當茶啜服，治婦女產後及老弱者大便不通、老人風痹，也可取其汁加米來煮粥。

辛涼重劑白虎湯、白虎加人參湯之組成及煮服法

湯方	組成	煮服法
辛涼重劑白虎湯（辛涼法）	生石膏一兩（研）、知母五錢、生甘草三錢、白粳米一合（知膏甘粳）	水八杯，煮取三杯，分溫三服，病退，減後服，不知，再作服
白虎加人參湯	同上方，加人參三錢	同上方

備註：「分溫三服」是將煮好的藥，每次服用時，取三分之一的藥量再煮沸，熄火待溫後服用。以下其他湯方有此煮服法者皆同。

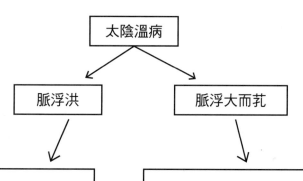

太陰溫病

脈浮洪

脈浮大而芤

症狀：
舌黃，渴甚，大汗、面赤惡熱

適用湯方：
辛涼重劑白虎湯

症狀：
汗大出，微喘，甚至鼻孔扇

適用湯方：白虎加人參湯

注意事項：
1. 脈若散大者，急用之，倍人參。
2. 白虎本為達熱出表
  (1) 若其人脈浮弦而細者，
     不可與也；
  (2) 脈沉者，不可與也；
  (3) 不渴者，不可與也；
  (4) 汗不出者，不可與也；
常須識此，勿令誤也。

太陰溫病條文解說

2-7 太陰溫病，玉女煎去牛膝加元參

玉女煎去牛膝熟地加細生地元參方治太陰溫病，太陰溫病，氣血兩燔。

氣血兩燔不可專治一邊，用氣血兩治之玉女煎(辛涼合甘寒微苦法)去牛膝者，牛膝趨下，不合太陰證之用。改熟地為細生地者，取其輕而不重，涼而不溫，且細生地能發血中之表。加元參者，取其壯水製火，預防咽痛失血等證也。(竹葉玉女煎也是辛涼合甘寒微苦法)

3-40玉女煎治「燥症，氣血兩燔」，用牛膝(苦甘酸而平，入肝與腎經。活血通經，利水通淋，引火下行)；竹葉玉女煎治「太陰溫病，氣血兩燔」，用元參(苦甘鹹而寒，入肺、胃與腎經，清熱涼血，滋陰解毒)。

知膏是白虎湯的主藥，元麥地是增液湯。用麥地的另六方(增液湯、益胃湯、銀翹湯、清燥湯、護胃承氣湯、冬地三黃湯)相較之下，玉女煎(知膏牛麥地)與清燥湯(元麥地知人)組成最接近，3-5清燥湯治「下後無汗，脈不浮而數」，石膏與人參一換，又用來治「燥症」之外邪未解。3-5「脈沉而有力者，護胃承氣湯微和之」(元麥地知丹大)，得結糞，止後服。3-11冬地三黃湯治「實證未劇，不可下，小便不利者」(元麥地連芩柏銀葦甘)，小便通利為度。從「得結糞，止後服」與「小便通利為度」觀察組成與主治，比較增液湯與益胃湯的協同作業，護胃承氣湯與冬地三黃湯之大小便不一樣，再回到玉女煎三方，反覆比較其異同，臨床實用性即可大為提升。

護胃承氣湯(元麥地知丹大)得結糞止後服，與冬地三黃湯(元麥地連芩柏銀葦甘)小便通利為度，護胃承氣湯與冬地三黃湯都有元麥地。兩方用以利導二便，護胃承氣湯加知丹大，通導下焦，冬地三黃湯加連芩柏銀葦甘以清暢上焦與中焦，因勢利導此其異也。兩方的組成與服後注意事項，是《溫病條辨》精彩重點，分而論之，參而合之，觸類旁通，妙不可言。

小博士解說

風溫痙(即瘈證)乃風之正令，陽氣發洩之候，君火主氣之時，宜用辛涼正法。輕者用辛涼輕劑，重者用辛涼重劑，如本論上焦篇銀翹散、白虎湯之類；傷津液者加甘涼，如銀翹加生地、麥冬，玉女煎以白虎合冬、地之類(消化系統方面的疾病)。銀翹散、桑菊飲和白虎湯改善胃黏膜發炎問題，玉女煎與銀翹湯則改善胃腸黏膜發炎問題，當波及腦與神經系統的神昏譫語，就要兼用芳香以開膻中，如清宮湯、牛黃丸、紫雪丹之類；瘉後用六味、三才、復脈輩，以復喪失之津液(腦脊髓液與腦神經系統出現問題)。

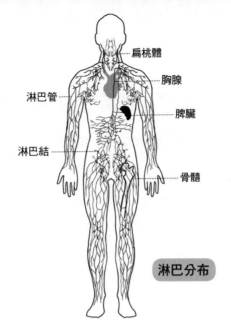

扁桃體
胸腺
淋巴管
脾臟
淋巴結
骨髓

淋巴分布

玉女煎去牛膝熟地加細生地元參之煮服法

湯方	組成	煮服法
玉女煎去牛膝熟地加細生地元參（辛涼合甘寒法）	生石膏一兩、知母四錢、元參四錢、細生地六錢、麥冬六錢（知膏元麥地）	水八杯，煮取三杯，分二次服，渣再煮一鍾（即盅）服

玉女煎三方之主治症狀

條文	湯方	主治症狀
2-7	玉女煎去牛膝加元參	太陰溫病，氣血兩燔者
3-40	玉女煎	燥證氣血兩燔者
4-12	竹葉玉女煎	婦女溫病，經水適來，脈數耳聾，乾嘔煩渴，辛涼退熱，兼清血分，甚至十數日不解，邪陷發痙者

✚ 知識補充站

　　乳糜池位於第一腰椎前方，恰位在懸樞穴、三焦俞的地方（懸是懸掛，樞指中心，懸樞指胸管掛著乳糜池般）。胸管起始於乳糜池，是全身最粗大的淋巴管道，長約30~40公分。胸管負責淋巴與免疫的正常生理作業，將循環系統多餘的組織間液送回心臟，也將消化系統的脂質營養送回心臟，胸腺負責淋巴與免疫的生體防衛作業，就是要啟動T細胞與B細胞的免疫機制。T細胞、B細胞、巨噬細胞、嗜中性白血球、血小板、紅血球等生成，都來自骨髓幹細胞。

2-8 太陰溫病，犀角地黃湯合銀翹散

犀角地黃湯合銀翹散治太陰溫病血從上溢，中焦病以中焦法治之。

吐粉紅血有燎原之勢，化源速絕，死不治。血從上溢，脈動七、八至以上(正常脈動五至，約為心跳每分鐘70下)，面反黑者，死不治；化源絕，乃溫病第一死法。可用清絡育陰法。血從上溢，溫邪逼迫血液上走清道，循清竅而出，以銀翹散敗溫毒，犀角地黃清血分之伏熱，救腎即救肺也。面赤多是動脈的反應，多需通絡或退火。面色鱉黑多是靜脈的反應，多需溫養或清絡育陰。身面俱黃與面浮腹膨，多是淋巴組織的反應，多需調理或補養。

2-14形似傷寒，「面赤」，汗大出者，名曰暑溫，白虎湯

2-17溫毒咽痛喉腫，耳頰腫，「面正赤」，加味普濟消毒飲

2-26小兒暑癇(急驚風)脈芤「面赤」多言，喘喝欲脫，生脈散

2-27頭痛微惡寒，「面赤」煩渴，脈濡而數者，為太陰伏暑也

2-29頭痛惡寒，身重疼痛，脈弦細而濡，「面色淡黃」，三仁湯

2-41裡實而堅，未從熱化「面必青黃」，下以苦溫大黃附子細辛湯類；已從熱化，「面必赤」舌必黃，下以苦寒三承氣湯類

3-1「面目俱赤」，語聲重濁，呼吸俱粗，脈浮洪躁白虎湯

3-2「面目俱赤」，肢厥，但神昏，喜涼飲者，大承氣湯

3-9楊梅瘡形似楊梅「輕則紅紫，重則紫黑，多現於背部、面部」

3-14小陷胸湯加枳實治脈洪滑，「面赤」身熱頭暈，水結在胸

3-14陽明暑溫「面目俱赤」舌燥黃，脈沉實，小承氣湯等分下之

3-18足太陰寒濕，「面目俱黃」，四肢常厥者，茵陳四逆湯主之

3-19濕滯痞結再加「面黃肢逆」，茵陳四逆湯以四逆回厥

3-30素積勞倦，再感濕溫，「身面俱黃」連翹赤豆飲煎送保和丸

3-38瘧邪熱氣，內陷變痢「面浮腹膨」裡急肛墜，加減小柴胡湯

4-1「身熱面赤」口乾舌燥，脈沉實下之；脈虛大加減復脈湯

小博士解說

1.《金匱要略》「192.膈間支飲，心下痞堅，面色鱉黑，脈沉緊，木防己湯」，心臟血管問題很嚴重的時候，現代手術多可以改善。

2.《金匱要略》「359.產後中風、發熱『面赤』，喘而頭痛，竹葉湯」。

3.《傷寒論》「352.太陽初得病時，設面色緣緣正赤者(胃經脈與顏面動脈)，陽氣怫鬱在表，當解之、薰之、發汗則愈」，就是要徹底改善飲食。煩躁不堪而結胸者多危急心臟疾病，煩躁於表症有大青龍湯，於裡症有茯苓四逆湯，兩湯都有發汗的功能。

犀角地黃湯、銀翹散之組成及煮服法

湯方	治法	組成	煮服法
犀角地黃湯	甘鹹微苦法	乾地黃一兩、生白芍三錢、丹皮三錢、犀角三錢（犀地丹芍）	水五杯，煮取二杯，分二次服，渣再煮一杯服
銀翹散	辛涼透表法	連翹一兩、銀花一兩、苦桔梗六錢、薄荷六錢、竹葉四錢、生甘草五錢、芥穗四錢、淡豆豉五錢、牛蒡子六錢（銀翹甘桔，薄竹葦，豉蒡芥）	杵為散，每服六錢，鮮葦根湯煎，香氣大出，即取服，勿過煎。肺藥取輕清，過煮則味厚而入中焦矣。病重者，約二時一服，日三服，夜一服；輕者三時一服，日二服，夜一服；病不解者，作再服。用過表藥者，去豆豉、芥穗、薄荷

✚ 知識補充站

　　《內經·五閱五使》「心病者『舌卷短』、『顴赤』」，心臟有問題，在頭面部的反應常見舌卷短講話不靈光、臉紅顴赤；且臉色及顴骨部紅赤，隨著心臟症狀輕重與新舊，呈現出不同情況。

　　《論語·先進篇》季路曰：「敢問死？」孔子曰：「未知生，焉知死？」醫者不知死，焉能救生？溫病死狀不越五條。上焦有二，一曰肺之化源絕者死（肺衰竭）；二曰心神內閉，內閉外脫者死（心衰竭）。中焦亦有二，一曰陽明太實，土克水者死（胃腸衰竭）；二曰脾鬱發黃，黃極則諸竅為閉，穢濁塞竅者死（肝衰竭）。下焦則是熱邪深入，消爍津液，涸盡而死（腎衰竭）。

　　養護上焦有二，一養肺之化源(肺氣順)；二護心神安寧(心血暢)。如3-22「濕熱上焦未清」，裡虛內陷，人參瀉心湯加白芍。濕熱受自口鼻，不飢不食，機竅不靈，三香湯。養護中焦有二，一養脾胃化源(脾胃和)；二護肝膽和利。安宮牛黃丸等救心肝之急困，養護上焦與中焦。專翁大生膏等療治肝腎陰傷與固本，養護下焦兼理中焦。

2-9 太陰溫病，雪梨漿，五汁飲

雪梨漿沃之，治太陰溫病口渴甚。

五汁飲沃之，治太陰溫病，吐白沫粘滯不快者。

雪梨漿與五汁飲皆甘寒救液法也。沃之，有灌溉、澆水、雨淋的意味。時時頻飲是也。少量頻服對口腔黏膜組織的作用最大，不但助益腮腺、下頜下腺、舌下腺三唾液腺，還養益這些唾液腺的相關腦神經，尤其是在初期自律神經系統失調的患者，效果肯定。

《金匱要略》第四章「54.瘧脈自弦，弦數者多熱，弦遲者多寒，弦小緊者下之差，弦遲者可溫之，弦緊者可發汗、針灸也，浮大者可吐之，弦數者風發也，以飲食消息止之」。《圖解溫病學》2-17「形似傷寒，但右脈洪大而數，左脈反小於右，口渴甚，面赤，汗大出者，名曰暑溫，在手太陰，白虎湯主之；脈芤甚者，白虎加人參湯主之」，溫者熱之漸，熱者溫之極。水極而似火，火極而似水。傷寒，多右寸脈獨大，左脈浮緊，右脈反小於左，溫病與傷寒之發熱惡寒雖相似，脈象大不一樣。「口渴甚而面赤」是相對於傷寒太陽證「面不赤、口不渴」而言。比較之下，雪梨漿之口渴甚，脈象是正常的。

腮腺、下頜下腺、舌下腺，這三唾液腺占口腔液體的95%。正常的唾液每天吞嚥600下，睡覺時50下，吃東西時350下，講話或打坐時250下。唾液愈多的人愈健康，而不健康的人會有口乾舌燥的現象。從耳下腺分泌的唾液是呈水狀的，幫忙消化碳水化合物，下頜下腺、舌下腺的黏液會幫忙吞口水，下頜下腺會產生有機體，雪梨漿之口渴甚，可改善三唾液腺之運作。

小博士解說

梨味甘，微寒，無毒，止咳、止渴、利大小便、潤肺涼心、祛痰降火，解瘡毒、除賊風、治咳熱，反胃吐食，消渴，治痰火咳嗽，中風失音。補腎益氣，養血生津，潤肺止咳，很適合肺熱咳嗽者食。

藕性寒、味甘。生用具有涼血、散淤之功，治熱病煩渴、吐血、熱淋等；熟用能益血、止瀉，還能健脾、開胃。以藕為主的單驗方在臨床上應用較廣，有很好的效驗。藕汁、梨汁各半杯，和勻服用，治上焦痰熱、口乾咳嗽。

鮮藕汁，每日早晚各服半杯，治肺結核出血、產後出血、鼻流血。生藕搗絞取汁，加蜂蜜適量，攪勻，分次服，治熱病煩渴不止。藕連接部分稱為藕節，含天門冬素、鞣質等，具有較高的藥用價值。藕節和藕在性味、功用上大致相似，但藕節又側重止血功效。藕節，性平、味甘澀，將藕節搗汁飲用，治鼻出血、急性咽喉炎。

雪梨漿、五汁飲之煮服法

湯方	組成	煮服法
雪梨漿（甘冷法）	梨大者一枚	以梨大者一枚，薄切，新汲涼水內浸半日，時時頻飲
五汁飲（甘寒法）	梨汁、荸薺汁、鮮葦根汁、麥冬汁、藕汁（或用蔗漿）（梨荸葦麥藕）	梨汁、荸薺汁、鮮葦根汁、麥冬汁、藕汁（或用蔗漿）臨時斟酌多少，和勻涼服，不甚喜涼者，重湯燉溫服

條文 2-9、4-15 之診治比較

條文	病因	病症	適用湯方
2-9	太陰溫病	口渴甚	雪梨漿沃之
		吐白沫黏滯不快者	五汁飲沃之
4-15	溫病癒後	或一月，至一年，面微赤，脈數，暮熱，常思飲不欲食者	五汁飲主之牛乳飲亦主之
		病後肌膚枯燥，小便溺管痛，或微燥咳，或不思食，皆胃陰虛	益胃、五汁輩

＋ 知識補充站

相傳明孝宗下江南時，吃河蟹導致腹瀉不止，太醫治療，病情雖有好轉，卻除不了根。幾日後又見便中帶血，這時湖北巡撫推薦一位民間大夫為皇帝看病，詢問病情後，大夫叫人採來鮮藕，搗爛，與酒共熱，食病食治，讓孝宗服用。不久，孝宗的病就痊癒了。蟹性寒而鹹，清熱，散瘀血，通經絡，續絕傷。適宜筋斷骨碎，瘀血腫痛之人食用；唐代孟詵曾言「蟹，主散諸熱，治胃氣，理筋脈，消食。醋食之，利肢節」，平素脾胃虛寒，大便溏薄，腹痛隱隱之人忌食；風寒感冒未癒者，或宿患風疾，包括頑固性皮膚疹癢疾患之人忌食；月經過多、痛經、懷孕婦女忌食螃蟹，尤忌食蟹爪。煮食螃蟹時，宜加入一些紫蘇葉、鮮生薑與酒，以解蟹毒，減其寒性。

人的過敏問題多發生於黏膜內皮細胞，其中，立即有過敏反應比較容易改善，卻可能很快就危及生命，延遲過敏反應問題較複雜，特別是伴見腸道性肢端皮膚炎，與慢性的耳鼻咽喉部的炎症。

2-10 太陰病，梔子豉湯，瓜蒂散

梔子豉湯治太陰病得之二、三日，舌微黃，寸脈盛，心煩懊憹，起臥不安，欲嘔不得嘔，無中焦證。

瓜蒂散治太陰病得之二、三日，心煩不安，痰涎壅盛，胸中痞塞欲嘔者，無中焦證，虛者加參蘆。

溫病二、三日，或已汗，或未汗，舌微黃，邪已不全在肺中矣。寸脈盛，心煩懊憹，起臥不安，欲嘔不得，邪在上焦膈中也。在上者因而越之，故湧之以梔子，開之以香豉。梔子豉湯與瓜蒂散有輕重之分，有痰無痰之別。重劑不可輕用，病重藥輕，又不能了事，用梔子豉湯快速湧吐出膈中之熱，改善食道的生理作業。瓜蒂散急吐痰涎壅盛，改善氣管的生理作業。瓜蒂、梔子之苦寒，合赤小豆之甘酸，酸苦湧洩為陰，善吐熱痰，在上者刺激嘔吐中樞，因而越之(嘔吐出)。

梔子豉湯、瓜蒂散的科學中藥無法直接刺激嘔吐中樞，取吐效果不如湯藥，梔子豉湯、瓜蒂散的成分，有益食道與相關的生體機能，防治食道癌有相當的效果。下1/3食道，是平滑肌不受意識控制之外，此區域的靜脈流動非常玄妙，下1/3食道靜脈流入肝門脈，再經肝靜脈回流下腔靜脈，上2/3食道靜脈則回流上腔靜脈。食道黏膜下面的食道靜脈叢很發達，若肝門脈循環出問題無法回流主要(橫膈膜以上)的下腔靜脈，就可能與其他的(橫膈膜以下)下腔靜脈產生側副血行路(Bypass)，透過奇靜脈、半奇靜脈回流上腔靜脈。

梔子性寒味苦，歸心、肝、肺、胃、三焦經。瀉火除煩，清熱利濕，涼血解毒，消腫止痛。中藥用「食養」以「治療」，防範大病於未然。梔子豉湯(2-10無中焦症)，宣洩邪熱，解鬱除煩。黃連解毒湯(梔子、黃芩、黃連、黃柏)治火毒熾盛，高熱煩躁，神昏譫語。茵陳蒿湯(梔子、茵陳、大黃)清利肝膽濕熱而退黃疸。枳實梔子豆豉湯治「大病，差後勞復」。枳實梔子豆豉湯、梔子生薑豉湯和梔子甘草豉湯(3-7有中焦症)，助益肝門脈系統與奇靜脈循環而通暢三焦，對過勞族的腦心血管疾病風險控管有效。

小博士解說

《內經・經脈篇》十二經脈的是動病、所生病，與《傷寒論》條文互為輝映，尤其是口苦咽乾、咽躁口苦、口乾舌燥，反覆對照，更益診治效果。舌苔是舌背部散佈的一層苔狀物，正常是薄白而潤，舌苔黃多濕熱，宜服用白虎湯、梔子豉湯、竹葉石膏湯；舌苔深黃厚而乾燥宜服用承氣湯類；舌苔淺黃而渴、或舌苔紅宜服用瀉心湯類。

梔子豉湯、瓜蒂散之組成及煮服法

湯方	組成	煮服法
梔子豉湯 （酸苦法）	梔子五枚（搗碎）、 香豆豉六錢（梔豉）	水四杯，先煮梔子數沸， 後納香豉，煮取二杯，先 溫服一杯，得吐止後服
瓜蒂散 （酸苦法）	甜瓜蒂一錢、赤小豆 二錢（研）、山梔子 二錢（蒂赤梔）	水二杯，煮取一杯，先服 半杯，得吐止後服，不吐 再服。虛者加人參蘆一錢 五分

《傷寒論》胸痛六方之診治

湯方	相關條文	胸部症狀	治療效果
瓜蒂散	39.	胸中痞硬	改善氣管呼吸方面問題
梔子豉湯	77.	胸中窒者	改善食道消化方面問題
大陷胸湯	41.44.46.98.	結胸熱實	改善下腸間膜靜脈循環
小陷胸湯	45.	寒實結胸，無熱證	改善上腸間膜靜脈循環
小柴胡湯	231.	胸脇滿痛	改善肝門靜脈循環（較虛弱）
調胃承氣湯	234.	胸中痛	改善肝門靜脈循環（稍滯礙）

條文 2-10、3-7 病症及用藥比較

條文	病傳	病症	治療效果
2-10	太陰病得之 二、三日	舌微黃，寸脈盛，心煩懊 憹，起臥不安，欲嘔不得 嘔，無中焦證	梔子豉湯
		心煩不安，痰涎壅盛，胸 中痞塞欲嘔者，無中焦證	瓜蒂散主之，虛者加 參蘆
3-7	邪氣一半在 陽明，一半 猶在膈	下後虛煩不眠，心中懊 憹，甚至反覆顛倒	梔子豉湯。若少氣 者，加甘草;若嘔者， 加薑汁

2-11 太陰溫病，清營湯去黃連

清營湯去黃連治太陰溫病，寸脈大，舌絳而乾，法當渴，今反不渴者，熱在營中。

《傷寒論》「50.病按之痛，寸脈浮，關脈沉，名曰結胸也。如結胸狀，飲食如故，時時下利，寸脈浮，關脈小細沉緊，名曰藏結。」舌上白胎滑，寒濕氣滯礙難治，舌苔紅絳且乾而不渴，清營湯清解營分之熱，去黃連者，不欲其邪深入。

寸口脈的寸口，左心右肺，寸脈浮是左右寸脈皆浮，是心肺的運作有礙，辛涼芳香法的清絡飲是夏熱退暑熱良方，其次是酸寒甘苦法的清宮湯，再來是鹹寒苦甘法的清營湯。在高溫環境中工作者，於工作時服用此三方，可減少職業傷害。

「清」共有6方，上焦篇4方，清宮(胸腔—肺臟)、清絡(脈絡)、清營(營衛—心臟)、清燥救肺(胸腹腔—肺臟與心臟)。中焦篇1方，清燥(胸腹腔-肺臟與胃腸)，下焦篇1方，宣清導濁(腹腔)。進一步比較這6方：(1)14.清宮湯：元麥竹翹犀蓮，(2)26.清絡飲：西絲荷竹銀扁，(3)29.清營湯：元麥竹翹犀連，銀丹地，(4)49.清燥救肺湯：參草麥膏，杏枇麻桑膠，(5)63.清燥湯：元麥地，知人，(6)186.宣清導濁湯：二苓寒皂蠶。清濁之間，何去何從？清宮湯適合右寸脈(肺)較浮或大，與清營湯適合左寸脈(心)較浮或大，藥味相去不多，脈象則大不一樣，臨床施治時不可不慎。

「清」就是要從寒法、涼法或淡法，三法擇一。清宮、清絡、清營、清燥救肺、清燥、宣清導濁，六方依序是先寒法，再涼法，最後是淡法。六個「清」方，逐一抽絲剝繭，熟背組成歌訣。再穿針引線，熟記其功能，並比較異同，自能得其法：

1. 酸寒甘苦法的清宮湯(元麥竹翹犀蓮)是清寒法
2. 辛涼芳香法的清絡飲(西絲荷竹銀扁)是清涼法
3. 鹹寒苦甘法的清營湯(元麥竹翹犀連銀丹地)是清寒法
4. 辛涼甘潤法的清燥救肺湯(桑膏麥草麻膠杏枇)是清涼法
5. 甘涼法的清燥湯(元麥地知人)是清涼法
6. 苦辛淡法的宣清導濁湯(二苓寒蠶皂)是清淡法

小博士解說

清宮湯與清營湯的組成，其中「元麥竹翹犀」是共同的成分，「蓮」與「連銀丹地」是不一樣的成分，「蓮子」為果實類，「黃連」是根莖類，蓮子心營養豐富，養益心血，黃連富含礦物質，能清理腸胃。

清燥湯、清宮湯和清營湯，三者共同成分是「元麥」。清絡飲清肺絡中餘邪，清營湯清營分之熱，清宮湯清包中之熱邪；清燥救肺湯以養胃氣為主，宣清導濁湯以通快大便為度。

條文 2-11、2-17、2-18、3-6、3-39、4-23 病症及用藥比較

條文	病因	病症	適用湯方
2-11	太陰溫病	寸脈大，舌絳而乾，法當渴，今反不渴者，熱在營中	清營湯去黃連
2-17	暑溫	形似傷寒，但右脈洪大而數，左脈反小於右，口渴甚，面赤，汗大出，在手太陰	白虎湯
		脈芤甚	白虎加人參湯
2-18	中暍	發熱惡寒，身重而疼痛，其脈弦細芤遲，小便已灑然毛聳	東垣清暑益氣湯
3-6	陽明溫病下之不通	應下失下，正虛不能運藥，不運藥者死	新加黃龍湯
		喘促不寧，痰涎壅滯，右寸實大，肺氣不降	宣白承氣湯
		左尺牢堅，小便赤痛，時煩渴甚	導赤承氣湯
		邪閉心包，神昏舌短，內竅不通，飲不解渴	牛黃承氣湯
		津液不足，無水舟停者，間服增液，再不下者	增液承氣湯
3-39	虛	氣虛下陷，門戶不藏	加減補中益氣湯
		內虛下陷，熱利下重，腹痛，脈左小右大	加味白頭翁湯
4-23	實	喘咳息促，吐稀涎，脈洪數，右大於左，喉啞，是為熱飲	麻杏石甘湯
		支飲不得息	葶藶大棗瀉肺湯
		飲家反渴，必重用辛	上焦加乾薑、桂枝 中焦加枳實、橘皮 下焦加附子、生薑

✚ 知識補充站

　　《傷寒論》條文中，無法只用診脈來確定藥方，條文362.「脈解」、「日暮微煩」要吃少則愈；條文425.「脈浮大而利者為大逆」與527.「脈浮而大，寸為格吐逆，尺為關不得小便」，推斷脈浮大的原因可能是(1)不汗、(2)下利、(3)吐逆、(4)不得小便。診斷時要「審問其所始病，與今之所方病」，方能「各切循其脈，視其經絡浮沉，以上下逆從循之。其脈疾(跳動正常)者不病，其脈遲(跳動不正常)者病，脈不往來者死」。

　　仲景序中的《內經》有陰陽應象大論、陰陽離合論、三部九候論、五色篇、脈要精微論、平人氣象論，仲景提醒學者「診脈」重要，同時在條文中，也要求醫者要明辨輕重緩急之異。關於小柴胡湯18條條文中，有11條沒有提及脈象，有脈象的只有7條，這之中，強調的是不能完全依脈象論證，但也不能不診脈，畢竟脈象亦是病症的反應之一，如472.「呼吸者脈之數」、473.「初持脈，來疾去遲，此出疾入遲，名曰內虛外實也。」

2-12 太陰溫病，化斑湯。銀翹散去豆豉，加細生地、丹皮、大青葉，倍元參。清宮湯，牛黃丸、紫雪丹、局方至寶丹

化斑湯治太陰溫病不可發汗，發汗而汗不出，必發斑疹者。

銀翹散去豆豉加細生地丹皮大青葉倍元參方治發疹者。

清宮湯、安宮牛黃丸、紫雪丹、局方至寶丹治神昏譫語。

溫病忌汗者，病由口鼻而入(消化道與呼吸道的黏膜)，邪不在足太陽之表(皮表肌肉)而誤發之，熱甚血燥，發汗而汗不出，溫邪鬱於肌表血分，必發斑疹(肌肉之病)化斑湯(鹹寒苦甘法)專治肌肉；發斑者熱淫於內，治以鹹寒，佐以苦甘。用白虎湯(辛涼法)作化斑湯(鹹寒苦甘法)者，以其為陽明證。陽明主肌肉，斑家遍體皆赤，自內而外，以石膏清肺胃之熱，知母清金保肺治陽明獨勝之熱，甘草清熱解毒和中，粳米清胃熱而保胃液。加二味涼血之元參、犀角者，以斑色正赤，木火太過，其變最速，但用白虎湯燥金之品，清肅上焦，恐不勝任，故加元參啟腎經之氣，上交於肺。犀角鹹寒，治百毒蠱疰，救腎水，濟心火，托斑外出。

疹是皮膚紅點高起，痘、疹、痧皆一類，是血絡中病，主以芳香透絡，辛涼解肌，甘寒清血(痘宜溫，疹宜涼)的銀翹散去豆豉加細生地丹皮大青葉倍元參方。禁用升、柴、羌、葛與三春柳(性大辛大溫，生發最速，橫枝極細，善能入絡，專發虛寒白疹)等，若用於溫熱氣血沸騰之赤疹，邪熱熾甚，危害不淺。善治溫病不必出疹，邪鬱二、三、五日，不得汗有不得疹之勢，可重者化輕，輕者化無，疹不忌瀉，裡結須微通之，不可令大洩。疹以瀉為順，忌升提，忌補澀，忌犯中下焦，內虛下陷疹痢，當苦寒堅陰，治屬中下焦，法在中焦(3-9)。

誤汗亡陽，心陽傷神明亂而昏。心液傷血虛而譫語。清宮湯(酸寒甘苦法)清心之宮城(膻中)。藥俱用心者，心能入心，補心中生生不已之生氣，救性命於微芒。火令人昏，水令人清，水不足而火有餘，令人神昏譫語。元參味苦補腎中之虛，犀角靈異味鹹辟穢解毒，所謂靈犀一點通，善通心氣，色黑補水，以二物為君。(化斑湯方用白虎湯加二味涼血之品元參、犀角。紫雪丹也有元參、犀角)譫語不休，大抵安宮牛黃丸最涼，紫雪丹次之，局方至寶丹又次之，主治略同，而各有所長，臨用對證斟酌可也。

太陰溫病斑疹六方之組成及煮服法

湯方	組成	煮服法	治療重點
化斑湯	石膏一兩、知母四錢、生甘草三錢、元參三錢、犀角二錢、白粳米一合（知膏甘粳元犀）	水八杯，煮取三杯，日三服，渣再煮一鍾（即盅），夜一服	肌膚之斑
銀翹散去豆豉加細生地丹皮大青葉倍元參	連翹一兩、銀花一兩、苦桔梗六錢、薄荷六錢、竹葉四錢、生甘草五錢、芥穗四錢、牛蒡子六錢、細生地四錢、大青葉三錢、丹皮三錢、元參加至一兩（銀翹甘桔，薄竹葦，蒡芥，地丹青元）	杵為散，每服六錢，鮮葦根湯煎，香氣大出，即取服，勿過煎。加四物，取其清血熱；去豆豉，畏其溫也	皮膚紅疹
清宮湯	元參心三錢、蓮子心五分、竹葉捲心二錢、連翹心二錢、犀角尖二錢（磨沖）、連心麥冬三錢（元麥竹翹犀蓮）	加減法：熱痰盛加竹瀝、梨汁各五匙；咯痰不清，加栝蔞皮一錢五分；熱毒盛加金汁、人中黃；漸欲神昏，加銀花三錢、荷葉二錢、石菖蒲一錢	極輕症神昏譫語
安宮牛黃丸	牛黃一兩、鬱金一兩、犀角一兩、黃連一兩、硃砂一兩、梅片二錢五分、麝香（腎囊前後，皆肝經所過，斷不可以陰陽二厥混而為一五分）、真珠五錢、山梔一兩、雄黃一兩、金箔衣黃芩一兩（牛雄犀麝，梅硃真金，連芩梔）	為極細末，煉老蜜為丸，每丸一錢，金箔為衣，蠟護。脈虛者人參湯下，脈實者銀花、薄荷湯下，每服一丸。兼治飛屍卒厥，五癇中惡，大人小兒痙厥之因於熱者。大人病重體實者，日再服，甚至日三服；小兒服半丸，不知再服半丸	輕症神昏譫語
局方至寶丹	犀角一兩、硃砂一兩、琥珀一兩、玳瑁一兩、牛黃五錢、麝香五錢（琥牛犀麝，玳硃）	以安息重湯燉化，和諸藥為丸一百丸，蠟護。此方會萃各種靈異，皆能補心體，通心用，除邪穢，解熱結，共成撥亂反正之功	重症神昏譫語
紫雪丹（從《本事方》之紫雪丹組成去黃金）	滑石一斤、石膏一斤、寒水石一斤、磁石（水煮二斤，搗煎去渣入後藥）、羚羊角五兩、木香五兩、犀角五兩、沉香五兩、丁香一兩、升麻一斤、元參一斤、炙甘草半斤（羚辰犀麝，膏寒滑，二硝磁，丁沉木，元麻甘）	八味共搗銼，入前藥汁中煎，去渣入後藥。朴硝、硝石各二斤，提淨，入前藥汁中，微火煎，不住手將柳木攪，候汁欲凝，再加入後二味。辰砂（研細，三兩）、麝香（研細，一兩二錢）入煎藥拌勻。合成退火氣，冷水調服一、二錢	極重症神昏譫語

2-13 邪入心包，牛黃丸，紫雪丹

牛黃丸、紫雪丹治邪入心包，舌蹇肢厥，厥者，盡也。陰陽極造其偏，皆能致厥。

舌卷囊縮，舌屬手厥陰，陰囊屬足厥陰，同屬厥陰證，傷寒之厥，足厥陰病，溫熱之厥，手厥陰病。「冷過肘膝，便為陰寒」，恣用大熱。

熱厥有三(1)邪在絡多陽明證少，從芬香牛黃丸紫雪丹，(2)邪搏陽明上沖心包，神迷肢厥，或通體皆厥，從下法載入中焦篇(3-2)，(3)日久邪殺陰虧而厥，從育陰潛陽法，本論載入下焦篇(4-5)。

3-2「陽明溫病，汗多譫語，舌苔老黃而乾者，宜小承氣湯。譫語者，先與牛黃丸；不大便，再與調胃承氣湯。神昏，不大便，喜涼飲者，大承氣湯主之。純利稀水無糞者，調胃承氣湯主之。」

4-5「熱邪深入下焦，手指但覺蠕動，急防痙厥，二甲復脈湯。熱深厥甚心中憺憺大動，甚則心中痛者，三甲復脈湯。」

安宮牛黃丸方芳香化穢濁而利諸竅，鹹寒保腎水安心體，苦寒通火腑而瀉心。牛黃得日月之精通心主之神。犀角治百毒邪鬼瘴氣。真珠得太陰之精，通神明，合犀角補水救火，鬱金草之香、梅片木之香(按冰片，洋外老杉木浸成)、雄黃石之香，麝香乃精血之香，合四香以為用，使閉固在厥陰之邪熱溫毒，一齊從內透出，邪穢自消，神明可復也。黃連瀉心火，梔子瀉心火與三焦之火，黃芩瀉膽、肺之火，使邪火隨諸香一齊俱散。硃砂補心體，瀉心用，合金箔墜痰而鎮固，再合真珠，犀角為督戰之主帥。

紫雪丹用諸石利水火而通下竅。磁石、元參補肝腎之陰，上濟君火。犀角、羚羊瀉心、膽之火。甘草和諸藥而敗毒，緩肝急。諸藥皆降，獨升麻欲降先升。諸香化穢濁，或開上竅，或開下竅，而復其神明。丹砂色赤，補心而通心火，內含汞補心體，為坐鎮之用。諸藥用氣，硝獨用質，以其水鹵結成，性峻而易消，瀉火而散結。犀角與丹砂，現代已成為罕用藥物，知其然後才知其其所以然，可以取代方代之。一味升麻無法取代諸石利水火，但是，從升麻葛根湯與益氣聰明湯之用升麻與葛根，藥方之權宜端視病症之變化。

小博士解說

2-13邪在絡居多用牛黃丸、紫雪丹，屬心與心包絡和肺之上焦病，都不需要用阿膠。

3-2有邪搏陽明，陽明太實用小承氣湯、牛黃丸、調胃承氣湯、大承氣湯、調胃承氣湯，多用大黃，屬中焦病不用阿膠用大黃。

4-5有日久邪殺陰虧用二甲復脈湯、三甲復脈湯，重用阿膠。三焦傳化盡在這裏面，屬下焦病，多需要用阿膠來滋陰。

條文 2-13、3-2、4-5 病症及用藥比較

條文	病類	病症	適用湯方
2-13	邪入心包	邪入心包，舌蹇肢厥，厥者，盡也。陰陽極造其偏，皆能致厥。傷寒之厥，足厥陰病也。溫熱之厥，手厥陰病也	牛黃丸 紫雪丹
3-2	陽明溫病	脈浮而促者	減味竹葉石膏湯
		諸證悉有而微，脈不浮者	小承氣湯
		汗多讝語，舌苔老黃而乾者	小承氣湯
		無汗，小便不利，譫語者	牛黃丸
		不大便	調胃承氣湯
		面目俱赤，肢厥，甚則通體皆厥，不瘛瘲，但神昏，不大便，七、八日以外，小便赤，脈沉伏，或併脈亦厥，胸腹滿堅，甚則拒按，喜涼飲者	大承氣湯
		純利稀水無糞者，謂之熱結旁流	調胃承氣湯
4-5	陰虛	夜熱早涼，熱退無汗，熱自陰來者	青蒿鱉甲湯
		熱邪深入下焦，脈沉數，舌乾齒黑，手指但覺蠕動，急防痙厥	二甲復脈湯
		下焦溫病，熱深厥甚，脈細促，心中憺憺大動，甚則心中痛者	三甲復脈湯

+ 知識補充站

　　安宮牛黃丸方中的黃連、黃芩、梔子三味藥，加上黃柏組成臨床常用的黃連解毒湯，專治三焦火熱證，狂躁心煩、口燥咽乾、大熱乾嘔、錯語不眠、吐血衄血、熱甚發斑、或外科癰腫疔毒、小便黃赤。黃連解毒湯可以代替安宮牛黃丸，治療初期症狀。

2-14 溫毒，普濟消毒飲去柴胡、升麻

普濟消毒飲去柴胡、升麻治溫毒咽痛喉腫，耳前耳後腫，頰腫，面正赤，或喉不痛；但外腫，甚則耳聾，俗名大頭溫、蝦蟆溫者，初起一、二日，再去芩、連，三、四日加之佳。

溫毒穢濁，凡地氣之穢，因少陽之氣而上升，春夏地氣發洩多有此證；秋冬地氣，間有不藏之時，或有此證；人身之少陰素虛，不能上濟少陽，少陽升騰莫制，多成此證；小兒純陽火多，陰未充長，亦多此證。咽痛喉腫，咽為食道主飲食，喉為氣管主呼吸，普濟消毒飲去升麻，主治呼吸道症狀，兼顧消化機能。牛黃丸、紫雪丹主治邪入心包，舌蹇肢厥有升麻，主治循環方面的問題，兼顧肝膽機能。

咽痛者，《內經·陰陽別論》「一陰一陽結，謂之喉痹」，少陰、少陽之脈，皆循喉嚨，耳前、耳後、頰前腫，都少陽經脈循行所過，頰車不單是陽明經穴。面赤者火色也，甚則耳聾者，因兩少陽之脈，皆入耳中，火有餘則竅閉。普濟消毒飲妙在以涼膈散為主，加化清氣之馬勃、殭蠶、銀花，以輕可去實；再加元參、牛蒡、板藍根，敗毒而利肺氣，補腎水上濟邪火。去柴胡、升麻，因升騰飛越太過之病，不當再用升也。凡藥不能直至本經者，方用引經藥作引，此方皆係輕藥，總走上焦，不須用升、柴直升經氣，去黃芩、黃連裡藥，病初起未至中焦，不可先用裡藥犯中焦。

涼膈散(大黃、朴硝、炙甘草各6克，梔子、薄荷、黃芩各3克，連翹12克，為粗末，每服6~12克，加竹葉3克，蜂蜜少許，水煎服)，治上、中二焦積熱，煩躁多渴，面熱頭昏、唇焦咽燥，舌腫喉閉，目赤鼻衄，口舌生瘡，涕唾稠黏，睡臥不寧，譫語狂妄，大便秘結，小便熱赤，小兒驚風等，舌紅苔黃，脈滑數，此方妙在蜂蜜少許。

小博士 解說

腦幹的腦脊髓液，是心臟血液到達側腦竇的第三、四腦室，成了脈絡叢後，變成腦脊髓液在身體輪轉。腦脊髓液在腦膜的上矢狀靜脈竇形成靜脈血之後，會從上矢狀靜脈竇→橫靜脈竇→直靜脈竇→S靜脈竇→頸內靜脈，回流心臟。西醫手術走的是動脈路線，而靜脈路線在中國醫學的望診、針灸上非常重要，像在頭上五行二十五穴，或扎針、放血、埋線、按摩，都是要把循環不良的靜脈血導出體外。

人的腦殼上有些很小的洞，主要是要導出板障靜脈與導靜脈的血液。天牖穴對應耳後淋巴結，翳風穴對應乳突淋巴結，耳門穴對應耳前淋巴結，膽經脈的聽會穴對應腮腺淋巴結，絲竹空對應顴淋巴結，小腸經脈的天容穴對應頷下淋巴結，膀胱經脈的天柱穴對應枕淋巴結，從這些穴道的肉質或外觀膚質，可以檢測相關淋巴結的安危。

同時，在遠端位於腳上的太衝穴與太溪穴，也是診斷與針灸前述淋巴結要搭配的重要穴道。

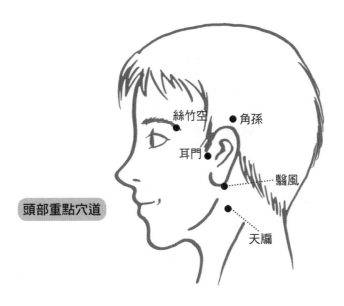

絲竹空 ● ● 角孫

耳門 ●

翳風

頭部重點穴道

天牖

普濟消毒飲之組成及煮服法

湯方	組成	煮服法
普濟消毒飲（去升麻柴胡黃芩黃連方）	連翹一兩、薄荷三錢、馬勃四錢、牛蒡子六錢、芥穗三錢、殭蠶五錢、元參一兩、銀花一兩、板藍根五錢、苦梗一兩、甘草五錢	共為粗末，每服六錢，重者八錢。鮮葦根湯煎，去渣服，約二時一服，重者一時許一服

✚ 知識補充站

　　銀花又稱忍冬花，是忍冬的花蕾。脾胃虛寒及氣虛瘡瘍膿清者忌服。銀花氣芳香，味甘、微苦，氣平，性微寒，入肺、胃經，主治清熱，解毒。治溫病發熱，熱毒血。以花未開放、色黃白、肥大者為佳。花含木犀草素、肌醇約1%及皂甙、鞣質等。有抗菌作用，對體外多種細菌，如傷寒桿菌、副傷寒桿菌、大腸桿菌、變形桿菌、綠膿桿菌、百日咳桿菌、霍亂弧菌以及葡萄球菌、鏈球菌、肺炎雙球菌、腦膜炎球菌等，均有抑制作用。煎煮後作用減弱。

　　金銀花熱水浸劑對大鼠幽門結紮性胃潰瘍有輕度預防作用，如與豬腎、茯苓、人參、芡實及真珠等組成合劑，則預防作用加強。

2-15 溫毒外腫，水仙膏、三黃二香散

水仙膏治溫毒外腫，並主一切癰瘡。

三黃二香散治溫毒敷水仙膏後，皮間有小黃瘡如黍米者，不可再敷水仙膏，過敷則痛甚而爛。

水仙花得金水之精，隆冬開花，味苦微辛，寒滑無毒，苦能降火敗毒，辛能散邪熱之結，寒能勝熱，滑能利痰。入心、肺二經，治癰疽瘡毒，療百蟲咬傷。搗爛敷之，治一切毒癰疽，耳前後腫，頰腫，乳癰。有毒，不宜內服。其妙用全在汁之膠黏，能拔毒外出，使毒邪不致深入臟腑傷人也。水仙花根鱗莖呈圓形，或微呈錐形，直徑約4~5厘米。外面包裹一層棕褐色的膜質外皮，扯開後，內心為多數相互包裹的黃白色瓣片（鱗葉）。質地輕，無甚氣味。以個大、內心充實者為佳。水仙含多種生物鹼，有一定的抗癌和抗病毒活性。五月初收根，以童尿浸一宿，曬乾，懸火暖處。

三黃取其峻瀉諸火，而不爛皮膚，二香透絡中餘熱而定痛。乳香是一種橄欖科植物的香味樹脂，古代用作薰香料使用，同時也是中藥外科和內科用的藥材，用於止痛、化瘀、活血。其性溫，療耳聾、中風、口噤、婦人血風。能發酒治風，冷止大腸，泄僻療諸瘡癬，令內消。

西方文獻記載，乳香用做消炎、殺菌、鎮定、促進細胞再生。現代人則使用一滴乳香精油塗抹臉部，以美容抗皺。乳香一詞是因為從乳香木滴出時像乳液一樣，阿拉伯文稱之為「奶」而來。

沒藥為橄欖科灌木或喬木沒藥樹的油膠樹脂，生長在沙漠邊緣、非常乾燥的地方。沒藥的阿拉伯文是「苦」的意思，希伯來人將沒藥樹枝製作成各種芳香劑、防腐劑和止痛劑，做成油膏塗抹在傷口促進癒合。《本草綱目》記載沒藥對傷口以及調節婦女生理機能的幫助，所以也是中藥材中促進血液循環與緩和疼痛不可少的藥引。沒藥苦、辛、平，歸心、肝、脾經，活血止痛，消腫生肌，治跌打損傷瘀滯腫痛，外科癰疽腫痛，瘡瘍潰後久不收口以及一切瘀滯心腹諸痛。

沒藥功效主治與乳香相似，常與乳香相須為用。二者之區別在於乳香偏於行氣、伸筋，沒藥偏於散血化瘀。沒藥治療高脂血症亦有一定療效。

小博士解說

四物湯（當歸、川芎、熟地、白芍）「補養肝血」，治面色萎黃、爪甲色淡、頭暈眼花、手足麻木、容易抽筋，以及月經量少、顏色淡紅、質地清稀如水等。乳沒四物湯即四物湯加乳香和沒藥，治婦女月經不順、脹痛或經行不暢有血塊、色紫黯、月經過少、淋漓不淨，屬於血滯者。

水仙膏、三黃二香散之組成及敷用法

湯方	組成	敷用法
水仙膏	水仙花根，不拘多少	剝去老赤皮與根鬚，入石臼搗如膏，敷腫處，中留一孔出熱氣，乾則易之，以肌膚上生黍米大小黃瘡為度
三黃二香散 （苦辛芳香法）	黃連一兩、黃柏一兩、生大黃一兩、乳香五錢、沒藥五錢	上為極細末，初用細茶汁調敷，乾則易。繼則用香油調敷

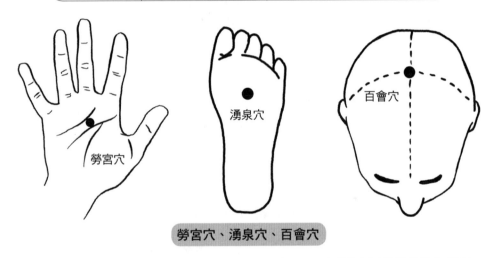

勞宮穴、湧泉穴、百會穴

＋ 知識補充站

　　溫毒外腫外治，治溫毒在內。3-9陽明溫毒發痘者，如斑疹法，隨所在攻之。楊梅瘡以上法隨所偏而調之。重加敗毒，兼利濕治斑疹，禁升提與壅補，升提過則昏痙，壅補過則瞀亂。

　　斑疹之邪在血絡，宜輕宣涼解，絡道比經道還細，諸瘡痛癢，皆屬於心，既不得外出，勢必返而歸心而瞀亂。外出不快，內壅特甚者，調胃承氣湯微和之，得通則已，不可大洩而內陷。斑疹宣洩不可太過而內陷。斑疹忌升提，更畏內陷。用調胃承氣者，避枳、樸之溫燥，取芒硝之入陰，甘草敗毒緩中也。

　　陽明溫毒，楊梅瘡形似楊梅，輕則紅紫，重則紫黑，多現於背部、面部，感受穢濁使然。毒甚重加敗毒（胸腺與免疫）。毒附濕而為災兼與利濕（胸管與營養）。三黃二香散用細茶汁或香油調敷，置於勞宮穴、湧泉穴、百會穴有引邪毒外出之功。

2-16 溫毒，安宮牛黃丸，紫雪丹，清宮湯

先與安宮牛黃丸、紫雪丹之屬，繼以清宮湯，治溫毒神昏譫語。

「先與」和「繼以」，「先與」和「再與」是很難得的治療要領，前者是一定要配合的療法；後者是可以選擇配合的療法，都是來自《傷寒論》「229.先與小建中湯。不差者，與小柴胡湯主之。」

1.「神昏譫語」就是「頭昏腦脹與胡言亂語」，病人的言行舉止失常，最珍貴的是「先與」和「繼以」，2-16「先與安宮牛黃丸、紫雪丹之屬，繼以清宮湯」，第一個療程用安宮牛黃丸，為紫雪丹之屬，第二個療程清宮湯。一如3-15「先與紫雪丹，再與清宮湯」之治療療程完備，治療效果才彰顯，法比方更重要。夏熱之季「頭昏腦脹與胡言亂語」，三餐後用半夏瀉心湯，睡前用清暑益氣湯。極度忙碌生活者，忙碌階段則用黃連解毒湯、大黃黃連瀉心湯、補中益氣湯取代之。

2.3-2「小便不順暢，譫語者，先與牛黃丸；不大便，再與調胃承氣湯」，這裡的「先與」和「再與」不一樣，是以牛黃丸改善循環障礙，調胃承氣湯改善排泄障礙。學取此法，晚餐前與睡前用清暑益氣湯(嚴重者用補中益氣湯)，三餐後用調胃承氣湯。

3.《傷寒論》「229.傷寒陽脈濇，陰脈弦，法當腹中急痛者，先與小建中湯。不差者，與小柴胡湯主之」，不一樣的地方是「不差者」，要服用小建中湯(消化功能的問題)，如果沒有效果，再與小柴胡湯(消化附屬器官功能的問題)。學取此法，三餐前用小建中湯，睡前小柴胡湯。

清宮湯的蓮子心，是蓮子中央的青綠色胚芽，味苦微甘鹹，有清熱、固精、安神、強心的功效。將蓮子心二公克用開水浸泡後飲用，可治療高燒引起的煩躁不安、神志不清和夢遺滑精等症，也用於改善高血壓、心悸和失眠。蓮子心以開水沖泡食用，苦味稍有緩解，可作日常降火用的飲用茶，家中常備的穿心蓮來源於蓮子心。

小博士解說

蓮子心甘苦鹹，倒生根由心走腎，使心火下通於腎，使腎水上潮於心以為使。連翹像心，心能退心熱。竹葉心銳而中空，能通竅清火以為佐。麥冬用心者主心腹結氣，傷中傷飽，胃脈絡絕。麥冬一本橫生，根顆聯絡，有十二枚者，有十四、五枚者。所以然之故，手足三陽三陰之絡，共有十二，加任之尾翳，督之長強，共十四；又加脾之大絡，共十五。

麥冬以通續絡脈。與天冬都稱門冬，冬主閉藏，門主開轉，有開合之功能。麥冬無毒，載在上品，久服身輕！如參、朮、耆、草，以及諸仁諸子，莫不有心，此方取其心，散心中穢濁結氣，以之為臣。

安宮牛黃丸、紫雪丹、清宮湯之組成及煮服法

湯方	組成	煮服法
安宮牛黃丸	牛黃一兩、鬱金一兩、黃連一兩、黃芩一兩、梔子一兩、犀角一兩、雄黃一兩、麝香二錢五分、梅片二錢五分、硃砂一兩、珍珠五錢、金箔為衣一兩	共研為極細末，煉蜜為丸，每丸三克，金箔為衣，蠟護。脈虛者人參湯下。脈實者銀花薄荷湯下，每服一丸。大人病重體實者，日再服，甚者日三服，小兒服半丸，不知，再服半丸
紫雪丹	石膏四十兩、寒水石四十兩、滑石四十兩、磁石四十兩、玄參十三兩、升麻十三兩、犀角十三兩、羚羊角十三兩、沉香十三兩、木香十三兩、甘草七兩、朴硝一百三十兩、硝石二十兩、丁香八分、硃砂二錢五分、麝香一兩、黃金箔煮後取汁用八十兩	作粉末劑，一次服二克，一日服三次；病重者可每服增至三克
清宮湯	玄參心三錢、蓮子心五分、竹葉捲心二錢、連翹心二錢、犀角尖二錢（磨沖）、連心麥冬三錢	水煎服

條文 2-12、2-16、3-9 病症及用藥比較

條文	溫病	病症	適用湯方及治療要領
2-12	太陰溫病	不可發汗，發汗而汗不出者，必發斑疹，汗出過多者，必神昏譫語。發斑者	梔子豉湯
		發疹者	銀翹散去豆豉，加細生地、丹皮、大青葉，倍元參禁升麻、柴胡、當歸、防風、羌活、白芷、葛根、三春柳
		神昏譫語者	清宮湯、牛黃丸、紫雪丹、局方至寶丹
2-16	溫毒	溫毒神昏譫語者	先與安宮牛黃丸、紫雪丹之屬，繼以清宮湯
2-16	陽明溫病	陽明斑者	化斑湯
		下後疹續出者	銀翹散去豆豉加細生地大青葉元參丹皮湯
		斑疹，用升提則衄，或厥，或嗆咳，或昏痙，用壅補則瞀亂。內壅特甚	斑疹，用升提則衄，或厥，或嗆咳，或昏痙，用壅補則瞀亂。內壅特甚
		毒發痘者，如斑疹法。隨其所在而攻之	
		楊梅瘡者，以上法隨其所偏而調之。重加敗毒，兼與利濕	

2-17 暑溫，白虎湯；白虎加人參湯

白虎湯治形似傷寒，但右脈洪大而數，左脈反小於右，口渴甚、面赤，汗大出者，名曰暑溫，在手太陰；脈芤甚者，白虎加人參湯。

此暑溫之大綱也。暑溫之大綱，溫者熱之漸，熱者溫之極。溫盛為熱，木生火也。熱極濕動，火生土也。上熱下濕，人居其中而暑成矣。若純熱不兼濕者，仍歸前條溫熱，不得混入暑。形似傷寒頭痛、身痛、發熱惡寒也。水火極不同性，各造其偏之極。經謂水極而似火也，火極而似水也。玉女煎治「氣血兩燔」，與清燥湯治「燥症」都有「知麥地」，玉女煎加「膏牛」以降之。清燥湯加「元人」以升之。白虎湯與白虎加人參湯有近似的關係。

傷寒傷於水氣之寒，先惡寒而後發熱，寒鬱人身衛陽之氣而為熱，故仲景《傷寒論》有已發熱或未發熱之文。傷暑先發熱，熱極而後惡寒，火盛克金，肺性本寒復惡寒。傷暑之發熱惡寒雖與傷寒相似，實不同。暑之脈洪大而數，甚則芤，傷寒之脈獨見於右手浮緊，對暑左脈大而言也。右手主上焦氣分，暑從上而下，傷寒從下而上，左手主下焦血分，傷暑左脈反小於右。口渴甚面赤者，對傷寒太陽證面不赤，口不渴而言也。火爍津液，故口渴。火甚未有不煩者，面赤者煩也，煩字從火從頁，謂火現於面也。汗大出者，對傷寒汗不出而言也。白虎乃秋金之氣，所以退煩暑，白虎為暑溫之正例也。其源出自《金匱要略》，守先聖之成法。

小博士解說

《傷寒論》中出現白虎湯及白虎人參湯之條文：

66.傷寒，若吐、若下後，七、八日不解，熱結在裏，表裏俱熱，時時惡風，大渴，舌上乾燥而煩，欲飲水數升者，白虎加入參湯主之。(脈洪大服用白虎加人參湯)

67.發汗已，脈浮數，煩渴者，五苓散主之。(浮脈不一定脈洪大)

142.傷寒脈浮，發熱無汗，渴欲飲水，無表證者，白虎加人參湯。

143.傷寒脈浮滑，表有熱裏有寒，白虎湯。

484.立夏得洪大脈是其本位。

渴欲飲水，症狀初期是五苓散，嚴重者是白虎加人參湯；五苓散是一年四季常用藥，白虎加人參湯是夏季常備藥方。兩者皆是治療夏天中暑要方，白虎加人參湯以胃家實之陽明病為主，五苓散以太陽病脈浮、頭項強病為主。兩者皆口渴欲飲水，白虎加人參湯症狀多偏熱，五苓散症狀多偏寒。

白虎湯、白虎加人參湯之組成及煮服法

湯方	組成	煮服法
白虎湯（辛涼法）	生石膏一兩（研）、知母五錢、生甘草三錢、白粳米一合（知膏甘粳）	水八杯，煮取三杯，分溫三服，病退，減後服，不知，再作服
白虎加人參湯	同上方，再加人參三錢	水一升，煮米熟湯成，去滓。溫服 200 毫升，一日三次分服

《傷寒論》脈象反應症狀與湯方示例

脈象	主要症狀	湯方	比診重點
浮	渴欲飲水，無表證	白虎加人參湯	無表熱
浮滑	表熱裡寒	白虎湯	有表熱
實	煩熱，汗出則解，又如瘧狀，日晡所發熱	大承氣湯	脈沉
浮虛	煩熱，汗出則解，又如瘧狀，日晡所發熱	桂枝湯	脈浮

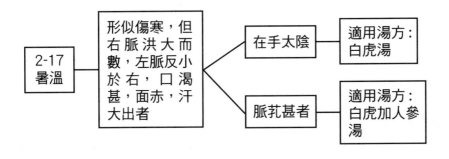

暑溫條文解說

| 2-17 暑溫 | 形似傷寒，但右脈洪大而數，左脈反小於右，口渴甚，面赤，汗大出者 | 在手太陰 → 適用湯方：白虎湯 |
| | | 脈芤甚者 → 適用湯方：白虎加人參湯 |

2-18 中暍清暑益氣湯

東垣清暑益氣湯治《金匱要略》謂太陽中暍，發熱惡寒，身重而疼痛，其脈弦細芤遲，小便已，灑然毛聳，手足逆冷，小有勞，身即熱，口開前板齒燥，若發其汗，則惡寒甚，加溫針，則發熱甚，數下，則淋甚。

因暑而傷風露之邪，手太陽標證也。手太陽小腸屬火，上應心包，二經皆能爍肺，肺受火刑，發熱惡寒似足太陽證。脈或見弦細，或見芤遲，小便已，灑然毛聳，此熱傷肺胃之氣《內經·經脈》「肺經脈氣盛小便數而欠，氣虛則尿色變」，發汗則惡寒甚者，氣虛重奪其津(傷其陽)。溫針發熱甚者，重傷經中之液，助火肆虐於外。數下之則淋甚，劫其在裡之陰，熱勢乘機內陷。東垣特立清暑益氣湯，補仲景之未逮。3-33補中益氣湯與3-39加減補中益氣湯此三方都是「虛者得宜，實者禁用；汗不出而但熱者禁用。」

李東垣曰：「太陽頭痛，惡風寒，脈浮緊，川芎羌活獨活麻黃之類為主，少陽頭痛，脈弦細，往來寒熱，柴胡黃芩為主，陽明頭痛，自汗，發熱惡寒，脈浮緩長實者，升麻葛根白芷石膏為主，太陰頭痛，必有痰體重，或腹痛為痰癖，其脈沉緩蒼朮半夏南星為主，少陰頭痛，三陰三陽經不流行而足寒氣逆，為寒厥其脈沉細，麻黃附子細辛湯主之，厥陰頭頂痛，或吐涎沫厥冷，脈浮緩，吳茱萸湯主之，血虛頭痛，當歸川芎為主，氣虛頭痛，人參黃耆為主，氣血俱虛頭痛，補中益氣湯，少加川芎蔓荊子細辛，清空膏，風溼頭痛藥也。半夏天麻白朮湯(治痰厥頭痛，脾胃內傷，眼黑頭眩，頭痛如裂身重如山，惡心煩悶，四肢厥冷，謂之足太陰痰厥頭痛半夏、麥芽、神麴、白朮、蒼朮、人參、黃耆、陳皮、茯苓、澤瀉、天麻、乾薑、黃蘗)。」

小博士解說

《金匱要略》中提及「中暍」者，「36.太陽中暍……則淋甚(2-18)。37.太陽中熱者，暍是也。汗出惡寒，身熱而渴，白虎加人參湯(2-17)。38.太陽中暍……一物瓜蒂湯主之(2-32)」。「37.中熱(中暑)，身熱而渴，白虎加人參湯」，以粥水養益胃腸，助益新陳代謝，降火寧心去煩躁，特別的養護腸道黏膜系統。

清暑益氣湯之組成及煮服法

湯方	組成	煮服法
清暑益氣湯（辛甘化陽酸甘化陰複法）	黃耆一錢、黃柏一錢、麥冬一錢、青皮一錢、白朮一錢五分、升麻三分、當歸七分、炙草一錢、神曲一錢、人參一錢、澤瀉一錢、五味子八分、陳皮一錢、蒼朮一錢五分、葛根三分、生薑二片、大棗二枚（參草朮歸陳麥味，耆升薑棗葛蒼柏，青麴瀉）	水五杯，煮取二杯，渣再煎一杯，分溫三服。虛者得宜，實者禁用；汗不出而但熱者禁用

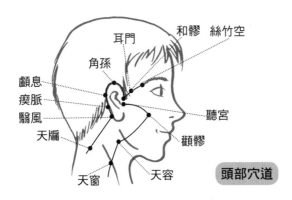
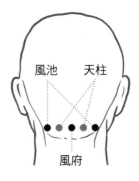

頭部穴道

+ 知識補充站

　　《內經·熱病》五十九刺角孫、瘈脈、完骨等六穴。風府穴一、風池二、天柱二等五穴，加強頸項部靜脈循環，瀉熱治本（慢性疾病）外，急症常有奇效。

　　太陽證桂枝湯，天柱等五穴為主。少陰證的附子湯以完骨等六穴為主。桂枝附子湯、白朮附子湯和桂枝薑附湯則以前揭十一穴為主。臨床上，針刺此十一穴，欣然應允此治療方法的患者並不多，惟此十一穴即使不針灸，自我按摩也即能見效的，例如在耳上前緣凹陷處的角孫穴，只要經常張大口，即能助益導靜脈與板障靜脈的循環，養護第五與第七對腦神經，及周圍相關肌肉群；再配合指壓風池、風府，可舒解壓力與祛除疲勞。持恆早晚操作，能降低罹患腦心血管疾病與失智的風險。

2-19 手太陰暑溫新加香薷飲

新加香薷飲治手太陰暑溫如白虎湯證，但汗不出者。

手太陰暑溫，服香薷飲，微得汗，不可再服香薷飲重傷其表，暑必傷氣，最令表虛，雖有餘證，知在何經，以法治之。

證如2-17白虎湯與白虎加人參湯，形似傷寒，右脈洪大，左手反小，面赤口渴，但汗不能自出，「表實為異」，用香薷飲發暑邪之表也。其組成的香薷辛溫芳香，能由肺之經而達其絡。鮮扁豆花，凡花皆散，取其芳香而散，且保肺液，以花易豆者，惡其呆滯也，夏日所生之物，多能解暑，惟扁豆花為最，如無花時，用鮮扁豆皮，若再無此，用生扁豆皮。厚朴苦溫，能洩實滿，皮也，雖走中焦，究竟肺主皮毛，以皮從皮，不為治上犯中。若黃連、甘草，純然裡藥，暑病初起，且不必用，恐引邪深入，故易以連翹、銀花，取其辛涼達肺經之表，純從外走，不必走中也。

溫病最忌辛溫，暑病不忌辛溫，暑必兼濕，濕為陰邪非溫不解，此方用辛溫香薷、厚朴，餘則佐以辛涼，濕溫不忌辛溫，且用辛熱。傷寒非汗不解，最喜發汗；傷風亦非汗不解，卻最忌發汗，只宜解肌，此麻桂之異其法異其治。溫病喜汗解，卻忌發汗，宜辛涼解肌，不宜辛溫。導邪外出調和營衛氣血，自然得汗，不可強責其汗，如服桂枝湯不可汗如水流灕，病必不除。若暑溫、濕溫則又不然，暑非汗不解，可用香薷發之，發汗之後，大汗不止，仍歸白虎法，傷寒、傷風之漏汗不止，必欲桂附護陽實表，以防厥脫，如暑門有生脈散法。

小博士解說

服香薷飲，微得汗，不可再服，汗不止，仍歸白虎法。心經脈與小腸經脈互為表裡，心與小腸間存在互動關係，小腸包括十二指腸、空腸、迴腸。十二指腸負責消化，迴腸負責吸收，腸黏膜上的淋巴管會吸收脂肪與脂溶性維生素，成為所謂的乳糜。這些乳糜會匯集在第一腰椎處的乳糜池中，恰好是三焦俞所在，為胸導管的起始膨大部，由左右腰幹、腸幹匯合成乳糜池，池中有腰幹來的淋巴液與腸幹來的乳糜(脂肪酸)，乳糜與淋巴經由胸導管回左鎖骨下靜脈再回心臟。心與小腸的關係，即是反應免疫系統與脂溶性營養素(A、D、E、K)利用的狀況。汗是血液的精華之一，白虎湯與白虎加人參湯之粳米用意深遠。

新加香薷飲之組成及煮服法

湯方	組成	煮服法	備註
新加香薷飲（辛溫複辛涼法）	香薷二錢、銀花三錢、鮮扁豆花三錢、厚朴二錢、連翹二錢（香朴扁銀翹）	水五杯，煮取二杯。先服一杯，得汗止後服；不汗再服；服盡不汗，再作服	《醫方集解》香薷飲：香薷一兩、厚朴五錢、扁豆五錢、黃連三錢，冷服，熱服作瀉，治一切感冒暑氣

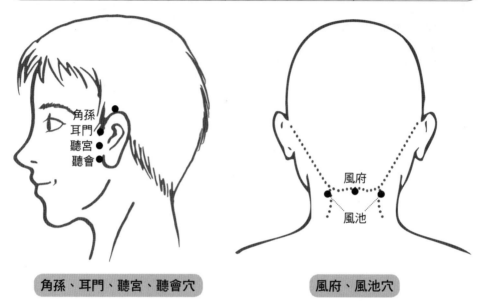

角孫、耳門、聽宮、聽會穴   風府、風池穴

✚ 知識補充站

　　《內經·熱病篇》五十九刺的頭面部三十一穴，頭頂共十六穴，頭入髮一寸(上星)旁三分各三，更入髮三寸(前頂後半寸)邊五。耳部六穴，耳前後下者各一(聽會、完骨、天容等穴)。廉泉一，髮際一(神庭穴)、囟會一，巔上一(百會穴)，項中一(風府穴)，風池二，天柱二，共九穴。解暑最有效的是耳前後下各一，聽會、完骨、天容等耳部六穴。

　　輕輕揉搓聽會穴區到角孫穴，令之痠痛又舒適，可強化頭顱骨的導靜脈與板障靜脈循環，助益三焦靜脈與膽經脈。特別神奇的又屬角孫穴，位於耳廓上緣與髮際間，張口與閉口之際，有明顯的孔隙就是角孫穴，按摩之能激發顳肌與咬肌，牽扯到第五對腦神經三叉神經；最重要的，常常按摩對大腦的生理作業大有助益。頭顱骨最脆弱處是顳骨，顳骨與下頜骨冠狀突間的角孫穴、耳門穴、聽宮穴與聽會穴等四穴，開口說話與飲食都用上了；臨床上，用來治療「暑」症外，同時也是養「命」四要穴。

2-20 手太陰暑溫，白虎湯、白虎加人參湯、白虎加蒼朮湯、生脈散

白虎湯治手太陰暑溫，或已經發汗，或未發汗，而汗不止，煩渴而喘，脈洪大有力者。

白虎加人參湯治脈洪大而芤者。

白虎加蒼朮湯治身重者，濕也。

生脈散治汗多脈散大，喘喝欲脫者。

生脈散(治汗多而脈散大之裡虛)與新加香薷飲(治汗不能自出之表實)。脈洪大而芤，白虎加人參湯，脈洪大而芤而身重，白虎加蒼朮湯，於白虎湯內加蒼朮三錢。汗多而脈散大，陽氣發洩太甚，內虛喘喝欲脫，生脈散酸甘化陰，守陰留陽，汗自止。人參為君補肺中元氣。

脈洪大有力、脈散大和脈洪大而芤，皆是「大」脈，於《傷寒論》「517.凡脈大、浮、數、動、滑，此名陽也；脈沉、濇、弱、弦、微，此名陰也。凡陰病見陽脈者生，陽病見陰脈者死」。陰病是臟腑虛弱之病，會影響肝門靜脈輸入下腔靜脈供應心臟營養的功能，主動脈的輸出必然乏力而弱，脈象應該是沉、濇、弱、弦、微等。若是出現大、浮、數、動、滑等陽脈，表示有生機；反之，一般外感或非臟腑虛損的疾病，不影響主動脈的輸出，不會乏力而弱，卻出現心臟乏力的沉、濇、弱、弦、微等脈象，多是凶多吉少。

《內經·刺節真邪篇》「一脈生數十病者，或痛，或癰，或熱，或寒，或癢，或痹，或不仁，變化無窮。」脈診所及之處，亦可能變化無窮，現代醫學固然十分發達，惟脈診還是不可或缺，這還是最方便且準確率高的診法，不可不熟悉之。

小博士解說

脈動是動脈跳動的頻率。橈動脈與肱動脈是小型動脈，屬分配型動脈，又稱肌肉型動脈，透過血管收縮與擴張來調節血流量；因此，寸口脈的寸部、關部與尺部都帶有「肌肉性」的觸動感覺。《內經·經脈篇》人迎與寸口的比較，於《傷寒論》中從缺，仲景說「420.疾病至急，倉卒尋按，要者難得」，可謂一語中的。人迎穴所在的頸總動脈屬傳導型動脈，稱為彈性動脈，有較薄的外板，是更有利於血液向前趨出的機能。

血液從心臟透過彈性型動脈(主動脈、頭臂動脈、頸總動脈、鎖骨下動脈、椎動脈、肺動脈、髂總動脈)輸出血液，彈性動脈因血液有壓力而伸展，短時間內貯蓄了機械性的能量，將血液輸出；因此，血液在心室舒緩時，也不會停留而繼續輸出。是以心臟方面疾病(辨生死，觀生命狀態)，要診斷頸動脈上的人迎穴區較精確。但如果是要知身體所有器官系統的運作和諧與否(辨病情，觀生活品質)，橈動脈的寸口是較方便實用的。

白虎湯、白虎加人參湯、白虎加蒼朮湯、生脈散之組成及煮服法

湯方	組成	煮服法
白虎湯	知母六兩、石膏碎一斤、炙甘草二兩、粳米六合	上四味，以水一升，煮米熟湯成，去滓。每次溫服200毫升，一日三次
白虎加人參湯	知母六兩、石膏一斤（碎，綿裹）、甘草二兩（炙）、粳米六合、人參三兩	上五味，以水一升，煮米熟湯成，去滓。溫服200毫升，一日三次分服
白虎加蒼朮湯	知母五錢、石膏一兩五錢、蒼朮二錢五分、粳米五錢、甘草一錢五分	水煎二次作二次服，一日服二劑
生脈散（酸甘化陰法）	人參三錢、麥冬二錢（不去心）、五味子一錢	水三杯，煮取八分二杯，分二次服，渣再煎服，脈不斂，再作服，以脈斂為度

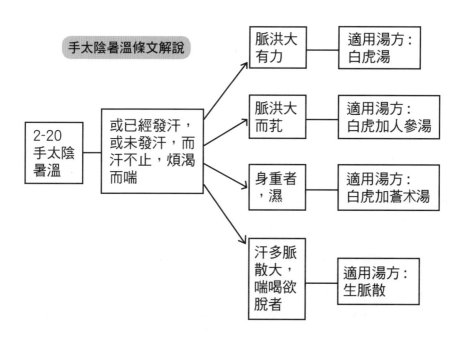

手太陰暑溫條文解說

2-20 手太陰暑溫 → 或已經發汗，或未發汗，而汗不止，煩渴而喘

- 脈洪大有力 → 適用湯方：白虎湯
- 脈洪大而芤 → 適用湯方：白虎加人參湯
- 身重者，濕 → 適用湯方：白虎加蒼朮湯
- 汗多脈散大，喘喝欲脫者 → 適用湯方：生脈散

2-21 手太陰暑溫，清絡飲。清絡飲加甘草、桔梗、甜杏仁、麥冬、知母

　　清絡飲治手太陰暑溫，發汗後，暑證悉減，但頭微脹，目不了了，餘邪不解者。邪不解而入中下焦者，以中下法治之。

　　清絡飲加甘草、桔梗、甜杏仁、麥冬、知母方治手太陰暑溫，但咳無痰，咳聲清高者。

　　清絡飲清餘邪(非重劑)，以芳香輕藥清肺絡中餘邪。倘病深而入中下焦，又不可以淺藥治深病也。清絡飲加甘桔甜杏仁麥冬知母湯治咳而無痰，不嗽可知，咳聲清高，金音清亮，久咳則啞，偏於火而不兼濕也。即用清絡飲，清肺絡中無形之熱。加甘、桔開提，甜杏仁利肺而不傷氣，麥冬、知母保肺陰而制火。乾咳不會出現痰液或黏液，多是喉嚨或上呼吸道發炎造成，也是用咳嗽的方式將異物排出呼吸道。感冒、流感、鼻竇感染或刺激物質進入呼吸道引起咳嗽，慢性乾咳多因氣喘、過敏、抽菸、鼻涕倒流、胃酸逆流、使用某些特定藥物或其他肺部疾病等等。

　　一般感冒咳嗽有痰，痰液堆積於肺部或流至喉嚨時，身體會用力將痰液自呼吸道中排出。咳嗽能清除肺部和呼吸道的痰液；化痰藥能分解黏液，讓身體更容易咳出痰液，乾咳也可以用止咳藥控制，尤其是乾咳讓人無法入睡時，用加濕器增加空氣濕度也會有幫助。乾咳或有痰性咳嗽，都應補充大量水分，並且避免吸入刺激物；喉片也能舒緩喉嚨的痛癢症狀。一般來說，大多數人的咳嗽二至三星期內即會痊癒。

　　西瓜皮，味甘、淡，性涼，歸心、胃、膀胱經，清涼解利。治暑熱煩渴，小便短少，水腫，口舌生瘡。西瓜皮曬乾後，其綠色的最表層在中醫叫「西瓜翠衣」。西瓜翠衣具有清熱解暑、瀉火除煩、降低血壓等功效，對貧血、咽喉乾燥、唇裂、膀胱炎、肝腹水、腎炎均有一定療效。「10斤西瓜3斤皮」，棄之真是可惜，且西瓜皮的清熱解暑功效比西瓜瓢更好。

小博士 解說

　　清絡飲專治暑溫「頭微脹，目不了了」，要改善胃經脈的問題。西瓜與絲瓜的生態習性也大不相同，西瓜生長在耐炎熱環境中，晝溫高夜溫低，光合作用佳，果實糖分累積高，光照夠則莖粗節短，葉肥厚，色濃綠，西瓜根系發達，可深扎入土壤二公尺，吸水力強，土壤疏鬆通氣為佳，沙地最理想。沙質土壤熱容量小，春季回暖早，白天吸熱快，晚上散熱快速，利於礦物質的吸收運轉，與有機營養物質的累積等，有助西瓜品質的優異。西瓜皮(翠衣)多在七、八月採製，性味甘寒，清熱解毒，生津止渴，可加綠豆、番茄、雞蛋煮湯以消暑利尿，屬清熱燥濕藥，中寒濕盛者忌用。

清絡飲、清絡飲加甘桔甜杏仁麥冬知母湯之組成及煮服法

湯方及歌訣	治法	組成	煮服法	辨證重點
清絡飲 （西絲荷竹銀扁）	辛涼芳香法	鮮荷葉邊二錢、鮮銀花二錢、西瓜翠衣二錢、鮮扁豆花一枝、絲瓜皮二錢、鮮竹葉心二錢	水二杯，煮取一杯	頭微脹，目不了了
清絡飲加甘桔甜杏仁麥冬知母湯 （西絲荷竹銀扁，甘桔杏麥知）	同上	清絡飲內加甘草一錢、桔梗二錢、甜杏仁二錢、麥冬三錢、知母二錢	同上	咳而無痰，不嗽可知，咳聲清高

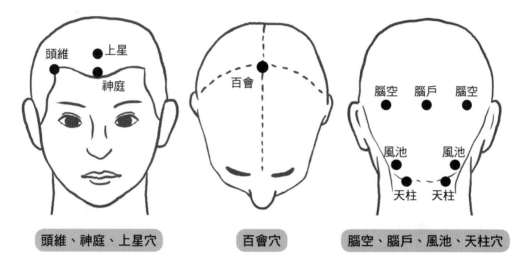

頭維、神庭、上星穴　　百會穴　　腦空、腦戶、風池、天柱穴

+ 知識補充站

「臭頭爛耳」是導靜脈無法正常排泄，導致皮上有出口。

1. 額頭屬於胃，頭維、神庭、上星穴發癢、起紅疹，多是吃壞了；壓力大時紅疹特別多，多是長期新陳代謝不良。

2. 頭頂屬於肝，百會穴附近發癢或過敏，因煩惱太多，肝經脈循環不順暢，多發生於長期過勞者。

3. 頭後天柱、腦空、腦戶、風池穴，屬於膀胱經脈與喝飲問題，頭前屬於胃經脈，反應吃食，耳朵周圍屬於膽經脈，與大便、排泄、吸收關係密切。情緒問題亦影響，長期壓力大，卻無法紓解，就會焦頭爛額，年齡大者也相對容易出現老年痴呆症等。

《內經·水熱穴論》五十九穴中之上星、囟會、前頂、百會、後頂等五穴，加上五處、承光、通天、絡郄、玉枕、頭臨泣、目窗、正營、承靈、腦空等二十穴，共二十五穴，稱為頭上五行，都是頭部按摩要穴，天天梳理及按摩，可以改善臭頭爛耳現象。

2-22 兩太陰暑溫，小半夏加茯苓湯再加厚朴、杏仁

小半夏加茯苓湯再加厚朴、杏仁方治兩太陰暑溫，咳而且嘔，咳聲重濁，痰多不甚渴，渴不多飲者。

《金匱要略》第十三章「196.嘔家本渴，渴者為欲解，今反不渴，心下有支飲故也，小半夏湯。197.腹滿，口舌乾燥，此腸間有水氣，己椒藶黃丸。198.卒嘔吐，心下痞，膈間有水，眩悸者，小半夏加茯苓湯。」既咳且嘔，痰涎復多，咳聲重濁，多是肺泡或下呼吸道發炎造成。不甚渴，渴不多飲，其中有水，暑溫而兼水飲。以小半夏加茯苓湯，逐飲和中；加厚朴、杏仁，利肺瀉濕，預奪其喘滿之路；水用甘瀾走而不守。此條應入濕溫，列於此處，與清絡飲為對待之文，可以互證也。2-28銀翹散去牛蒡子元參加杏仁滑石方(銀翹甘桔，薄竹葦、豉芥杏滑)，嘔而痰多，加半夏六錢、茯苓六錢。2-37清燥救肺湯方(參草麥膏，杏枇麻桑膠)，痰多加貝母、栝蔞。

清絡飲是輕劑，芳香藥清肺絡中餘邪與無形之熱，若病深入中下焦則不宜，咳而無痰謂之嗽，咳聲清高或亮，久咳傷聲帶必瘂，此偏於火而不兼濕(沒有痰)。乾咳不會出現痰液或黏液，多是喉嚨或上呼吸道發炎造成。感冒、流感、鼻竇感染或刺激物質進入呼吸道引起咳嗽，慢性乾咳多因氣喘、過敏、抽菸、鼻涕倒流、胃酸逆流、使用某些特定藥物或其他肺部疾病等。

慢性支氣管炎及肺氣腫(COPD)的病患，或是過往陳舊性肺疾病如肺結核、肺炎造成不正常大肺泡，這些不正常大肺泡不具有交換氧氣的功能，反而會壓迫正常的肺泡，阻礙氣體交換。支氣管炎是指連接氣管和肺部的小氣管發炎，支氣管黏膜上有微小的纖毛，有黏性分泌物潤滑，以淨化吸入的空氣。支氣管發炎時，因受刺激分泌過多黏液，因此導致呼吸困難或咳嗽。小半夏加茯苓湯於《金匱要略》與《溫病條辨》用來治嘔吐(消化器官)與咳嗽(呼吸器官)，都需要配合積極陽光的生活步調，才能照顧好延腦與自律神經的生理作業。

小博士 解說

《金匱要略》「194.嘔家本渴，渴者為欲解，今反不渴，心下有支飲故也，小半夏湯主之」、「195.腹滿，口舌乾燥，此腸間有水氣，己椒藶黃丸主之」、「196.小半夏加茯苓湯」、「197.五苓散主之」。

辨證上，大致上分為胃的心下痞，與腸道中的臍下悸。嘔吐，是一種常見症狀，如涉及飲食問題，症狀較容易診治，除非是嚴重感染，或是伴有下泄的急性胃腸炎；腦中風因腦血管阻塞引發頭痛與嘔吐，雖罕見，不可不慎。診斷策略是把整個症候群解析清楚，不只著眼在嘔吐症狀。

小半夏加茯苓湯再加厚朴杏仁方之組成及煮服法

湯方	治法	組成	煮服法	辨證重點
小半夏加茯苓湯再加厚朴杏仁	辛溫淡法	半夏八錢、茯苓塊六錢、厚朴三錢、生薑五錢、杏仁三錢（夏薑苓朴杏）	甘瀾水八杯，煮取三杯，溫服，日三服	咳而且嗽，咳聲重濁，痰多不甚渴，渴不多飲者

《金匱要略》小半夏湯、己椒藶黃丸、小半夏加茯苓湯之組成及煮服法

湯方	組成	煮服法	辨證重點
小半夏湯	半夏一升、生薑半斤	水七升，煮取一升半，分溫再服	嘔家本渴，渴者為欲解，今反不渴，心下有支飲
己椒藶黃丸	防己、椒目、葶藶（熬）、大黃，各一兩	末之，蜜丸如梧子大，先食飲服一丸，日三服，稍增，口中有津液，渴者加芒硝半兩	腹滿，口舌乾燥，此腸間有水氣
小半夏加茯苓湯	半夏一升、生薑半斤、茯苓三兩，一法四兩（夏薑苓）	水七升，煮取一升五合，分溫再服	卒嘔吐，心下痞，膈間有水，眩悸者

2-23 手厥陰暑溫，清營湯

清營湯治手厥陰暑溫，脈虛夜寐不安，煩渴舌赤，時有譫語，目常開不閉，或喜閉不開，暑入手厥陰也。舌白滑者，不可與也。

清營湯治太陰溫病(呼吸系統)、暑癇(神經系統)、陽明溫病(消化系統)，人因體質、生活環境與作息習慣，生病情況的嚴重度也不一樣，幾乎都是生活的點滴損害所造成。

2-11清營湯去黃連治太陰溫病，寸脈大，舌絳而乾，法當渴，今反不渴者，熱在營中。渴乃溫之本病，今反不渴，邪熱入營蒸騰，營氣上升，故不渴，以清營湯清營分之熱，去黃連者，不欲其深入也。

2-26小兒暑溫，身熱，卒然痙厥，名曰暑癇，俗名急驚(似急性腦膜炎)，清營湯主之。大人暑癇於清營湯中，加鉤藤、丹皮、羚羊角。清營湯清營分之熱而保津液，使液充陽和，自然汗出而解。

3-8陽明溫病，舌黃燥，肉色絳，不渴者，邪在血分，清營湯。若滑者，不可與也。

夜寐不安，心神虛陽不得入陰。煩渴舌赤，勞心而心體虧，多見於長時間過勞，及孩童營養不良，生活的習慣多不正常。時有譫語，神明欲亂。目常開不閉，或喜閉不喜開者，以清營湯急清宮中之熱，保離中之虛也。若舌白滑，不惟熱重，濕亦重矣，濕重忌柔潤藥，當於濕溫例中求之，不可與清營湯。

小博士解說

長時間的過勞、孩童營養不良，及生活習慣不正常，多伴見焦頭爛額，多發生於巴金森症、阿茲海默症以及工作壓力大者。早期額頭會泛黑青筋，或頭髮焦枯、蓬頭垢髮。每天早晚洗臉時，可在眼部周圍、臉頰多搓揉三分鐘以上，刺激腦神經與大腦生理作業。另外，提肛翹臀大益任督二脈，多翹屁股、扭屁股、轉屁股，有助自律神經傳導，對健康與心情大有幫助。

人體血液的正常酸鹼度在7.35~7.45之間，呈弱鹼性。老年人與慢性疾病患者的血液會偏酸性(低於7.35值)，身體器官開始老化，疾病也隨之而來，高血壓、高血脂、痛風、中風、癌症都會來報到。在醫院檢測是動脈血，動脈血是含氧血，呈鮮紅色，二氧化碳已由肺臟排出；靜脈血是人體細胞代謝後所回收的血液，含二氧化碳與廢物較多，呈暗紅色，酸鹼值位在7.10。多搓揉眼部周圍、臉頰，多翹屁股、扭屁股、轉屁股等，都有助血液的酸鹼度呈弱鹼性。

清營湯之組成及煮服法

湯方	治法	組成	煮服法	辯證重點
清營湯	鹹寒苦甘法	犀角三錢、生地五錢、元參三錢、竹葉心一錢、麥冬三錢、丹參二錢、黃連一錢五分、銀花三錢、連翹二錢（連心用）（元麥竹翹犀連，銀丹地）	水八杯，煮取三杯，日三服	脈虛夜寐不安，煩渴舌赤，時有譫語，目常開不閉，或喜閉不開，暑入手厥陰

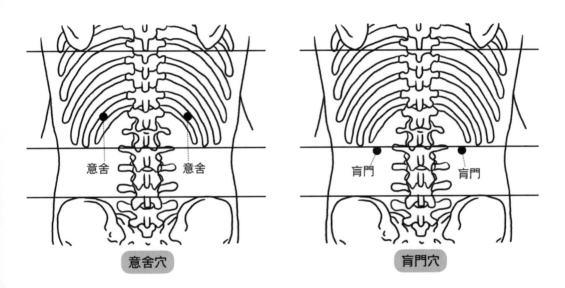

意舍穴　　　　　　　　　　　肓門穴

┌─────────────────────────────────┐
✚ 知識補充站

　　《內經·水熱穴論》熱穴五十九穴中的魄戶、神堂、魂門、意舍、志室等五臟俞共十穴；水穴五十七穴中的脊中、懸樞、命門、胃倉、肓門、志室等九穴。針灸按摩此十九穴有益循環系統，右側的魄戶、神堂、魂門、意舍、志室、胃倉、肓門等十六穴，助益奇靜脈系統，它走在後縱膈腔，位在食道、右肺的後方，從各節脊柱蒐集靜脈血回到上腔靜脈，包括胸腔、背部和上腹壁的部分回流血液。奇靜脈通常從下腔靜脈分出來，換言之，奇靜脈連接了上腔靜脈與下腔靜脈，腹腔的下腔靜脈或門脈發生問題或堵塞，需要透過奇靜脈系統回流上腔靜脈，進而助益腦心血管系統循環，改善神明紛亂與譫語。
└─────────────────────────────────┘

2-24 手厥陰暑溫，安宮牛黃丸，紫雪丹

安宮牛黃丸或紫雪丹治手厥陰暑溫，身熱不惡寒，精神不了了，時時(嚴重)譫語。

身熱不惡寒，已無手太陰證，神氣欲昏，又時時譫語，不比清營湯之時有(輕微)譫語，謹防內閉，以芳香開竅、苦寒清熱的安宮牛黃丸與紫雪丹急治。犀牛角成分為角蛋白、膽固醇、磷酸鈣、碳酸鈣等，具直接興奮心肌的強心作用，先收縮血管後擴張，定驚主要作用在腦部與脊髓。服牛黃丸的十條條文中，重要的是診治輕重緩急，與用藥的先後搭配。尤其是調胃承氣湯的推動與小承氣湯的脈實，清宮湯與茯苓皮湯等的後續處理，煩躁甚，「另」服牛黃丸一丸，除惡務盡。

2-12是太陰溫病，2-16是溫毒之屬，(2-21清絡飲治手太陰暑溫，是沒有神昏譫語，服清絡飲以汗之)，2-12太陰溫病有神昏譫語者，清宮湯或牛黃丸或紫雪丹或局方至寶丹，各方各有主治之症，雖可互為取代，仍有輕重緩急之異，才有2-16溫毒神昏譫語者，「先與」丸丹之屬，助益第二、三、四骶骨所出的副交感神經，所負責的降結腸功能，「繼以」湯劑，助益迷走神經所出的副交感神經，所負責的升結腸功能，先通導後蕩滌。

2-12太陰溫病，神昏譫語者，清宮湯，牛黃丸、紫雪丹、或局方至寶丹。

2-13邪入心包，舌蹇肢厥，牛黃丸、紫雪丹。

2-16溫毒神昏譫語者，「先與」安宮牛黃丸、紫雪丹之屬，「繼以」清宮湯。

2-35熱多昏狂，譫語煩渴之心瘧，加減銀翹散；兼穢，舌濁口氣重，安宮牛黃丸。

3-2陽明溫病，無汗，小便不利，譫語，「先」牛黃丸；不大便，「再」調胃承氣湯。

3-3陽明溫病，下利譫語，陽明脈實，小承氣湯；脈不實，牛黃丸或紫雪丹。

3-13陽明溫病，斑疹、溫痘、溫瘡、溫毒、發黃、神昏譫語者，牛黃丸。

3-23吸受穢濕，身脹痛，嘔逆小便不通，神識昏迷，「先」牛黃丸；「後」茯苓皮湯。

3-32太陰脾瘧，寒起四末，熱聚心胸，黃連白芍湯；煩躁甚「另」服牛黃丸一丸。

小博士解說

全身四分之三的淋巴液從乳糜池、胸管、左鎖骨下靜脈回流心臟，另外的四分之一在頭面與右手的淋巴液回流心臟。

「三焦經脈散絡心包」，心包膜是包在心臟外面的一個膜狀組織，當中有由淋巴液所組成的心包膜液，作為緩衝與潤滑之用。

「三焦經脈布膻中」是指胸腺(含括胸管)分泌胸腺素，促成T淋巴細胞成熟，再刺激從腸道中成熟的B細胞，啟動免疫反應。胸腺在胸骨柄後方，左右不對稱兩葉，且有明顯的年齡變化，青春期後逐漸萎縮退化，被結締組織代替。雖然從70公克萎縮到3公克，必要的時候它還是有讓T細胞成熟的功能。

安宮牛黃丸、紫雪丹之組成及煮服法

湯方及歌訣	組成	煮服法
安宮牛黃丸 （牛雄犀麝，梅硃真金，連芩梔）	牛黃一兩、鬱金一兩、黃連一兩、黃芩一兩、梔子一兩、犀角一兩、雄黃一兩、麝香二錢五分、梅片二錢五分、硃砂一兩、珍珠五錢、金箔為衣一兩	共研為極細末，煉蜜為丸，每丸三克，金箔為衣，蠟護。脈虛者人參湯下。脈實者銀花薄荷湯下，每服一丸。大人病重體實者，日再服，甚者日三服，小兒服半丸，不知，再服半丸
《本事方》紫雪丹 （羚辰犀麝，膏寒滑，二硝磁，丁沉木，元麻甘）	石膏四十兩、寒水石四十兩、滑石四十兩、磁石四十兩、玄參十三兩、升麻十三兩、犀角十三兩、羚羊角十三兩、沉香十三兩、木香十三兩、甘草七兩、朴硝一百三十兩、硝石二十兩、丁香八分、硃砂二錢五分、麝香一兩	作粉末劑，一次服二克，一日服三次；病重者可每服增至三克

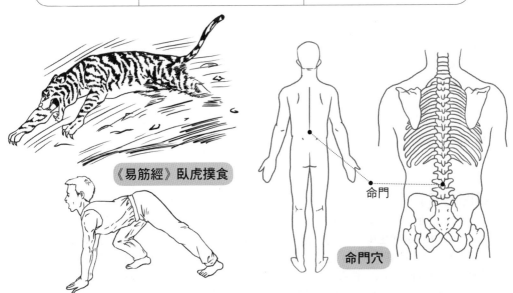

《易筋經》臥虎撲食

命門

命門穴

＋ 知識補充站

　　水穴中的脊中、懸樞、命門等穴，與熱穴左側的魄戶、神堂、魂門、意舍、志室、胃倉、肓門、志室等穴，特別助益全身四分之三的淋巴液從乳糜池、胸管、左鎖骨下靜脈回流心臟的功能。達摩《易筋經》第十式臥虎撲食，最能激活脊中、懸樞、命門等穴，幫助推動淋巴液回流及營養輸送。

2-25 暑瘵，清絡飲加杏仁薏仁滑石湯

清絡飲加杏仁薏仁滑石湯治暑溫寒熱，舌白不渴、吐血者，名曰暑瘵(瘵即癆病)為難治。

清絡飲治手太陰暑溫，發汗後暑證悉減。寒熱，熱傷於表；舌白不渴濕傷於裡；皆在氣分，又吐血，是表裡氣血俱病，暑瘵重證純清則礙虛，純補則礙邪，以清絡飲五味質輕味薄之藥，舒清胃腸黏膜之邪氣，清血絡中之熱，而不犯手三陰三陽之氣運；加杏仁利氣，氣為血帥故也；薏仁、滑石，利在裡之濕，邪退氣寧而血可止。

肺癆又稱瘵瘵、傳尸等，相當於肺結核病。人體感染結核菌，僅在抵抗力低下時才發病，以咳嗽甚或咯血、潮熱盜汗、疲乏消瘦、兩顴潮紅等為主癥，後期可能出現心悸息微、面浮肢腫等危候。肺結核由結核桿菌所引起，是一全球性的慢性傳染病；結核病的主要傳染途徑是飛沫與空氣傳染，結核菌是一種好氧性的抗酸性細菌，進入人體後，不會立即產生反應。是以，肺結核發病時往往沒有明顯症狀，時好時壞；侵犯之器官也不限於肺部，如淋巴結、腦膜、胸膜、腎臟、骨骼、皮膚、消化道、泌尿生殖道等，都可能被侵犯；在初感染時，大約95%的人會因自身的免疫力正常而未發病，但終身仍有再活化的潛在危險。

免疫功能不全者容易罹患結核病，其高危險群包括：1.糖尿病、2.塵肺症、3.接受過胃切除手術、4.營養不良、5.長期服用免疫抑制劑如類固醇、6.免疫機能不全者、7.末期腎臟病患者、8.生活在山上者、9.老年族群。

小博士解說

臨床上，肺結核病人常見的症狀有咳嗽、胸痛、體重減輕、倦怠、食慾不振，發燒、咳血……等，這些症狀在其他慢性胸腔疾病亦會出現，尤其是長期營養不良、或免疫機能不全者更容易罹患，多有肝腎陰虧、虛風內動之癥。治療以鹹寒柔潤為主，滋膩重濁之品填補真陰，如《溫病條辨》中208.專翕大生膏、209.通補奇經丸、210.天根月窟膏方。

至於阿膠類藥方，以滋陰潤燥、養護神經為主，讓腸道神經系統(ENS)正常活化，如49.清燥救肺湯、147.黃連阿膠湯、150.三甲復脈湯、151.小定風珠、152.大定風珠等，對症下藥以改善「過勞」症狀，包括俗稱「妊娠毒血症」的孕婦子癇前症；現代孕婦子癇前症多，常肇因於營養失調與疲累過度。懷孕期間出現水腫、蛋白尿及高血壓等，高血壓合併其它任何一種症狀，即稱為子癇前症，多半發生在懷孕二十週之後。大多出現眼瞼及手指浮腫，逐漸依程度有四肢或全身水腫，體重增加過多。初期症狀是頭痛、視力模糊、右上腹疼痛、呼吸困難、尿少等。子癇前症之孕婦，應注意均衡攝取營養，避免過勞疲累，並多臥床休息，以左側臥為佳。

清絡飲加杏仁薏仁滑石湯方之組成及煮服法

湯方及歌訣	組成	煮服法
清絡飲加杏仁薏仁滑石湯（西絲荷竹銀扁，杏滑薏）	清絡飲內加杏仁二錢、滑石末三錢、薏仁三錢	水二杯，煮取一杯

條文 2-21、2-25 適用湯方及療法比較

條文	病因	病症	適用湯方及療法
2-21	手太陰暑溫	發汗後，暑證悉減，但頭微脹，目不了了，餘邪不解者	清絡飲
		邪不解而入中下焦者	以中下法治之
		但咳無痰，咳聲清高者	清絡飲加甘草、桔梗、甜杏仁、麥冬、知母
2-25	暑瘵	暑溫寒熱，舌白不渴、吐血者，為難治	清絡飲加杏仁薏仁滑石湯

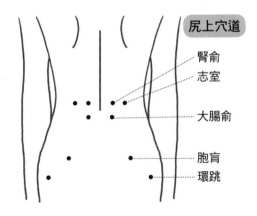

尻上穴道

腎俞
志室
大腸俞
胞肓
環跳

+ 知識補充站

　　治療肺癆，除施以中藥，配合針灸或按摩，療效更顯著。以《內經·水熱穴論》之水(腎)俞五十七穴中尻上五行二十五穴，如脊中、懸樞、命門、腰俞、長強、大腸俞、小腸俞、膀胱俞、中膂俞、白環俞、胃倉、肓門、志室、胞肓、秩邊等穴區為主治穴，可以改善「過勞」症狀，提振精神，增進體力，並能舒緩腰酸背痛、腰尻發冷發麻等現象。

2-26 小兒暑癇，清營湯、紫雪丹。大人同法。清營湯中，加鉤藤、丹皮、羚羊角

清營湯治小兒暑溫，卒然痙厥，名曰暑癇，亦可少與紫雪丹。

小兒比大人虛弱，一得暑溫血絡受火邪逼迫，火極而內風生身熱，卒然痙厥，名曰暑癇，俗名急驚(似急性腦膜炎)，若是發散消導，命必危急。以清營湯清營分之熱保津液，使液充陽和，胃腸與肝膽功能改善，心臟血管循環順暢，就自然汗出而解，斷斷不可強行發汗也。也可以給與少量紫雪丹之屬，以清包絡之熱而開內竅也，或先服清營湯治病，再少少給予紫雪丹調理。

大人暑癇，或手足痙攣，清營湯中可加鉤藤、丹皮、羚羊角。暑熱之季，勞動或運動量大而有手腳抽筋之症狀，可斟酌以清營湯或紫雪丹，調理腹腔循環，自能紓解手足抽筋之癥。

瘈瘲或因於寒濕，或有兼風之痙，小兒欲作癇者五苓散最妙；濕溫有三仁湯；邪入心包用清宮湯去蓮心、麥冬，加銀花、赤小豆皮；或用紫雪丹；或銀翹馬勃散；或千金葦莖湯加滑石、杏仁。

寒濕有形似傷寒，舌白不渴，經絡拘急，用桂枝薑附湯，未出現痙證就可先治。感外邪久則致痙，未痙先以法治之，痙病之源絕矣。濕久致痙者多，濕為濁邪，最善瀰漫三焦，上蔽清竅，內蒙膻中，當於中焦、下焦篇中求之。瘧痢而致痙者，見所傷偏陰偏陽而補救之，於瘧痢門中求之。

仲景所述太陽證(呼吸道)體強，脈沉遲之類，有汗為柔痙(風痙)，為風多寒少，而用桂枝湯加法；無汗為剛痙(寒痙)，而用葛根湯，湯內有麻黃，不以桂枝立名，亦不以麻黃立名，其病已至陽明(消化道)。

小博士 解說

小兒暑癇(暑痙)俗名小兒急驚風，暑月發生最多，兼證最雜，因為小兒膚薄神怯，經絡臟腑嫩小，邪之來急如掣電，汗多則用白虎；脈芤而喘，則用人參白虎；身重汗少，則用蒼朮白虎；脈芤面赤多言，喘喝欲脫者，即用生脈散；神識不清者，用清營湯加鉤藤、丹皮、羚羊角；神昏者，兼用紫雪丹、牛黃丸等；病熱輕微者，用清絡飲之類。當於暑門中細心求之，但藥劑份量或用四之一，或用二分之一，衡量兒童之壯弱大小加減之。

用之於大人，善於治療頭痛之醫者，必問致頭痛之原因，蓋頭痛有傷寒頭痛、傷風頭痛、暑頭痛、熱頭痛、濕頭痛、燥頭痛、痰厥頭痛、陽虛頭痛、陰虛頭痛、跌撲頭痛、心火欲作癰膿之頭痛、肝風內動上竄少陽膽絡之偏頭痛、朝發暮死之真頭痛，若不問其致病原因，如一見頭痛，及處方以羌活、藁本之類，怎能治癒頭痛呢？何況痙病更難治！

湯方	組成	煮服法
清營湯	犀角三錢、生地黃五錢、玄參三錢、竹葉心一錢、麥冬三錢、丹參二錢、黃連二錢五分、金銀花三錢、連翹連心二錢（元麥竹翹犀連、銀丹地、鉤丹羚）	水八杯，煮取三杯，日三服

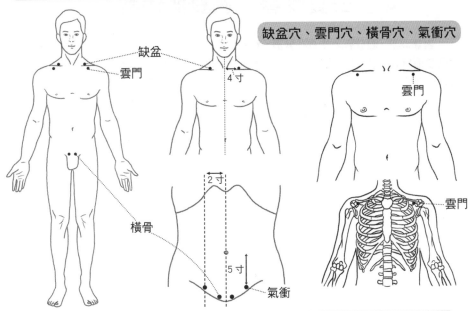

缺盆穴、雲門穴、橫骨穴、氣衝穴

缺盆

雲門

4寸

雲門

2寸

橫骨

5寸

氣衝

雲門

✛ 知識補充站

　　小兒暑溫，身熱，卒然痙厥(抽筋、四肢冷)，名曰暑癇。「痙」頸部或脊椎僵硬，「瘈」抽筋、搐搦，「瘲」時作時止者「癇」也。抽搐有可能是腦部發生嚴重問題，兒童熱痙攣多出現於6個月到6歲的腦部成熟過程中，對溫度高敏感性而有抽搐情形，熱痙攣不同於中樞神經系統感染。大部分熱痙攣只會發生一次，若是發作多次，時間超過15分鐘，多是癲癇狀態；不抽搐卻意識狀態有異，多中樞神經系統感染。

　　有些小時候曾經發生熱痙攣，長大才表現出癲癇。癲癇是由於大腦不正常的神經放電產生，呈陣發性發作，包括反應改變，多半是運動的改變，如突然改變姿勢、雙手僵直或向內向外抽搐，有的伴有感覺異常，或自主神經系統改變，如心跳加快、臉色潮紅、出汗、甚至嘔吐。

　　小兒有時會有一些特殊型態的抽搐，如新生兒抽搐、點頭痙攣等。絕大多數的病人，即使經由腦部斷層等檢查也找不出病因。少數病人可找到原因，如先天的腦迴排列畸形、頭部受傷、生產傷害、缺氧過後、腦炎或腦膜炎後所引起抽搐，此類的癲癇對治療與癒後較麻煩。現代子癇前症的孕婦即使順產，孩子熱痙攣與癲癇的機率也比一般人大。

　　《內經‧水熱穴論》五十九個穴位的體部八穴，按摩缺盆與雲門，改善胸部與腋窩淋巴結生理作業，按摩橫骨與氣衝，改善腹部與腹股溝淋巴結生理作業。兒童熱痙攣出現前，腋窩與腹股溝淋巴結多或熱或腫。腋窩部位淋巴結熱、腫，或觸摸到硬塊或按之疼痛，多呼吸道問題；腹股溝淋巴結多、熱、腫，或觸摸到硬塊或按之疼痛，多消化道問題。

2-27 暑溫而宜清，濕溫宜溫；濕熱平等兩解之。長夏受暑，過夏發伏暑

　　暑兼濕熱，偏於暑之熱者為暑溫，多手太陰證而宜清，偏於暑之濕者為濕溫，多足太陰證而宜溫；濕熱平等者兩解之。

　　長夏受暑，過夏而發者曰伏暑。頭痛微惡寒，面赤煩渴，舌白，脈濡而數者，雖在冬月，為太陰伏暑也。

　　暑溫、濕溫，古來治療方法最多精妙，《內經·熱論》有先夏至為病溫、後夏至為病暑之明文，是暑與溫，流雖異而源則同，不得言溫而遺暑，言暑而遺濕。手太陰證之宜清，暑之熱多傷肺手太陰經脈，多呼吸方面的問題，如肺脹滿而胸悶，或呼吸困難，或咳嗽，或肩背痛等，以適度的發汗來改善傷肺手太陰經脈。足太陰證之宜溫，暑之濕多傷脾足太陰經脈，多腹脹而心下不舒服，或胃痛，或肢體沉重等。

　　夏日三氣雜感，霜未降而發者輕，霜既降而發者重，冬日發者尤重。長夏盛暑氣壯者不受影響；稍弱者則頭暈片刻，或半日即癒；再弱的則隨即生病，其不即病而內舍於骨髓，外舍於分肉之間；氣虛者無法排出暑邪，必待秋涼金氣相搏而後出，伏暑病發也。其有氣虛甚者，雖金風亦不能擊之使出，必待深秋大涼、初冬微寒相逼而出，故尤為重也。頭痛惡寒，與傷寒無異；面赤煩渴，類似傷寒陽明證，但並非傷寒；若脈濡而數，則可斷診非傷寒之證。因寒脈緊、風脈緩，暑脈弱，濡則虛弱之脈象。雖在冬月，定其非傷寒而為伏暑也。冬月猶為伏暑，秋日可知。伏暑之與傷寒，猶男女之別，一則外實中虛，一則外虛中實！

小博士解說

　　橫膈膜上面的引流靜脈，是心膜橫膈靜脈與筋橫膈靜脈，進入胸內靜脈，右側是上橫膈靜脈，進入下腔靜脈；來自橫膈膜的後方彎曲部的小靜脈，進入奇靜脈與半奇靜脈；下橫膈靜脈從橫膈膜下面引流，通常是右下橫膈靜脈進入下腔靜脈，左下橫膈靜脈分為兩條，一條從食道裂孔橫切進入下腔靜脈，另一條則與左副腎靜脈合流。

　　動氣在右(吸氣)，與上腔靜脈及頸部的神經關係密切，由此引發的病症多偏於暑之熱，為暑溫，多手太陰證，宜清。動氣在左(呼氣)，與下腔靜脈及腰骶部的神經關係密切，由此引發的病症多偏於暑之濕，為濕溫，多足太陰證，宜溫。這些靜脈循環與呼吸順暢與否息息相關。

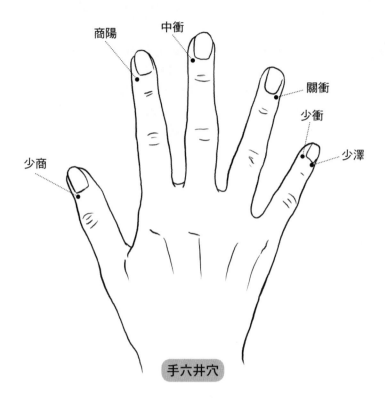

商陽　中衝　關衝　少衝　少澤　少商

手六井穴

➕ 知識補充站

　　奇靜脈系統包括：奇靜脈、半奇靜脈、副半奇靜脈，位於胸腔後壁、脊柱兩側。奇靜脈系統走在後縱膈腔，位在食道、右肺後方，從各節脊柱蒐集靜脈血回到上腔靜脈，包括胸腔、背部和上腹壁的部分回流血液。奇靜脈通常從下腔靜脈分出來，也可以說奇靜脈連接了上腔靜脈與下腔靜脈，並且蒐集半奇靜脈、副半奇靜脈這兩個部分。

　　腹腔的下腔靜脈或門脈發生問題或堵塞，就要透過奇靜脈系統回流上腔靜脈。可在膀胱經脈的背俞穴上針、灸、導引按蹻，以養護奇靜脈系統。病入膏肓，幾乎是奇靜脈系統功能無法正常運作的縮影。《內經‧熱病篇》五十九刺，在手腳上二十八穴：兩手內、外側各三（少商、商陽、中衝、關衝、少衝、少澤等穴），凡十二痏（穴、洞），兩手五指間各一（手大絡），凡八痏，足亦如是（足大絡）凡八痏。施治點偏重在四肢（靜脈瓣與淋巴瓣），可作慢性疾病瀉熱治本之用。偏於暑之熱者為暑溫，多手太陰證，宜清宜手大絡；偏於暑之濕者為濕溫，多足太陰證，宜溫宜足大絡，針灸按摩多有奇效。

2-28 太陰伏暑三法六方，銀翹白虎生脈

銀翹散去牛蒡子、元參、芥穗，加杏仁、石膏、黃芩方治太陰伏暑，舌白口渴有汗，或大汗不止者；白虎加人參湯治太陰伏暑，脈虛大而芤者，加減生脈散治太陰伏暑，舌赤口渴汗多者。

太陰伏暑六方，實症有三方：

1. 舌白口渴，無汗者，銀翹散去牛蒡、元參加杏仁、滑石，邪在氣分而表實。(銀翹甘桔，薄竹葦，豉芥，杏滑)

2. 舌赤口渴，無汗者，銀翹散加生地、丹皮、赤芍、麥冬。邪在血分而表實。(銀翹甘桔，薄竹葦，豉蒡芥，丹麥芍地)

3. 舌白口渴，有汗，或大汗，銀翹散去牛蒡子、元參、芥穗，加杏仁、石膏、黃芩。邪在氣分而表實。(銀翹甘桔，薄竹葦，豉杏膏芩)

4. 脈洪大，渴甚汗多者，仍用白虎法。邪在氣分而表虛。(知膏甘粳)

5. 脈虛大而芤者，仍用人參白虎法。邪在氣分而表虛。(知膏甘粳參)

6. 舌赤口渴汗多，加減生脈散主之。邪在血分而表虛。伏暑、暑溫、濕溫，證本一源，前後互參，不可偏執。(沙麥味丹地)

在臨床上的運用，處方白虎加人參湯之共通症狀為芤脈。

2-20 手太陰暑溫，煩渴而喘，脈洪大有力者，白虎湯；脈洪大而芤者，白虎加人參湯；汗多脈散大，喘喝欲脫者，生脈散。生脈散補肺中元氣。生脈散比白虎湯實用，可防治暑熱心臟病。

2-26 小兒暑癇(暑痙)俗名小兒急驚風，汗多用白虎；脈芤而喘用人參白虎；脈芤面赤多言，喘喝欲脫者用生脈散；神識不清者用清營湯加鉤藤、丹皮、羚羊角；神昏者，兼用紫雪丹、牛黃丸等；病熱輕微者用清絡飲之類。銀翹散、白虎加人參湯及生脈散，都治伏暑汗多者，夏天的勞心傷神而虛汗多，可服生脈茶，人參一錢，麥冬三錢，五味子一錢，水煎濃汁頻頻飲之。或生脈粥，人參三錢，麥冬三錢，老米五錢，煮成稀粥溫熱酌飲。

小博士解說

西醫急救術之前，生脈散是臨終很重要的搶救藥劑。清宮帝妃在彌留之際常用生脈散。乾隆六十四年正月初三卯正一刻，乾隆皇帝臨終當日，太醫進生脈散加減搶救，以人參為君藥，用量達六錢之多，後於當日辰刻駕崩。同治十三年十二月初五日申刻，同治皇帝患天花，病情危篤，彌留之際，太醫急用生脈飲(高麗參五錢、麥冬五錢、五味子一錢)後於當日酉時崩逝。光緒三十四年十二月二十一日子刻，光緒皇帝臨終前，太醫擬生脈飲(人參一錢、麥冬三錢、五味子一錢)，以盡血忱。光緒三十四年四月初十日恭親王之臨終，太醫擬人參三錢、麥冬三錢、老米五錢，水煎濃汁頻頻飲之。

湯方	組成	煮服法
銀翹散去牛蒡子元參加杏仁滑石	銀翹散內，去牛蒡子、元參，加杏仁六錢、飛滑石一兩（銀翹甘桔，薄竹葦，豉芥杏滑）	服如銀翹散法。共杵為散，每服六錢，鮮蘆根湯煎，香氣大出，即取服，勿過煮。肺藥取輕清，過煮則味厚入中焦也。病重者，約二時一服，日三服，夜一服；輕者，三時一服，日二服，夜一服；病不解者，作再服。 胸悶加鬱金四錢、香豉四錢；嘔而痰多，加半夏六錢、茯苓六錢；小便短，加薏仁八錢、白通草四錢
銀翹散加生地丹皮赤芍麥冬	銀翹散內，加生地六錢、丹皮四錢、赤芍四錢、麥冬六錢（銀翹甘桔，薄竹葦，豉蒡芥，丹麥芍地）	服法同上
銀翹散去牛蒡子元參芥穗，加杏仁石膏黃芩	銀翹散內，去牛蒡子、元參、芥穗，加杏仁六錢、石膏一兩、黃芩三錢（銀翹甘桔，薄竹葦，豉杏膏芩）	服法同上
加減生脈散（酸甘化陰）	沙參三錢、麥冬二錢、五味子一錢、丹皮二錢、細生地三錢（沙麥味丹地）	水五杯，煮二杯，分溫再服

太陰伏暑三法六方

病症	三法	六方	邪氣所在
舌白口渴，無汗	銀翹法	銀翹散去牛蒡，加杏仁、滑石	氣分而表實
舌赤口渴，無汗者		銀翹散加生地、丹皮、赤芍、麥冬	血分而表實
舌白口渴，有汗，或大汗不止		銀翹散去牛蒡子、元參、芥穗，加杏仁、石膏、黃芩	氣分而表實
脈洪大，渴甚汗多	白虎法	白虎湯	氣分而表虛
脈虛大而芤		人參白虎湯	氣分而表虛
舌赤口渴汗多	生脈法	加減生脈散	血分而表虛

＋ 知識補充站

　　生脈散組成中的三味藥，人參甘溫，入脾、肺經，大補元氣、生津止渴、寧神益智，挽救氣脫危證及肺虛喘咳、脾虛泄瀉、消渴等氣虛證。麥冬甘苦微寒，入心、脾、胃三經，養陰清熱、潤肺止咳，用於肺心陰虛諸證。五味子酸溫，斂肺滋腎、澀精止瀉、生津斂汗、養心安神。

　　生脈散用於中暑、虛脫、心力衰竭、肺結核等。臨床實驗生脈散可改善心臟泵血功能，對冠心病心絞痛、急性心肌梗塞、心肌炎、擴張型心肌病及慢性心功能不全等多種心血管病有一定療效。

2-29 濕溫，長夏深秋冬日同法，三仁湯

三仁湯治頭痛惡寒，身重疼痛，舌白不渴，脈弦細而濡，面色淡黃，胸悶不飢，午後身熱，狀若陰虛，病難速已，名曰濕溫。汗之則神昏耳聾，甚則目瞑不欲言，下之則洞洩，潤之則病深不解，長夏深秋冬日同法。

頭痛惡寒，身重疼痛似傷寒，脈弦細而濡非傷寒，舌白不渴，面色淡黃非傷寒之偏於火者。胸悶不飢濕閉清陽道路。濕為陰邪，陰邪自旺於陰分，故與陰虛同為午後身熱，是自律神經系統功能失調，腸道疾病與自律神經系統功能失調互為因果，三仁湯調理腸道，自律神經系統功能也為之正常，助益第二、三、四骶骨部位之副交感神經，改善降結腸與膀胱方面的生理功能。

伏暑濕溫(俗名秋呆子)，濕溫較諸溫，病勢雖緩而實重，上焦最少，病勢不甚顯張，中焦病最多，以濕為陰邪故也，當於中焦求之，多消化器官的功能有礙，好發生於長期胃腸功能不好者。

濕為陰邪，自長夏而來，其來有漸，性黏膩，非若寒邪發汗(辛溫)即解，也非溫熱涼之(辛涼或苦寒)即退，故難速已。頭痛惡寒身重疼痛為濕溫，若以傷寒而汗之，濕隨辛溫發表之藥蒸騰上逆，內蒙心竅則神昏，上蒙清竅則耳聾目瞑不言。若中滿不飢，以為停滯而大下之，傷陰而重抑脾陽之升，脾氣轉陷，濕邪乘勢內侵而洞洩。若午後身熱，以為陰虛而用柔藥潤之，濕為膠滯陰邪，多腸胃蠕動不良，再加柔潤陰藥，多礙腸胃蠕動，遂有錮結而不可解之勢，以三仁湯輕開上焦肺氣，氣化則濕亦化也。濕氣瀰漫本無形質，重濁滋味之藥治之，腸胃功能更不良，愈治愈壞。

小博士 解說

晝日是交感神經當家，暮晚副交感神經接手，在自律神經系統(ANS)的神經元控制下，腸道神經系統(ENS)的神經元擁有獨立的機能，除了骶骨神經叢的副交感神經控制大腸的後半部分(排泄)之外，消化道大部份(消化與吸收)受控於第十對腦神經(迷走神經)的副交感神經。

控制消化道的副交感神經刺激腸道神經系統(ENS)神經元，使之活性化，消化道的分泌與蠕動隨之亢進。控制消化道的交感神經抑制腸道神經系統(ENS)的神經元，令消化道的分泌與蠕動隨之低下。

三仁湯之組成及煮服法

湯方	組成	煮服法
三仁湯	杏仁五錢、飛滑石六錢、白通草二錢、白蔻仁二錢、竹葉二錢、厚朴二錢、生薏仁六錢、半夏五錢（杏薏蔻，半滑竹朴通）	甘瀾水八碗，煮取三碗，每服一碗，日三服

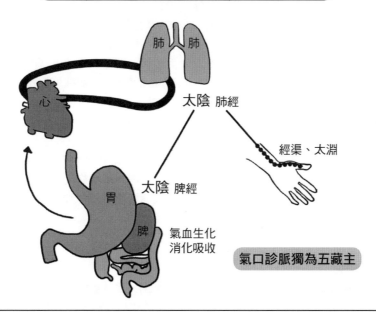

肺　肺

心

太陰 肺經

經渠、太淵

太陰 脾經

胃

脾　氣血生化　消化吸收

氣口診脈獨為五藏主

＋ 知識補充站

張仲景治勞瘵，《金匱要略》虛勞一門有大黃蟅蟲丸，勞瘵脈數而虛，又兼緊澀、骨蒸勞熱、盜汗咳嗽，必殞其軀，非藥可除。不謹者，縱欲而快心，則精血滲涸，臟腑津液漸燥，因燥則痰結肺管，咳而聲乾。原乎精乏則陰虛，陰虛火行於胃，變為涎而多嗽聲，痰之黃濃者為有氣，可治。狀如魚涎白沫者無元氣，病難痊，或過欲，或五味偏，或七情極，或勞役過，耗散元氣，臟腑虛弱；六脈沉細，微澀而數，百病次第而生。需病者堅心愛命，絕房勞、戒惱怒、息妄想、節飲食、廣服藥，以自培其根可也。一毫分不謹，則諸症迭起。房欲過度，而成陰虛火動勞瘵之症，發熱咳嗽、吐痰喘急、盜汗、五心煩熱、吐血衄血、咽喉聲啞、夜夢泄精、耳鳴眼花。六脈沉數而澀，四肢困倦無力不思飲食，大便泄瀉，肚腹蠱脹腫。六脈浮數無力，稟賦薄弱，不能謹慎，斫喪太過，以致腎水枯竭，相火妄動，而成陰虛火動之症。咽瘡聲啞、口乾發渴、耳鳴眼黑、頭眩昏沉、蠱脹腫滿、小便淋瀝、夜夢遺精、足膝酸軟、肌肉消瘦、四肢困倦、飲食少思，八味地黃丸、補中益氣湯。

2-30 濕溫，清宮湯去蓮心、麥冬，加銀花、赤小豆皮，煎送至寶丹，或紫雪丹、銀翹馬勃散

濕溫著於經絡，多身痛身熱之候。清宮湯去蓮子麥冬加銀花赤小豆皮方煎送至寶丹或紫雪丹治濕溫，邪入心包，神昏肢逆。銀翹馬勃散治濕溫，喉阻咽痛。濕溫神昏肢逆或神昏譫語，即使沒有喉阻咽痛，多少會咽乾喉不爽暢。

濕家忌發汗，發汗則病瘁。濕熱相搏，循經入絡，以清宮湯清心包中之熱邪，加銀花、赤豆以清濕中之熱。至寶丹去穢濁復神明，若無至寶，可以紫雪代之。2-11太陰溫病，神昏譫語，清宮湯、牛黃丸、紫雪丹或局方至寶丹。2-15溫毒神昏譫語者，先與安宮牛黃丸、紫雪丹之屬，繼以清宮湯。臨床用方，因症斟酌。

《內經・憂恚無言篇》「咽喉者水穀之道路，喉嚨者氣之所以上下者也」，肺主氣，濕溫者，肺氣不化，鬱極而一陰一陽(謂肺心與膽腸也)之火俱結。喉即肺系(喉嚨與氣管)，閉在氣分即阻，閉在血分即咽痛(咽喉與食道)，以銀翹馬勃散輕藥開之。

咽扁桃體與咽喉的淋巴小結，是喉嚨與氣管、咽喉與食道疾病的感應部位，若壓按人迎與扶突，疼痛反應強烈，即消化與排泄問題多，口咽的淋巴小結與扁桃體多腫。若天窗與天牖疼痛反應強烈，即吸收與新陳代謝問題多，耳咽的淋巴小結與扁桃體多腫。

小博士解說

神昏即神識昏亂，不省人事，甚則對外界刺激毫無反應。《素問》稱為「暴不知人」、「不知與人言」《素問・繆刺論》：「邪客於手足少陰太陰足陽明之絡，此五絡皆會於耳中，上絡左角，五絡俱竭，令人身脈皆動，而形無知也，其狀若尸，或曰尸厥。」《傷寒論》「不識人」《金匱要略・婦人妊娠病脈證并治》「產婦鬱冒，…所以然者，血虛而厥，厥而必冒。」神昏不同於「嗜睡」。嗜睡是病者時時欲睡，喊之即醒，醒後復睡。神昏亦不同於「暈厥」，前者人事不省，時間較長，不易迅速復甦；後者突然昏倒，神識昏迷，時間較短，移時逐漸甦醒。而「尸厥」、「大厥」和「煎厥」的神識不清，常以突然昏倒，不省人事，狀如昏死，經久不能甦醒為特點，故亦屬神昏範疇。「氣厥」、「血厥」、「痰厥」、「食厥」多為一時之神識不清，屬暈厥神昏一症，雖然病機複雜，表現多端，但既已昏迷之後，不外乎分辨其屬於「閉證」或「脫證」。閉證是以神昏時牙關緊閉，肢強拳握，面赤氣粗，痰涎壅盛等為其特點。脫證是以目合口開，手撒遺尿，鼻鼾息微，汗出肢冷等為主要表現。《雜病源流犀燭》：「脫絕者何，經日口開者心絕，手撒者脾絕，眼合者肝絕，遺尿者腎絕，聲如鼾者肺絕，皆由虛極而陽脫也。」閉證必須開閉通關；脫證則要回陽固脫。兩者大相徑庭，不應混同。

神昏有「熱在營分」和「熱在血分」之異。二者的區別：熱入營分，使營陰受損，身熱夜甚，班疹隱隱，舌絳無苔，脈象細數等；僅以營熱上擾，故神昏不重，或有時神志尚清；其治以清營泄熱，醒神開竅，方用清營湯送服紫雪丹等。熱入血分，除有邪在營分的症狀外，尚有吐血、衄血、尿血、蓄血以及發疹發斑，其斑色紫，形如點狀等表現；其神昏較重，治以涼血解毒、清心醒神，用犀角地黃湯送服安宮牛黃丸或至寶丹。

湯方	組成	煮服法
清宮湯去蓮子麥冬加銀花赤小豆皮	犀角一錢、連翹心三錢、元參心二錢、竹葉心二錢、銀花二錢、赤小豆皮三錢	煎湯送服或紫雪丹
至寶丹	犀角一兩、硃砂一兩、雄黃一兩、玳瑁一兩、琥珀一兩、牛黃五錢、冰片二錢五分、麝香二錢五分、金箔五十片、銀箔五十片、安息香二錢五分	細末，以無灰酒飛過，濾去砂石，約得淨數 30 克，慢火熬成膏 45 克
紫雪丹	石膏四十兩、寒水石四十兩、滑石四十兩、磁石四十兩、玄參十三兩、升麻十三兩、犀角十三兩、羚羊角十三兩、沉香十三兩、木香十三兩、甘草七兩、朴硝一百三十兩、硝石二十兩、丁香八分、硃砂二錢五分、麝香一兩、黃金箔煮後取汁用八十兩	作粉末劑，一次服 2 克，一日服三次；病重者可每服增至 3 克
銀翹馬勃散（辛涼微苦法）	連翹一兩、牛蒡子六錢、銀花五錢、射干三錢、馬勃二錢（銀翹馬勃散射牛）	杵為散，服如銀翹散法。不痛但阻甚者，加滑石六錢、桔梗五錢、葦根五錢

✛ 知識補充站

　　清宮湯、牛黃丸、紫雪丹與局方至寶丹是同一類的藥，清暢血液之濁邪，都可以改善血管栓塞的症狀，配合放血效果更好。

　　《內經·熱病篇》五十九刺的兩手內外側各三穴，少商、商陽、中衝、關衝、少衝、少澤共六穴。濕溫喉阻咽痛，初患之際在這六穴放血，有一針見血、立竿見影之效。

　　《內經·憂恚無言篇》「咽喉者水穀之道路，喉嚨者氣之所以上下者也。卒然憂恚而言無音，兩瀉其血脈，濁氣乃辟」，原文是針刺腎足少陰之絡金津玉液，即舌下的兩條靜脈，兩瀉其瘀滯之血脈，可順暢咽扁桃體與咽喉的淋巴小結，進而改善咽喉與喉嚨氣血循環。

　　咽喉是水穀道路的食道，喉嚨是氣之所以上下的氣管，濕溫喉阻咽痛是喉嚨(氣管)堵塞，與咽喉(食道)疼痛，至於是呼吸道還是消化道的疾病造成，可檢視少商、商陽、中衝、關衝、少衝、少澤等穴，取六穴中顏色最不好的穴道放血。

　　例如要在少商放血，醫者先以一手(非慣用手)的大拇指和食指齊力壓住患者大拇指第一指節上方，使瘀血集中於少商，並減少針刺的痛感；接著再用慣用手持放血針，針尖對準少商穴，要患者「吸氣」，說時遲那時快，下針只在剎那間，快速結束針刺動作，並放鬆患者的手指，如此可達到最佳放血效果；針刺完畢，再三擠壓指節，令血液持續滲出，直到瘀黑的血液逐漸變淡為止。其他五穴之放血治療，亦以此類推。

　　若是放出的血色黑，務必配合服用銀翹馬勃散或清宮湯去蓮子麥冬加銀花赤小豆皮方；如果黑如墨者，表示症狀很嚴重，就要施以紫雪丹。

2-31 太陰濕溫，宣痹湯。千金葦莖湯加杏仁、滑石

宣痹湯治太陰濕溫，氣分痹鬱而噦者(俗名為呃)。

千金葦莖湯加杏仁、滑石方治太陰濕溫喘促者。

上焦清陽膹鬱，亦能致噦，宣痹湯以輕宣肺痹為主。《金匱要略》在第一章「6.吸而微數，其病在中焦，實也，當下之即愈；虛者不治。在上焦者，其吸促，在下焦者，其吸遠，此皆難治。呼吸動搖振振者，不治」；換言之，喘在上焦，其息促，在中焦者，其息而微數，在下焦者，其息遠。

慢性肺臟阻塞(COPD)的症狀多從肺尖開始損壞，間質性肺炎則多從肺底開始損壞。長跑一開始喘是支氣管的喘，跑到很累時候的喘是肺泡的喘，一般人肺尖的呼吸量會比肺底來得低下。部分間質性肺炎會造成肺底的基本呼吸功能變差，嚴重者會造成死亡，體內呼吸調節中大腦、延腦屬行動調節；延腦、頸動脈竇與大腦皮質屬化學調節；延腦到肺泡屬神經調節。

血液流轉到肺泡時，將二氧化碳透過微細靜脈送到肺泡，再將氧氣從肺泡透過微細動脈送到血液。呼氣時有咻咻聲，就是肺泡與支氣管摩擦的聲音，氣的交換就是肺泡把氧氣送到血液裡，血液把二氧化碳送到肺泡裡，氣血在一瞬間交換後，開始了生命作業。呼吸緩慢而長是健康的，呼吸急促而短是不健康的，氣呼出與心、肺相關，氣吸入與腎、肝相關，呼吸之間以脾、胃為主，總而言之，五臟六腑皆與呼吸息息相關。

小博士 解 說

太陰濕蒸為痰而喘息不寧，以千金葦莖湯治之，可輕宣肺氣，加杏仁、滑石利竅逐熱飲。若寒飲喘咳者，治屬飲家，不在此例。

《金匱要略》第七章「93.咳而上氣，此為肺脹，其人喘，目如脫狀，脈浮大者，越婢加半夏湯主之。94.肺脹，咳而上氣，煩躁而喘，脈浮者，心下有水，小青龍加石膏湯主之。」

對照呼吸道疾病及消化道疾病的症狀與藥方，千金葦莖湯與橘皮竹茹湯的施治，可見鞠通從仲景與思邈所學所知，確實珍貴。3-23陽明濕溫，氣壅為噦者，新制橘皮竹茹湯(橘茹柿薑)主之。《金匱要略》第十七章「半夏乾薑散、生薑半夏湯、橘皮湯、橘皮竹茹湯」，與陽明濕溫，氣壅為噦者之藥方，互為參酌。

宣痺湯、千金葦莖湯加滑石杏仁湯之組成及煮服法

湯方	組成	煮服法
宣痺湯 （苦辛通法）	枇杷葉二錢、鬱金一錢五分、射干一錢、白通草一錢、香豆豉一錢五分（枇通射鬱豉）	水五杯，煮取二杯，分二次服
千金葦莖湯加滑石杏仁湯（辛淡法）	葦莖五錢、薏苡仁五錢、桃仁二錢、冬瓜仁二錢、滑石三錢、杏仁三錢（葦薏冬桃滑杏）	水八杯，煮取三杯，分三次服

臨床望診重點

觀察重點	症狀
氣色	人有氣色見於面部： (1) 鼻頭色青，腹中痛，苦冷（痛）者死，為痛 (2) 鼻頭色微黑者，有水氣，為勞 (3) 色黃者，胸上有寒，便難 (4) 色白者，亡血也 (5) 色赤為風，色鮮明者有留飲
語聲	(1) 病人語聲寂然喜驚，骨節間病 (2) 語聲喑喑然不澈者，心膈間病 (3) 語聲啾啾然細而長者，頭中病（痛）
呼吸	(1) 息搖肩者，心中堅 (2) 息引胸中上氣者，咳 (3) 息張口短氣者，肺痿唾沫 (4) 吸而微數，其病在中焦，實也，當下之即愈；虛者不治。 　　在上焦者，其吸促，在下焦者，其吸遠，此皆難治 (5) 呼吸動搖振振者，不治
寸口脈	寸口脈動者，因其旺時而動： (1) 假令肝旺色青，四時各隨其色 (2) 肝色青而反色白，非其時色脈，皆當病

＋ 知識補充站

　　《金匱要略》第一章「6.(1)病人有氣色見於面部，鼻頭色青，腹中痛，苦冷(痛)者死。鼻頭色微黑者，有水氣；色黃者，胸上有寒；色白者，亡血也。又色青為痛，色黑為勞，色赤為風，色黃者便難，色鮮明者有留飲。(2)病人語聲寂然喜驚呼者，骨節間病；語聲喑喑然不澈者，心膈間病；語聲啾啾然細而長者，頭中病(痛)。(3)息搖肩者，心中堅；息引胸中上氣者，咳；息張口短氣者，肺痿唾沫。吸而微數，其病在中焦，實也，當下之即愈；虛者不治。在上焦者，其吸促，在下焦者，其吸遠，此皆難治。呼吸動搖振振者，不治。(4)寸口脈動者，因其旺時而動，假令肝旺色青，四時各隨其色。肝色青而反色白，非其時色脈，皆當病。」

2-32 太陽中暍，一物瓜蒂湯

一物瓜蒂湯治《金匱要略》謂太陽中暍，身熱疼痛而脈微弱，此以夏月傷冷水，水行皮中所致也。

熱少濕多陽鬱致病，宜瓜蒂湧吐其邪，暑濕俱解，而清陽復辟矣。中暑與中熱者，暍是也，或淋甚，或身熱而渴，或身熱而疼重。

《金匱要略》：

36.太陽中暍……則淋甚(2-18)。

37.太陽中熱者，暍是也。汗出惡寒，身熱而渴，白虎加人參湯主之(2-17)。

38.太陽中暍，身熱疼重，而脈微弱，此以夏月傷冷水，水行皮中所致也，一物瓜蒂湯主之(2-32)。

瓜蒂濃汁頓服，刺激咽喉與食道括約肌蠕動，改善頸咽部淋巴結循環，助益頸內靜脈與上腔靜脈回流心臟。「頓服之，吐停後服，不吐再服」，吐的時候，一定會帶動所有滯礙的脈管，尤其是下食道相關的肝門靜脈，與上食道相關的上腔靜脈，並刺激胃腸黏膜，促進血液循環。

痛風汗之，發汗去痛，濕熱利之，利濕去重，暑氣消之，清消去暑熱。濕多傷於下，濕多令人(沉)重或腫(脹)，風濕性關節炎、香港腳、富貴手等；風多傷於上，中風與感冒風寒最常發生。

環境中溫度的高低，常與風氣互動，春風暖化雨，冬風寒結冰。暍，暑邪也，就是中暑。夏月，溫度高濕度大，循環系統問題多，暑暍傷於多飲冷水。冬月，溫度低濕度小，多傷於外寒，呼吸道症狀多。夏季是好發中暑季節，冬季是中風季節，上吐下瀉的霍亂多見於秋天魚鮮蟹肥之季；花粉過敏多見於春暖花開時。個人體質、免疫力不同，自律神經的協調力不一樣，自律神經可賦活免疫力，免疫力也可協調自律神經。適度的嘔吐，啟動所有滯礙的脈管，如下食道相關的肝門靜脈之於孕吐，與上食道相關的上腔靜脈之於酒吐，多有助益血液循環。

小博士 解說

冬季冷基礎代謝升高，夏季熱基礎代謝降低，夏季溫熱負荷，短時間內出汗，發汗量多且鈉濃度低，現代空調普及和飲食的改變，季節變化對人體的影響減弱。夏季高氣溫之下，濕度高，悶熱難耐時，免疫力低下的人，中暑機會就很大，鍛鍊身體是必要的，充分休息更重要，補充高蛋白及維生素、礦物質是非常必要的。

一物瓜蒂湯之組成及煮服法

湯方	組成	煮服法
一物瓜蒂湯	瓜蒂二十個	上搗碎,以逆流水八杯,煮取三杯,先服一杯,不吐再服,吐停後服。虛者加參蘆三錢

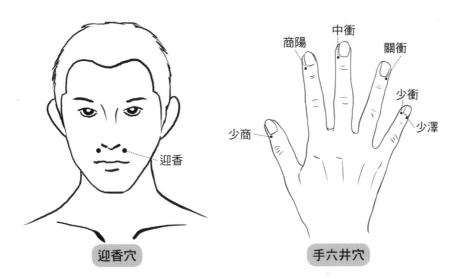

迎香

迎香穴

商陽　中衝　關衝

少衝

少澤

少商

手六井穴

＋ 知識補充站

《內經‧熱病篇》五十九刺在手腳的二十八穴中,以兩手內外側各三(少商、商陽、中衝、關衝、少衝、少澤等穴)的十二穴,在針砭按摩治療上實具奇效。十二穴分屬於左、右六條手經脈的井穴,是經脈的出動要穴。

少商與商陽分屬肺經脈與大腸經脈,用大拇指與食指抓住另一手的大拇指指甲根部,根部外側是少商,壓按之激發肺經脈,啟動肺經脈的「起始部」與「下聯絡部」,即中焦與大腸。

大腸經脈起始於食指的商陽,終止於鼻孔旁的迎香,人體防禦機制第一道是皮膚,特別是四肢末端部位,微血管收縮與擴張最敏銳;人體防禦機制第二道是黏膜,尤其是鼻黏膜。

頻頻壓按少商與商陽,可激發以上所有的生理功能。兩手互相輪流轉動大拇指與食指的第一指節,吸氣時加重轉動大拇指,呼氣時加重轉動食指;三餐後反覆轉動大拇指與食指,與壓按少商與商陽,促進新陳代謝;睡醒操作則提神醒腦,睡前操作安神助眠。夏月傷冷水,熱少濕多,多壓按商陽。汗出惡寒,身熱而渴,多壓按少商。

2-33 寒濕傷陽，經絡拘束，桂枝薑附湯

桂枝薑附湯治寒濕傷陽，形寒脈緩，舌淡，或白滑不渴，經絡拘束。

寒濕互證濕溫。濕寒、濕溫兩者不可混也。形寒脈緩，舌白不渴，經絡拘束，全是寒證，以薑附溫中，白朮燥濕，桂枝通行表陽。桂枝薑附湯甚有《金匱要略》與《傷寒論》的神髓。臨證桂枝薑附湯可取代桂枝附子湯或甘草附子湯，三方雖有臨證之差異，一如至寶丹與紫雪丹，藥方不同，但臨證時可互為權宜運用。

桂枝附子湯與白朮附子湯，都適證「風濕相搏」，桂枝薑附湯是「寒濕傷陽」，風濕與寒濕的差異不大，以濕氣為主；桂枝附子湯、白朮附子湯和桂枝薑附湯相去不遠，如同2-12神昏譫語者，適宜清宮湯、牛黃丸、紫雪丹或局方至寶丹。雖然有輕重緩急之差異，但可以互相取代。桂枝附子湯、白朮附子湯和桂枝薑附湯也是同理。但是，如果風濕的風大，寒濕的寒大，風濕與寒濕的差異就相去甚遠，幾乎可視為是太陽症的桂枝湯與少陰症的附子湯。吳鞠通一直強調方與法，可以互動參考運用，有診治的規矩，不要食古不化，但他也不希望沒有章法的變化。

《金匱要略》第二章「34.傷寒八、九日，風濕相搏，身體疼煩，不能自轉側，不嘔不渴，脈浮虛而濇者，桂枝附子湯主之；若大便堅，小便自利者，去桂加白朮湯主之。35.風濕相搏，骨節疼煩，掣痛不得屈伸，近之則痛劇，汗出短氣，小便不利，惡風不欲去衣，或身微腫者，甘草附子湯主之。」

《傷寒論 • 痙濕暍病篇》論及風濕相搏，404.桂枝附子湯、白朮附子湯(桂枝去桂加白朮湯)，與405.甘草附子湯，都是溫服；至於服量增加與服用次數，以「微汗」、「輕微麻痹狀」(因人而異，胸部或肢節出現麻麻的感覺)，或「冒狀」(頭微暈，藥眩，如針灸之得氣)為解。不同之處在於喝桂枝湯、桂枝加附子湯後，要再喝熱稀粥來助藥力，熱稀粥的量要比藥量大些，服用五苓散後則要多飲暖水，令汗出則癒。

小博士解說

桂枝薑附湯是桂枝附子湯加白朮附子湯，去生薑、紅棗。桂枝薑附湯的服法，是遵守桂枝附子湯之服法，是為較實用的方法；白朮附子湯服後「身如痹」、「如冒狀」，是水氣未除盡，體內組織液加快回流心臟。甘草附子湯「微汗」則解，「汗止復煩」再服。組織液回流心臟越順暢，動脈與靜脈之循環也越正常，免疫能力也因此增強。

桂枝薑附湯之組成及煮服法

湯方	治法	組成	煮服法
桂枝薑附湯	苦辛熱法	桂枝六錢、乾薑三錢、白朮三錢（生）、熟附子三錢	水五杯，煮取二杯，渣再煮一杯服

《傷寒論》桂枝湯、桂枝加附子湯、四逆加人參湯等方之辨證

條文	湯方	組成	主症狀辨證
3	桂枝湯	桂枝、炙甘草、生薑、紅棗、芍藥	身痛不休
19	桂枝加附子湯	桂枝、炙甘草、生薑、紅棗、附子、芍藥	四肢微急，難以屈伸
36	桂枝去芍藥加附子湯	桂枝、炙甘草、生薑、紅棗、附子	脈促胸滿，微惡寒
404	桂枝附子湯	桂枝、炙甘草、生薑、紅棗、附子	身體疼煩，不能自轉側
404	白朮附子湯	白朮、炙甘草、生薑、紅棗、附子	身體疼煩，不能自轉側，大便硬
405	甘草附子湯	白朮、炙甘草、桂枝、附子	骨節疼煩，掣痛不得屈伸，近之則痛劇
418	四逆加人參湯	炙甘草、乾薑、附子、人參	四肢拘急，手足厥冷，脈微而後

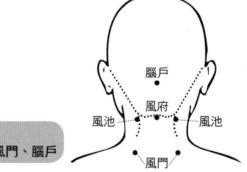

枕背六穴：
風府、風池、風門、腦戶

腦戶
風府
風池　風池
風門

＋ 知識補充站

　　《內經‧熱病篇》五十九刺在枕背的風府、風池等穴區施治，刺激並促進頸項部靜脈循環，以瀉熱治本(慢性疾病)；同時，用於急症亦見奇效。《傷寒論》「反煩不解，先刺風池與風府，或再與桂枝湯」，太陽症的桂枝湯，其主要症狀為身痛不休，配合風府穴、風池穴，有效；加上風門、腦戶更彰顯。相較於少陰症的桂枝附子湯、白朮附子湯，其主要症狀為身體疼煩，配合太溪穴、照海穴等穴，有效。但對病人而言，很難分辨是身痛不休或是身體疼煩？醫師透過壓診，比較風府、風池與太溪、照海，始可準確分辨是太陽症，抑是少陰症，對症用藥與針灸，效果才彰顯。

2-34 溫瘧白虎加桂枝湯。癉瘧五汁飲

白虎加桂枝湯治骨節疼煩，時嘔，其脈如平，但熱不寒，名曰溫瘧。

溫瘧與伏暑相似，屬溫病類，治以白虎加桂枝湯者，白虎保肺清金，峻瀉陽明獨勝之熱，使不消爍肌肉，以桂枝一味，領邪外出，作嚮導之官，得熱因熱用之妙，白虎加桂枝湯先服一碗，得汗為度，不知再服，知後仍服一劑，中病即止。

相對於白虎加蒼朮湯(2-20)，桂枝與蒼朮都加三錢，取蒼朮辛苦而溫，入脾、胃經，燥濕健脾，祛風濕，多用於濕滯中焦證。治濕熱痹痛，配石膏與知母如白虎加蒼朮湯，發汗解表而勝濕，配白芷與細辛如神朮散。白虎加蒼朮湯也有發汗作用。

白虎湯與白虎加人參湯則以止汗為主。白虎加桂枝湯有米熟湯成的要求，米熟湯成可以當作米粥，養護胃腸黏膜，時下的皮蛋瘦肉粥、鹹粥或紫米粥等，都有養護胃腸黏膜的效果，治病與養病一樣重要。

五汁飲治但熱不寒(發熱但不畏寒)，或微寒多熱，舌乾口渴，此乃陰氣先傷，陽氣獨發，名曰癉瘧。仲景於癉瘧條下《金匱要略》第四章「瘧脈自弦，弦數者多熱，弦遲者多寒，弦小緊者下之差，弦遲者可溫之，弦緊者可發汗、針灸也，浮大者可吐之，弦數者風發也，以飲食消息止之」，並未出方，如是重病而不用藥，特出飲食二字，其重胃氣之養護可想而知。

白虎加桂枝湯與五汁飲都是養胃氣的良方。陽明對應的臟象為陽土，對應的氣運為燥金，病陰傷法當救陰，重胃氣法當救胃陰，非甘寒柔潤不可。

五汁飲有如果汁、蔬菜汁和精力湯之類。2-9.太陰溫病，口渴甚者，雪梨漿沃之；吐白沫黏滯不快者，五汁飲沃之(時時頻飲)。五汁飲之梨汁、藕汁和甘蔗汁，日常生活中用來養胃益腸，斟酌體況決定服飲量，可以涼服，也適合溫服，因人因時制宜，不可頑冥不變，食古不化。

小博士解說

《金匱要略》第四章「55.師曰：陰氣孤絕，陽氣獨發，則熱而少氣煩冤，手足熱而欲嘔，名曰癉瘧，若但熱不寒者，邪氣內藏於心，外舍分肉之間，令人消爍脫肉。56.溫瘧者，其脈如平，身無寒但熱，骨節疼煩，時嘔，白虎加桂枝湯。瘧多寒者，名曰牝瘧，蜀漆散」，白虎加桂枝湯治癉瘧有「米粥」之意，五汁飲治癉瘧有「果汁」之意，此乃「以飲食消息止之」的發揮，是仲景診治疾病的最高準則。

白虎湯輩之組成、煮服法及主治

湯方	組成	煮服法	主治
白虎加桂枝湯（辛涼苦甘複辛溫法）	知母六錢、生石膏一兩六錢、粳米一合、桂枝三錢、炙甘草二錢	水八碗，煮取三碗。先服一碗，得汗為度，不知再服，知後仍服一劑，中病即已	溫瘧，其脈如平，身無寒但熱，骨節疼煩，時嘔；風濕熱痹，壯熱汗出，氣粗煩躁，關節腫痛，口渴苔白，脈弦數
白虎湯	知母六兩、石膏一斤、炙甘草二兩、粳米六合	水一升，煮米熟湯成，去渣。每次溫服200毫升，一日三次	陽明熱盛，口乾舌燥，煩渴引飲，面赤惡熱，大汗出，脈洪大有力或滑數
白虎加人參湯	知母六兩、石膏一斤（碎，綿裹）、炙甘草二兩、粳米六合、人參三兩	以水一斗，煮米熟，湯成去渣，溫服一升，一日三次分服	傷寒或溫病，裡熱盛而氣陰不足，發熱，煩渴，口舌乾燥，汗多，脈大無力；暑病津氣兩傷，汗出惡寒，身熱而渴
白虎加蒼朮湯	知母五錢、石膏一兩五錢、蒼朮二錢、粳米二兩、甘草一錢五分	水煎二次作二次服，一日服二劑	退熱，抗風濕。主要用於風濕熱、夏季熱、風濕性關節炎，見發熱，汗多，胸中痞悶，頭重，脈數滑者

✚ 知識補充站

《本草綱目》西瓜又稱寒瓜，是葫蘆科西瓜屬的一種植物或其果實。清朝張璐在《本經逢源》中稱西瓜是「天生的白虎湯」，能清熱除煩、消暑紓壓、生津止渴。果肉含有瓜胺酸、精胺酸等，在肝臟的代謝過程中，能把毒性強的氨，轉變成比較安全的尿素或尿酸，讓腎臟排出，有利尿消腫作用。酒精中毒或宿醉頭暈頭痛，喝西瓜汁促使排尿，促使肝臟的酒精成分排出。

西瓜並能降低血脂、軟化血管，心血管疾病、高血壓患者可適量攝取。惟糖尿病患者則不宜多吃西瓜，所含糖分及其利尿作用，會增加糖尿病患者腎臟的負擔。由於西瓜多水分，吃太多會沖淡胃裡的胃酸，引致胃炎、消化不良或腹瀉等病，俗話常說「晚上吃西瓜，半夜反證」，這即是其原因，尤其是體弱氣虛者，更容易發生上吐下瀉的狀況。

2-35 肺瘧杏仁湯。心瘧加減銀翹散；兼穢安宮牛黃丸

杏仁湯治肺瘧之至淺者(症狀很輕)，舌白渴飲，咳嗽頻仍，寒從背起，伏暑所致；肺瘧雖然易解，但稍微延緩則深(症狀加深)，最忌用小柴胡湯。肺去少陽半表半裡尚遠，不得引邪深入，故以杏仁湯輕宣肺氣散邪聚。

加減銀翹散治心瘧，熱多昏狂，譫語煩渴，舌赤中黃，脈弱而數，心不受邪，受邪則死，瘧邪始受在肺，逆傳心包絡。受之淺者以加減銀翹散清肺與膈中之熱，領邪出衛；受之重者舌濁口氣重，邪閉心包之竅有閉脫之危，以牛黃丸，清宮城而安君主。

溫瘧者，其脈如平，身無寒但熱(白虎加桂枝湯)，牝瘧多寒(蜀漆散、柴胡桂薑湯)。杏仁湯調理肺經脈起始(於中焦)、下絡(大腸)與奇靜脈回流心臟，改善咳嗽頻仍，寒從背起。加減銀翹散調理心經脈起始(於心中)、出屬(心系)下膈、絡(小腸)與胸管回流心臟，改善昏狂譫語煩渴。

在生理機制上，體溫的寒熱變化與下視丘息息相關。間腦前端部分的下視丘，有數個神經核及核區，下視丘與腦下腺前有血管(肝門靜脈垂腺血管)連接，與後葉有神經連接，其主要功能是「刺激、整合、反應」作用模式，關係著複雜的行為和情緒反應，尤其關係著體溫寒熱之變化。

小博士解說

人的肺有三億個肺泡，肺泡裡佈有細小靜脈是微血管叢。任何疾病都是微血管損壞了之後，由此產生更多的疾病。很多癌症患者，最後大多死於心肌梗塞或肺水腫。有人就會疑惑，明明是肝癌或乳癌，怎麼會因肺水腫而死亡？細小微血管動脈在肺泡交換靜脈後回心臟，因此如果微小靜脈無法正常回流心臟就會阻塞。當血栓子慢慢的塞到肺泡裡，肺泡塞得愈多，肺的纖維化就愈嚴重，肺泡失去了功用，最後會因肺梗塞而死。支氣管黏膜上有微小的纖毛，有黏性分泌物潤滑，淨化吸入的空氣。支氣管發炎時，會因受刺激分泌過多黏液，導致呼吸困難或咳嗽。

杏仁湯、加減銀翹散之組成及煮服法

湯方	治法	組成	煮服法
杏仁湯	苦辛寒法	杏仁三錢、黃芩一錢五分、連翹一錢五分、滑石三錢、桑葉一錢五分、茯苓塊三錢、白蔻皮八分、梨皮二錢（杏芩滑翹，苓蔻桑梨）	水三杯，煮取二杯，日再服
加減銀翹散	辛涼兼芳香法	連翹十分、銀花八分、元參五分、麥冬五分（不去心）、犀角五分、竹葉三分（銀翹犀、元麥竹荷）	共為粗末，每服五錢，煎成去渣，點荷葉汁二、三茶匙。日三服

✚ 知識補充站

【桑葉有5方】

　　桑葉的上焦方有4方，中焦1方。44.杏仁湯：杏芩滑翹，苓蔻桑梨；46.桑杏湯：桑杏梔豉沙象梨；49.清燥救肺湯：參草麥膏，杏枇麻桑膠；126.青蒿鱉甲湯：蒿鱉桑花知丹。

　　桑葉味甘苦，性寒質輕，入肺、肝經。輕清疏散風熱，清肺潤燥，清肝明目。用於風熱感冒，或溫病初起，溫邪犯肺，發熱、頭痛、咳嗽等症，常配菊花、連翹、杏仁等同用，如桑菊飲。桑葉善於涼散風熱，而洩肺熱，對外感風熱、頭痛、咳嗽等，常與菊花、銀花、薄荷、前胡、桔梗等配合應用。桑葉不僅可用於風熱引起的目赤羞明，且可清肝火，對肝火上炎的目赤腫痛，可與菊花、決明子、車前子等配合應用。至於肝陰不足，眼目昏花，桑葉還可配滋養肝腎的女貞子、枸杞子、黑芝麻等同用。桑葉輕清發散，能散風熱，但作用較弱。臨床主要用於清洩肺肝，如風熱襲肺、咳嗽多痰，或燥熱傷肺、乾咳無痰，以及風熱上攻、肝火上炎、目赤腫痛等症，為常用的藥品。配牛蒡子、前胡，則散風清肺；配石膏、麥冬，則清燥潤肺；配菊花、決明子，則清肝明目。

　　桑葉苦寒清洩肺熱，甘寒益陰，涼潤肺燥，故可用於燥熱傷肺、乾咳少痰，輕者可配杏仁、沙參、貝母等同用，如桑杏湯；重者可配生石膏、麥冬、阿膠等同用，如清燥救肺湯。夏月小兒身熱頭痛，項強無汗，此暑兼風寒者也，宜新加香薷飲；有汗則仍用銀翹散，重加桑葉；咳嗽則用桑菊飲。

2-36 秋感燥氣，桑杏湯、桑菊飲、沙參麥冬湯、翹荷湯

桑杏湯治秋感燥氣，右脈數大，傷手太陰氣分者。

桑菊飲治感燥而咳者。

沙參麥冬湯治燥傷肺胃陰分，或熱或咳者。

翹荷湯治燥氣化火，清竅不利者。

一、桑杏湯清氣分之燥，春、秋的氣候相較於夏、冬之偏寒偏熱，相對的平和，是以冬夏之病以伏氣為多，本氣自病少，伏氣而病者重，本氣自病者輕耳。乃由於本氣自病之燥證初起必在肺衛。

二、桑菊飲亦救肺衛之輕劑。桑杏湯、桑菊飲配合適度有氧運動，可以強化呼吸行動調節(大腦與延腦的整體作業)，有助呼吸道黏膜組織循環能力。

三、沙參麥冬湯較桑杏湯與桑菊飲，病深一層，以甘寒救其津液，配合健胃整腸，有益大腦皮質、延腦與頸動脈竇的整體作業。

四、翹荷湯清上焦氣分之燥熱，七竅不利，耳鳴目赤，齦脹咽痛之類，配合有氧運動與健胃整腸，有益肺泡呼吸氣的交換。

支氣管黏膜上有微小纖毛，與黏性分泌物，可淨化吸入的空氣。支氣管發炎會因受刺激分泌過多黏液，導致呼吸困難或咳嗽。初期症狀，桑杏湯與桑菊飲可以改善。急性支氣管炎常因病毒感染而起，或是細菌感染、接觸污染空氣、抽煙造成。急性支氣管炎會出現上呼吸道感染約五天，包括乾咳或有痰咳嗽、輕微發燒、疲倦、胸悶或胸口不適、呼吸有雜音。如果支氣管炎合併其他肺部疾病，如氣喘等，會加重發展成肺炎。慢性支氣管炎病情較緩，可能只是空氣品質不良或冬天較易咳嗽、咳痰，夏天則較無症狀，宜翹荷湯；之後，症狀逐漸加重，咳嗽加劇，痰呈泡沫黏液狀，則需要沙參麥冬湯。

桑杏湯頓服之，重者再作服，因為輕藥不得重用，重用必過病所。與翹荷湯頓服之日服二劑，甚者日三。是治病用藥的要則，輕重緩急與收放拿捏，存乎一心。

小博士 解說

體內呼吸三大調節系統：(1)大(外)呼吸，大腦與延腦的整體作業，屬於呼吸行動調節。(2)大(外)呼吸與小(內)呼吸，大腦皮質及延腦與頸動脈竇的整體作業，屬於呼吸化學調節。頸總動脈分兩個頸動脈，中間由一個如小米粒大的頸動脈竇控制呼吸，延腦的腹側同樣控制呼吸。(3)小(內)呼吸，延腦到肺泡作業，屬呼吸神經調節，血液流轉到肺泡時，把微細動脈血液中二氧化碳送到肺泡裡，再由肺泡排出到呼吸道；另一方面，肺泡把氧氣送到微細動脈進入血液循環，呼吸氣的真正交換就是要氣血在一瞬間交換。

桑杏湯、桑菊飲、沙參麥冬湯、翹荷湯之組成及煮服法

湯方	組成	煮服法
桑杏湯 （辛涼法）	桑葉一錢、杏仁一錢五分、沙參二錢、象貝一錢、香豉一錢、梔皮一錢、梨皮一錢（桑杏梔豉沙象梨）	水二杯，煮取一杯，頓服之，重者再作服（輕藥不得重用，重用必過病所。再一次煮成三杯，其二、三次之氣味必變，藥之氣味俱輕故也）
桑菊飲 （辛涼法）	桑葉二錢五分、菊花一錢、連翹一錢五分、葦根二錢、甘草八分、苦梗二錢、薄荷八分、杏仁二錢（桑菊翹葦，甘桔薄杏）	水二杯，煮取一杯，日二服
沙參麥冬湯 （甘寒法）	沙參三錢、玉竹二錢、生甘草一錢、冬桑葉一錢五分、麥冬三錢、生扁豆一錢五分、花粉一錢五分（沙麥桑玉甘扁花）	水五杯，煮取二杯，日再服。久熱久咳者，加地骨皮三錢
翹荷湯 （辛涼法）	薄荷一錢五分、連翹一錢五分、生甘草一錢、黑梔皮一錢五分、桔梗二錢、綠豆皮二錢（翹荷甘桔梔綠）	水二杯，煮取一杯，頓服之。日服二劑，甚者日三。加減法：耳鳴者，加羚羊角、苦丁茶；目赤者，加鮮菊葉、苦丁茶、夏枯草；咽痛者，加牛蒡子、黃芩

✚ 知識補充站

　　乾燥症主要病因：飲食偏好損真陰，常吃煎、炸、炙、烤食物，容易造成口乾，濃酒厚味，皆能助火而損真陰。睡眠不足耗損陰液，熬夜、長期睡眠不足會耗損體內的陰液。長期誤用溫熱性的食物或藥物而引起口乾舌燥、大便燥結。色慾過度，精液消耗太多，必致損傷真陰。炎熱天氣或長時間烈日下曝曬，常需沖涼或常喝椰子汁以達到滋陰和清熱，或服用苦寒的黃連以寒治熱。否則日久會因體內失衡而造成乾燥症。乾燥症好發於40歲以後的中老年人，由於生理上的老化(腎陰虧乏)，內分泌系統和泌尿系統逐漸降低自控機制，先出現頻尿及口乾等症狀。

2-37 諸氣膹鬱，諸痿喘嘔，喻氏清燥救肺湯

喻氏清燥救肺湯治諸氣膹鬱，諸痿喘嘔之因於燥者。

有些間質性肺炎會使得基本的肺底呼吸功能變差，嚴重則會造成死亡，報上有時報導某些名人因間質性肺炎而死亡，因慢性肺臟阻塞死亡較少看到。經濟艙症候群主要是從肺動脈引發，不在氣管與肺泡，因下腔靜脈有栓塞質，飛機下降時，栓塞質一跳、跳、跳，跳到肺阻塞導致死亡。肺與肝是人體最主要的器官，身體違和時，像飛機機師比較容易心肺出問題，空中小姐則多是肝胃出毛病。中國人有句話「左三魂安然，右七魄自在」，左三魂講的就是肝，空中小姐勞動量大傷肝，右七魄講的就是肺，機師長時間久坐礙肺。諸氣膹鬱，諸痿喘嘔之因於燥者，常見於職業傷害。

諸氣膹鬱屬於肺之燥，治氣鬱之方，用辛香行氣，清燥救肺湯調胃氣為主，胃土為肺金之母。不用天門冬保肺，以其味苦氣滯，反傷胃阻痰；知母滋腎水清肺金，以苦而不用；肺金自至於燥，倘以苦寒下其氣，必傷其胃。

清燥救肺湯以桑葉味甘苦，性寒質輕，入肺、肝經，輕清疏散風熱，清肺潤燥，清肝明目。石膏為主藥，辛甘性寒，清瀉肺胃二經氣分實熱，能促進吞噬細胞成熟與縮短血凝時間，促進膽汁排泄，有利尿作用(脾胃虛寒及陰虛內熱忌用)。阿膠用八分，占全藥8/97，一起煮服潤之。

小博士解說

阿膠甘平，滋陰潤燥，含多種胺基酸，能促進消化道的分泌與蠕動。煮服法分兩種：(1)阿膠一起煮，如3-38加減黃連阿膠湯，水八杯，煮取三杯，分三次溫服。4-1加減復脈湯方，水八杯，煮取八分三杯，分三次服。4-2救逆湯方，煎如復脈法。4-16連梅湯，水五杯，煮取二杯，分二次服。脈虛大而芤者，加人參。4-21黃土湯方，水八升，煮取二升，分溫二服(分量服法，用者自行斟酌)。(2)阿膠分開煮，如4-4黃連阿膠湯方，水八杯，先煮三物，取三杯，「去渣，納膠烊盡，再納雞子黃，攪令相得」，日三服。4-6小定風珠方，水五杯，先煮龜板、淡菜得二杯，「去渣，入阿膠，上火烊化，納雞子黃，攪令相得，再沖童便」，頓服之。4-6大定風珠方，水八杯，煮取三杯，「去渣，再入雞子黃，攪令相得」，分三次服。

清燥救肺湯之組成及煮服法

湯方	組成	煮服法
清燥救肺湯 （辛涼甘潤法）	石膏二錢五分、甘草一錢、霜桑葉三錢、人參七分、杏仁七分（泥）、胡麻仁一錢（炒研）、阿膠八分、麥冬二錢（不去心）、枇杷葉六分（去淨毛，炙）（參草麥膏，杏枇麻桑膠）	水一碗，煮六分，頻頻二、三次溫服。痰多加貝母、栝蔞；血枯加生地黃；熱甚加犀角、羚羊角，或加牛黃

與阿膠相關條文之藥方（一）

阿膠	條文	湯方	組成歌訣	煮服法
一起煮	3-38	加減黃連阿膠湯	連膠芩芍，甘地	水八杯，煮取三杯，分三次溫服
	4-1	加減復脈湯	麻麥地膠芍甘	水八杯，煮取八分三杯，分三次服
	4-2	救逆湯	麥地膠芍甘龍牡	煎如復脈湯
	4-16	連梅湯	桂薑棗，麻麥地，參膠酒	水五杯，煮取二杯，分二次服。脈虛大而芤者，加人參
	4-21	黃土湯	甘地朮附膠芩土	水八升，煮取二升，分溫二服（分量服法，用者自行斟酌）

與阿膠相關條文之藥方（二）

阿膠	條文	湯方	組成歌訣	煮服法
分開煮	4-4	黃連阿膠湯	連膠芩芍雞	水八杯，先煮三物，取三杯，「去渣，納膠烊盡，再納雞子黃，攪令相得」，日三服
	4-6	小定風珠	龜淡膠雞便	水五杯，先煮龜板、淡菜得二杯，「去渣，入阿膠，上火烊化，納雞子黃，攪令相得，再沖童便」，頓服之
	4-6	大定風珠	龜鱉牡膠雞，麻麥地芍甘味	水八杯，煮取三杯，「去渣，再入雞子黃，攪令相得」，分三次服

✛ 知識補充站

　　長期暴露於粉塵或煙霧空氣中的工作者，有許多慢性肺臟阻塞（COPD）的症狀。間質性肺炎大多從肺底開始損壞，COPD多從肺尖開始損壞，正常人肺尖的呼吸量會比肺底來得差，每種肺部疾病所造成肺壞掉的部分不一樣。氣喘病患者所使用的口腔吸入器，只有10~20% 到肺部，70~80%的空氣到消化道。90%的COPD患者肇因於吸菸和吸入二手菸，基本上每個人都有COPD現象，只是程度輕重不同，間質性肺炎最容易造成死亡。

2-38 諸痿喘嘔之屬於上者，屬於肺之燥

諸痿喘嘔之屬於上者，亦屬於肺之燥也，痿嘔屬陽明而喘屬肺，則嘔與痿屬之中下，而惟喘屬之上焦。

喘之屬於肺者，非表即下，非行氣即瀉氣，或有一、二用潤劑者。《內經》六氣，秋傷於燥，長夏之濕為秋之燥，秋燥乃燥之復氣也，呈現燥熱乾燥之證。燥氣論方用甘潤微寒(肺臟)；燥氣化火之論方用辛涼甘潤(肺胃-本臟)；《內經·至真要大論》「燥化於天，熱反勝之，治以辛涼，佐以苦甘法」。

燥論勝復之理，與正化對化，從本從標之道，《傷寒論》麻桂與薑附治寒之勝氣，治寒之正化，治寒之本病(呼吸器官功能)。白虎與承氣治寒之復氣，治寒之對化，治寒之標病(呼吸器官與消化器官功能)。餘氣俱可依此類推。病本於心，心火受病必克肺。白虎湯類救肺也。肺受病則滯塞不通，胃腸壅塞，反來克腎臟。承氣湯類，所以洩肺胃、本臟之火而救腎臟。

《內經·至真要大論》「寒淫所勝，以鹹瀉之」，六氣皆然。五運六氣合行成一歲。長夏傷於濕(外呼吸道)、秋傷於燥(內呼吸道)，是內傷津血乾枯(肺泡)之證，非外感清涼時氣之燥。燥氣起於秋分以後，小雪以前，燥令有涼氣感人，肝木(肝門靜脈系統)受邪而為燥。諸氣膹鬱(煩懣鬱悶)，諸痿喘嘔，咳不止而出白血死，謂之燥病，此傷於內者(肺泡)，與外感燥證(呼吸道)不一樣；清燥救肺湯滋陰清涼之品，肺氣受熱者宜之。治燥病以涼投涼，反增病劇。燥病屬涼謂之次寒，病與感寒同類。寒淫所勝治以甘熱，燥淫所勝平以苦溫，外用苦溫辛溫解表，與冬月寒冷用麻桂薑附，治法不同，和中攻裡則一，故不另立藥方。《內經》六氣分陰陽主治，風熱火三氣屬陽同治，藥有辛涼苦寒鹹寒之異；濕燥寒三氣屬陰同治，藥有苦熱苦溫甘熱之不同。

桑菊飲治風溫咳嗽的咳久留邪致損，非杏蘇散可治。同理，清燥救肺湯治燥之復氣，斷非治燥之勝氣，清燥救肺湯即《傷寒論》中後半本之復脈湯也。傷寒必兼母氣之燥，故初用辛溫甘熱，繼用辛涼苦寒，終用甘潤，因其氣化之所至而然也。仲景立傷寒溫病二大綱，如《內經》所云，寒暑六入，暑統風火，寒統燥濕，一切外感，皆包於內。

小博士解說

仲景立傷寒、溫病二論，是中醫治療外感病的兩大綱要。盛夏多溫病，暑熱薰蒸，人身汗出濈濈，肌肉潮潤而不燥；冬月多傷寒，寒凝肅殺，人身乾槁燥洌。深秋燥令氣行，肌膚亦燥，火令無權，故燥屬涼。補燥用甘寒滋陰之品，失燥淫所勝，應平以苦溫之法，因內傷致此證者多，外感餘邪轉化亦不少。

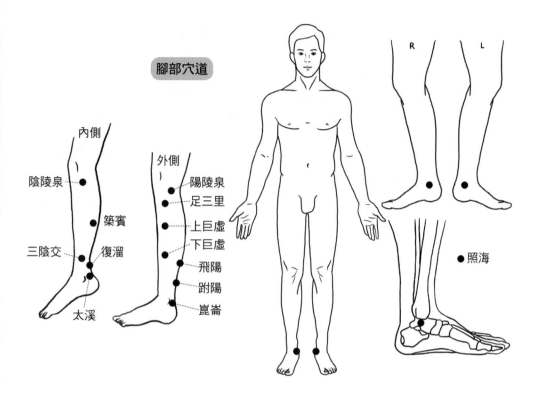

腳部穴道

內側

陰陵泉

築賓

三陰交　復溜

太溪

外側

陽陵泉
足三里
上巨虛
下巨虛
飛陽
跗陽
崑崙

R　　L

●照海

＋ 知識補充站

　　燥熱性體質多熱燥上火，水分不足，皮膚乾癢、臉紅、眼睛易充血、長青春痘或瘡疹、口乾舌燥或苦、尿少色濃、便秘、婦女月經量少或提前，宜熱(心臟)俞八穴：氣衝、足三里、上巨虛、下巨虛。不攝取燥熱性食物，如辛辣、油炸、燒烤物、龍眼、荔枝等。

　　先天體質燥熱，不宜解熱，以黃連阿膠湯、復脈湯來調整體質；後天燥熱體質，宜補氣、養陰、提神、清熱來強化體質。燥熱體質，性情多急躁，心煩易怒，這是陰虛火旺，肝腦不寧，應循「恬淡虛無，精神內守」調整涵養，以冷靜沉著養肝腦。燥熱體質者體瘦小多火，冬寒易過，夏熱難消，可用知柏地黃丸、大補陰丸等調理。乾燥症主要包括：乾眼症、口腔乾燥症、咽喉乾燥症、胃燥症(口乾多飲、血糖正常)、大腸乾燥症(大便硬結)以及皮膚乾燥症等。

　　西醫認為乾燥症是一種自體免疫疾病，主要侵犯淚腺和唾液腺。女性的發病機率大於男性，且多發生於四十歲以後。多種因素造成肝腎陰虛損所致，再逐漸侵犯其他腺體或器官，屬於「肝腎陰虛症」，宜水(腎臟)俞十二穴：太衝、照海、交信、復溜、築賓、陰谷。

2-39 秋燥之氣，杏蘇散。桂枝湯小和之

　　杏蘇散治燥傷本臟，頭微痛惡寒，咳嗽稀痰，鼻塞嗌塞，脈弦無汗者。傷燥如傷寒太陽證者，有汗不咳，不嘔，不痛，桂枝湯小和之。

　　燥氣之勝復氣，輕則為燥(傷氣管)，重則為寒(傷肺泡)，寒水(腎臟)為燥金(肺臟)之子；化氣為濕土(脾胃)生金(肺臟)，濕土為母氣復氣為火。《內經·至真要大論》陽明厥陰，不從標本，從乎中也。從本者化生於本；從標本有標本之化；從中以中氣為化。按陽明之上，燥氣治之，中見太陰。燥傷本臟者，肺胃也。上焦之病自肺胃始。燥傷皮毛，故頭微痛惡寒也，不似傷寒之痛甚也。胃經脈，上行頭角，故頭亦痛也。咳嗽稀痰者，肺惡寒，或謂燥為小寒；肺(肺泡)為燥氣所搏，不能通調水道(支氣管)寒飲停而咳。鼻塞者鼻為肺竅。嗌塞者嗌(喉嚨)為肺係。脈弦者寒兼飲。無汗者涼搏皮毛，宜苦溫甘辛法杏蘇散，減小青龍一等(肺泡與細支氣管功能不正常，胃腸管道也不順暢)。

　　杏蘇散當與下焦篇所補之痰飲數條參看。若傷燥涼之咳，治以苦溫，佐以甘辛。重寒夾飲之咳有青龍。傷春風與燥已化火無痰之證，仍從辛涼法桑菊飲、桑杏湯等(肺泡與細支氣管功能正常，支氣管與鼻咽部的呼吸管道不順暢)。

　　杏蘇散苦溫甘辛法。外感燥涼，以蘇葉、前胡辛溫之輕者達表；無汗脈緊，加羌活辛溫之重者，微發其汗。甘、橘從上開，枳、杏、前、苓從下降，則嗌塞鼻塞宣通而咳可止。橘、半、茯苓，逐飲而補肺胃之陽。白芷易原方之白朮者，白朮中焦脾藥，白芷肺胃本經之藥，能溫肌肉而達皮毛。薑、棗為調和營衛之用。表涼退而裡邪未除，咳不止者，去走表之蘇葉，加降裡之蘇梗。泄瀉腹滿之裡證，去黃芩之苦寒，加朮、樸之苦辛溫。

　　秋燥如傷寒太陽證者，指頭痛、身痛、惡風寒而言也。有汗不得再發其汗，亦如傷寒例，但燥傷肺胃較傷寒為輕，故不咳，不嘔，不痛，少與桂枝湯湯小和之也。

小博士 解說

　　枝湯小和之於《傷寒論》原文中4.「欲救邪風者，桂枝湯。」5.「先其時發汗則愈。」414.「身痛不休者，當消息和解其外，宜桂枝湯小和之。」

　　桂枝湯被腸胃吸收後，激活交感神經，讓身體發汗。病常自汗出者，此為榮氣和。榮氣和者外不諧，以衛氣不共榮氣諧和故爾。以榮行脈中，衛行脈外，復發其汗，榮衛和則愈，宜桂枝湯。

杏蘇散之臨床應用

藥方	主治症狀	組成
杏蘇散 （苦溫甘辛法）	燥傷本臟，頭微痛惡寒，咳嗽稀痰，鼻塞嗌塞，脈弦無汗	蘇葉、半夏、茯苓、前胡、苦桔梗、枳殼、生薑、大棗、橘皮、杏仁、甘草
杏蘇散加減法之一	無汗，脈弦甚或緊	加羌活
杏蘇散加減法之二	微透汗，汗後咳不止	去蘇葉、羌活，加蘇梗
杏蘇散加減法之三	兼泄瀉腹滿者	加蒼朮、厚樸
杏蘇散加減法之四	頭痛兼眉棱骨痛者	加白芷
杏蘇散加減法之五	熱甚	加黃芩

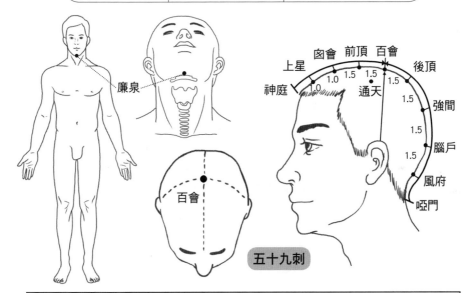

五十九刺

+ 知識補充站

《傷寒論》「414.吐利止，而身痛不休者，當消息和解其外，宜桂枝湯小和之。」

「7.反煩不解者，先刺風池、風府（啟動頭後大直肌、頭後小直肌、頭後上下斜肌、枕下靜脈、頸內靜脈、椎靜脈等，進而促進心臟血液循環），卻與桂枝湯則愈。」風府、風池是頭顱與軀體的關卡，人的腦重量只占全身重量的2~2.5%，需要心臟供應的血液量占1/6，主要來自頸內動脈與椎動脈。《內經‧熱病》五十九刺的頭面部項中之風府穴、風池穴（左右各一），此五穴是臨床上最實用的穴道，無論望診與觸壓診都很重要，更是促進心血管循環按摩療養首穴。

2-40 疝瘕痛，桂柴各半吳萸楝子茴香木香湯

桂枝柴胡各半湯加吳萸楝子茴香木香湯方治燥金司令，頭痛，身寒熱，胸脅痛，甚則疝瘕痛者，表裏齊病，以柴胡達少陽之氣，即所達肝木之氣(消化功能)，合桂枝而外出太陽(呼吸功能)，加芳香定痛、苦溫通降也。

《金匱要略》第22章婦人雜病，「368.婦人吐涎沫，心下痞，先小青龍湯治吐涎沫，涎沫止」，才用瀉心湯治心下痞。小柴胡湯或柴胡桂枝湯助益肝臟與橫膈膜間的生理作業，確實有改善消化附屬器官的功能，特別是肝臟、膽管或胰臟初病之始期。春生夏長宜吐納，肝靜脈回下腔靜脈再回心臟，秋收冬藏宜下暢，肝臟分泌膽汁，再將膽汁貯藏於膽囊，再分泌入十二指腸，最後從小腸末端回收入肝門靜脈回肝臟，部分從肝臟由肝靜脈回心臟，部分在肝臟內運作。

《傷寒論》條文225.柴胡桂枝湯與條文289.四逆散是常用疼痛藥方。四逆散比柴胡桂枝湯多芍藥，柴胡桂枝湯比四逆湯多半夏、人參、黃芩、生薑、大棗、桂枝六味藥，適合慢性疼痛症長期服用，四逆散較適宜四肢與腹部突發性的疼痛。柴胡桂枝湯是心下悶或欲嘔吐，四逆散是咳、心下悸、泄利等。柴胡桂枝乾薑湯初服微煩，後頭汗出便瘉用乾薑，柴胡桂枝湯與小柴胡湯皆用生薑，且有人參、半夏、紅棗，最重要的是柴胡桂枝乾薑湯有牡蠣鹹以軟堅化痰，澀以收脫，微寒以清熱補水。條文226.胸脅滿微結，柴胡桂枝乾薑湯，柴胡劑量是牡蠣的四倍，條文387.桂枝甘草龍骨牡蠣湯，牡蠣劑量是桂枝的二倍，而且四味藥磨成粉來煮藥，治療煩躁，以安心和胃。

《傷寒論》條文224.脅下滿痛，面目及身黃，頭項強小便難，與小柴胡湯後必下重，表證多。227.服柴胡湯已，渴者，屬陽明，以法治之。228.可與小柴胡湯，設不了了者，得屎而解。對照相關條文，可以透過比較讓臨床上更靈活運用。

小博士 解說

病者腹滿，按之腹不痛為虛，按之腹痛者為實。腹診，以兩側乳頭(胃經脈)畫出兩條垂直線，上水準線是肋骨下緣線，下水準線是髂結節關節線，四條線畫出九個區域：右下肋部、右側腹部(腰部)、右鼠蹊部(髖骨部)、左下肋部、左側腹部(腰部)、左鼠蹊部(髖骨部)、胃上部、臍部、下腹部(恥骨部)等，當以上九區域的任何一區域出現異常的時候，可擴大區域，以肚臍垂直線與水準線畫分成四區域，左上腹部、左下腹部、右上腹部、右下腹部，無論是記錄診斷，或進行治療都更方便確實。

桂枝柴胡各半湯加吳茱棟子茴香木香湯之組成

湯方	組成
桂枝柴胡各半湯加吳茱棟子茴香木香湯（治以苦溫，佐以甘辛法）	桂枝、白芍、生薑、炙甘草、大棗（去核）、柴胡、半夏、人參、黃芩、吳茱萸、川棟子、小茴香、廣木香（桂芍薑甘棗柴夏參芩，吳棟茴木）

《金匱要略》治婦女病症的桂枝湯與小柴胡湯之比較

湯名	組成	症狀	比較	脈的重點
桂枝湯	生薑、炙甘草、大棗、桂枝、芍藥	1.婦人得平脈，陰脈小弱，其人不渴，不能食，名妊娠，桂枝湯主之 2.產後風，頭微痛，心下悶，乾嘔，桂枝湯主之	桂枝和營衛	1.「不能食」與「嘔」 2.陰脈小弱，是寸口脈平脈而尺脈小弱
小柴胡湯	生薑、炙甘草、大棗、柴胡、半夏、人參、黃芩	1.產婦鬱冒，其脈微弱，嘔不能食，大便反堅，小柴胡湯主之 2.婦人熱入血室，瘧狀發作有時，小柴胡湯主之	柴胡治脅下氣滯	脈微弱，是寸口脈與尺脈皆微弱

內經九宮八風腹診

期門　中脘　期門

立夏（四）　夏至（二）　立秋（二）

天樞　神闕　天樞

春分（三）　超搖（五）　秋分（七）

立春（八）　氣衝　中極　氣衝　立冬（六）

冬至（一）

2-41 燥氣延入下焦，化癥回生丹

化癥回生丹治陽明燥證，燥氣延入下焦，搏於血分，而成癥者，無論男婦。

燥淫傳入中焦，脈短而濇，無表裡證，不可以汗之或下之，可以苦溫甘辛和之。胸痛者肝脈擾胸，腹痛者肝病剋胃，脅痛者肝病，嘔者肺剋肝病，泄者脾胃病。或痛，或嘔，或泄，病情有定，病勢無定，故出法而不立方，學者隨證化裁。裡實而堅，未從熱化脈必短而濇兼緊，面必青黃，下之以苦溫，如大黃附子細辛湯與天臺烏藥散；已從熱化脈必數而堅，面必赤，舌必黃，下之以苦寒，如三承氣湯類（小承氣湯無芒硝，輕用大黃或酒炒，重用枳、樸，則微兼溫）。

吳鞠通治男年五十五歲，臍左堅大如盤，隱隱微痛，不大便數十日。先按之堅冷如石，面色青黃，脈短濇而遲。先尚能食，屢下之後，糜粥不進，不大便已四十九日，此癥也，愈久愈堅，非下不可，然寒下非其治也。以天臺烏藥散二錢，加巴豆霜一分，薑湯和服。設三伏以待之，如不通，第二次加巴豆霜分半；再不通，第三次加巴豆霜二分。服至三次後，始下黑亮球四十九枚，堅莫能破。繼以苦溫甘辛之法調理，漸次能食。又十五日不大便，餘如前法下，至第二次而通，下黑亮球十五枚，雖亦堅結，然破之能碎，但燥極耳。外以香油熬川椒，熨其堅處；內服苦溫芳香透絡，月餘化盡。

吳鞠通治男年六十八歲，久疝不癒，受涼復發，堅結肛門，坐臥不得，脹痛不可忍，汗如雨下，七日不大便。疝本寒邪，凡結堅牢固，勢甚危急，非溫下不可。用天臺烏藥散一錢，巴豆霜分許。下至三次始通，通後痛漸定。調以半硫黃丸，兼用《金匱要略》蜘蛛散，漸次化淨。

小博士解說

化癥回生丹法，燥淫於內，治以苦溫，佐以甘辛，以苦下之也。方從《金匱要略》鱉甲煎丸與回生丹脫化而出。此方以參、桂、椒、薑通補陽氣，白芍、熟地，守補陰液，益母膏通補陰氣，而消水氣，鱉甲膠通補肝氣，而消癥瘕，餘俱芳香入絡而化濁。且以食血之蟲，飛者走絡中氣分，走者走絡中血分，可謂無微不入，無堅不破。又以醋熬大黃三次，約入病所，不傷他臟，久病堅結不散者，非此不可。用藥之道，少用獨用，則力大而急；多用眾用，則功分而緩。古人緩化之方皆然，所謂有制之師不畏多，無制之師少亦亂也。此方合醋與蜜共三十六味，得四九金氣生成之數也。

化癥回生丹之組成、煮服法及主治病症

湯方	組成	煮服法	主治病症
化癥回生丹	人參六兩、安南桂二兩、兩頭尖二兩、麝香二兩、片子薑黃二兩、公丁香三兩、川椒炭二兩、虻蟲二兩、京三棱二兩、蒲黃炭一兩、藏紅花二兩、蘇木三兩、桃仁三兩、蘇子霜二兩、五靈脂二兩、降真香二兩、乾漆二兩、當歸尾四兩、沒藥二兩、白芍四兩、杏仁三兩、香附米二兩、吳茱萸二兩、元胡索二兩、水蛭二兩、阿魏二兩、小茴香炭三兩、川芎二兩、乳香二兩、良薑二兩、艾炭二兩、益母膏八兩、熟地黃四兩、鱉甲膠一斤、大黃八兩（參桂椒薑，歸芍芎地益乳沒，鱉虻蹠靈頭麝，丁茴降阿蘇蒲，大桃紅蘇棱漆，吳延片良艾杏香）	共為細末，以高米醋一斤半，熬濃，曬乾為末，再加醋熬，如是三次，曬乾，末之共為細末，以鱉甲膠、益母膏、大黃膏三藥和勻，再加煉蜜為丸，重一錢五分，蠟皮封護。同時溫開水和，空心服，瘀甚之證，黃酒下（大黃末米醋攪勻，以文武火熬成膏，如此二遍，成為大黃膏） 備註： 與 5-10 腹痛回生丹組成不同，製作方法類似	1. 癥結不散不痛、癥發痛甚、血痹、瘕母左脅痛而寒熱者 2. 婦女乾血癆證、經前作痛（痛經）、行經而寒熱作者、欲行經誤食生冷腹痛者、經閉、經來紫黑或成塊者、產後瘀血少腹痛 3. 腰痛因跌撲死血者、跌撲昏暈欲死者、金瘡棒瘡有瘀滯者

＋ 知識補充站

　　大邪中表之燥證，與傷寒同法。《內經》燥淫所勝，男子積疝，女子少腹痛。小邪中裡，深入下焦血分，堅結不散之痼疾。絡病宜緩通治法，妄用急攻，必犯瘕散為血蠱，在婦人更多(腹盆腔的下腔靜脈多瘀滯或栓塞)，為極重難治證，學者不可不預防。

2-42 老年八脈空虛，復亨丹主之

復亨丹治燥氣久伏下焦，不與血搏，老年八脈空虛，不可與化癥回生丹。

金性沉著久而不散(血脈不通，或栓塞，或鈣化)，非溫通絡脈不可。發作時痛脹有形，痛止無形。復亨大義，謂剝極而復，復則能亨，以溫養、溫燥兼用。溫燥之方，可暫時用但不可久用，久病陽虛，陰亦不足，老年八脈空虛，當預護其陰。以石硫黃補下焦真陽，不傷陰為君，佐以鹿茸、枸杞、人參、茯苓、蓯蓉補正，以歸、茴、椒、桂、丁香、萆薢，通衝任與肝腎之邪。「解產難」中，有通補奇經丸通補奇經八脈為主，復亨丹為溫養、溫燥合法，與化癥回生丹為對待之方。《難經》「任之為病，男子為七疝，女子為瘕聚」，瘕者，血病，即婦人之疝，蛇瘕、脂瘕、青瘕、黃瘕、燥瘕、狐瘕、血瘕、鱉瘕，為八瘕。蓋任為天癸生氣，故多有形之積。大抵有形之實證宜化癥回生丹，無形之虛證宜復亨丹。

《傷寒論》「嘔而發熱者，柴胡湯證具，與柴胡湯，必蒸蒸而振，卻發熱、汗出而解。若心下滿而硬痛為結胸，大陷胸湯主之。但滿而不痛為痞，宜半夏瀉心湯。腹中急痛者，先與小建中湯。不差者，與小柴胡湯」(無形之虛證)。《金匱要略》「119.按之心下滿痛者，實也，下之宜大柴胡湯」與「121.心胸中大寒痛，上下痛而不可觸近，大建中湯主之」(有形之實證)，兩組藥方是實證與虛證的對比，《金匱要略》「121.嘔不能飲食，腹中滿，上衝皮起，出見有頭足」是按中脘穴與關元穴不會疼痛，但是，「上下痛而不可觸近」是患者疼痛的不能觸近。大柴胡湯、大陷胸湯與半夏瀉心湯於心下的症候類似而不同。有形的實證宜服用化癥回生丹，按中脘穴與關元穴會疼痛，甚至還有硬結之塊。無形的虛證宜服用復亨丹，按中脘穴與關元穴不會疼痛，甚至會舒服。

小博士 解說

《標準消化器病學》(日本醫學書院，2009年出版)指出消化性潰瘍的自覺症狀中，疼痛頻率最高的是胃潰瘍與十二指腸潰瘍，以心窩部疼痛為多(心下痞，小承氣湯、大黃黃連瀉心湯；心下硬痛，大承氣湯、大陷胸湯，大柴胡湯)，從疝痛到鈍痛各種狀況都有，十二指腸潰瘍多出現於空腹時或夜間疼痛(小建中湯、大建中湯)，飲食之後會較輕快為多(虛證，吸收不良)，胃潰瘍多出現於飲食之後更疼痛(實證，消化不良)，潰瘍部位受到食糜擠壓而疼痛(半夏瀉心湯、大黃甘草湯)，其他症狀為噁心、嘔吐、腹部脹滿感、吐血、泥便……，心窩部壓痛以外，關連痛機序並不清楚，Boas壓痛常是第10~12胸椎突起左右兩旁3公分處出現壓痛點(膽俞、脾俞、胃俞)。

復亨丹之組成及主治症狀

藥方	組成	服法	主治病症
復亨丹 （苦溫甘辛法）	倭硫黃十分、鹿茸八分、枸杞子六分人參四分、雲茯苓八分、淡蓯蓉八分、安南桂四分、當歸六分、小茴香六分、川椒炭三分、萆薢六分、炙龜板四分、益母膏和為丸，小梧桐子大	每服二錢，日再服，冬日漸加至三錢，開水下	燥氣久伏下焦，不與血搏，老年八脈空虛

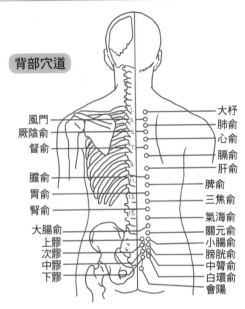

背部穴道

風門　廠陰俞　督俞　膽俞　胃俞　腎俞　大腸俞　上膠　次膠　中膠　下膠

大杼　肺俞　心俞　膈俞　肝俞　脾俞　三焦俞　氣海俞　關元俞　小腸俞　膀胱俞　中膂俞　白環俞　會陽

大柴胡湯、大承氣湯、大建中湯、大黃附子細辛湯之辨證重點

湯方	組成	煮服法	辨證重點
大柴胡湯	柴胡半斤、黃芩三兩、芍藥三兩、半夏半升（洗）、枳實四枚（炙）、大黃二兩、大棗十二枚、生薑五兩	水一斗二升，煮取六升，去渣，再煎，溫服一升，日三服	按之心下滿痛者，此為實也，當下之
大承氣湯	大黃四兩（酒洗）、厚樸半斤（炙去皮）、枳實五枚、芒硝三合	水一斗，先煮枳樸，取五升，去渣，內大黃，煮取二升，去渣，內芒硝，得下止服	腹滿不減，減不足言，當須下之
大建中湯	蜀椒二合（去汗）、乾薑四兩、人參二兩	水四升，煮取三升，去渣，內膠飴一升，微火煎取一升半，分溫再服	心胸中大寒痛，上下痛而不可觸近
大黃附子細辛湯	大黃三兩、附子三枚（炮）、細辛二兩	水五升，煮取二升，分溫三服；若強人煮取二升半，分溫三服，服後如人行四、五里，進一服	脅下偏痛，發熱，其脈緊弦，此寒也，以溫藥下之

2-43 霹靂散治疝瘕等證，凝寒痼冷積聚

霹靂散方主治中燥吐瀉腹痛，甚則四肢厥逆、轉筋、腿痛、肢麻、起臥不安，煩躁不寧，甚則六脈全無、陰毒發斑、疝瘕等證，並一切凝寒痼冷積聚。寒輕者，不可多服；寒重者，不可少服，以癒為度。非實在純受濕燥寒三氣陰邪者，不可服。病重者，連服數次，以痛止厥回，或瀉止筋不轉為度。鞠通羽翼（註釋）傷寒，最重要的是「飲食消息之」，霹靂散處方不同於一般藥方，服用時還是要注意養護「胃氣」。

《內經》五行偏勝之極致五疫。癘氣多見火證，燥金寒濕疫亦時有所見。風火暑為陽邪，與穢濁異氣相參為「溫癘」。濕燥寒為陰邪，與穢濁異氣相參為「寒癘」。經謂「霧傷於上，濕傷於下」，此證乃燥金寒濕之氣，內傷三陰臟真，轉筋入腹即死。吐且瀉者陰陽逆亂，諸痛者燥金濕土氣所搏，自利而渴屬少陰虛。頭面赤陰邪上逼，陽不能降謂戴陽。周身惡熱喜涼者，陰邪踞內陽氣欲散，陰病反見陽證，水極似火受陰邪尤重。諸陽證都出現，當臍痛甚拒按者，為陽中見純陰，為真陰之證。霹靂散之立方，會萃了溫三陰經剛燥苦熱之藥品，能急溫臟真，保陽氣；又重用芳香之藥，可急驅穢濁。由臟真而別絡、大絡，外出筋經、經絡以達皮毛；再由臟絡、腑絡通六腑，外達九竅。扶陽抑陰，穢濁陰邪立解。

小博士 解說

《傷寒論》「小承氣湯初服當更衣(上廁所、排便)，不爾者盡飲之，若更衣者，勿服之」，小承氣湯用生大黃，雖是下劑，仍以發汗為主；也可以作用於下腔靜脈通暢腸道，與上腔靜脈發汗。小承氣湯大汗淋漓才止後服，大承氣湯用酒洗大黃，服法是分溫再服，得下勿服，即大便通利就止後服，大承氣湯作用於下腔靜脈，特別是結腸與直腸部分。

大黃炮製方法不同，腸道吸收部位也不一樣，大黃附子湯每五十分鐘左右服一次，透過下肢的靜脈回流，也影響腹腔的肝門脈運作，加速胃腸的蠕動。大黃甘草湯治食已即吐，又吃吐水，主治食道症候群，特別是下食道括約肌鬆弛症。兩方都用生大黃，大黃附子湯作用於下腔靜脈，影響肝門脈循環，大黃甘草湯作用於上腔靜脈，影響食道靜脈循環。

霹靂散之組成及煮服法

湯方	組成	煮服法
霹靂散	桂枝六兩、公丁香四兩、草果二兩、川椒五兩（炒）、小茴香四兩（炒）、薤白四兩、良薑三兩、吳茱萸四兩、五靈脂二兩、降香五兩、烏藥三兩、乾薑三兩、石菖蒲二兩、防己三兩、檳榔二兩、蓽澄茄五兩、附子三兩、細辛二兩、青木香四兩、薏仁五兩、雄黃五錢（桂椒雄附細，薑薤吳烏五，菖薏己蓽檳，良果降木茴）	上藥共為細末，開水和服。大人每服三錢，病重者五錢；小孩減半。病重者，連服數次，以痛止厥回，或瀉止筋不轉為度

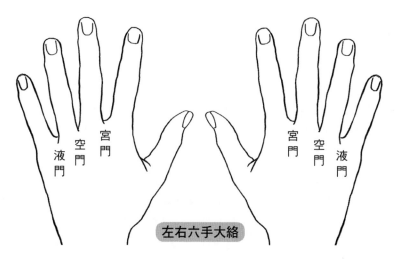

液門　空門　宮門　　　宮門　空門　液門

左右六手大絡

+ **知識補充站**

　　《金匱要略》條文117.按之心下滿痛，此為實，當下之，宜大柴胡湯。118.腹滿不減，減不足言，當須下之，宜大承氣湯。119.心胸中大寒痛，嘔不能飲食，腹中滿，上衝皮起，出見有頭足，上下痛而不可觸近，大建中湯主之。120.脅下偏痛，發熱，其脈緊弦，此寒也，以溫藥下之，宜大黃附子湯。

　　關於胸腹脅痛症，依其症施以針治或藥方：
腹痛(本書1-4、2-43、3-18、3-21、3-44、4-34、4-35)，刺足厥陰、少陽(行間、太衝、絕骨、陽陵泉)。可以左、右手大絡之宮門穴取代之。

　　《內經・熱病》「五十九刺者，兩手五指間各一(六手大絡)，凡八痏。」

第 3 章

中焦篇

　　《內經》將胸腹腔分為上、中、下三焦，中焦為胃中脘、肝臟、膽囊、胰臟與脾臟等。橫膈膜屬於上焦與中焦之交界之膜，負責 70% 吸氣的運作，長期情緒不好或久咳不癒，致橫膈膜不舒服，可能造成腰痠背痛。肝臟所需的血液，四分之一由肝動脈供給，四分之三由消化道經肝門靜脈供給。一旦消化道出現任何問題，肝門靜脈回肝臟的血液有礙，即會增加肝動脈的負擔，可能造成心臟肥大。肝門靜脈有三個系統：(1) 胃與食道的靜脈血直接回肝門靜脈；(2) 脾靜脈與上腸間膜靜脈回肝門靜脈；(3) 下腸間膜靜脈回肝門靜脈。

　　中焦溫病為溫病的極端期（以飲食失調為主），多邪正俱盛，以邪熱熾盛，但惡熱不惡寒是其病徵特點，其辨證：(1) 煩渴、大汗、脈洪者為陽明熱盛；(2) 嘔惡、心下痞、舌苔垢膩者，為濕熱中阻；(3) 寒戰熱熾，往來起伏、口苦、心煩者，為膽熱熾盛；(4) 便秘、神昏、苔黃燥者，為熱結陽腑。

　　三焦病碰到濕熱，病邪多直犯中焦脾、胃、肝、膽，或匿發於膜原（腹膜），治中焦如衡（非常不安），其診治：(1) 有熱無濕者，或撤熱以存陰（如辛寒清氣、苦寒攻下、清瀉少陽等），或養陰以扶正（如甘寒養陰）；(2) 濕熱互結而阻於中焦者，宜苦瀉邪熱與開瀉濕濁並舉，即辛苦通降之法，使濕熱分解，脾胃升降恢復正常。

　　麥冬是麥門冬的塊根，性微寒味甘微苦，入心、肺、胃經。養陰潤肺、益胃生津、清心除煩潤燥。上焦篇的 29. 清營湯（元麥竹翹犀連，銀丹地）治邪擾心營，身熱煩躁，舌絳而乾；49. 清燥救肺湯（參草麥膏，杏枇麻桑膠）治燥咳痰黏，咽乾鼻燥。中焦篇的 60. 增液湯（元麥地）治熱病津傷，腸燥便秘；61. 益胃湯（沙麥地玉冰）治熱傷胃陰的口渴。

　　麥冬含多種胺基酸、多量葡萄糖及其葡萄糖苷等，能增強網狀內皮系統吞噬能力，提高免疫功能；增強腎上腺皮質系統作用，提高機體適應性。有抗心律失常和擴張外周血管、降血糖作用。凡脾胃虛寒泄瀉，胃有痰飲濕濁及暴感風寒咳嗽者均忌服。

《麥冬有 45 方》上焦篇有 17 方、中焦篇有 18 方、下焦篇有 10 方

9. 五汁飲：梨荸葦麥藕；22. 清暑益氣湯：參草朮歸陳麥味，耆升薑棗葛蒼柏，青麴瀉；25. 生脈散：人麥味；27. 清絡飲加甘桔甜杏仁麥冬湯：西絲荷竹銀扁甘桔杏麥；33. 銀翹散加芍地丹麥：銀翹甘桔，薄竹葦，豉蒡芥，芍地丹麥；35. 加減生脈散：沙麥味丹地；49. 清燥救肺湯：參草麥膏，杏枇麻桑膠；56. 減味竹葉石膏湯：竹膏麥草；101. 一加減正氣散：霍苓廣厚，神麥杏茵腹；121. 麥冬麻仁湯：麥麻芍二烏；164. 加減復脈湯：麻麥地膠芍甘，參；169. 連梅湯：連梅麥地膠；208. 專翁大生膏：龜鱉阿羊豬鹿，二雞牡鮑海，參苓芍麥桑，蓮芡蕷枸五蜜。（加上沙麥有 3 方、元麥有 14 方、麥地有 15 方等。扣除重複有麥冬的藥方共 45 方。）

《沙麥有 3 方》

47. 沙參麥冬湯：沙麥桑玉甘扁花；61. 益胃湯：沙麥地玉冰；142. 玉竹麥門冬湯：玉麥沙甘。

《元麥有 14 方》

6. 玉女煎去牛七熟地加元參細生地：知膏元麥地；14. 清宮湯：元麥竹翹犀蓮；29. 清營湯：元麥竹翹犀連，銀丹地；31. 清營湯加鉤藤丹皮羚羊角：元麥竹翹犀連，銀丹地，鉤丹羚；32. 銀翹散去牛元加杏滑：銀翹甘桔，薄竹葦，豉芥杏滑；34. 銀翹散去牛元芥加杏膏芩：銀翹甘桔，薄竹葦，豉杏膏芩；45. 加減銀翹散：銀翹犀，元麥竹荷；60. 增液湯：元麥地；63. 清燥湯：元麥地，知人；64. 護胃承氣湯：元麥地，知丹大；65. 新加黃龍湯：軍元麥地，人海甘歸硝薑；69. 增液承氣湯：軍硝元麥地；75. 冬地三黃湯：元麥地，連芩柏，銀葦甘；79. 加味清宮湯：元麥竹，翹犀蓮，知銀瀝。

《麥地有 16 方》

5. 玉女煎：知膏牛麥地；29. 清營湯：元麥竹翹犀連，銀丹地；60. 增液湯：元麥地；61. 益胃湯：沙麥地玉冰；62. 銀翹湯：銀翹竹，麥甘地；63. 清燥湯：元麥地，知人；64. 護胃承氣湯：元麥地，知丹大；75. 冬地三黃湯：元麥地，連芩柏，銀葦甘；144. 救逆湯：龍牡，麥地膠芍甘；146. 一甲復脈湯：牡，麥

地膠芍甘；149.二甲復脈湯：鱉牡，麥地膠芍甘；150.三甲復脈湯：龜鱉牡，麥地膠芍甘；152.大定風珠：膠龜鱉牡雞，麻麥地芍甘味；162.竹葉玉女煎：竹知膏牛麥地；163.護陽和陰湯：參麥芍甘地；164.加減復脈湯：麻麥地膠芍甘，參。

3-1 陽明溫病，白虎湯；大承氣湯

3-2 陽明溫病，減味竹葉石膏湯。小承氣湯微和之。小承氣湯。牛黃丸，調
    胃承氣湯。大承氣湯。調胃承氣湯

3-3 陽明溫病，小承氣湯。牛黃丸，紫雪丹。承氣合小陷胸湯

3-4 陽明溫病，增液湯。合調胃承氣湯微和之。益胃湯

3-5 下後，銀翹湯。白虎湯。白虎加人參湯。清燥湯。護胃承氣湯微和之。
    增液湯

3-6 陽明溫病，下之不通，新加黃龍湯。宣白承氣湯。導赤承氣湯。牛黃承
    氣湯。間服增液。增液承氣湯

3-7 下後虛煩不眠，梔子豉湯

3-8 陽明溫病，黃連黃芩湯、清營湯

3-9 陽明斑者，化斑湯。銀翹散去豆豉加細生地大青葉元參丹皮湯。調胃承
    氣湯微和之

3-10 陽明溫病，梔子柏皮湯、茵陳蒿湯

3-11 陽明溫病，冬地三黃湯

3-12 溫病小便不利者，淡滲不可與也。益胃、增液輩。復脈法

3-13 陽明溫病，雪梨漿。薄荷末。牛黃丸

3-14 陽明暑溫，小陷胸湯加枳實。半夏瀉心湯去人參、乾薑、大棗、甘草
    加枳實、杏仁。小承氣湯各等分

3-15 暑溫蔓延三焦，三石湯主之。加味清宮湯。紫雪丹與清宮湯

3-16 暑溫伏暑，杏仁滑石湯

3-17 濕之入中焦，傷脾胃之陽者十常八、九，傷脾胃之陰者十居一、二

3-18 足太陰寒濕，半苓湯。四苓加厚朴秦皮湯，五苓散。四苓加木瓜草果
    厚朴湯。草果茵陳湯。茵陳四逆湯。椒附白通湯

3-19 陽明寒濕，附子理中湯去甘草加廣厚

3-20 寒濕傷脾胃兩陽，苓薑朮桂湯。理中湯。五苓散。四逆湯。桂枝湯小

和之。五苓散加防己桂枝薏仁

3-21乾霍亂，蜀椒救中湯，九痛丸。至寶丹與湯藥

3-22濕熱上焦未清，人參瀉心湯加白芍。三香湯

3-23吸受穢濕，安宮牛黃丸。新制橘皮竹茹湯

3-24三焦濕鬱，一加減正氣散、二加減正氣散、三加減正氣散、四加減正
　　氣散、五加減正氣散

3-25脈緩身痛，黃芩滑石湯

3-26陽明濕溫，小半夏加茯苓湯。半夏瀉心湯去人參、乾薑、大棗、甘草
　　加枳實、生薑

3-27濕痹，宣痹湯。薏苡竹葉散

3-28風暑寒濕，杏仁薏苡湯。加減木防己湯

3-29黃疸，二金湯、茵陳五苓散、杏仁石膏湯

3-30素積勞倦，連翹赤豆飲煎送保和丸

3-31濕甚為熱，瀉心湯。蒼朮白虎湯加草果。草果知母湯

3-32瘧傷胃陽，加減人參瀉心湯主。麥冬麻仁湯。黃連白芍湯。牛黃丸。
　　露薑飲。加味露薑飲

3-33中焦瘧，補中益氣湯。青蒿鱉甲湯。小柴胡湯。渴甚去半夏，加栝蔞
　　根。小柴胡加乾薑陳皮湯

3-34濕瘧，厚朴草果湯

3-35痢疾，四苓合芩芍湯。活人敗毒散

3-36滯下已成，加減芩芍湯。瀉心湯。滑石藿香湯。五苓散加寒水石

3-37久痢陽明不闔，人參石脂湯。加減附子理中湯。附子粳米湯

3-38瘧邪熱氣，內陷變痢，加減小柴胡湯。加減黃連阿膠湯

3-39氣虛下陷，加減補中益氣湯。加味白頭翁湯

3-40燥傷胃陰，五汁飲，玉竹麥門冬湯。牛乳飲之。玉女煎

3-1 陽明溫病，白虎湯；大承氣湯

(1)白虎湯治面目俱赤，語聲重濁，呼吸俱粗，大便閉，小便澀，舌苔老黃，甚則黑有芒刺，但惡熱，不惡寒，日晡益甚者，傳至中焦，陽明溫病，脈浮洪躁甚者。

(2)大承氣湯治脈沉數有力，甚則脈體反小而實者。暑溫、濕溫、溫瘧，不在此例。不惡寒，但惡熱者，傳至中焦，已無肺證，或用白虎，或用承氣者，證同而脈異也。若脈(右寸)浮洪(躁甚)則出表為順，邪氣近表不可下，以白虎類退煩熱。若脈(右關)沉小(數)有力，病純在裡，則非下不可，主以大承氣類。

陽明之脈(顏面動脈)營於面，《傷寒論》「謂陽明病面緣緣正赤」，火盛必克金，目白睛亦赤，語聲重濁音不清。呼吸鼻息來去俱粗，其粗也平等(呼、吸皆吃力)，方是實證；若吸粗(吸入與肝、腎有關，以營養方面為主)呼不粗(呼出與心、肺有關，以呼吸方面為主)，呼粗吸不粗，或呼吸均不粗，則非陽明實證，粗則喘之漸也。大便閉，陽明實。小便澀，火腑不通，而陰氣不化。口燥渴，火爍津。舌苔老黃，肺(呼吸器官與橫膈膜)受胃(消化器官)濁，氣不化津也(按《內經‧靈樞》論諸臟溫病，獨肺溫病有舌苔之明文，餘則無。舌苔乃胃中濁氣，薰蒸肺臟，肺氣不化而然)，甚則舌苔黑，舌苔起芒刺，苔久不化，熱極而起堅硬之刺；倘刺軟者，非實證(舌苔老黃，甚則黑有芒刺，脈體沉實的燥結痞滿)。

胃為十二經之海，諸病未有不過此者。傷寒由毛竅而溪、谷、孫絡、大絡，而經，始太陽，終厥陰。傷寒以足經為主，與手經脈無關，傷寒傷人身之陽，喜辛溫甘溫苦熱，以救其陽。溫病由口鼻而入，鼻氣通於肺，口氣通於胃，上焦病不治，傳中焦，中焦病不治，傳下焦。始上焦，終下焦，溫病以手經為主。溫病傷人身之陰，喜辛涼甘寒甘鹹，以救其陰。

小博士 解說

《傷寒論》352.「太陽初得病時，發其汗，汗先出不徹，轉屬陽明，續自微汗出，不惡寒。若太陽證不罷者，不可下，下之為逆，如此可小發汗。設面色緣緣正赤者(與胃經脈、顏面動脈相關)，陽氣怫鬱在表，當解之、薰之。若發汗不徹，不足言，陽氣怫鬱不得越，當汗不汗，其人躁煩，不知痛處，乍在腹中，乍在四肢，按之不可得，其人短氣，但坐，以汗出不徹(脈澀)，發汗則愈。」、445.「人病有宿食，寸口脈浮而大，按之反澀，尺中亦微而澀，故知有宿食，當下之，宜大承氣湯」。

《金匱要略》相關胸腹脅下滿痛之症及適用藥方

條文	症狀	適用湯方
117	按之心下滿痛為實，當下之	大柴胡湯
118	腹滿不減，減不足言，當下之	大承氣湯
119	心胸中大寒痛，嘔不能飲食，腹中滿，上衝皮起，出見有頭足，上下痛而不可觸近	大建中湯
120	脅下偏痛，發熱，其脈緊弦，寒也，溫藥下之	大黃附子細辛湯

白虎湯、大承氣湯之組成及煮服法

湯方	組成	煮服法
白虎湯（辛涼法）	知母六兩、石膏一斤（碎）、甘炙草二兩、粳米六合	水一升，煮米熟湯成，去渣。每次溫服 200 毫升，一日三次
大承氣湯	大黃四兩（酒洗）、厚樸八兩（去皮，炙）、枳實五枚（炙）、芒硝三合	水一升，先煮厚樸、枳實，取 500 毫升，去渣；納大黃，更煮取 200 毫升，去渣；內芒硝，更上微火一兩沸，分溫再服。得下，餘勿服

＋ 知識補充站

　　大承氣湯為「苦辛通降」、「鹹以入陰」法。承氣者，承胃氣。胃腑體陽而用陰，無病時自然下降，邪氣蟠踞阻其下降之氣，胃雖欲下降而不能，非藥不可，故承氣湯通胃結，救胃陰，因是承胃腑本來下降之氣，故湯名承氣。大黃蕩滌熱結，芒硝入陰軟堅，枳實開幽門之不通，厚樸瀉中宮之實滿(厚樸分量不似《傷寒論》中重用者，治溫與治寒不同，畏其燥也)，合四藥為大承氣湯，無堅不破，無微不入，故曰大也。非真正實熱蔽痼，氣血俱結者，不可用。若去入陰之芒硝，為小承氣湯；去枳、樸之攻氣結，加甘草以和中，為調胃承氣湯。

　　《內經・脈要精微論》「切脈動靜而視精明，夫脈者，血之腑也，上盛則氣高，下盛則氣脹。」下盛之脈，大承氣類治脈沉數有力，甚則脈體反小而實。白虎治脈(右關)沉小(數)有力，病純在裡。《傷寒論》「寸口脈浮而大，按之反濇，尺中亦微而濇，故知有宿食。」《金匱要略》「脅下偏痛，發熱，其脈緊弦，寒也，溫藥下之，大黃附子細辛湯。水五升，煮取二升，分溫三服；若強人煮取二升半，分溫三服，服後如人行四、五里，進一服。」對症用藥，因症輕重服藥，安全無虞。

3-2 陽明溫病，減味竹葉石膏湯。小承氣湯微和之。小承氣湯。牛黃丸，調胃承氣湯。大承氣湯。調胃承氣湯湯、翹荷湯

(1)減味竹葉石膏湯治陽明溫病，脈浮而促。

(2)小承氣湯微和之，治諸證悉有而微，脈不浮。

(3)小承氣湯治汗多譫語，舌苔老黃而乾者。

(4)牛黃丸治陽明溫病無汗而小便不利，大便未定成硬，譫語不因燥屎(先與)。

(5)調胃承氣湯治服牛黃丸仍然不下者(再與)。

(6)大承氣湯治陽明溫病目赤、小便赤、胸腹滿堅，甚則拒按，腹滿堅、喜涼飲。

(7)調胃承氣湯治純利稀水無糞者熱結旁流。

減味竹葉石膏湯、小承氣湯、大承氣湯、牛黃丸與調胃承氣湯等，與大腸運動機制息息相關。大腸運動機制有分節運動與蠕動運動，分節運動靠輪狀肌與結腸的收縮，結腸是節狀隆起。大腸運動的機能分升結腸、橫結腸、降結腸，三者交界部多輪狀收縮，特別是升結腸方面，分節運動與蠕動運動非常明顯；盲腸與升結腸方面進行逆蠕動，這裡是生物學的消化，與水的吸收的主要部位，降結腸端吸收水分並漸次將內容物固體化。橫結腸到乙狀結腸就會快速強烈地蠕動運動，這種胃腸反射，在結腸內容物送往直腸時就會出現特別的大蠕動(胃實腸虛，腸實胃虛，虛虛實實之謂也)，飲食後食物經過消化，最快約4小時到盲腸；飲食後經過72小時，還約有25%內容物仍殘留在直腸，形成宿便(積屎)。腹診比較中脘穴(胃)、左天樞穴(降結腸)、右天樞穴(升結腸)與關元穴(小腸與橫結腸)，就是要掌握胃腸反射效果，因證用藥。

小博士解說

肝經脈循環從大拇趾到大腦間的路徑上，關係全天的生理運作，與睡眠關係最密切，只要睡眠習慣逆轉(日夜顛倒)，罹患肝性腦病變(又稱肝性腦症)機率就越高，如抑鬱寡歡、憂鬱、嗜睡、昏睡、溝通困難等，表示肝門靜脈與下腔循環系統無法各司其職。肝性腦病變多與肝硬化有關，施予減味竹葉石膏湯、小承氣湯、大承氣湯、牛黃丸與調胃承氣湯等，對症治療，可緩解肝性腦病變。大拇趾趾甲的形狀與色澤，與肝經脈和肝臟互為呼應。

肝門靜脈蒐集消化道的營養後才回下腔靜脈，下半身其他靜脈都直接回下腔靜脈；前者與飲食有關，後者與兩腳的活動量關係密切，只要兩者未正常運作，即可能混淆，出現側副路循環，如食道靜脈瘤、肝硬化、肝性腦病變與失智等。太衝與絕骨是養益肝門靜脈的良穴。麻子仁丸用大黃與厚樸為君，麻仁為臣，枳實與芍藥為佐，杏仁為使，蜜丸。治婦女產後及老弱者大便不通、老人老化嚴重、肝性腦病變與失智。

陽明溫病適證湯方及其辨證施治

湯方	辨證及施治
減味竹葉石膏湯	治陽明溫病脈浮而促者，浮謂數而時止，如趨者遇急，忽一蹶然，其勢甚急，脈浮，謂邪在表；脈浮而促者，以辛涼透表重劑，減味竹葉石膏湯逐邪外出則愈
小承氣湯	治陽明溫病者諸證悉有而微，脈不浮者，非下不可，微則未至十分亢害，無庸芒硝之軟堅，以苦辛通法重劑，小承氣湯和胃氣則愈
小承氣湯	治陽明溫病，汗多譫語，舌苔老黃而乾者，宜小承氣湯。汗多，津液散而大便結，苔見乾黃，譫語因結糞而然，故宜小承氣湯
牛黃丸	治陽明溫病無汗而小便不利，大便未定成硬，譫語不因燥屎。不因燥屎而譫語者，猶繫心包絡證也，故先與牛黃丸，以開內竅。服牛黃丸，內竅開，大便當下，蓋牛黃丸亦有下大便之功能
調胃承氣湯	治服牛黃丸仍然不下者，無汗則外不通；大小便俱閉則內不通，邪之深結於陰可知，再用調胃承氣湯取芒硝之鹹寒，大黃、甘草之甘苦寒，不取枳、樸之辛燥也。傷寒之譫語，舍燥屎無他證，一則寒邪不兼穢濁，二則由太陽而陽明；溫病譫語，有因燥屎，有因邪陷心包，一則溫多兼穢，二則自上焦心肺而來
大承氣湯	治陽明溫病目赤、小便赤、腹滿堅、喜涼飲。大承氣湯須細辨其是火極似水，熱極而厥之證，方可用之
調胃承氣湯	治陽明溫病純利稀水，熱結旁流，非氣之不通，不用枳、樸，獨取芒硝入陰以解熱結，反以甘草緩芒硝急趨之性，使之留中解結，不然，結不下而水獨行，徒使藥性傷人也

《傷寒論》麻子仁丸與三承氣湯之脈象及功效

藥方	組成	脈象	煮服法	功效
麻子仁丸	麻仁、杏仁、芍藥、大黃、厚樸、枳實	146. 趺陽脈浮而濇	蜜合丸，如桐子大。飲服十丸，日三服，漸加以和為度	潤腸通便，行氣瀉熱。屬大緩瀉劑
調胃承氣湯	大黃、芒硝、炙甘草	122. 陰脈微者，下之而解 236. 若自下利者，脈當微厥，今反和者，此為內實	水 600 毫升煮 200 毫升，去渣，內芒硝，更上火微煮令沸。少少溫服之	緩下熱結通便。屬小緩瀉劑
小承氣湯	大黃、厚樸、枳實	152. 脈遲 155. 脈微	水 800 毫升煮取 400 毫升，去渣。分二次溫服。初服湯當更衣，不爾者盡飲之；若更衣者，勿服之（因為汗出太多）	輕下熱結通便。屬輕瀉劑
大承氣湯	大黃、厚樸、枳實、芒硝	151. 脈弱 154. 脈滑而疾	水一升，先煮厚樸、枳實，取 500 毫升，去渣；納大黃，更煮取 200 毫升，去渣；內芒硝，更上微火一兩沸。分溫再服。得下，餘勿服（因為已排泄乾淨）	峻下通便瀉熱。屬峻瀉劑

3-3 陽明溫病，小承氣湯。牛黃丸，紫雪丹。承氣合小陷胸湯

(1)小承氣湯治陽明溫病，下利譫語，陽明脈實，或滑疾者。

(2)牛黃丸與紫雪丹治脈不實者。

(3)承氣合小陷胸湯治溫病三焦俱急，大熱大渴，舌燥，脈不浮而躁甚，舌色金黃，痰涎壅甚，不可單行承氣者。

陽明溫病，實熱壅塞（消化道不通暢）為噦者（呃、氣逆、乾嘔）下之。連聲噦（連續乾嘔）者中焦（中段消化道不通暢）；噦聲斷續，時微時甚者屬下焦（下段消化道不通暢）。《金匱要略》「噦而腹滿，視其前後，知何部不利，利之即愈。」陽明實熱（消化道不通暢）之噦，下之裡氣得通（消化道通暢）則止。《傷寒論》397.「濕家，其人但頭汗出，背強，欲得被覆向火。若下之早則噦，或胸滿，小便不利也。舌上如胎者，以丹田有熱，胸上有寒，渴欲得飲而不能，則口燥煩也。」濕家（患濕氣病）若下之早則消化道不通暢而噦。

中焦實證之噦，噦必連聲緊促者，胃氣大實，逼迫肺氣不得下降（橫膈膜無法正常吸氣），兩相攻擊而然。3-23橘皮湯與半夏乾薑散都治「乾嘔」，橘皮湯治乾嘔噦若手足厥，半夏乾薑散治乾嘔吐逆，橘皮湯治乾嘔噦是有形無物，橘皮竹茹湯治噦逆是有形有物；橘皮竹茹湯治較久的胃腸問題。

下焦虛證之噦，或斷或續，噦之來路遠，「陽明溫病下利譫語，脈實、脈滑疾，小承氣湯。陽明溫病下利譫語，脈不實，主芳香開竅法，牛黃丸、紫雪丹」，與「3-2陽明溫病無汗而小便不利，則大便未定成硬，譫語之不因燥屎可知，先與牛黃丸，以開內竅，而大小便還是俱閉，邪之深結於陰可知，再用調胃承氣湯」正是「知何部不利，利之即愈」。4-6小定風珠治既厥且噦（俗名呃膩），溫邪久踞下焦，爍肝液為厥，擾衝脈為噦，脈陰陽俱減則細（脈俱虛弱）。「先與」和「再用」是屬於比較重要的臨床課題，如何分段用藥，醫師除了掌握病情之外，與病人的溝通也很重要，要有愛心，並能耐心互動是關鍵。

三焦俱急，謂上焦未清，已入中焦陽明，大熱大渴，脈躁苔焦，不下則陰液立見消亡，下則引上焦餘邪陷入，恐成結胸之證，故以小陷胸合承氣湯，滌三焦之邪，一齊俱出，此因病急，方亦急也。「先與」和「再用」臨床課題困難度很高時，用小陷胸合承氣湯取代用藥，兼得藥效與安全考量。

小博士解說

2-31太陰濕溫，氣分痹鬱而噦者（呃逆），宣痹湯以輕宣肺痹為主。太陰濕溫喘促者，千金葦莖湯加杏仁、滑石。上焦清陽膹鬱，亦能致噦，《金匱要略》「謂喘在上焦息促。吸而微數病在中焦，實也，下之即愈，虛者不治。在上焦者，其吸促，在下焦者，其吸遠，此皆難治。呼吸動搖振振者，不治。」

《傷寒論》大小陷胸湯及丸之比較

藥方	組成	煮服法	主治症狀
大陷胸丸	大黃、葶藶子、芒硝、杏仁、甘遂、蜂蜜	合研,以杏仁之脂來做藥丸,取如彈丸一枚。別搗甘遂末一錢、加蜂蜜二合,煮服。溫頓服之,一宿乃下	47.結胸者,項亦強如柔痙狀,下之則和
大陷胸湯	大黃、芒硝、甘遂	先煮大黃,去渣,加芒硝煮一、兩沸,再加甘遂末,溫服,得快利止後服	41.胃中空虛,心中懊惱;42.從心下至上腹硬滿而痛不可近;46.水結在胸脇,頭微汗出;98.心下滿而硬痛為結胸
小陷胸湯	黃連、栝蔞實、半夏	水六升煮栝蔞實成三升,去渣,加黃連、半夏成二升,去渣,分溫三服	43.小結胸正在心下,按之則痛

小承氣湯、調胃承氣湯、牛黃丸、紫雪丹、承氣合小陷胸湯之比較

湯方	組成	煮服法
小承氣湯	大黃五錢、厚樸二錢、枳實一錢	水八杯,煮取三杯,先服一杯,得宿糞,止後服,不知再服
調胃承氣湯	大黃三錢、芒硝五錢、生甘草二錢	水八杯,煮取三杯,去渣,內芒硝,更上火微煮令沸,少少溫服之
牛黃丸	牛黃、鬱金、黃連、黃芩、梔子、犀角、雄黃各一兩、麝香二錢五分、梅片二錢五分、硃砂一兩、真珠五錢、金箔為衣一兩	共研為極細末,煉蜜為丸,每丸三克,金箔為衣,蠟護。脈虛者人參湯下。脈實者銀花薄荷湯下,每服一丸
紫雪丹	石膏、寒水石、滑石、磁石各四十兩,玄參、升麻、犀角、羚羊角、沉香、木香各十三兩;甘草七兩、樸硝一百三十兩、硝石二十兩、丁香八分、硃砂二錢五分、麝香一兩、黃金箔煮後取汁用八十兩	作粉末劑,一次服二克,一日服三次;病重者可每服增至三克
承氣合小陷胸湯	生大黃五錢、厚樸二錢、枳實二錢、半夏三錢、栝蔞三錢、黃連二錢	水八杯,煮取三杯,先服一杯,不下,再服一杯,得快利,止後服,不便再服

➕ 知識補充站

　　《傷寒論》「嘔而發熱者,柴胡湯證具,與柴胡湯,必蒸蒸而振,卻發熱,汗出而解。若心下滿而硬痛為結胸,大陷胸湯主之。但滿而不痛為痞,宜半夏瀉心湯。腹中急痛者,先與小建中湯。不差者,與小柴胡湯。」是無形之虛證。《金匱要略》「按之心下滿痛者,實也,下之宜大柴胡湯」,與「心胸中寒痛,上下痛而不可觸近,大建中湯主之」,是有形之實證,兩組藥方是實證與虛證的對比。

3-4 陽明溫病，增液湯。合調胃承氣湯微和之，益胃湯

(1)增液湯治溫病體虛之當下者，陽明溫病，無上焦證，數日不大便，當下之，若其人陰素虛，不可行承氣者。

(2)增液湯合調胃承氣湯治服增液湯已，週十二時(24小時)觀之，若大便不下者，增液湯合調胃承氣湯以微和之，與3-3小陷胸合承氣湯之「滌三焦之邪，一齊俱出」有異曲同工之妙。

(3)益胃湯治陽明溫病，下後汗出，當復其陰。

增液湯之妙在寓瀉於補，以補藥之體，作瀉藥之用，既可攻實，又可防虛。體虛之溫病，或傷津液、不大便、半虛半實之證，增液湯救之，無不應手而效。溫病之不大便，分熱結液乾二者。偏於陽邪熾甚，熱結之實證，從承氣法；偏於陰虧液涸之半虛半實證，不可混施承氣，以增液湯代之。元參為君，味苦鹹微寒，通二便，解熱結，治液乾與腹中寒熱積聚。麥冬治心腹結氣，傷中傷飽，胃絡脈絕，羸瘦短氣，能補能潤能通以為之佐。生地主寒熱積聚，逐血痹，用細者，取其補而不膩，兼能走絡也。三者合用，作增水行舟之計，故湯名增液，但非重用不為功。

陽明下證有三法：(1)熱結液乾之大實證，大承氣湯；(2)偏於熱結旁流而液不乾者，調胃承氣；(3)偏於液乾多而熱結少者，增液湯，以回護其虛，務存津液。增液湯合調胃承氣湯以微和之，小陷胸合承氣湯之一齊俱出，益胃湯復其陰，是治療陽明下證的三段曲，為醫師用藥治病之巧思設計，此對消化道癌瘤等症化療或放療後的養護調理，彌足珍貴。

小博士 解說
承氣類用之不當，其弊有三：(1)邪在心包、陽明兩處，不先開心包，徒攻陽明，下後仍然昏惑譫語，必危矣。(2)體虧液涸之人，下後作戰汗，或隨戰汗而脫，或不蒸汗徒戰而脫。(3)下後雖能戰汗，以陰氣大傷，轉成上嗽下泄，夜熱早涼之怯證，補陽不可，救陰不可，有延至數月而死者，有延至歲餘而死者。

增液湯、益胃湯之組成及煮服法

湯方	組成	煮服法
增液湯 （鹹寒苦甘法）	元參一兩、麥冬八錢（連心）、細生地八錢（元麥地）	水八杯，煮取三杯，口乾則與飲，令盡，不便，再作服
益胃湯 （甘涼法）	沙參三錢、麥冬五錢、冰糖一錢、細生地五錢、玉竹一錢五分（炒香）（沙麥地玉冰）	水五杯，煮取二杯，分二次服，渣再煮一杯服

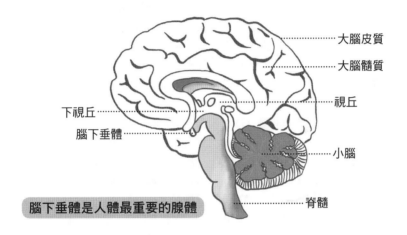

大腦皮質
大腦髓質
視丘
下視丘
腦下垂體
小腦
脊髓

腦下垂體是人體最重要的腺體

✚ 知識補充站

　　增液湯有元參，其味苦鹹微寒，通二便，解熱結。服增液湯後，二十四小時還是不大便，增液湯合調胃承氣湯以微和之。臨床上，醫生很難如此處方開藥，陽明溫病體質虛弱的人宜增液湯，體質虛弱的診斷很不容易，可以三餐後服增液湯，睡前服增液湯合調胃承氣湯；大便無慮而汗多的人，睡前服益胃湯。

　　吳鞠通著作有方有法，醫者學之，不只是劑量的權衡，更重要的是服法的變通。因腦內的間腦前端部分的視丘叉上核，會影響腎上腺素與褪黑激素的分泌週期，把身體各種節律同步化為24小時的白天─黑夜週期，是以，服用的時間是最重要的。

　　體內熱的產生，主要靠肌肉運動、食物同化與基礎代謝過程。調節體溫，出汗會調節人體皮膚真皮層的血流，以降低體溫，使皮膚真皮層血管擴張，血流量增加，增加身體放熱量；反之，如果真皮層血管收縮（變窄小），導致皮膚血流量減少，身體放熱量也會隨之減少。人體基礎體溫36.5～37.5度，通常最高是早晨5~6時，最低是下午5~6時。睡前服增液湯合調胃承氣湯，與睡前服益胃湯，都要考慮生理時鐘的影響。

3-5 下後，銀翹湯、白虎湯、白虎加人參湯、清燥湯、護胃承氣湯微和之。增液湯

陽明溫病，下後二、三日，下證復現，脈不甚沉，或沉而無力，止可與增液，不可與承氣。燥結甚者，間服增液承氣，約小其製，方合下後治法。

銀翹湯(銀翹竹，麥甘地)到增液湯(元麥地)，兩方皆有麥冬與生地；從脈浮與沉診表與裡，有力與無力診實與虛：(1)脈浮銀翹湯，(2)脈浮洪白虎湯，(3)脈洪而芤白虎加人參湯，(4)脈不浮而數清燥湯，(5)脈沉而有力者護胃承氣湯，(6)脈沉而弱者增液湯，(7)脈下甚沉，或沉而無力增液湯。

銀翹湯治下後無汗脈浮者，下後裡氣得通(消化道通暢)，欲作汗而未能，以脈浮知邪不在裡而在表，以銀翹湯逐邪隨性宣洩之，就近引導之；增液(麥冬與生地)為作汗之具，以銀花、連翹解毒而輕宣表氣，故兩方所主治有脈浮與沉之差異，亦為辛涼合甘寒輕劑法。

白虎湯治下後脈浮洪，熱氣熾甚，津液立見消亡。白虎加人參湯治下後脈洪而芤者，元氣不支。白虎湯治熱氣熾甚，白虎加人參湯治元氣不支，兩方用藥觀念的分界點，是兩方脈皆浮洪，差異在於芤之有無，臨床用藥，要細心比較。

清燥湯治下後無汗，脈不浮而數，脈不浮則無領邪外出之路，下之後又不可下，以清燥湯增水救火，才不致於為災。

護胃承氣湯治下後數日，熱不退或退不盡，口燥咽乾，舌苔乾黑或金黃色，脈沉而有力者。下後邪氣已淨必脈靜身涼，但邪氣不淨仍脈沉有力，內實舌苔乾黑或金黃色，護胃承氣湯但與滋陰，同時稍微佐助滌邪以微和之。

增液湯救脈沉而弱內虛者。邪少虛多，滋陰就可滌邪。

小博士解說

白虎加人參湯是米與藥一起煮，知母性味較重，要與米一起煮。竹葉石膏湯先煮藥取藥汁後，再用藥汁煮米。兩者皆米熟湯成，主要是米的營養成分要與藥完全融合。與桂枝湯「服後啜熱稀粥再溫覆取微似汗」比較，桂枝湯主要作用於消化道的黏膜下相關淋巴組織，白虎加人參湯與竹葉石膏湯主要作用於改善消化道的整個生理功能，特別是消化道的相關腺體。

桂枝湯的熱稀粥，十棗湯的糜粥自養，三物白散的熱粥與冷粥，以及白虎湯、竹葉石膏湯的米熟湯成，都是「米」與「藥」的協力作業，看似簡單但不得輕忽，差之毫釐，失之千里。可見《傷寒論》中米熟湯成的寓意深遠。

湯方	組成	煮服法
銀翹湯（辛涼合甘寒法）	銀花五錢、連翹三錢、竹葉二錢、生甘草一錢、麥冬四錢、細生地四錢（銀翹竹，麥甘地）	共為散，每服 18 克，鮮葦根湯煎服；病重者約二時一服，日三服，夜一服；輕者三時一服，日二服，夜一服；或以上藥各 1/3 量，水煎二次作二次服，一日服二劑
白虎湯	知母六兩、石膏 一斤（碎）、炙甘草二兩、粳米六合	水一升，煮米熟湯成，去渣。每次溫服 200 毫升，一日三次
白虎加人參湯	知母六兩、石膏一斤（碎，綿裹）、炙甘草二兩、粳米六合、人參三兩	水一升，煮米熟湯成，去渣。溫服 200 毫升，一日三次分服
清燥湯（甘涼法）	麥冬五錢、知母二錢、人中黃一錢五分、細生地五錢、元參三錢（元麥地，知人）	水八杯，煮取三杯。分三次服。咳嗽膠痰，加沙參三錢、桑葉一錢五分、梨汁半酒杯、牡蠣三錢、牛蒡子三錢
護胃承氣湯（苦甘法）	生大黃三錢、元參三錢、細生地三錢、丹皮二錢、知母二錢、麥冬三錢（連心）	水五杯，煮取二杯，先服一杯，得結糞，止後服，不便，再服
增液湯	元參五錢、麥冬四錢（連心）、細生地四錢（元麥地）	水一升六，煮取 600 毫升，口乾則與飲令盡。不大便，再服

脈躁苔焦之相關症狀及適用湯方

條文	症狀	適用湯方
3-1	承氣非可輕嘗，舌苔老黃，甚則黑有芒刺，脈體沉實的燥結痞滿，方可用之	大承氣湯
3-2	舌苔老黃而乾者	小承氣湯
3-3	脈躁苔焦，舌（燥）色金黃	小陷胸合承氣湯
3-5	舌苔乾黑或金黃色	需護胃承氣湯防護其陰，或增液湯救之
3-8	舌苔黃而燥，舌之肉色絳	清營湯
3-13	陽明溫病，下後微熱，舌苔不退者	薄荷末拭之
3-14	濕鬱中焦，舌上黃滑苔	小陷胸加枳實湯
3-15	舌絳苔少，熱搏血分	加味清宮湯
4-6	脈陰陽俱減則細（脈俱虛弱），舌絳苔少	大定風珠
4-10	脈雖數而虛，苔化而少（舌絳苔少）	桃花粥
4-20	舌白苔，身痛，跗腫	鹿附湯
4-22	舌白滑	小青龍湯
4-25	舌白滑或無苔不渴	椒桂湯
4-27	胃不喜食，舌苔白腐	朮附湯
5-2	火盛者，口鼻舌焦黑，酷喜冷飲，眼眵尿痛，溺赤，脈洪滑，內熱實病	大承氣湯

3-6 陽明溫病，下之不通，新加黃龍湯、宣白承氣湯、導赤承氣湯、牛黃承氣湯、間服增液、增液承氣湯

經謂下不通者死，溫病中下之不通者共有五：

一、邪正合治法，正虛不運藥，正氣虛邪氣復實，以人參補正，大黃逐邪，冬、地增液，邪退存正而補陰，新加黃龍湯。

二、臟腑合治法，肺氣不降，裡證又實者，必喘促，寸脈實，杏仁與石膏宣肺氣之痹，大黃逐腸胃之結，宣白承氣湯。

三、二腸同治法，左尺現牢堅之脈(小腸脈)，小腸熱盛，下注膀胱，小便滴滴而赤且痛也，以導赤散去淡通之陽藥，加連、柏之苦通小腸，大黃、芒硝承胃氣通大腸，導赤承氣湯。

四、兩少陰合治法，邪閉心包，內竅不通者，有閉脫之虞，陽明大實不通，有消亡腎液之虞，以牛黃丸開手少陰之閉，以承氣急瀉陽明，救足少陰之消牛黃承氣湯。

五、一腑中氣血合治法，陽明太熱，津液枯燥，結糞不下者，服增液(元麥地)兩劑；臟燥太甚不下者，以增液合調胃承氣湯，緩緩服下，約二時服半杯沃之，增液承氣湯。

新加黃龍湯舊方用大承氣加參、地、當歸，正氣久耗大便不下者，陰陽俱憊，不得再用枳、樸傷氣而耗液，改用調胃承氣，取甘草之緩急，合人參補正，微點薑汁，宣通胃氣；加元、麥、地以保津液，當歸宣血中氣分，海參鹹能化堅，甘能補正，海參之液數倍於其身能補液，海參屬蠕動之物能走絡中血分，久病者病氣必入絡，以之為使。

新加黃龍湯「頓服之」，「候一、二時(2~4小時)不便，再如前法服一杯」，「候二十四刻(6小時)，不便，再服第三杯」；「如服一杯，即得便，止後服，酌服益胃湯一劑」，這種服法是一面診病之輕重，一面治病之緩急，以此類推於其他的疾病與藥方，甚為珍貴。

小博士 解說

從五方的組成，對照病症，比較其異同，能加速提升用藥的技巧；「經謂下不通者死」，不通則痛，不通者共有五方選擇，腹診比較中脘穴(胃)、左天樞穴(降結腸)、右天樞穴(升結腸)、關元穴(小腸與降結腸)與中極穴(直腸)，就是要掌握胃腸反射效果，了解痛的輕重程度，從輕重緩急判斷，因症用藥。

陽明溫病下之不通相關藥方之組成及煮服法

湯方	組成	煮服法
新加黃龍湯（苦甘鹹法）	細生地五錢、生甘草二錢、人參一錢五分（另煎）、生大黃三錢、芒硝一錢、元參五錢、麥冬五錢（連心）、當歸（一錢五分）、海參二條（洗）、薑汁六匙（軍元麥地，人海甘歸硝薑）	水八杯，煮取三杯。先用一杯，沖參汁五分、薑汁二匙，頓服之，如腹中有響聲，或轉矢氣者，為欲便也；候一、二時不便，再如前法服一杯；候二十四刻，不便，再服第三杯；如服一杯，即得便，止後服，酌服益胃湯一劑，餘參或可加入
宣白承氣湯（苦辛淡法）	生石膏五錢、生大黃三錢、杏仁粉二錢、栝蔞皮一錢五分（軍膏杏蔞）	水五杯，煮取二杯，先服一杯，不知再服
導赤承氣湯	赤芍三錢、細生地五錢、生大黃三錢、黃連二錢、黃柏二錢、芒硝一錢（軍連柏，硝芍地）	水五杯，煮取二杯，先服一杯，不下再服
牛黃承氣湯	安宮牛黃丸二丸（軍牛雄犀麝，梅硃真金，連芩梔）	化開，調生大黃末三錢，先服一半，不知再服
增液承氣湯	增液湯內，加大黃三錢、芒硝一錢五分（軍硝元麥地）	水八杯，煮取三杯，先服一杯，不知再服

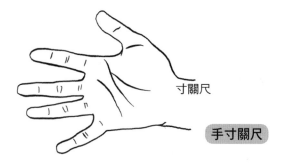

寸關尺

手寸關尺

＋ 知識補充站

《內經・脈要精微論》「尺內兩傍，則季肋也，尺外以候腎(導赤承氣湯)，尺裡以候腹。中附上(即關)，左外以候肝，內以候鬲；右外以候胃，內以候脾。上附上(即寸)，右外以候肺(宣白承氣湯)，內以候胸中；左外以候心，內以候膻中。前以候前，後以候後。上竟上者，胸喉中事也；下竟下者，少腹腰股膝脛足中事也。」

內裡與外表，診脈的時候，醫者以指腹壓按脈動，出現在醫者指腹的前半部或偏外側(靠患者的手指側)為外，後方或偏內側(靠患者的手腕側)為內，內是整體臟腑功能表現，外是臟腑功能乖離不和之象。

3-7 下後虛煩不眠，梔子豉湯

梔子豉湯治下後虛煩不眠，心中懊憹，甚至反復顛倒，若少氣者，加甘草；若嘔者，加薑汁。

邪氣一半在陽明，一半猶在膈，下法能除陽明(胃腸蠕動)之邪，不能除膈間(食道與橫膈膜及胃之間的生理作業)之邪，出現懊憹虛煩，以梔子豉湯，湧越在上之邪。少氣者加甘草以益氣。嘔加薑汁以和肝而降胃氣。

梔子豉湯治虛煩客熱，恢復上三分之一食道與氣管的功能，長期飲食習慣不良，造成虛煩、全身功能低下，多伴見容易嗆到、不時莫名咳嗽(非感冒症狀)，梔子豉湯與加甘草、生薑的二方，先煮梔子，取苦寒瀉邪熱解鬱火，加淡豆豉，取香氣調中下氣，此三方從煩熱胸中閉塞或虛煩不得眠(與黃連阿膠湯治病類似，治症不同)，漱口含嚥，湯方效果最好，中病即止，不必盡劑。科學中藥與生藥粉的優點是可較長時間的服用，養益咽喉與上部食道括約肌(屬於隨意肌)。《傷寒論》438.439.440.條文「宿食在上脘者」是食道的輸送功能出現障礙，梔子豉湯最善於養益上部食道的黏膜。

炙臠症屬一種自律神經失調症，古中醫處方以《醫方集解》七氣湯或《金匱要略》半夏厚樸湯，與梔子豉湯都養益上部食道的黏膜功能，並改善消化道失調，促進食道括約肌作業順暢。

清晨服用梔子豉湯，增加口腔唾液腺分泌，改善上部食道括約肌功能。梔子豉湯、梔子甘草豉湯、梔子生薑(汁)豉湯三方，治虛煩不眠，或心中懊憹，酌飲此三方助益頸胸部的生理作業，尤其是頸側的淋巴結。得吐止後服，即視病症改善情況，喝不下了就是「得吐止後服」。此三方可取代輕症失眠的安眠藥。

小博士 解說

《傷寒論》條文77.「發汗，若下之而煩熱，胸中窒者，梔子豉湯主之」；78.「下利後更煩，按之心下濡者，為虛煩也，宜梔子豉湯」；79.「發汗吐下後，虛煩不得眠，若劇者，必反復顛倒，心中懊憹，梔子豉湯主之。若少氣者，梔子甘草豉湯主之。若嘔者，梔子生薑豉湯主之」；438.「胸中鬱鬱而痛，不能食，欲使人按之，而反有涎唾」，是下部食道括約肌(屬於不隨意肌)痙攣，宜小陷胸湯。

食道沒有漿膜，不似胃和小腸，食道外膜疏性結締組織，與縱膈內其他臟器(氣管、主動脈等)外膜連續，因此食道癌容易浸潤周圍的器官而轉移；消化道的癌症中，食道癌危險率比大腸癌高很多，讓食道順暢是很重要的。

梔子豉湯輩之組成及煮服法

湯方	組成	煮服法
梔子豉湯 （酸苦法）	梔子五枚（搗碎）、香豆豉六錢	水四杯，先煮梔子數沸，後納香豉，煮取二杯，先溫服一杯，得吐止後服
梔子豉加甘草湯	梔子豉湯內，加甘草二錢	煎法同上
梔子豉加薑汁	梔子豉湯內，加薑汁五匙	煎法同上，加薑汁服用

四季常見病症與適症藥方

季節	症狀	治法	適症藥方
春季	花粉過敏，心花怒放，魂不守舍	春宜吐	梔子豉湯
夏季	心火上旺，心神不寧，口舌多瘡	夏宜汗	大黃黃連瀉心湯
仲夏季	暑熱煩躁，食不下嚥，多食冰涼，肢體倦怠，意志渾沌，中暑	夏宜汗	理中丸
秋季	秋高氣爽，舉足無措，魄不安寧，腸胃炎	秋宜下	白虎加人參湯
冬季	天寒地凍，動彈不得，精志萎靡，中風	冬宜和	真武湯

✚ 知識補充站

「下利後更煩，按之心下濡者」，心下是賁門，按之心下濡，是下食道括約肌與胃底乏力，壓按觸感是鬆軟的，下利後整個消化道多蠕動不良。梔子豉湯治吐虛煩，得吐則止；味苦之藥刺激下食道括約肌與橫膈膜，引吐痰飲，讓消化道機能恢復正常。

心下痞硬則是瀉心湯輩，下食道括約肌輕度痙攣，或胃底黏膜組織輕度發炎，腹外斜肌、腹內斜肌和腹直肌等，會與下食道括約肌和橫膈膜互動感應，腹外斜肌與橫膈膜是第一層感應，若脹滿壓按之心下軟，梔子豉湯輩；腹內斜肌與橫膈膜是第二層感應，多痞悶而按之心下痞硬，瀉心湯輩；腹直肌與橫膈膜是第三層感應，多緊張或痙攣，適宜芍藥甘草湯輩。

3-8 陽明溫病，黃連黃芩湯。清營湯

黃連黃芩湯治陽明溫病，乾嘔口苦而渴，尚未可下者，若不渴而舌滑者當於濕溫中求之。

溫熱，燥病也，邪熱夾穢擾亂中宮而嘔渴，以黃連、黃芩徹其熱，以芳香鬱金、香豆豉蒸變化其濁。《傷寒論》34.「利不止，脈促，喘而汗出，葛根黃連黃芩」兩方大不一樣，葛根黃連黃芩湯以葛根提升脾陽，黃連黃芩湯以鬱豉芳香化其濕濁。

清營湯治陽明溫病，舌苔黃燥，舌頭肉色紅絳，口不渴者，邪在血分；舌苔滑者，不可施與清營湯，當於濕溫中求之。溫病傳裡當渴甚，今反不渴者，以邪氣深入血分，格陰於外，上潮於口，故反而不渴也。舌苔黃燥是邪遏氣分，舌頭肉色紅絳是邪居血分。

嘔而渴黃連黃芩湯，舌苔黃而燥不渴清營湯。若舌苔白滑、灰滑、淡黃而滑，不渴者(舌滑者屬濕溫)，乃濕氣蒸騰之象，不得用清營湯柔以濟柔。

脈證參詳，寸脈大、脈陰陽俱減與脈雖數而虛，三者的舌苔相去不遠。2-11清營湯去黃連治「寸脈大」舌絳而乾，反不渴，熱在營中。4-6、大定風珠治「脈陰陽俱減則細(脈俱虛弱)」，舌絳苔少。4-10、桃花粥治「脈雖數而虛」，苔化而少(舌絳苔少)。

葛根黃連黃芩湯(葛連芩草)與黃連黃芩湯(連芩鬱豉)，都用黃連、黃芩，是《傷寒論》瀉心湯的主藥，也是腸胃炎的常用要藥。《溫病條辨》的連芩與麥地使用於火氣方面，變化很大，連芩瀉火作用大偏陽，麥地滋陰作用大偏陰，分而論之，參而合之，巧妙融合成法。

小博士解說

舌之肉色絳，不渴夜甚，是病邪傳入營分(血中之氣)的症侯。

溫病舌診很重要的是不能只用舌診處方，舌頭本身就是紅色的，就是舌絳，其中有不少病狀差異(參考3-14、3-16、3-34)，舌絳分為九類：

1.舌絳而中心黃苔，當兩清氣血。(2-35加減銀翹散心瘧舌赤中黃)

2.舌純絳而鮮紅，急滌心包絡。(2-15清宮湯清心包中之熱邪)

3. 舌中心絳乾，兩清心胃。

4. 舌尖獨絳乾，專泄火腑。

5. 舌絳而光，當濡胃陰。(2-34瘴瘧五汁飲，2-36燥傷肺胃陰分沙參麥冬湯，3-32瘧傷胃陰麥冬麻仁湯，3-40燥傷胃陰五汁飲或玉竹麥門冬湯，4-15胃陰虛與益胃、五汁輩)

6. 舌絳而枯痿，急用膠黃。

7. 舌絳乾而無色，宜投復脈。(3-15熱搏血分，加味清宮湯。2-11清營湯去黃連治熱在營中)

8. 舌絳而兼有白苔，或黃白相兼，邪在氣分。(2-5桑菊飲治邪初入營)

9. 舌絳而兼有滑苔，濕熱薰蒸。

黃連黃芩湯、清營湯之組成與煮服法

湯方	組成	煮服法
黃連黃芩湯 （苦寒微辛法）	黃連二錢、黃芩二錢、鬱金一錢五分、香豆豉二錢（連芩鬱豉）	水五杯，煮取二杯，分二次服
清營湯 （鹹寒苦甘法）	犀角三錢、生地五錢、元參三錢、竹葉心一錢、麥冬三錢、丹參二錢、黃連一錢五分、銀花三錢、連翹二錢（連心用）（元麥竹，翹犀連，銀丹地）	水八杯，煮取三杯，日三服

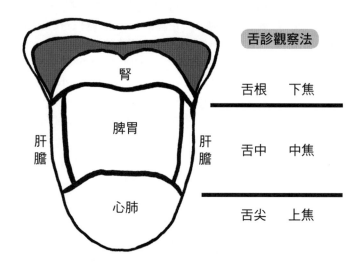

舌診觀察法

腎

脾胃

肝膽　　　　肝膽

心肺

舌根	下焦
舌中	中焦
舌尖	上焦

✚ 知識補充站

　　濕熱薰蒸，濕熱以中焦問題最多，濕熱薰蒸不一定是舌絳而兼有滑苔，可能舌色灰滯，或舌淡黃而滑。舌苔與舌色望診，很難精準的拿捏，如3-36加減芩芍湯治滯下初成之實證，疏利腸間濕熱為主。瀉心湯治滯下由於濕熱內蘊，以致中痞，但以瀉心治痞結，而滯自止。疾病症狀的整體診斷是必要的。

　　3-16杏仁滑石湯治「濕熱交混」潮熱煩渴，汗出溺短。3-22「濕熱上焦未清」裡虛內陷，人參瀉心湯加白芍。「濕熱受自口鼻」不飢不食，機竅不靈，三香湯。3-23吸受穢濕，三焦分布，「濕熱所困」神識昏迷，先安宮牛黃丸；續用茯苓皮湯。3-24三焦「濕鬱」一加減正氣散。濕鬱三焦，二加減正氣散。穢濕著裡，三加減正氣散或四加減正氣散或五加減正氣散等皆瀉濕熱。3-25脈緩身痛，舌淡黃而滑，「徒清熱則濕不退，徒祛濕則熱愈熾」，黃芩滑石湯。3-27「濕聚熱蒸」骨骱煩疼，舌色灰滯，宣痹湯。3-29「濕熱不解」久釀成疸，由黃疸而腫脹者，二金湯。3-36滯下「濕熱內蘊」中焦痞結，瀉心湯。

3-9 陽明斑者，化斑湯。銀翹散去豆豉加細生地大青葉元參丹皮湯。調胃承氣湯微和之

化斑湯治陽明斑。治斑疹，禁忌升提與壅補，升提則衄(流鼻血)，或厥(昏厥)，或嗆咳，或昏痙(神昏抽搐)；用壅補則瞀亂，斑疹之邪在血絡，宜輕宣涼解。若用柴胡、升麻辛溫之品，使熱血上循清道則衄；過升則下竭，下竭者上厥；肺受熱毒之薰蒸則嗆咳；心受升提之摧迫則昏痙(有升提而無涼透)。若壅補邪無出路，絡道比經道最細，諸瘡痛癢，皆屬於心，既不得外出，勢必返而歸心而瞀亂(昏亂、精神錯亂)。溫病忌汗者，病由口鼻而入(消化道與呼吸道的黏膜)，邪不在足太陽之表(皮表、肌肉)，不得傷太陽經。誤發之，熱甚血燥，發汗而汗不出，溫邪鬱於肌表血分，必發斑疹。蓋斑乃純赤，或大片，為肌肉之病。

銀翹散去豆豉加細生地大青葉元參丹皮湯治陽明溫病，下後疹子還繼續長出，煎鮮葦根湯服用，其香氣透鼻竅以醒腦，達到清熱生津、清肺膈中熱的效果。2-4銀翹散「鮮葦根湯煎，香氣大出，即取服，勿過煎」。2-12太陰溫病，發斑者化斑湯；發疹者，銀翹散去豆豉，加細生地、丹皮、大青葉，倍元參。2-35心瘧者，熱多昏狂，其受之淺者，以加減銀翹散清肺與膈中之熱，領邪出衛。

調胃承氣湯治斑疹陽明證悉具，外出不快，內壅特甚者，調胃承氣湯微和之，得通則已，不可令大洩，大洩則內陷。此斑疹下法，微有不同也。斑疹雖宜宣洩，但不可太過，令其內陷。斑疹雖忌升提，亦畏內陷。方用調胃承氣者，避枳、樸之溫燥，取芒硝之入陰，甘草敗毒緩中也。

陽明溫毒發痘者，如斑疹法。隨其所在而攻之。溫毒發痘，如小兒痘瘡，或多或少，紫黑色，皆穢濁太甚，療治失宜而然也。雖不多見，間亦有之。隨其所在而攻，脈浮則用銀翹散加生地、元參，渴加花粉，毒重加金汁、人中黃，小便短加芩、連之類；脈沉內壅者，酌輕重下之。

陽明楊梅瘡者，如上條治溫痘之法，隨其所偏調之。重加敗毒，兼與利濕，當入濕溫，因與溫痘連類，於此以互證。楊梅瘡形似楊梅，因感受穢濁而生，輕則紅紫，重則紫黑，多出現在背部、面部。毒甚，重加敗毒(胸腺與免疫)。此證毒附濕，故兼與利濕(胸管與營養)，如萆薢、土茯苓之類。3-35活人敗毒散在風濕門中，用處甚多，若濕熱或溫熱皆不宜！反之，活人敗毒散皆宜。濕熱或溫熱者，多腸胃蠕動不良，需要化斑湯輕宣涼解，或銀翹散去豆豉加細生地大青葉元參丹皮湯清熱生津、清肺膈中熱，或調胃承氣湯微和，通則病癒。

湯方	組成	煮服法
化斑湯 （鹹寒苦甘法）	石膏八錢、知母三錢、玄參二錢、犀角一錢五分、粳米八錢、甘草二錢	水煎二次作二次服，一日服二劑
銀翹散去豆豉加細生地丹皮大青葉倍元參	連翹一兩、銀花一兩、苦桔梗六錢、薄荷六錢、竹葉四錢、生甘草五錢、芥穗四錢、牛蒡子六錢、細生地四錢、大青葉三錢、丹皮三錢、元參加至一兩（銀翹甘桔，薄竹葦，蒡芥，地丹青元）	杵為散，每服六錢，鮮葦根湯煎，香氣大出，即取服，勿過煎。加四物，取其清血熱；去豆豉，畏其溫也

調胃承氣湯主治症狀及診治重點

條文	主治症狀	診治重點
3-2	陽明溫病，脈浮而促者，減味竹葉石膏湯主之。陽明溫病，諸證悉有而微，脈不浮者，小承氣湯微和之。舌苔老黃而乾者，宜小承氣湯。陽明溫病，無汗，小便不利，譫語者，先與牛黃丸；不大便，再與調胃承氣湯	先與牛黃丸；不大便，再與調胃承氣湯
3-4	陽明溫病，無上焦證，數日不大便，當下之，若其人陰素虛，不可行承氣者，增液湯主之。服增液湯已，週十二時觀之，若大便不下者，合調胃承氣湯微和之。陽明溫病，下後汗出，當複其陰，益胃湯主之	服增液湯已，一整天觀之，若大便不下者，合調胃承氣湯微和之
3-9	陽明斑者，化斑湯。陽明溫病，下後疹續出者，銀翹散去豆豉加細生地大青葉元參丹皮湯主之。斑疹，用升提則衄，或厥，或嗆咳，或昏痙，用壅補則瞀亂。內壅特甚，調胃承氣湯	內壅特甚，調胃承氣湯

銀翹散主治症狀及診治重點

條文	主治症狀	診治重點
2-4	太陰風溫、溫熱、溫疫、冬溫，初起惡風寒者，桂枝湯主之；但熱不惡寒而渴者，銀翹散主之。太陰溫病，惡風寒，服桂枝湯已，惡寒解，餘病不解者，銀翹散主之；餘證悉減者，減其製	惡寒解，餘病不解者
2-7	太陰溫病，血從上溢者，犀角黃湯合銀翹散主之	血從上溢者
3-9	陽明斑者，化斑湯。陽明溫病，下後疹續出者，銀翹散去豆豉加細生地大青葉元參丹皮湯	下後疹續出者

加減銀翹散主治症狀及診治重點

條文	主治症狀	診治重點
2-35	舌白渴飲，咳嗽頻仍，寒從背起，伏暑所致，名曰肺瘧，杏仁湯主之。熱多昏狂，譫語煩渴，舌赤中黃，脈弱而數，名曰心瘧，加減銀翹散主之	咳嗽頻仍，寒從背起

3-10 陽明溫病，梔子柏皮湯、茵陳蒿湯

梔子柏皮湯治陽明溫病，不甚渴，腹不滿，無汗，小便不利，心中懊憹者，必發黃。

黃者受邪太重，邪熱與胃陽相搏，不得出汗，無法發汗熱必發黃。濕淫於內以苦燥之，熱淫於內佐以甘苦法。梔子清肌表解五黃，治內煩。黃柏瀉膀胱，療肌膚間之熱。甘草協和內外。三者色皆黃，以黃退黃同氣相求。

茵陳蒿湯治陽明溫病，無汗，或頭汗出，但身無汗，渴欲飲水，腹滿，舌燥黃，小便不利，必發黃者。茵陳蒿湯純苦急趨之方，發黃外閉，腹滿內閉，內外皆閉勢不可緩。苦性最急，以純苦急趨下焦。黃因熱結，瀉熱必瀉小腸。茵陳生長最速，高出眾草，主治熱結黃疸，故以之為君。梔子通水源利三焦，大黃除實熱減腹滿，而為佐。

茵陳蒿湯與梔子柏皮湯之治，差異在口渴與腹滿。梔子柏皮湯治口不甚渴，腹不滿，胃不甚實，不可下；茵陳蒿湯下趨大小便，治胃家已實，黃不得退，熱不得越。

茵陳蒿湯與梔子柏皮湯都有梔子，不一樣的是茵陳蒿湯有大黃，大黃瀉火而清胃，通導腸胃，治「頭汗出，身無汗，渴欲飲水，腹滿，舌燥黃」，多消化功能的問題。梔子柏皮湯有黃柏，黃柏瀉火而養腎，輕暢濕熱，治「不甚渴，腹不滿，心中懊憹者」，多泌尿系統的問題。汗之有無，與腹滿不滿是關鍵。

小博士 解說

肝臟分泌膽汁而儲於膽囊，食物進入胃由賁門與幽門控制食糜，會刺激膽囊分泌膽汁與胰臟分泌胰液到十二指腸。十二指腸把蛋白質（胺基酸）、碳水化合物（葡萄糖）全部吸收在絨毛的刷狀緣，絨毛透過肝門靜脈循環到肝臟儲藏。脂肪酸出現在上皮細胞中，由蛋白質包覆，從胸管送到左鎖骨下靜脈。營養素的吸收主要在小腸，小腸吸收後送到肝臟與心臟，心臟負責人體血液循環，葡萄糖則在肝臟吸收。

大部分食物經十二指腸（含空腸、迴腸）成為水溶性及單鎖脂肪酸，從血液走肝臟，經下腔靜脈回到右心房；脂肪性維生素與雙鎖脂肪酸則從乳糜池，經過淋巴胸管到左鎖骨下靜脈，經上腔靜脈回到右心房。所有的管道循環障礙影響到肝臟、膽囊或胰臟的運作，就可能出現黃疸，梔子柏皮湯助益水溶性及單鎖脂肪酸的生理作業，茵陳蒿湯助益脂肪性維生素與雙鎖脂肪酸的生理作業。

梔子柏皮湯、茵陳蒿湯之組成及煮服法

湯方	組成	煮服法
梔子柏皮湯 （苦兼甘苦法）	梔子五錢、生甘草二錢、 黃柏五錢（梔柏甘）	水五杯，煮取二杯，分二次 服。利小便
茵陳蒿湯 （純苦化法）	茵陳蒿六錢、梔子三錢、 生大黃三錢（茵梔軍）	水八杯，先煮茵陳減水之半， 再入二味，煮成三杯，分三次 服，以小便利為度

陽明溫病常用藥之組成及主治病症

藥方	組成	主治病症
茵陳蒿湯	茵陳、梔子、大黃	濕熱發黃，二便不利，頭汗出 腹滿口渴
梔子柏皮湯	梔子、黃柏	身熱發黃
三黃瀉心湯	大黃、黃芩、黃連（蜜丸 三黃丸）	心下痞熱，心氣不足，吐血衄 血
黃連解毒湯	黃連、黃芩、黃柏、梔子	一切火熱，表裡化盛，錯語不 眠
三補丸	黃芩、黃連、黃柏	喉嚨日益煩躁二便秘結，濕痰 夜熱

✚ 知識補充站

　　急性肝炎初期，會出現噁心、胸悶、食慾不振、便秘、尿量減少、發燒等症狀，之後才出現黃疸，茵陳蒿湯(茵陳、梔子、大黃)是最佳考量；茵陳蒿湯、三黃瀉心湯(大黃、黃芩、黃連)、梔子柏子皮湯(梔子、黃柏)，此三方延伸出來的黃連解毒湯(黃連、黃芩、黃柏、梔子)，主治「一切火熱，表裡俱盛，狂躁煩心，口燥咽乾，大熱乾嘔，錯語不眠，吐血衄血，熱甚發斑。」黃連、黃芩、黃柏合之為柏皮湯治三焦實熱，用粥丸(相當於科學中藥的澱粉製劑)名三補丸，治三焦火日益燥，二便秘結，及喉乾喉痰，夜熱；尤其適合夜間睡眠品質不良，與肝經脈(肝臟)及腦功能障礙者服用。

3-11 陽明溫病，冬地三黃湯

冬地三黃湯治陽明溫病，無汗，實證未劇，不可下，小便不利者。

冬地三黃湯，甘寒十之八、九，苦寒僅十之一、二耳，以三黃苦藥通小腸火腑；倍用麥冬甘寒以化熱結潤液乾，茵陳蒿湯、冬地三黃湯皆以「小便得利為度」。3-10茵陳蒿湯之純苦，只有用一次，或者再用一次，絕無反覆再用之理。

小便不通有三：膀胱不開者(淡滲之類，如五苓散等)、上游結熱者、肺氣不化者。溫熱之小便不通，無膀胱不開證，皆上游(以小腸為主)熱結與肺氣不化而然也。相對於攻伐之劑得效減後服或中病即止，如五承氣湯「先服一杯，不知再服」，桃仁承氣湯、抵擋湯等「得下利，止後服」，白虎湯「病退，減後服」，白虎加桂枝湯方「中病即已」等，均是為防耗傷正氣，中病即止，藥雖對症治病，但服用不得法還是有害。

冬地三黃湯方裡元參四錢、麥冬八錢、細生地四錢，加起來十六錢，此方仍以增液湯為主，以補藥之體，作瀉藥之用，既可攻實，又可防虛。黃連一錢、黃芩一錢、黃柏一錢，三黃加起來才三錢，銀花露、葦根汁和生甘草增進體液的循環，重用麥冬化胃絡熱結，滋潤體液乾枯，領導諸藥建大功。

冬地三黃湯的麥冬與地黃，全書共有15方，主要在中、下焦篇。比較其組成的異同，再觀覽主治病症的差異，更能心領神會。

上焦篇2方：5.玉女煎：知膏牛麥地；29.清營湯：元麥竹、翹犀連，銀丹地。

中焦篇6方：60.增液湯：元麥地；61.益胃湯：沙麥地玉冰；62.銀翹湯：銀翹竹，麥甘地；63.清燥湯：元麥地，知人；64.護胃承氣湯：元麥地，知丹大；75.冬地三黃湯：元麥地，連芩柏，銀葦甘。

下焦篇7方：144.救逆湯：龍牡，麥地膠芍甘；146.一甲復脈湯：牡，麥地膠芍甘；149.二甲復脈湯：鱉牡，麥地膠芍甘；150.三甲復脈湯：龜鱉牡，麥地膠芍甘；152.大定風珠：膠龜鱉牡雞，麻麥地芍甘味；162.竹葉玉女煎：竹知膏牛麥地；163.護陽和陰湯：參麥芍甘地。

小博士解說

有麥冬與地黃的15方中，5方有元麥地：60.增液湯(元麥地)、29.清營湯(元麥竹、翹犀連，銀丹地)、63.清燥湯方(元麥地，知人)、64.護胃承氣湯方(元麥地，知丹大)、75.冬地三黃湯(元麥地，連芩柏，銀葦甘)。

3-4「數日不大便，當下之，陰素虛不可行承氣，增液湯主之。服增液湯已，經過一天一夜仍不大便者，合調胃承氣湯微和之。」增液湯寓瀉於補，以補藥之體，作瀉藥之用，攻實又防虛。全書麥冬與地黃的15方中，5方中有元麥地，都有寓瀉於補之能。小青龍湯對心下濕寒而不大便者有效，腎氣丸對腰膝濕寒而不大便者有奇效，藥方原不是治不大便之方，卻有治不大便之能，重點是對症下藥。

元參味苦鹹微寒，通二便為君藥；麥冬甘苦微寒，治心腹結氣，能補能潤能通以為之佐；生地逐血痹，此三藥為冬地三黃湯之根本。

冬地三黃湯之組成及煮服法

湯方	組成	煮服法
冬地三黃湯（甘苦合化陰氣法）	麥冬八錢、黃連一錢、葦根汁半酒杯（沖）、元參四錢、黃柏一錢、銀花露半酒杯（沖）、細生地四錢、黃芩一錢、生甘草三錢（元麥地，連芩柏，銀葦甘）	水八杯，煮取三杯，分三次服，以小便得利為度

下後之症適用湯方之辨證及主治

湯方	辨證及主治
銀翹湯	脈浮的表症
清燥湯	脈不浮而數的裡症
護胃承氣湯	脈沉而有力的裡症（先服一杯，得結糞，止後服，不便，再服）
增液湯	脈沉而弱者、脈下甚沉或沉而無力的裡症
重點：「下後」適用湯方，應辨證其脈象、表症與裡症、邪實與內虛，因症施治	

溫病不大便之辨證施治

湯方	辨證及主治
承氣湯類	偏於陽邪熾甚，熱結之實證
增液湯	偏於陰虧液涸之半虛半實證，不可混施承氣，以增液湯代之
重點：溫病不大便，分熱結與液乾，從群方辨證，分而論之，參而合之，診治更精確	

✛ 知識補充站

「冬地三黃湯治陽明溫病，無汗，實證未劇，不可下」與3-5互相對照比較。下後欲作汗而脈浮，知不在裡而在表，銀翹湯。下後無汗而脈數，邪之未解可知，清燥湯方。下後邪脈沉而有力內實，護胃承氣湯方。下後脈沉而弱內虛，增液湯。

3-12 溫病小便不利者，淡滲不可與也。益胃、增液輩。復脈法

增液湯滋陰之中，又可瀉邪。益胃湯治熱傷胃陰。加減復脈湯復其津液。

三方治溫病小便不利者，有輕重緩急之異，從藥物的組成來看，三方都有麥地，增液湯有元參，益胃湯有沙參，通常復脈湯有人參，臨床診治時，可以斟酌調整。

溫病有四禁，淡滲、苦寒、暴食、承氣。

一、小便不利忌五苓、八正輩。熱病，有餘於火，不足於水，急滋水瀉火，不可淡滲動陽而燥津。

二、苦寒多攻下，瀉邪熱，解鬱火，溫病過用苦寒傷胃陽。

三、溫病下後熱退，餘焰尚存，須堅壁清野，不可立即進食，食者必復發；一日後緩緩進食，先取清之物，若稍重濁猶必復，勿令飽，飽則必復，復必重也。此溫病下後暴食之禁。

四、溫病下後脈靜，身不熱，舌上津回，十數日不大便，絕不可再服承氣，輕與承氣則肺燥而咳，脾滑而洩，熱反不除，渴反甚也，百日死。下焦復脈法治下後舌苔未盡退，口微渴，面微赤，脈微數，身微熱，日淺者增液輩。

下後不大便十數日，甚至二十日，乃腸胃津液受傷之故，不可輕易服用承氣，強為大便，只要復陰自能便也。大毒治病，十衰其六，但與存陰退熱，斷不誤事(下後邪氣復聚，大熱大渴，面正赤，脈躁甚，不在此例)。若輕與苦燥，頻傷胃陰，若肺氣不足，反為燥逼，焉得不咳？燥咳久者，必身熱而渴。若脾氣為快利所傷，必致滑洩，滑洩則陰傷而熱渴愈加。遷延三月，其病勢不能再拖延，故曰百日死也。

小博士 解說

《金匱要略》第四章，有關飲食消息的條文「瘧脈自弦，弦數者多熱，弦遲者多寒，弦小緊者下之差，弦遲者可溫之，弦緊者可發汗、針灸也，浮大者可吐之，弦數者風發也，以飲食消息止之。」並未出方，強調如此重病而不用藥，特出飲食二字可知。《傷寒論》362.「病人脈已解，而日暮微煩，以病新差，人強與穀，脾胃氣尚弱，不能消穀，故令微煩，損穀則愈。」損穀包括了消導的藥物、運動活動，以及少吃或短期內禁食(辟穀)。

交感神經、副交感神經與腸道神經系統 (ENS) 神經元組織圖

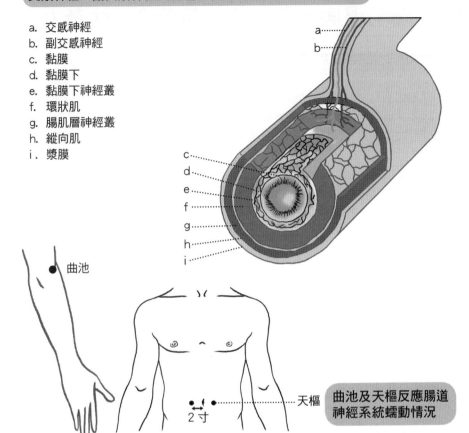

a. 交感神經
b. 副交感神經
c. 黏膜
d. 黏膜下
e. 黏膜下神經叢
f. 環狀肌
g. 腸肌層神經叢
h. 縱向肌
i. 漿膜

曲池

天樞

2寸

曲池及天樞反應腸道神經系統蠕動情況

✚ 知識補充站

　　控制消化道的副交感神經刺激腸道神經系統(ENS)，讓神經元活性化，使消化道的分泌與蠕動隨之亢進。控制消化道的交感神經抑制腸道神經系統的神經元，令消化道的分泌與蠕動隨之低下。腸道疾病與自律神經系統功能失調，互為因果，消化道大部分(負責消化與吸收)受控於第十對腦神經(迷走神經)的副交感神經；換句話說，盲腸與升結腸進行逆蠕動，反應在右天樞與左曲池。骶骨神經叢的副交感神經，控制大腸的後半部分(負責排泄)，即橫結腸、降結腸到S狀結腸的蠕動運動，反應在左天樞與右曲池。

　　壓按比較右天樞與左曲池，及左天樞與右曲池，其痠痛感反應較強烈的部位，即反應所屬腸道蠕動不良。大腸的後半部分的橫結腸、降結腸到S狀結腸蠕動過慢或停滯會便秘，蠕動過快會下利。如果盲腸與升結腸也一併蠕動過慢或過快，便秘或下痢的症狀將更形嚴重。

3-13 陽明溫病，雪梨漿、薄荷末、牛黃丸

雪梨漿沃之，治陽明溫病，渴甚者。

2-9太陰溫病，口渴甚者，雪梨漿沃之；吐白沫黏滯，時時頻服雪梨漿，屬甘寒救液法也。時時頻飲、沃之，有灌溉、澆水、滋潤之意。2-17「形似傷寒，但右脈洪大而數，左脈反小於右，口渴甚，面赤，汗大出者，白虎湯」，相較之下，雪梨漿之口渴甚，脈像是正常的。3-31瀉心湯治濕甚為熱，舌白口渴，或心下痛。4-33人參烏梅湯治久痢傷陰，口渴微咳。同樣口渴之癥，病因不同，症狀與治法也大異。「口渴甚」之程度，每位醫者在臨床辨診上也時有落差。

陽明溫病，下後微熱，舌苔不退者，薄荷末拭之。2-5桑菊飲組成中的桑葉、菊花、連翹、薄荷、杏仁等，治療溫熱，含嚥服飲能舒暢頭顱的血脈循環，尤其是在導靜脈出現循環不良之始，服之，效果更明顯。2-4銀翹散每服六錢，鮮葦根湯煎，香氣大出，即取服，亦是取香氣有穿透開竅之力。

雪梨漿時時頻飲，是針對口腔與胃腸黏膜缺少津液，屬於火氣大、口乾舌燥，或常常因吐舌舔舌，唾液黏滯。蘋果汁、木瓜牛奶汁、甘蔗汁等，都有類似的功效。薄荷末拭之，頻擦舌上，類似現代的龍角散與口舌錠，具養護口腔及上消化道機能之效果。

陽明溫病，斑疹、溫痘、溫瘡、溫毒、發黃、神昏譫語者，安宮牛黃丸主之。心居膈上，胃居膈下，雖有膜膈，其濁氣太甚，則亦可上乾包絡，且病自上焦而來，雪梨漿以芳香逐穢開竅為要也。2-24安宮牛黃丸脈實者銀花薄荷湯下。

風溫、溫熱、溫疫、溫毒、冬溫之在中焦，陽明病居多；濕溫之在中焦，太陰病居多，暑溫則各半。此諸溫不同之大關鍵也。

小博士解說

譫語，神志不清、胡言亂語，常由高熱引起，諸如謬妄。《內經·氣交變大論》「狂語邪熱亢盛，錯語神志清醒；鄭聲神志昏沉，重語無力，語聲低微，不相接續，心氣內積。」

人的容貌(表情、心情)、顏色(血液的色澤、精神狀況)、辭氣(口氣、態度、體況)，看病(診經脈)與人際(觀人脈)，都是從這三方面著眼溝通。在孔子年代，「鄭聲亂雅樂」、「韶樂盡善盡美」，是宮、商、角、徵、羽五音的時代。漢朝以後，「鄭聲」是重複語言，從醫學角度而言，話語一再重複是反應腦部氧氣不足，思緒無法清晰；或是人文修養不佳，才呢喃自語。

雪梨漿、安宮牛黃丸之組成及煮服法

湯方	組成	煮服法
雪梨漿（甘冷法）	梨大者一枚	薄切，新汲涼水內浸半日，時時頻飲
安宮牛黃丸	牛黃、鬱金、黃連、黃芩、梔子、犀角、雄黃各一兩，麝香二錢五分、梅片二錢五分、硃砂一兩、真珠五錢、金箔為衣一兩	共研為極細末，煉蜜為丸，每丸三克，金箔為衣，蠟護。脈虛者人參湯下。脈實者銀花薄荷湯下，每服一丸。大人病重體實者，日再服，甚者日三服，小兒服半丸，不知，再服半丸

《傷寒論》相關讝語之辨證及適用湯方

條文	辨證	適用湯方
	實則讝語，虛則鄭聲；鄭聲者，重語	
198.	脈沉而喘滿。沉為在裡，反發其汗，津液越出，大便為難，表虛裡實，久則讝語	
199.	陽明病，其人多汗，以津液外出，胃中燥，大便必硬，硬則讝語。若一服讝語止者，更莫復服	小承氣湯
200.	汗出讝語者，以有燥屎在胃中，此為風也。須下者，過經乃可下之。下之若早，語言必亂，以表虛裡實故也。下之愈	大承氣湯
201.	陽明病，讝語有潮熱，反不能食者，胃中必有燥屎五、六枚也；若能食者，但硬爾	大承氣湯
202.	下利讝語者，有燥屎	小承氣湯
203.	直視讝語，喘滿者死；下利者亦死	
204.	發汗多，若重發汗者，亡其陽。讝語，脈短者，死	
205.	發汗多，亡陽，讝語者，不可下，和其營衛，以通津液後自愈	柴胡桂枝湯

足三里、上巨虛、下巨虛放血是治療胃中燥要穴

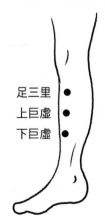

足三里
上巨虛
下巨虛

3-14 陽明暑溫，小陷胸湯加枳實。半夏瀉心湯去人參、乾薑、大棗、甘草加枳實、杏仁。小承氣湯各等分

小陷胸湯加枳實治脈洪滑，面赤身熱頭暈，不惡寒，但惡熱，舌上黃滑苔，渴欲涼飲，飲不解渴，得水則嘔，按之胸下痛，小便短，大便閉者，陽明暑溫，水結在胸也。

脈洪面赤，不惡寒，病已不在上焦矣。暑兼濕熱，熱甚則渴，引水求救。濕鬱中焦，舌上黃滑苔，水不下行，反來上逆，則嘔。胃氣不降，則大便閉。故以黃連、栝蔞清在裡之熱痰，半夏除水痰而強胃，加枳實者，取其苦辛通降，開幽門而引水下行也。

半夏瀉心湯去人參、乾薑、大棗、甘草加枳實、杏仁治陽明暑溫，脈滑數之氣痺。暑中熱甚去乾薑；非傷寒誤下之虛痞，去人參、乾薑、大棗、甘草，畏其助濕作滿。

小承氣湯各等分下之，治陽明暑溫，濕氣已化，熱結獨存，口燥咽乾，渴欲飲水，面目俱赤，舌燥黃，脈沉實者。暑兼濕熱，其有體瘦質燥之人，感受熱重濕輕之證，濕先從熱化盡(熱從濕來)，只餘熱結中焦，具諸下證，方可下之。

陷胸湯加枳實，治「按之胸下痛」，小便短，大便閉者。半夏瀉心湯去人參、乾薑、大棗、甘草加枳實、杏仁治不食不飢不飽，濁痰凝聚，「心下痞滿」。小承氣湯各等分治「不食不飢不飽」，濁痰凝聚，心下痞滿。分別是上消化道(黃連、栝蔞、枳實、半夏)、胃(半夏、黃連、黃芩、枳實、杏仁)及下消化道(大黃、厚樸、枳實)的症狀，三方都取枳實。

小博士 解說

溫病舌診為要(參考3-8、3-16、3-38)，濕熱薰蒸不一定是舌絳而兼有滑苔，舌苔與舌色望診，很難精準拿捏。舌黃有四條文：

2-6白虎湯治脈浮洪，舌黃渴甚，大汗面赤惡熱者。濕熱薰蒸不一定是舌絳而兼有滑苔，可能舌色灰滯，或舌淡黃而滑，或似是而非，舌苔與舌色望診，很難精準的拿捏。

3-8清營湯治陽明溫病，舌黃燥，肉色絳，不渴者，邪在血分，若滑者，不可與也，當於濕溫中求之。

3-14痞滿之症見舌黃燥方可議下(小承氣湯各等分下之)；舌黃而不燥仍可宣洩，小陷胸湯加枳實。

3-24三加減正氣散治穢濕著裡，舌黃脘悶，氣機不宣，久則釀熱。

湯方	組成	煮服法
小陷胸加枳實湯 （苦辛寒法）	黃連二錢、栝蔞三錢、枳實二錢、半夏五錢	急流水五杯，煮取二杯，分二次服
半夏瀉心湯去人參乾薑甘草加枳實杏仁 （苦辛寒法）	半夏一兩、黃連二錢、黃芩三錢、枳實二錢、杏仁三錢	水八杯，煮取三杯，分三次服。虛者復納人參二錢，大棗三枚
小承氣湯 （苦辛通法重劑）	大黃五錢、厚樸二錢、枳實一錢（軍樸實）	水八杯，煮取三杯，先服一杯，得宿糞，止後服，不知再服

《傷寒論》治心下痞諸方及其辨證

歸類	條文及診斷	適用湯方	主要症狀
心下痞不硬	92. 心下痞，惡寒者	桂枝湯	解表
		大黃黃連瀉心湯	攻痞
	93. 按之自濡，但氣痞耳	半夏瀉心湯	心下濡
	94. 心下痞，按之濡，其脈關上浮者	大黃黃連瀉心湯	關脈浮
	95. 心下痞，而復惡寒汗出者	附子瀉心湯	惡寒汗出
心下痞硬	96. 胃中虛，客氣上逆，故使鞕也	甘草瀉心湯	胃中虛
	97. 胃中不和，脅下有水氣，腹中雷鳴下利者	生薑瀉心湯	胃中不和
	98. 嘔而發熱者，柴胡證仍在者，復與柴胡湯	大陷胸湯	心下滿而硬痛
		半夏瀉心湯	心下滿而不痛
噫氣不除	99. 痞不解，其人渴而口燥煩，小便不利者	瀉心湯	心下痞
		五苓散	痞硬，渴而口燥煩，小便不利
	100. 利在下焦	赤石脂禹餘糧湯	不痞、利不止、小便不利
	101. 心下痞硬，噫氣不除者	旋覆代赭石湯	痞硬、噫氣不時
	102. 因得噦，所以然者，胃中冷故也	理中湯	噦

＋ 知識補充站

　　傷寒大便溏為邪氣未盡，不可通下。傷寒多熱邪，若可下之則宜猛。溫病大便溏為濕邪未盡，便硬方為無濕，也不可大攻。溫病多濕邪，若可下之則宜輕。

3-15 暑溫蔓延三焦，三石湯主之。加味清宮湯。紫雪丹與清宮湯

三石湯治暑溫蔓延三焦，舌滑微黃，邪在氣分而不在一經一臟，急清三焦為主，三焦以手太陰一經為要領，肺主一身之氣(胸腺)，氣化則暑濕俱化，且肺臟受生於陽明，故肺經之藥多兼走陽明(胸管)，陽明之藥多兼走肺。肺經通調水道下達膀胱，肺癆開則膀胱亦開，胃與膀胱皆在治中，則三焦俱備，助益改善消化系統的脂質營養送回心臟。

加味清宮湯治邪氣久羈歸血絡，舌絳苔少，熱搏血分者，手少陰一經為要領，心主一身之血(下腔靜脈)，協助循環系統將多餘的組織間液送回心臟。

2-11「神昏譫語者，清宮湯主之，牛黃丸、紫雪丹、局方至寶丹亦主之」，四個藥方有輕重緩急之辨，湯、丸、丹都可以互相取代。

2-30「濕溫邪入心包，神昏肢逆，清宮湯去蓮心、麥冬，加銀花、赤小豆皮，煎送至寶丹，或紫雪丹亦可」，湯與丹或丸一起服用。神昏肢逆比神昏譫語嚴重，肢逆表示血液循環有障礙，需要湯與丹或丸一起服用。

先與紫雪丹，再與清宮湯治神識不清，內竅欲閉熱邪盛，手厥陰一經為要領。紫雪丹開內竅而清熱最速，改善淋巴與免疫的生理作業。2-15「溫毒神昏譫語者，先與安宮牛黃丸、紫雪丹之屬，繼以清宮湯」，藥方先後服用有其序，先丹丸後湯。安宮牛黃丸、紫雪丹之屬多偏益乳糜池與胸管及上腔靜脈之運作，清宮湯則偏益肝門靜脈及下腔靜脈之循環。

小博士解說

吳鞠通啟發性教導學者，服用藥巧妙與否，要再三斟酌，才能獲得最佳療效。2-11「太陰溫病」對症下藥，服用藥沒有先後次序。2-15「溫毒」先服安宮牛黃丸、紫雪丹開竅，再服清宮湯治神昏。2-30「濕溫」神昏肢逆，以加減清宮湯服用至寶丹或紫雪丹。3-15「暑溫」神識清楚，加味清宮湯；神識不清，先服用紫雪丹開竅，再服用清宮湯清熱。

「三焦經脈散絡心包」，心包膜是包在心臟外的膜狀組織，其中有由淋巴液組成的心包膜液，作為緩衝與潤滑之用。「三焦經脈布膻中」，範圍含括胸腺與胸管所在胸骨柄後方；胸腺分泌胸腺素，促成T淋巴細胞成熟。參與淋巴與免疫系統之生理作業，主要屬於手厥陰經脈與三焦經脈循行範圍。

胸管起始於乳糜池，乳糜池位於第一腰椎前方，負責維持淋巴與免疫系統的正常作業，並將循環系統多餘的組織間液送回心臟，也將消化系統的脂質營養送回心臟，以手少陰一經為要領。

三石湯、加味清宮湯之組成及煮服法

湯方	組成	煮服法	方論辨證
三石湯	飛滑石三錢、生石膏五錢、寒水石三錢、杏仁三錢、竹茹二錢、銀花三錢（花露更妙）、沖金汁一酒杯、白通草二錢（膏寒滑，杏茹通金銀）	水五杯，煮成二杯，分二次溫服	微苦辛寒兼芳香法。肺病治法，微苦則降，過苦反過病所，辛涼所以清熱，芳香以敗毒化濁。三石乃紫雪丹中之君藥，清熱退暑利竅，兼走肺胃；杏仁、通草宣氣分，通草直達膀胱，杏仁直達大腸；竹茹通人之脈絡；金汁、銀花，敗暑中熱毒
加味清宮湯	清宮湯內加知母三錢、銀花二錢、竹瀝五茶匙（元麥竹，翹犀蓮，知銀瀝）	在清宮湯內沖入	苦辛寒法。加知母瀉陽明之熱而保肺；銀花敗毒而清絡；竹瀝除胸中大熱，止煩悶消渴，以治暑延三焦血分

溫病依證服用湯方的先後次序

條文	病症	藥方	先後次序
2-11	太陰溫病，神昏讝語	清宮湯、牛黃丸、紫雪丹、局方至寶丹	太陰溫病對症下藥，沒有服用的先後次序。 神昏多：清宮湯清熱 讝語多：牛黃丸、紫雪丹、局方至寶丹開竅
2-15	溫毒神昏讝語	安宮牛黃丸、紫雪丹，繼以清宮湯	溫毒，先服安宮牛黃丸、紫雪丹開竅，再服清宮湯治神昏
2-30	濕溫邪入心包，神昏肢逆	清宮湯去蓮心、麥冬，加銀花、赤小豆皮，煎送至寶丹，或紫雪丹亦可	濕溫病症更嚴重。 神昏肢逆：以加減清宮湯服用至寶丹或紫雪丹
3-15	暑溫蔓延三焦，邪氣久留，舌絳苔少，熱搏血分	加味清宮湯主之	暑溫神識清楚。 服用加味清宮湯
	神識不清，熱閉內竅	先與紫雪丹，再與清宮湯	暑溫神識不清。 先服用紫雪丹開竅，再服用清宮湯清熱

3-16 暑溫伏暑，杏仁滑石湯

　　杏仁滑石湯治暑溫伏暑，三焦均受，舌灰白，胸痞悶，潮熱嘔惡，煩渴自利，汗出溺短者。

　　三焦的「焦」有腐熟水穀的功能，亦即將食團變成食糜，轉換為營養的機制。西方醫學則以「焦」(膠)、「膜」泛指身體機能轉動的部位。奇靜脈系統包括奇靜脈、半奇靜脈、副半奇靜脈等。奇靜脈系統流布在後縱膈腔，蒐集胸腔、背部和上腹壁的靜脈血回上腔靜脈；奇靜脈通常從下腔靜脈分出來。奇靜脈連接上腔靜脈與下腔靜脈，一旦腹腔的下腔靜脈或門脈循環有礙或堵塞，即需透過奇靜脈系統回流上腔靜脈，所以腹腔與胸腔的「焦」(膠)、「膜」幾乎與奇靜脈系統如影隨形。

　　杏仁滑石湯治「舌灰白煩渴」，與2-25清絡飲加杏仁、薏仁、滑石湯治「舌白不渴」，兩方皆有杏仁與滑石，杏仁滑石湯之連芩清胃腸濕熱，清絡飲之西絲荷竹銀清經絡濕熱。

　　舌灰白胸痞悶與舌白脘悶，是臨床上常見的症狀，患者很容易將之混淆。「舌白胸痞，自利嘔惡，濕為之也」，潮熱煩渴，汗出溺短，熱為之也。熱處濕中，濕蘊生熱，濕熱交混，非偏寒偏熱可治，故以杏仁、滑石、通草，先宣肺氣，由肺而達膀胱以利濕，厚樸苦溫而瀉濕滿，芩、連清裡而止濕熱之利，鬱金芳香走竅而開閉結，橘、半強胃而宣濕化痰以止嘔惡，俾三焦混處之邪，各得分解矣。(1)3-14小陷胸湯加枳實治舌上黃滑苔，「渴欲涼飲」裡有熱。(2)3-22三香湯治濕熱受自口鼻，「不飢不食」裡有濕熱。(3)3-34厚樸草果湯治熱少濕多，舌白脘悶，「渴喜熱飲」裡有寒。三方各有偏勝，分而論之，參而合之，臨床上，更能精確對症下藥。

　　舌診是診察溫病的重要指標，但不能只依舌診就處方(參考3-8、3-14、3-34)，「舌白」之「不渴」、「渴飲」與「渴不多飲」等不同症狀，比較以下條文組成之異同，施治以適宜的湯方：2-25清絡飲加杏仁、薏仁、滑石湯治「舌白不渴」；2-35杏仁湯治「舌白渴飲」；3-23安宮牛黃丸治「舌白渴不多飲」；3-31瀉心湯治「舌白口渴」；4-35加味參苓白尤散治「舌白不渴」。

小博士解說

　　舌診對照條文內容，舌白不渴、舌白渴飲和舌白渴不多飲，症狀相似而施治湯方大不一樣；舌診確實顯現三焦的生理狀況，同樣是舌白口渴，如咳嗽頻仍，寒從背起，杏仁湯；如煩躁自利，身痛心下亦痛，則適宜瀉心湯。

病症	診治穴	所屬經脈	適用湯方
病胃脘當心而痛，上支兩脅	衝陽	胃經脈	瀉心湯輩
病胸中煩熱右胠滿，皮膚痛	尺澤	肺經脈	桂枝湯輩
病胕腫骨痛陰痹，腰脊頭項痛	太溪	腎經脈	鹿附湯輩
病頭痛，熱上皮膚痛	天府	肺經脈	銀翹散輩
病左胠脅痛，心脅暴痛	太衝	肝經脈	小柴胡湯輩
病厥心痛，胸脅胃脘不安	神門	心經脈	陷胸湯輩

杏仁滑石湯之組成及煮服法

湯方	組成	煮服法
杏仁滑石湯（苦辛寒法）	杏仁三錢、滑石三錢、黃芩二錢、橘紅一錢五分、黃連一錢、鬱金二錢、通草一錢、厚樸二錢、半夏三錢（杏滑橘鬱，夏連芩樸通）	水八杯，煮取三杯，分三次服

營養素吸收的機轉

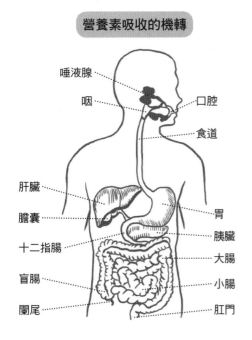
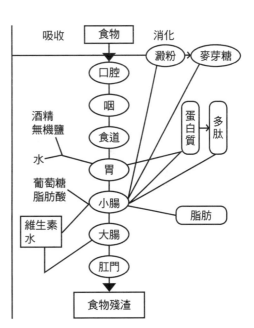

+ 知識補充站

　　胸腹腔之病變與肝膽運作機能息息相關。營養素由小腸吸收，經過一定的生理消化過程，從肝臟送到心臟，進入人體循環。肝足厥陰經脈屬肝絡膽，小腸手太陽經脈屬小腸絡心。小腸經脈負責將營養素輸送到肝臟與心臟。

　　盆膈膜屬於下焦，橫膈膜與盆膈膜之間屬於中焦與下焦，盆膈膜與排泄息息相關，橫膈膜控制主管呼吸的上焦，也操縱負責消化與吸收的中焦，兩者息息相應，相互影響。

3-17 濕之入中焦，傷脾胃之陽者十常八、九，傷脾胃之陰者十居一、二

中焦濕證分寒濕與熱濕，環境的溫度高低，常與風氣互動，春風暖化雨，冬風寒結冰。

夏月，溫度高濕度大，循環系統問題多，是容易中暑季節。冬月，溫度低濕度小，呼吸道症狀多，是中風季節。夏天暑熱氣旺、濕度高，濕度差也大，夏天的雷雨會使氣溫下降五、六度，濕度會急遽上升。節氣交換之際，早晚溫差也大，尤其是換季之交。

寒濕者，濕與寒水之氣相搏也，因濕水同類，其在天之陽時為雨露(雨水、穀雨、白露、寒露)，陰時為霜雪(霜降、小雪、大雪)，在江河為水，在土中為濕，體本一源，易於相合，最損人之陽氣。寒濕常是寒冷的感覺比較強烈，濕氣的感覺隨附上去，天寒地凍的地方多乾燥。冬寒溫度低、濕度小，人體喜溫不喜寒，寒濕為病的機會比熱濕相對低很多。

熱濕在長夏之際，盛熱蒸動濕氣流行。熱濕在人身濕鬱，本身陽氣久而生熱，兼損人之陰液。或由經絡(飲食)入臟腑，或由肺(呼吸)而入脾胃。或形寒飲冷，肺虛不能化氣。或酒客中虛，脾虛不能散津，客邪從表入，伏邪從內發也，內外相合致病。

傷脾陽在3-20苓薑朮桂湯治寒濕傷脾胃兩陽，或酒客濕聚。4-31茵陳白芷湯治酒客久痢無他證，飲食如故，痢久不止者。酒客濕熱下注，以風藥之辛，佐以苦味入腸，芳香滲淡也。蓋辛能勝濕而升脾陽，苦能滲濕清熱，芳香悅脾而燥濕，涼能清熱，淡能滲濕，濕熱去而脾陽升，痢自止矣。

熱濕在中焦則中焦不運而痞滿，傳下焦則洞洩腹痛。胃陽傷嘔逆不食，膈脹胸痛。脾胃兩傷，多濕久生熱，熱必傷陰，即濕火者是也。胃陰傷口渴不飢；脾陰傷舌先灰滑，後反黃燥，大便堅結。濕為陰邪傷人之陽也，多而常見；其傷人之陰乃勢之變，罕而少見。

小博士解說

溫熱與濕溫為《溫病條辨》兩大綱，溫熱從口鼻吸收，並無證，最忌辛溫發表。濕溫為三氣雜感，濁陰瀰漫，有寒有熱，傳變不一，要細察明辨，論濕溫方法較溫熱為多。

觀念上，熱證清之則癒，濕證宣之則癒，重者往往宣之未癒，待其化熱而後清，清而後癒。脾胃之陽者，泛指消化器官(胃腸)的蠕動功能；脾胃之陰者，則是消化附屬器官(肝膽與胰臟)的運作功能。濕之所傷，多從飲食方面失調開始。

期門穴、太衝穴是診治腸肝循環障礙之要穴

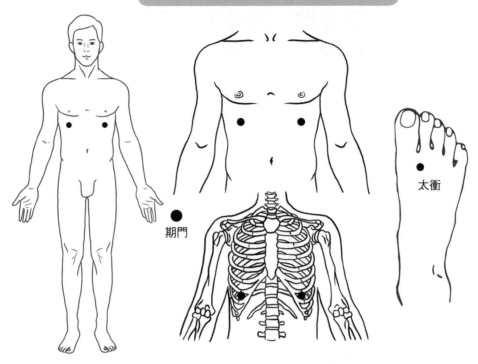

期門

太衝

> **✚ 知識補充站**
>
> 　　治濕者必須審病在何經何臟？兼寒兼熱，氣分血分，而出辛涼、辛溫、甘溫、苦溫、淡滲、苦滲之治，所投必效。若脾病治胃，胃病治脾，兼下焦只治中焦，脾胃不分，陰陽寒熱不辨，將見腫脹、黃疸、洞洩、衄血、便血，諸證蜂起。惟在臨證者細心推求，下手始有準則。蓋土為雜氣，兼證甚多，最難分析，豈可泛論濕氣而已。
>
> 　　肝乘脾名曰「縱」，是消化的問題，濕熱為多，刺期門與太衝可以改善。肝臟處理肝門靜脈收集來的營養，脾臟破壞老紅血球成為膽紅素，供給肝臟製造膽汁；肝臟分泌膽汁入膽囊，膽囊濃縮貯藏之，食飲之際，十二指腸開始消化吸收的時候，膽囊的膽汁、胰臟的胰液就會進入十二指腸，膽汁經腸肝循環於迴盲腸部分，吸收回歸肝門靜脈再回肝臟；簡而言之，腸肝循環出問題，就會造成脾臟的生理作業障礙，可以從期門與太衝來觸摸診斷與治療。

3-18 足太陰寒濕，半苓湯、四苓加厚朴秦皮湯、五苓散、四苓加木瓜草果厚樸湯、草果茵陳湯、茵陳四逆湯、椒附白通湯

足太陰寒濕之癥（證），其辨證及湯方適用：

一、半苓湯治足太陰寒濕，痞結胸滿，不飢不食。濕溫緊與寒濕相對，言寒濕而濕溫更易明析。半苓湯以半夏、茯苓培陽土以吸陰土之濕，厚樸苦溫以瀉濕滿，黃連苦以滲濕，重用通草以利水道，使邪有出路。

二、四苓加厚朴秦皮湯與五苓散治足太陰寒濕，腹脹，小便不利，大便溏而不爽，若欲滯下者，四苓加厚朴秦皮湯以四苓辛淡滲濕，使膀胱開而出邪，以厚樸瀉脹，以秦皮洗肝也。其或肝氣不熱，則不用秦皮，仍用五苓中之桂枝以和肝，通利三焦而行太陽之陽氣。

三、四苓加木瓜草果厚樸湯治足太陰寒濕，四肢乍冷，自利，目黃，舌白滑，甚則灰，神倦不語，邪阻脾竅，舌蹇語重。以四苓散驅濕下行，加木瓜以平木，厚樸以溫中行滯，草果溫太陰獨勝之寒，芳香而達竅，驅濁以生清也。脾陽鬱故四肢乍冷。濕漬脾而自利。目白精屬肺，足太陰寒則手太陰不能獨治，兩太陰同氣也，故目睛黃。白滑與灰，寒濕苔也。濕困中焦，則中氣虛寒，陽光不治，而心神昏倦而不語，舌蹇而語聲遲重。

四、草果茵陳湯治足太陰寒濕舌灰滑，中焦滯痞，茵陳四逆湯治面目俱黃，四肢常厥。濕滯痞結，非溫通而兼開竅不可，草果茵陳湯以草果為君。茵陳因陳生新，以之為佐。廣皮、大腹、厚朴，共成瀉痞之功。豬苓、澤瀉，以導濕外出。再加面黃肢逆，則非草果茵陳湯所能濟，茵陳四逆湯以四逆回厥，茵陳宣濕退黃。

五、附白通湯治足太陰寒濕，舌白滑，甚則灰，脈遲，不食不寐，大便窒塞，濁陰凝聚，陽傷腹痛，痛甚則肢逆。此足太陰寒濕，兼足少陰、厥陰證也。白滑灰滑，皆寒濕苔也。脈遲者，陽為寒濕所困，來去俱遲也。不食，胃陽痹也。不寐，中焦濕聚，阻遏陽氣不得下交於陰也。大便窒塞，脾與大腸之陽不能下達也。陽為濕困，返遜位於濁陰，故濁陰得以蟠踞中焦而為痛也；凡痛(不通則痛)皆邪正相爭之象，雖曰陽困，究竟陽未絕滅，兩不相下，故相爭而痛也(後凡言痛者倣此)。

小博士解說

《內經》「太陰所至發為瞋脹」，肺手太陰之氣不運，以致膀胱之氣無法轉化，造成小便不利。痞結胸滿之證，仲景列於太陰篇中，乃濕鬱積於脾陽，致使足太陰之氣不流通運行。脾臟病累及胃腑，痞結於中，故亦不能食。臨床上，太陽病用桂枝湯治療身痛不休，少陰病用四逆湯調理手足厥冷。

《傷寒論》413.頭痛發熱身疼痛，熱多欲飲水者五苓散；寒多不用水者理中丸。414.吐利止身痛不休者，桂枝湯小和之。415.既吐且利，脈微欲絕者，四逆湯。416.吐利汗出，四肢拘急，手足厥冷者，四逆湯。

足太陰寒濕適證湯方之組成及煮服法

湯方	組成	煮服法
半苓湯 （苦辛淡滲法）	半夏五錢、茯苓塊五錢、川連一錢、厚樸三錢、通草八錢（煎湯煮前藥）	水十二杯，煮通草成八杯，再入餘藥煮成三杯，分三次服
四苓加厚朴秦皮湯 （苦溫淡法）	茅朮三錢、厚樸三錢、茯苓塊五錢、豬苓四錢、秦皮二錢、澤瀉四錢	水八杯，煮成八分三杯，分三次服
五苓散 （甘溫淡法）	豬苓一兩、赤朮一兩、茯苓一兩、澤瀉一兩六錢、桂枝五錢	共為細末，百沸湯和服三錢，日三服
四苓加木瓜厚樸草果湯 （苦熱兼酸淡法）	白朮三錢、豬苓一錢五分、澤瀉一錢五分、赤苓塊五錢、木瓜一錢、厚樸一錢、草果八分、半夏三錢	水八杯，煮取八分三杯，分三次服。陽素虛者，加附子二錢
草果茵陳湯 （苦辛溫法）	草果一錢、茵陳三錢、茯苓皮三錢、厚樸二錢、廣皮一錢五分、豬苓二錢、大腹皮二錢、澤瀉一錢五分	水五杯，煮取二杯，分二次服
茵陳四逆湯 （苦辛甘熱複微寒法）	附子三錢（炮）、乾薑五錢、炙甘草二錢、茵陳六錢	水五杯，煮取二杯。溫服一杯，厥回止後服；仍厥，再服；盡劑，厥不回，再作服
椒附白通湯 （苦辛熱法複方）	生附子三錢（炒黑）、川椒二錢（炒黑）、淡乾薑二錢、蔥白三莖、豬膽汁半燒酒杯（去渣後調入）	水五杯，煮成二杯，分二次涼服
椒附湯	川椒（去目）、乾薑（生用）、附子（去皮臍，生用）各等分	為粗末。治驟然腹痛注下，或滑腸頻開，多有冷沫

＋ 知識補充站

　　椒附白通湯通和三焦之陽，急驅逐濁陰。乃仲景白通湯，與許學士椒附湯合方。苦與辛合能降能通，熱勝重寒而回陽。附子益太陽，補命門真火，助少陽火熱，行水自速。三焦通利，濕不得停而不痛，附子以為君。乾薑溫中逐濕痹，太陰經之本藥。川椒燥濕除脹消食，治心腹冷痛，乾薑川椒為臣。濁陰凝聚不散，有格陽之勢，故反佐以豬膽汁。蔥白由內而達外，中空通陽最速主腹痛，為之使。

3-19 陽明寒濕，附子理中湯去甘草加廣厚

附子理中湯去甘草加廣皮厚樸湯治陽明寒濕，舌白腐，肛墜痛，便不爽，不喜食。

九竅不和必與消化道有關，多有胃病。胃受寒濕所傷，則肛門墜痛，大便不爽；消化道失和，故不喜食。

組成中人參補陽明之正，蒼朮補太陰而滲濕，薑、附運坤陽以劫寒，蓋脾陽轉而後濕行，濕行而後胃陽復。去甘草，畏其滿中。加厚朴、廣皮，取其行氣。合而言之，辛甘為陽，辛苦能通之義。

治肛墜共六個湯方，中焦篇二個、下焦篇四個：

3-19附子理中湯去甘草加廣皮厚樸湯治「陽明寒濕」舌白腐，肛墜痛，便不爽，不喜食。臍旁二寸天樞穴，腹診左右兩側的天樞穴，右天樞穴較痛，關元穴也痛。

3-38加減小柴胡湯治「瘧邪熱氣，內陷變痢」，久延時日，脾胃氣衰，面浮腹膨，裡急肛墜。腹診左右兩側的天樞穴，右天樞穴較痛，右不容穴也痛。

4-27朮附湯治「濁濕久留」，下注於肛，氣閉肛門墜痛，胃不喜食，舌苔腐。腹診左右兩側的天樞穴，右天樞穴較痛，中脘穴也痛。

4-31斷下滲濕湯方治「久痢帶瘀血」，肛中氣墜，腹中不痛。腹診左右兩側的天樞穴，左天樞穴較痛，中極穴也痛。

4-32地黃禹餘糧湯治肛門墜而尻脈酸，「腎虛而津液消亡」。腹診左右兩側的天樞穴，左天樞穴較痛，中極穴也痛，左氣衝穴更痛。

4-34參茸湯治「痢久陰陽兩傷」，少腹肛墜，腰胯脊髀酸痛。腹診左右兩側的天樞穴，右天樞穴較痛，中極穴也痛，右氣衝穴更痛。六症依虛實，針灸、按摩絕骨穴與足三里穴，大有改善。

小博士 解說

「肛墜痛，便不爽，不喜食」，下重是肛門重墜的感覺，多伴見肛門管的肛門竇靜脈曲張，肛門管移行部1~1.5公分的帶狀區域稱為梳膜(梳狀肌)，梳狀肌將肛門分為近位(上)與遠位(下)，是血液的供給及還流的重要境界。梳狀肌遠位部分由髂內動脈分枝下直腸動脈供給血液，梳狀肌近位部分的肛門管與直腸一樣，由下腸間膜動脈分枝上直腸動脈供給血液。直腸梳狀肌上的肛門管靜脈血，從上直腸靜脈通過肝門靜脈系統回心臟，直腸梳狀肌下的肛門管靜脈血，從下直腸靜脈直接通過下腔靜脈回心臟。內肛門括約肌由自律神經控制，與直腸血液的供給及還流息息相關。外肛門括約肌是可以受大腦意識控制的，與臀部和腹部及下肢的肌肉群關係密切，尤其是腰大肌和腰方肌，問診「肛墜」感，要反覆思考生理與病理的交集關係。

附子理中湯去甘草加廣皮厚樸湯之組成及煮服法

湯方	組成	煮服法
附子理中湯去甘草加廣皮厚樸湯（辛甘兼苦法）	茅朮三錢、人參一錢五分、炮乾薑一錢五分、厚樸二錢、廣皮一錢五分、炮附子一錢五分（附薑朮參廣厚）	水五杯，煮取八分二杯，分二次服

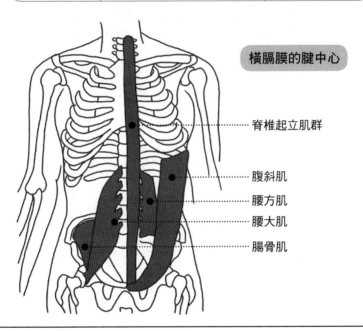

橫膈膜的腱中心

- 脊椎起立肌群
- 腹斜肌
- 腰方肌
- 腰大肌
- 腸骨肌

✚ 知識補充站

　　腰尻的問題與腰大肌和腰方肌關係密切，腰大肌和腰方肌帶領著其它腹部的肌肉群，尤其是腹外斜肌、腹內斜肌、腹橫肌、腹直肌等，最重要的是腹橫肌。《金匱要略》「腹重如帶五千錢，甘薑苓朮湯(腎著湯)主之」，橫膈膜在腰椎起始部的弓狀韌帶群，都覆蓋在腰大肌、腰方肌與肥厚的肌膜之下，「身勞汗出，衣裡冷濕，久久得之」，從外而內，傷損腹部肌肉群，才會產生「腎著之病，其人身體重，腰中冷，如坐水中」之症。

　　再者，橫膈膜右腳與食道裂孔、下食道括約肌息息相關，加上腰大肌與腰方肌構成橫膈膜的腱中心，這是開始吸氣時橫膈膜的起動區，出現問題的時候，「心下有痰飲，胸脅支滿，目眩，苓桂朮甘湯主之。短氣有微飲，當從小便去之，苓桂朮甘湯主之；腎氣丸亦主之。」苓桂朮甘湯助益肝門靜脈循環，與消化系統相關；腎氣丸則促進胸管與乳糜池的循環功能。

3-20 寒濕傷脾胃兩陽，苓薑朮桂湯、理中湯、五苓散、四逆湯、桂枝湯小和之。五苓散加防己桂枝薏仁

一、苓薑朮桂湯治寒濕傷脾胃兩陽，寒熱，不飢，吞酸，形寒，或脘中痞悶，或酒客濕聚。此兼運脾胃，宣通陽氣之輕劑也。《金匱要略》「腹重如帶五千錢，甘薑苓朮湯(腎著湯)主之。」兩方差異於桂枝與甘草。《金匱要略》「心下有痰飲，胸脅支滿，目眩，苓桂朮甘湯主之。短氣有微飲，當從小便去之，苓桂朮甘湯主之。」苓桂朮甘湯與苓薑朮桂湯也是差一味藥，兩方差異於生薑與甘草。

二、理中湯治霍亂之寒多，不欲飲水。濕傷脾胃兩陽，既吐且利，寒熱身痛，或不寒熱，但腹中痛，名曰霍亂，長夏最多，多與陽虛、寒濕凝聚有關。《金匱要略》原文，備錄於此。「胃陽不傷不吐，脾陽不傷不瀉，邪止不爭不痛，營衛不乖不寒熱。以不飲水之故，知其為寒多，主以理中湯(原文：理中丸，丸不及湯，蓋丸緩而湯速；且恐丸藥不精，故直改從湯)溫中散寒。人參甘草，胃之守藥；白朮甘草，脾之守藥；乾薑能通能守，上下兩洩者，故脾胃兩守之；且守中有通，通中有守，以守藥作通用，以通藥作守用。」

三、五苓散治霍亂之熱多，欲飲水。若熱欲飲水之證，飲不解渴，而吐瀉不止，則主以五苓。邪熱須從小便去，膀胱為小腸之下游，小腸火腑也，五苓通前陰，所以守後陰也。太陽不開，則陽明不闔，開太陽正所以守陽明也。理中湯與五苓散二湯皆有一舉兩得之妙。

四、四逆湯治吐利則脾胃之陽虛，汗出則太陽之陽亦虛；發熱者，浮陽在外也；惡寒者，實寒在中也；四肢拘急，脾陽不營四末；手足厥冷，中土濕而厥陰肝木來乘。病者四逆，湯善救逆，故名四逆湯。人參、甘草守中陽，乾薑、附子通中陽，人參、附子護外陽，乾薑、甘草護中陽，中外之陽復回，則群陰退避，而厥回矣。

五、桂枝湯小和之，治吐利止而身痛不休者，中陽復表陽不和，溫經絡而微和之。陽復表陽不和，溫經絡而微和之。

六、五苓散加防己桂枝薏仁治霍亂兼轉筋；寒甚脈緊者，再加附子。肝藏血，主筋，筋為寒濕搏急而轉，故於五苓治霍亂之中，加桂枝溫筋，防己急驅下焦血分之寒濕，薏仁主濕痹腳氣，治筋急拘攣。甚寒，脈緊，則非純陽之附子不可。

小博士解說

甘薑苓朮湯(腎著湯)暖胃，助益帶脈與腹橫肌，治「腰帶」沉重。苓桂朮甘湯和胃，助益督脈與腹直肌，治「胸脅」滿悶。苓薑朮桂湯暖和脾胃，治「脘中」痞悶。

寒濕傷脾胃兩陽適用湯方之組成及煮服法

湯方	組成	煮服法
苓薑朮桂湯 （苦辛溫法）	茯苓塊五錢、生薑三錢、炒白朮三錢、桂枝三錢	水五杯，煮取八分二杯，分溫再服
理中湯 （甘熱微苦法）	人參、甘草、白朮、乾薑各三兩	水八杯，煮取三杯，溫服一杯，日三服。加減法：若臍上築者，腎氣動也，去朮，加桂四兩。吐多者，去朮，加生薑三兩。下多者還用朮。悸者，加茯苓二兩。渴欲得水者，加朮，足前成四兩半。腹中痛者，加人參，足前成四兩半。寒者，加乾薑，足前成四兩半。腹滿者，去朮，加附子一枚。服湯後，如食頃，飲熱粥一升許，微自汗，勿發揭衣被。（此方分量及其後加減法，悉照《金匱要略》原文，用者臨證斟酌）
五苓散加減法	豬苓、澤瀉、白朮、茯苓、桂枝各三兩	腹滿者，加厚朴、廣皮各一兩。渴甚面赤，脈大緊而急，扇扇不知涼，飲冰不知冷，腹痛甚，時時躁煩者，格陽也，加乾薑一兩五錢。百沸湯和，每服五錢，日三服
四逆湯 （辛甘熱法，分量臨證斟酌）	炙甘草二兩、乾薑一兩半、生附子一枚（去皮）、加人參一兩	水五茶碗，煮取二碗、分二次服
五苓散加防己桂枝薏仁	五苓散內，加防己一兩、桂枝一兩半、足前成二兩、薏仁二兩。寒甚者，加附子大者一枚	杵為細末，每服五錢，百沸湯和，日三，劇者日三夜一，得臥則勿令服

✚ 知識補充站

　　苓薑朮桂湯、苓桂朮甘湯和甘薑苓朮湯等三方，都是運脾胃，宣通陽氣，臨床上，與五苓散可臨症適用。四君子湯補氣就是苓朮甘三味藥加人參，甘薑苓朮湯與苓桂朮甘湯都可改善胃腸功能，沒有發炎症狀，症狀多偏蠕動不良，重要的是可以改善胃與小腸的運作。苓桂朮甘湯與甘薑苓朮湯都有輕快的發汗效果，苓桂朮甘湯、腎氣丸、五苓散都有利尿作用，不同的是，腎氣丸與五苓散都有茯苓與澤瀉，利尿效果較大，進而改善腎、膀胱與大腸的生理機能。

　　仲景四逆湯原方無人參，吳鞠通獨加人參，理中湯寒多不飲水，較厥逆輕而用人參；吳鞠通認為四逆湯治諸陽欲脫，中虛更急，不用人參，何以固內！仲景治虛以裡為重，協熱下利，脈微弱者用人參；汗後身痛，脈沉遲加人參。此脈遲而利清穀，且不煩不咳，中氣大虛，元氣已脫，但溫不補，何以救逆！茯苓四逆治煩躁但用人參，通脈四逆湯亦無人參。吳鞠通意指治療急症，需知權變，用不用人參，當臨床依證斟酌。

3-21 乾霍亂，蜀椒救中湯，九痛丸。至寶丹 與湯藥

蜀椒救中湯或九痛丸治卒中寒濕，內挾穢濁，眩冒欲絕，腹中絞痛，脈沉緊而遲，甚則伏，欲吐不得吐，欲利不得利，甚則轉筋，四肢欲厥，俗名發痧，又名乾霍亂。

轉筋俗名轉筋火，常發生於夏月，夏月火令，病迅速如火，實乃伏陰與濕氣相搏；語亂者，先服至寶丹，再與蜀椒救中湯或九痛丸。

夏日濕蒸之時最多，或經絡受寒濕，則筋如轉索絞痛而厥，俗名發痧。古以錢幣或用磁碗口，蘸薑湯或麻油，刮其關節，肘之曲池，腕之大陵與內關，刮則血分，住則復合，數數分合，動則生陽，關節通而氣得轉，往往有隨手而癒者，刮處必現血點，紅紫如沙，故名痧也(刮痧)。刮後須十二時不飲水，方不再發。不然留邪在絡，稍受寒或發怒，則舉發矣。

蜀椒救中湯以大建中之蜀椒，急驅陰濁下行，乾薑溫中，去人參、膠飴者，畏其滿而守，加厚樸以瀉濕中濁氣，檳榔以散結氣，直達下焦，廣皮通行十二經之氣。故名救中湯，急驅濁陰，所以救中焦之真陽。

九痛丸扶正又驅邪，驅邪之功最迅速。前吐瀉之霍亂，有陰陽二證，乾霍亂則純有陰而無陽，所謂天地不通，閉塞而成冬。若語言亂，邪幹心包，以至寶丹，驅包絡之邪；兼治卒中惡，腹脹痛，口不能言；又治連年積冷，流注心胸痛，或冷衝上氣、落馬、墜車、血病等證皆主之。忌口如常法。《內經》五臟胃腑心痛，並痰蟲食積，為九痛也。心痛之因非風即寒，以乾薑、附子驅寒壯陽，吳茱萸降肝臟濁陰下行，生狼牙善驅浮風，巴豆驅逐痰蟲陳滯之積，人參養正驅邪，補瀉攻伐皆備，故治中惡腹脹痛等證。

小博士解說

針法，治病最速，取禍亦不緩，當於《甲乙經》中求之，非善針者，不可針也。《玉龍經》治乾霍亂取委中穴或委陽穴，世俗或用熱水急拍腿彎，令紅筋高起，刺之出血則癒。《內經·三部九候論》「必先度其形之肥瘦，以調其氣之虛實，實則瀉之，虛則補之。必先去其血脈而後調之，無問其病，以平為期。」

湯方	組成	煮服法
蜀椒救中湯（苦辛通法）	蜀椒三錢（炒出汗）、淡乾薑四錢、厚樸三錢、檳榔二錢、廣皮二錢（椒薑檳廣厚）	水五杯，煮取二杯，分二次服。兼轉筋者，加桂枝三錢、防己五錢、薏仁三錢。厥者加附子二錢
九痛丸（治九種心痛，苦辛甘熱法）	附子三兩、生狼牙一兩、人參一兩、乾薑一兩、吳茱萸一兩、巴豆一兩（去皮心熬碾如膏）（薑附參茱巴狼）	蜜丸梧子大，酒下，強人初服三丸，日三服，弱者二丸
走馬湯	巴豆二枚（去心皮熬）、杏仁二枚	二味以綿纏槌令碎，熱湯二合，撚取白汁飲之，當下。老小強弱量之
立生丹	母丁香一兩二錢、沉香四錢、茅蒼朮一兩二錢、明雄黃一兩二錢（蒼雄丁沉蟾）	為細末，用蟾酥八錢，銅鍋內加火酒一小杯，化開，入前藥末，丸綠豆大。每服二丸，小兒一丸，溫水送下。又下死胎如神。凡被蠍蜂螫者，調塗立效，惟孕婦忌之

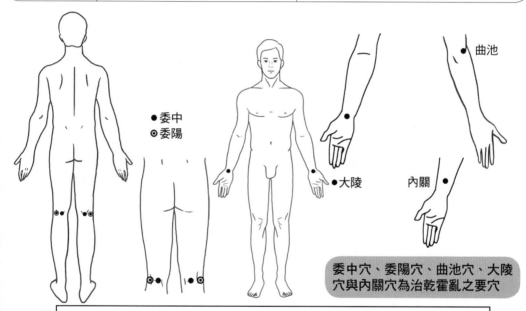

委中
委陽
曲池
大陵
內關

委中穴、委陽穴、曲池穴、大陵穴與內關穴為治乾霍亂之要穴

✚ 知識補充站

　　《外台》走馬湯治心痛、腹脹、大便不通中惡之證，俗謂絞腸痧，即穢臭惡毒之氣，直從口鼻，入於心胸腸胃臟腑，心痛腹脹，大便不通，是為實證。六淫侵入而有表裡清濁之分，用巴豆極熱大毒峻猛之劑，急攻其邪，佐杏仁以利肺與大腸之氣，使邪從後陰，一掃盡除，則病得愈，取通則不痛之義也。立生丹妙在剛燥藥中加芳香透絡，治傷暑、霍亂、痧證、瘧、痢、泄瀉、心痛、胃痛、腹痛、吞吐酸水，及一切陰寒之證、結胸、小兒寒痙。蟾乃土之精，物之濁而靈，其酥入絡，以毒攻毒，方又有所監製，故應手取效耳。獨勝散（馬糞）治絞腸痧，痛急指甲唇俱青，危在傾刻。

　　《醫方集解》治霍亂用陰陽水一法，協和陰陽，使不相爭。治乾霍亂用鹽湯探吐一法，閉塞至極之證，除針灸之外，莫如吐法通陽最迅速。

3-22 濕熱上焦未清，人參瀉心湯加白芍。三香湯

人參瀉心湯加白芍(參連芍，薑芍實)治濕熱上焦未清，裡虛內陷，神識如蒙，舌滑脈緩，人參瀉心湯治濕在上焦，或因中陽本虛，或因誤傷於藥，其勢必致內陷。

濕之中人，頭如戴帽子，目如煙霧瀰漫於前，熱令人昏而神識不清，此熱邪直入包絡，裡虛用人參護裡陽，白芍護真陰。濕陷於裡用乾薑、枳實之辛通；濕中兼熱用黃芩、黃連之苦降熱；此邪內陷不能還表，用通降從裡治。濕熱之證，從橫膈膜腱中心的下食道括約肌等組織開始，進而波及周圍臟器，影響全身各部位，最明顯的是下食道括約肌的賁門容易出狀況，常見心下滿而不痛之瘕，如心下痞、心下痞硬或心中痞硬而滿，以甘草瀉心湯或生薑瀉心湯或半夏瀉心湯主之；多是胃中消化功能不和諧，造成胃食道逆流而乾噫食臭，通常不會胃痛。人參瀉心湯加白芍用黃連、黃芩與枳實，去胃經脈濕熱，治神識如蒙，胃經脈起始於鼻眼之間，上行至額顱部，胃經脈平和順暢，濕熱已去則頭目清爽。

三香湯治濕熱受自口鼻，感染消化道與呼吸道，不飢不食，身體孔竅不靈通，三香湯證由上焦而來，使從上焦去之。病機尚淺，用薑皮、桔梗、枳殼微苦微辛開上焦之竅，山梔輕浮微苦清熱，香豉、鬱金、降香化中上焦之穢濁而開鬱。3-21以下焦為邪之出路，故用重；此條以上焦為邪之出路，故用輕；3-23乃三焦均受者，則用分消治法。3-8黃連黃芩湯治陽明溫病，乾嘔口苦而渴，尚未可下者，若不渴而舌滑，則要從濕溫中求之。黃連黃芩湯與三香湯兩方都有鬱金與香豉，分治乾嘔口渴與不飢不食。三香湯用栝蔞皮、香豉與枳殼，清肺經脈之穢濁，治機竅不靈，肺經脈起始於中焦，上行屬肺，終止於大拇指，肺經脈平和順暢，則肢節機竅皆靈活。

小博士解說

人參瀉心湯治濕在上焦，以下食道括約肌的生理運作範圍為主；下食道括約肌控制著胃的入口賁門，賁門就是橫膈膜的食道裂孔，橫膈膜腳收於食道裂孔的兩側，構成了下食道括約肌，食物從口腔吞嚥入胃時，下食道括約肌會稍微放鬆，讓食糜從食道進入胃，此時也暫停呼吸；換言之，負責吸氣的橫膈膜，不會因為吸氣而縮緊食道裂孔，但如果狼吞虎嚥將破壞此機制，日久必然造成胸悶(痹)或腹脹。此外，橫膈膜起始部是下位肋骨的韌帶，停止部是腰大肌與腰方肌的肥厚筋膜構成的腱中心，橫膈膜之上是心膜的纖維性心膜等(心包經脈與三焦經脈)，由於這些組織彼此牽連相關，其間很多生理作業，都會影響賁門的功能。

湯方	組成	煮服法
人參瀉心湯 （苦辛寒兼甘法）	人參二錢、乾薑二錢、黃連一錢五分、黃芩一錢五分、枳實一錢、生白芍二錢（參連芩，薑芍實）	水五杯，煮取二杯，分二次服，渣再煮一杯服
三香湯 （微苦微辛微寒兼芳香法）	栝蔞皮三錢、桔梗三錢、黑山梔二錢、枳殼二錢、鬱金二錢、香豉二錢、降香末三錢（鬱豉降梔蔞枳桔）	水五杯，煮取二杯，分二次溫服

大腸的分節運動與蠕動運動

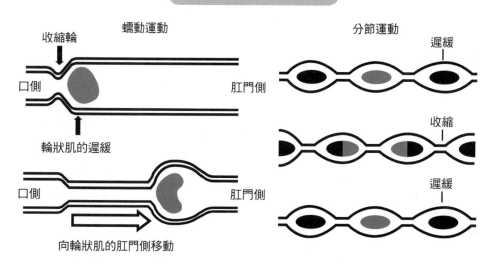

+ **知識補充站**

　　「酒客咳者，必致吐血，此因極飲過度所致」，酒客常從小酌開始，所謂貪歡，養成用酒取歡或解愁的習慣，酗酒成習後，宿醉傷及肝臟與腦部，同時下食道括約肌變鬆弛，造成胃食道逆流，出現胸口灼熱感，俗稱為燒心。只要腹脹與呼吸不順，即便是不喝酒，吃完飯後就躺或坐著休息，都會影響賁門(食道與胃的接連部位)與橫膈膜的運作。

　　胃食道逆流症與小腸吸收能力相關，小腸主要是以輪狀肌自動舒縮的分節運動為主，會有收縮和舒張的節律性運動，由於輪狀肌同時收縮，使得腸管上的食糜，分成許多節段；然後，收縮部分開始舒張，舒張部分開始收縮，反覆進行，混合食糜與消化液，消化產物得以被腸黏膜吸收。空腹時幾乎只有蠕動沒有分節運動，進食後分節運動逐漸增強，常在一段小腸內進行約二十分鐘，很少向前推進，類似胃內的食糜，由幽門向賁門會反覆推動幾十分鐘，才注入小腸；這種類似反芻的消化運動，要配合細嚼慢嚥的飲食習慣，否則將不利於胃腸消化，例如暴飲暴食、酗酒，都會傷害胃腸的節律性運動，進而出現胃食道逆流，嚴重者可能病化成惡性病變。

3-23 吸受穢濕，安宮牛黃丸。新制橘皮竹茹湯

安宮牛黃丸治吸受穢濕，三焦分佈，熱蒸頭脹，身痛嘔逆，小便不通，神識昏迷，先芳香通神利竅，續用淡滲分消濁濕，茯苓皮湯。

此證表裡經絡臟腑三焦，俱為濕熱所困，最畏內閉外脫。故急以牛黃丸宣竅清熱而護神明，但牛黃丸不能利濕分消，故繼以茯苓皮湯。

新制橘皮竹茹湯陽明濕溫，《金匱要略》氣壅為噦者橘皮竹茹湯，乃胃虛受邪之治，今治濕熱壅遏胃氣致噦，不宜用參、甘峻補，故改用柿蒂。柿子果實成熟於秋，得陽明燥金之主氣，柿子形狀多方形，治肺胃之病有獨道之勝。柿蒂乃柿子之歸束處，凡花皆散(宣通發散)，凡子皆降(降解)，凡降先收(收斂)，從生而散而收而降，皆一蒂為之，此治逆呃之柿蒂矣。

新制橘皮竹茹湯與橘皮竹茹湯，差異在柿蒂與棗參甘(大棗、人參、甘草)，柿蒂是丁香柿蒂湯(改善上食道括約肌功能)的主藥，棗參甘(大棗、人參、甘草)是半夏瀉心湯(改善食道括約肌功能)的主藥。

橘皮湯與橘皮竹茹湯都有橘皮與生薑，橘皮湯治有形無物之乾嘔噦，橘皮竹茹湯治有形有物之噦逆。橘皮湯下嚥即癒，治一時的小症狀，多是口腔黏膜組織與食道黏膜組織有症狀之始。橘皮竹茹湯一日分三次服用，治病程較久的大症狀，多屬胃腸問題，胃腸黏膜已經有相當程度的病狀。

橘皮湯與半夏乾薑散都治「乾嘔」，橘皮湯下嚥即癒，治乾嘔噦若手足厥，與頓服半夏乾薑散治乾嘔吐逆，大同小異。半夏辛溫，和胃健脾，補肝潤肺，除濕化痰，發表解鬱，對口咽與耳咽有效。橘皮辛苦溫，理氣，調中，燥濕，化痰，富含揮發油，香氣對鼻竇及鼻咽有開竅之效，橘皮、陳皮和青皮有不一樣的功效，但即便是平淡如食物的藥物，也不能久服，氣虛乏力的人也不宜。

小博士解說

噦者(俗稱為呃)，上焦2-31宣痺湯，中焦3-23新制橘皮竹茹湯，下焦4-6小定風珠。三焦各有一湯方。中焦(中段消化道)陽明實熱引起之噦，因導下之，消化道通則噦止，此非新制橘皮竹茹湯一方可以全治，需臨證斟酌之。

上焦2-31太陰濕溫，氣分痺鬱而噦者，宣痺湯主之。太陰濕溫喘促者，千金葦莖湯加杏仁、滑石主之。

陽明溫病，連聲噦者，中焦；噦聲斷續，時微時甚者，屬下焦。《金匱要略》「噦而腹滿，視其前後，知何部不利，利之即愈」，中焦實證之噦，噦必連聲緊促者，胃氣大實，逼迫肺氣不得下降，兩相攻擊而然。下焦虛證之噦，或斷或續，噦之來路遠。4-6小定風珠治既厥且噦(俗名呃噦)，溫邪久踞下焦，爍耗肝臟血液而為厥，擾衝脈與消化道而為噦。

茯苓皮湯、新制橘皮竹茹湯之組成及煮服法

湯方	組成	煮服法
茯苓皮湯 （淡滲兼微辛微涼法）	茯苓皮五錢、生薏仁五錢、豬苓三錢、大腹皮三錢、白通草三錢、淡竹葉二錢（二苓苡腹白竹）	水八杯，煮取三杯，分三次服
新制橘皮竹茹湯 （苦辛通降法）	橘皮三錢、竹茹三錢、柿蒂七枚、薑汁三茶匙（沖）（橘茹柿薑）	水五杯，煮取二杯，分二次溫服；不知，再作服。有痰火者，加竹瀝、栝蔞霜。有瘀血者，加桃仁

《金匱要略》第十七章半夏乾薑散等方之煮服法

湯方	組成	煮服法	辨證重點
半夏乾薑散	半夏、乾薑等分（半乾）	杵為散，取方寸匕，漿水一升半，煎取七合，頓服之	乾嘔，吐逆，吐涎沫
生薑半夏湯	半夏半升、生薑一升（夏薑）	水三升，煮半夏取二升，內生薑汁，煮取一升半，小冷，分四服，日三夜一服，嘔止、停後服	胸中似喘不喘，似嘔不嘔，似噦不噦，徹心中憒憒然無奈
橘皮湯	橘皮四兩、生薑半斤（橘薑）	水七升，煮取三升，溫服一升，下嚥即愈	乾嘔噦，若手足厥
橘皮竹茹湯	橘二升、竹茹二升、大棗三十枚、人參一兩、生薑半斤、甘草五兩（橘竹棗參薑甘）	水一鬥，煮取三升、溫服一升，日三服	噦逆

＋ 知識補充站

手掌心的色澤反應心臟與肝臟的生理機能，「手足中熱女勞疸」，肝膽相照，肝臟有狀況，手掌心會出現塊狀紅斑；膽囊有問題，手掌心則泛黃。然有人體質特殊，長期手心泛紅或泛黃。

現代望診，男人乳房大垂如女性，反應肝功能不佳。嗜酒者，酒多傷肝、胃與食道，造成「心中懊憹而熱，不能食，時欲吐，名曰酒疸。」

膽汁鬱滯會造成手心黃，膽鹽由小腸吸收，依肝門脈循環回肝臟，其中大部分在小腸後段，吸收回肝門脈。芳香通神利竅之藥有助此循環。其後的消化道吸收，直接從下腔靜脈回心臟，有問題者，以消導之劑為主。安宮牛黃丸，先以芳香通神利竅，續用淡滲分消濁濕；茯苓皮湯，即是改善腸肝循環的初期問題。

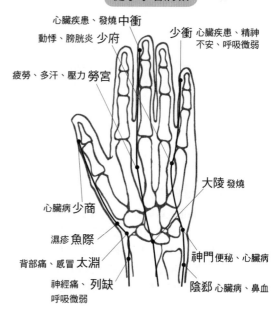

從手掌看病相

心臟疾患、發燒 中衝
動悸、膀胱炎 少府
少衝 心臟疾患、精神不安、呼吸微弱
疲勞、多汗、壓力 勞宮
大陵 發燒
心臟病 少商
濕疹 魚際
神門 便秘、心臟病
背部痛、感冒 太淵
陰郄 心臟病、鼻血
神經痛、列缺
呼吸微弱

3-24 三焦濕鬱，一加減正氣散。二加減正氣散。三加減正氣散。四加減正氣散。五加減正氣散

一、一加減正氣散(藿苓廣厚，神麥杏茵腹)治三焦濕鬱，升降失司，脘連腹脹，大便不爽。一加減正氣散與先安宮牛黃丸續用茯苓皮湯同為三焦受邪，安宮牛黃丸續用茯苓皮湯以分消開竅為急務，一加減正氣散以升降中焦為定法，各因見證之不同也。藿香正氣散(藿蘇大芷桔，平胃二陳湯)本苦辛溫兼甘法，一加減正氣散乃苦辛微寒法，去原方之紫蘇、白芷、甘、桔，此證以中焦為扼要，不必提上焦。以藿香化濁，厚朴、廣皮、茯苓、大腹瀉濕滿，加杏仁利肺與大腸之氣，神曲、麥芽升降脾胃之氣，茵陳宣濕鬱而動生髮之氣，藿香但用梗，取其走中不走外。茯苓用皮，諸皮皆涼，瀉濕熱獨勝。

二、二加減正氣散(藿苓廣厚，己通薏卷)治濕鬱三焦，脘悶，便溏，身痛，舌白，脈像模糊。一加減正氣散治中焦病重，以升降中焦為要。二加減正氣散治脘悶便溏之中焦證，與身痛舌白脈像模糊之經絡證，加防己急走經絡中濕鬱；便溏不比大便不爽，故加通草、薏仁，利小便所以實大便也；大豆黃卷從濕熱蒸變而成，能化蘊釀之濕熱，而蒸變脾胃之氣。

三、三加減正氣散(藿苓廣厚，杏滑)治穢濕著裡，舌黃脘悶，氣機不宣，久則釀熱。一加減正氣散以升降為主，二加減正氣散以急宣經隧為主。三加減正氣散以舌黃之故，預知其內已伏熱。久必化熱，而身亦熱矣，故加杏仁利肺氣，氣化則濕熱俱化，滑石辛淡而涼，清濕中之熱，合藿香所以宣氣機之不宣。

四、四加減正氣散(藿苓廣厚，神查果)治穢濕著裡，邪阻氣分，舌白滑，脈右緩。以右脈見緩之故，知氣分之濕阻，故加草果、楂肉、神曲，急運坤陽。使足太陰之地氣不上蒸手太陰之天氣也。

五、五加減正氣散(藿苓廣厚，腹穀蒼)治穢濕著裡，脘悶便洩，用藿香正氣散之香開；便洩而知脾胃俱傷，故加大腹運脾氣、穀芽升胃氣也。

小博士解說

藿香正氣散與五方加減正氣散都有藿苓廣厚，現代醫藥很發達，臨床上，養生調理時，藿香正氣散可暫代五方加減正氣散，或加減搭配其他藥方。學理上，三加減正氣散與四加減正氣散，應入前寒濕類中，以同為加減正氣散法，欲觀者知化裁古方之妙，故列於此。加減正氣散共有五方，加減各有不同，非絲絲入扣，不能中病。此五加減方強調不要有統治一切諸病之方，辨證清晰可見之時，處方下針就可以明白。

五方加減正氣散之組成及煮服法

湯方	組成	煮服法
一加減正氣散 （苦辛微寒法）	藿香梗二錢、厚樸二錢、杏仁二錢、茯苓皮二錢、廣皮一錢、神曲一錢五分、麥芽一錢五分、綿茵陳二錢、大腹皮一錢（霍苓廣厚，神麥杏茵腹）	水五杯，煮二杯，再服
二加減正氣散 （苦辛淡法）	藿香梗三錢、廣皮二錢、厚樸二錢、茯苓皮三錢、木防己三錢、大豆黃卷二錢、川通草一錢五分、薏苡仁三錢（藿苓廣厚，己通薏卷）	水八杯，煮三杯，三次服
三加減正氣散 （苦辛寒法）	藿香三錢（連梗葉）、茯苓皮三錢、厚樸二錢、廣皮一錢五分、杏仁三錢、滑石五錢（藿苓廣厚，杏滑）	水五杯，煮二杯，再服
四加減正氣散 （苦辛溫法）	藿香梗三錢、厚樸二錢、茯苓三錢、廣皮一錢五分、草果一錢、楂肉五錢（炒）、神曲二錢（藿苓廣厚，神查果）	水五杯，煮二杯，渣再煮一杯，三次服
五加減正氣散 （苦辛溫法）	藿香梗二錢、廣皮一錢五分、茯苓塊三錢、厚樸二錢、大腹皮一錢五分、穀芽一錢、蒼朮二錢（藿苓廣厚，腹穀蒼）	水五杯，煮二杯，日再服

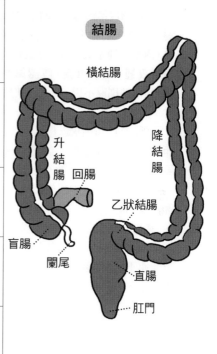

結腸

橫結腸

升結腸　回腸

降結腸

盲腸

闌尾

乙狀結腸

直腸

肛門

✚ 知識補充站

　　加減正氣散共有五方，加減正氣散都有藿香梗、廣皮、茯苓塊與厚樸等，再加二味到五味藥，藥量也輕。

　　1.一加減正氣散有調理大便排泄爽快與否的功能。橫結腸前接升結腸之轉彎區稱為肝彎，反應於右期門與右天樞，虛症為多。橫結腸後接降結腸，其轉彎區為脾彎，反應於左章門與左天樞，實症為多。

　　2.三加減正氣散(治氣機不宣)與四加減正氣散(治邪阻氣分)其藥效在於整腸。乙狀結腸上承接自降結腸，往下朝左彎，為最彎曲的一段結腸。乙狀結腸壁肌肉發達，收縮增加結腸內的壓力，推動糞便移動到直腸。

　　3.二加減正氣散(便溏)與五加減正氣散(便洩)其藥效在於調整排泄。直腸蠕動與肛門內括約肌放鬆的排便反射。但肛門外括約肌受大腦意識控制，如外界環境不宜則可抑制此反射，等待時機才進行排便動作。

3-25 脈緩身痛，黃芩滑石湯

黃芩滑石湯治脈緩身痛，舌淡黃而滑，渴不多飲，或竟不渴，汗出熱解，繼而復熱，內不能運水穀之濕，外復感時令之濕，發表攻裡，兩不可施，誤認傷寒，必轉壞證，徒清熱則濕不退，徒祛濕則熱愈熾。

脈緩身痛似中風，但脈不浮而沉，舌滑而不渴飲，非中風矣。《金匱要略》57.「夫風之為病，當半身不遂，或但臂不遂者，此為痺。脈微而數，中風使然。」59.「寸口脈遲而緩，遲則為寒，緩則為虛；營緩則為亡血，衛緩則為中風。」若是中風，汗出則身痛紓解，熱不發作。今汗出復熱，且濕屬陰邪氣留連不解，是濕熱相蒸。脾胃困於濕，內不能運水穀之濕；外受時令之濕，經絡亦困於濕。倘以傷寒發表攻裡之法，發表則表陽傷而成痙；攻裡則脾胃陽傷而洞洩寒中，必轉壞證也。濕(體液瘀滯)熱(管道損害)兩傷，不可偏治，以黃芩、滑石、茯苓皮清濕中之熱，蔻仁、豬苓宣濕邪，再加腹皮、通草，以宣氣利小便，氣化則濕化，小便利則熱自清矣。

《傷寒論》224.「脅下滿痛」而目及身黃，頭項強小便難，與小柴胡湯後必下重，表證多。225.「肢節煩疼」、微嘔心下支結柴胡桂枝湯，裡證多。226.胸脅滿微結，小便不利，渴而不嘔，但頭汗出，往來寒熱，心煩柴胡桂枝乾薑湯。脈細而沉陽微結，病在半表半裡宜柴胡桂枝湯，脈沉緊頭汗不出，純陰結純裡症宜柴胡桂枝乾薑湯，脈沉緊頭汗出非純裡症宜小柴胡湯得屎而解。

小博士 解說

黃芩滑石湯可改善早期機能性膽汁鬱滯問題，惟要配合良好的生活作息習慣。《金匱要略》「寸口脈浮而遲是虛勞，寸口脈浮而緩是風痺」與「四肢苦煩、脾(皮膚)色必黃，瘀熱以行」，可能是膽汁長期鬱滯於肝細胞至十二指腸之間的任何部位，引起黃疸。初期黃疸的症狀是疲憊不堪又睡不好，時而出現肝性口臭，時而刷牙牙齦會出血，皮膚和鞏膜呈淺黃或金黃色。如果皮膚變黃而鞏膜不黃，是維生素A與甲狀腺分泌失調；上眼瞼黃色腫與指甲邊汙濁，多見血脂肪代謝症候群；如果脛骨前側色素沉澱、皮膚潰瘍或下肢浮腫等症狀同時出現，或膽道胰腺、肝臟之病症已經十分嚴重，造血功能也大有問題。

這很大比例是肇因於生活作息長期不規律，以致造成傷損，尤其是機能性膽汁鬱滯，常發生於肝炎、酒精性肝臟損害、原發性膽汁性肝硬化、藥物損害等，妊娠期膽汁鬱滯亦屬之。至於結構性膽汁鬱滯，包括膽道結石、膽管狹窄、膽管癌、胰腺癌和胰腺炎等，在結構性異常之前，早已有機能性膽汁鬱滯的問題。反之，酒精性肝臟損害、藥物損害、妊娠期膽汁鬱滯等症狀，其多數肇因與早期機能性膽汁鬱滯與結腸功能異常有關。

黃芩滑石湯之組成及煮服法

湯方	組成	煮服法
黃芩滑石湯（苦辛寒法）	黃芩三錢、滑石三錢、茯苓皮三錢、大腹皮二錢、白蔻仁一錢、通草一錢、豬苓三錢（芩滑二苓蔻通腹）	水六杯，煮取二杯，渣再煮一杯，分溫三服

消化器官的消化吸收功能

臟器	功能
肝臟	分泌膽汁儲存於膽囊
胃	食物進入食道，賁門打開入胃，控制食糜經過幽門入十二指腸
膽囊	輸送膽汁到十二指腸
胰臟	分泌胰液輸送到十二指腸
十二指腸	十二指腸將蛋白質（胺基酸）、碳水化合物（葡萄糖）吸收，存放在絨毛的刷狀緣，透過肝門靜脈循環，送到肝臟儲藏。脂肪酸出現在上皮細胞中，由蛋白質包覆，與脂質維生素，從乳糜池與胸管運送到心臟，再經肝動脈送到肝臟儲藏
小腸（肝門靜脈）	非油質營養素的吸收，由小腸吸收，送入肝臟
小腸（乳糜池）	油質營養素的吸收，從乳糜池與胸管運送到心臟

✛ 知識補充站

　　脊髓損傷者，致消化系統最後一部分的結腸運作失常，無法正常排便。正常情形下，結腸吸收水和鹽後，將固體廢物排出體外。結腸中未完全吸收的物質，在細菌等微生物幫助下發酵；結腸具有吸收營養物質的機能，雖不如小腸，然而其吸收水分、鉀和一些脂溶性維生素還是很重要的，尤其對某些健康有危險者而言，可能就是救命因素。

　　大腸不產生消化酶，其他靈長類動物如猿猴等，牠們主要的養分來自於植物素材，因消化期程較慢，導致其腸系中結腸比例較大；人類長期茹素食者，其結腸比例也有類似的傾向，可以增進吸收營養素的效率。

3-26 陽明濕溫，小半夏加茯苓湯。半夏瀉心湯去人參、乾薑、大棗、甘草加枳實、生薑

小半夏加茯苓湯治嘔而不渴者，飲多熱少也，以小半夏加茯苓，逐其飲而嘔自止。

2-22兩太陰暑溫，咳而且嗽，咳聲重濁，痰多不甚渴，渴不多飲者，小半夏加茯苓湯再加厚樸、杏仁主之。《金匱要略》第十三章「194.嘔家本渴，渴者為欲解，今反不渴，心下有支飲故也，小半夏湯。196.卒嘔吐，心下痞，膈間有水，眩悸者，小半夏加茯苓湯。」既咳且嗽，痰涎復多，咳聲重濁，多是肺泡或下呼吸道發炎造成。症狀是不會很渴，即使渴也無法多喝，因消化道或呼吸道中有水氣滯留。暑溫而兼水飲者，以小半夏加茯苓湯，逐飲和中；再加厚樸、杏仁，利肺瀉濕，預治喘滿；水用甘瀾，取其走而不守，作用廣泛而動達。甘瀾水(又稱勞水)即把水放在盆內，用瓢將水颺起來、倒下，如此反覆多次，直到水面上有無數水珠滾來滾去即是。

半夏瀉心湯去人參乾薑甘草大棗加枳實生薑方治嘔而兼痞，熱邪內陷，與飲相搏，有固結不通之患，以半夏瀉心去參、薑、甘、棗之補中，加枳實、生薑之宣胃也。《金匱要略》「嘔而腸鳴，心下痞者，半夏瀉心湯。」《傷寒論》98.「柴胡證仍在者，復與柴胡湯。此雖已下之不為逆，必蒸蒸而振，卻發熱、汗出而解。若心下滿而硬痛者，此為結胸也，大陷胸湯主之。但滿而不痛者，此為痞，柴胡不中與之，宜半夏瀉心湯。」多見於食道與橫膈膜之間痙攣或胃腸黏膜蠕動不良，特別是賁門與胃底部分，半夏瀉心湯改善胸悶腹脹，診治以足三里穴為主，壓之，痠痛為虛，刺痛為實。

《金匱要略》「乾嘔而利者，黃芩加半夏生薑湯」，《傷寒論》348.「太陽與少陽合病，自下利者，與黃芩湯。若嘔者，黃芩加半夏生薑湯主之」，多見於食道與胃腸的蠕動不良，尤其是降結腸與乙狀結腸部分。黃芩加半夏生薑湯改善初期的胸悶腹痛，診治以絕骨穴為主，壓之，痠痛為虛，刺痛為實。

小博士解說

小半夏加茯苓湯和半夏瀉心湯去人參、乾薑、大棗、甘草加枳實、生薑，兩方差異在茯苓，與黃連、黃芩、枳實，前者淡滲利尿，後者清暢以通導利尿。

逐其飲而嘔自止，乃順暢消化道而已，於《金匱要略》第十七章：

275.嘔而胸滿者，吳茱萸湯(肝經脈)。

276.嘔而腸鳴，心下痞者，半夏瀉心湯(胃經脈)。

277.乾嘔而利者，黃芩加半夏生薑湯(膽經脈)。

278.諸嘔吐，穀不得下者，小半夏湯(胃經脈與膽經脈)。

279.嘔吐病在膈上，思水者，與之豬苓散(胃經脈與膀胱經脈)。

諸嘔吐，穀不得下者，小半夏湯，多見於食道與橫膈膜之間痙攣，特別是賁門與下食道括約肌鬆弛乏力。小半夏湯改善足陽明病與手陽明病，時而胸悶喉痹，以診治曲池穴為主，壓按之，痠痛為虛，刺痛為實。

陽明濕溫之證適用湯方之組成及煮服法

湯方	組成	煮服法
小半夏加茯苓湯	半夏六錢、茯苓六錢、生薑四錢（夏薑苓）	水五杯，煮取二杯，分二次服
半夏瀉心湯去人參乾薑甘草大棗加枳實生薑	半夏六錢、黃連二錢、黃芩三錢、枳實三錢、生薑三錢（夏連芩實薑）	水八杯，煮取三杯，分三次服。虛者復納人參、大棗

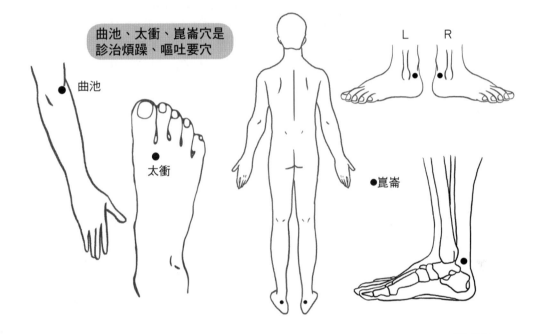

曲池、太衝、崑崙穴是
診治煩躁、嘔吐要穴

曲池

太衝

L R

崑崙

＋ 知識補充站

　　《傷寒論》「278.少陰病，吐利，手足逆冷，煩躁欲死者，吳茱萸湯。342.乾嘔吐涎沫，頭痛者，吳茱萸湯」，吳茱萸湯症狀幾乎表現在從頭到腳；病理上，多見於食道黏膜、橫膈膜及胃黏膜機能運作不良，體質虛弱、過勞、過度食飲寒涼者較易罹患。

　　治煩躁欲死者，吳茱萸湯可改善肝經脈循環，特別是「挾胃屬肝絡膽」與「督脈會於巔」，進而舒緩頭顱部血管循環障礙，以診治太衝穴為主，壓按之，痠痛為虛，刺痛為實。

　　嘔吐而思水者，豬苓散，多見於食道與胃腸蠕動不良，尤其是幽門與十二指腸部分循環不良。豬苓散改善足太陽病與足陽明病，時而渴嘔，以診治崑崙穴為主，壓按之，痠痛為虛，刺痛為實。

3-27 濕痹，宣痹湯。薏苡竹葉散

宣痹湯治濕聚熱蒸，蘊於經絡，寒戰熱熾，骨骱煩疼，舌色灰滯，面目萎黃，病名濕痹。

《內經·痹論》「風寒濕三者合而為痹」，《金匱要略》「濕熱則痹」；臨床辨證，以《金匱要略》補《內經》不足。痹因寒者多，痹兼熱者也不少。辨痹證分寒熱兩證，治痹證則虛實治法不同。寒痹病勢重但易治，熱痹病勢緩和但難治；實者單病易治，虛者兼病臟腑則難治，猶之傷寒兩感。宣痹湯治濕中生熱，舌灰目黃，邪在經絡，寒戰熱熾，痹證骨骱疼痛。若泛用治濕之藥，不知循經走絡，則罔效。

宣痹湯以防己急走經絡之濕，杏仁開肺氣之先，連翹清氣分之濕熱，赤豆清血分之濕熱，滑石利竅而清熱中之濕，山梔肅肺而瀉濕中之熱，薏苡淡滲而主攣痹，半夏辛平而主寒熱，蠶砂化濁道中清氣。痛甚加片子薑黃、海桐皮者，所以宣絡而止痛。2-31宣痹湯(枇通射鬱豉)治太陰濕溫，氣分痹鬱而噦者。(作者吳鞠通當時即有2方宣痹湯)

薏苡竹葉散(薏竹滑翹，芩蔻通)治濕鬱經脈，身熱身痛，汗多自利，胸腹白疹(汗斑)，內外合邪，純辛走表，純苦清熱，皆在所忌，辛涼淡法。宣痹湯治痹在經脈，薏苡竹葉散治臟腑亦有邪，汗多則表陽開，身痛則表邪鬱，表陽開而表邪不解必為風濕，寒邪汗解之，風(陽)邪汗不能解，濕(重濁之陰)邪雖有汗不解。有汗不解非風則濕，或為風濕相搏。自利者小便必短，白疹者，風濕鬱於毛竅之濕停熱鬱，以辛涼解肌表熱，辛淡滲裡濕，令表邪從氣化而散，裡邪從小便而去，雙解表裡之妙法。

3-28杏仁薏苡湯治風暑寒濕，肢體若廢。與3-27薏苡竹葉散，是寒濕與濕熱之不同，從組成可見異同，杏仁薏苡湯溫藥較多，去風暑寒濕，以治肢體若廢；薏苡竹葉散涼藥稍多，去濕以治身熱身痛。兩方皆有薏苡，因有濕氣之故。

小博士解說

濕家之為病，一身盡疼，發熱，身色如似薰黃。風病多在上，溫病多在下。濕之為病，或因外受濕氣，則一身盡痛，或因內生濕病，則發熱身黃；若內外同病，則一身盡痛發熱，身色如薰黃也。(1)濕家薰黃者，濕盛發黃，屬脾之瘀濕，故其色暗如煙薰。(2)傷寒熱盛之發黃，屬陽明之鬱熱，故其色明如橘子色。(3)同為太陽經中之病，而虛實施治不同。(4)痛風以汗之，風汗去痛；濕熱以利之，濕熱利去重，暍暑以消之，暍暑消去暑熱痛重。

宣痹湯、薏苡竹葉散之組成及煮服法

湯方	組成	煮服法
宣痹湯 （苦辛通法）	防己五錢、杏仁五錢、滑石五錢、連翹三錢、山梔三錢、薏苡五錢、半夏三錢（醋炒）、晚蠶砂三錢、赤小豆皮三錢（己杏薏滑夏，梔翹蠶赤）	水八杯，煮取三杯，分溫三服。痛甚加片子薑黃二錢，海桐皮三錢。備註：赤小豆乃五穀中之赤小豆，味酸肉赤，涼水浸取皮用。非藥肆中之赤小豆，藥肆中之赤豆乃廣中野豆，赤皮蒂黑肉黃，不入藥者也
薏苡竹葉散 （辛涼淡法，亦輕以去實法）	薏苡五錢、竹葉三錢、飛滑石五錢、白蔻仁一錢五分、連翹三錢、茯苓塊五錢、白通草一錢五分（薏竹滑翹，苓蔻通）	共為細末，每服五錢，日三服

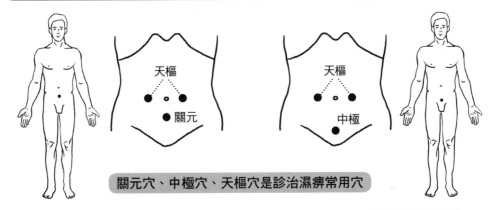

天樞 關元

天樞 中極

關元穴、中極穴、天樞穴是診治濕痹常用穴

＋ 知識補充站

　　類風濕關節炎，屬於自體免疫疾病，癒後可能造成心臟方面重大疾病，防治於先，對風與濕要有所認識。治風濕，在天氣晴明日，使其發汗，令汗微微似欲出狀，則風與濕俱去；如汗出當風，多風濕，身體必為腫脹。久傷取冷，多寒濕，必然小便不利，適宜利尿。

　　《金匱要略》「25.太陽病，關節疼痛而煩，脈沉而細（或緩），此名濕痹（中濕），濕痹之候，小便不利，大便反快，但當利其小便。26.濕家之為病，一身盡疼（或疼煩）發熱，身色如薰黃也。（《傷寒論397》）27.濕家，其人但頭汗出，背強，欲得被覆向火。若下之早則噦，或胸滿，小便不利（或利）。舌上如胎者，以丹田有熱，胸上有寒，渴欲得飲而不能，則口燥煩也（《傷寒論400》）。28.濕家下之，額上汗出，微喘，小便利（或不利）者死；若下利不止者，亦死（《傷寒論401》）。29.風濕相搏，一身盡疼痛，法當汗出而解；值天陰雨不止，汗之病不愈者，蓋發其汗，汗大出者，但風氣去，濕氣在，是故不愈。若治風濕者，發其汗，但微微似欲汗出者，風濕俱去也（《傷寒論403》）。」

　　濕痹之症，若六個手三陽大絡中，左、右手陽明大絡最塌陷，多見左、右天樞穴滯礙，其他四大絡不塌陷者，宣痹湯最佳。左、右手太陽大絡最塌陷，多見關元、中極穴滯礙，其他四大絡不塌陷者，薏苡竹葉散最佳。

3-28 風暑寒濕，杏仁薏苡湯。加減木防己湯

杏仁薏苡湯治風暑寒濕，雜感混淆，氣不主宣，咳嗽頭脹，不飢舌白。

肢體好像殘廢無法使喚，杏仁薏苡湯治風寒暑濕雜感混淆，以宣氣之藥為君。雨濕中寒邪，當變辛涼為辛溫。杏仁薏苡湯本應列入寒濕類，列於此，以其為薏苡竹葉散之對比。

加減木防己湯治暑濕痹，加減木防己湯為治痹之祖方。風勝則引(行痹)而吊痛掣痛，或上或下，四肢遊走作痛，加桂枝、桑葉。濕勝則腫(著痹)，加滑石、萆薢、蒼朮。寒勝則痛(痛痹)，加防己、桂枝、薑黃、海桐皮。面赤而自流口涎者重加石膏、知母。無汗者，加羌活、蒼朮。汗多者加黃耆、炙甘草。兼有痰飲者，加半夏、厚朴、廣皮。《內經·口問篇》「胃熱則廉泉開」、「飲食者，皆入於胃，胃中有熱則蟲動，蟲動則胃緩，胃緩則廉泉開，故涎下，補足少陰」，針刺補築賓穴、復溜穴。

痹證總以宣氣為主，鬱則痹，宣則通，加減木防己湯、杏仁薏苡湯、薏苡竹葉散與宣痹湯等四方，參考對照，可得治熱痹之梗概，不會受《內經》「風寒濕三者合而為痹」與《金匱要略》「濕熱則痹」之限，診治痹痛之症更見豁然寬廣。

杏仁薏苡湯與加減木防己湯都有杏仁、薏苡、防己、桂枝四味藥，杏仁薏苡湯的杏仁與薏苡各三錢、防己一錢五分、桂枝五分，加減木防己湯有防己六錢、桂枝三錢、杏仁四錢、薏仁三錢，四味藥的劑量相差約四倍。煮服法也不一樣，杏仁薏苡湯水五杯，煮三杯，渣再煮一杯，分溫三服，是白天服用；加減木防己湯水八杯，煮取三杯，分溫三服，見小效不即退者，加重服，日三夜一，是全天服用。藥味看來相似，臨床上施治相去甚遠。

小博士 解說

《金匱要略》「190.膈間支飲，其人喘滿，心下痞堅，面色黧黑，其脈沉緊，得之數十日，醫吐下之不愈，木防己湯(己參膏桂)主之。虛者即愈，實者三日復發，復與不愈者，宜木防己湯去治暑濕痹石膏加茯苓芒硝湯主之」。木防己湯促進奇靜脈循環，將右肋間靜脈、右支氣靜脈、半奇靜脈(右肋下靜脈、食靜脈、縱膈靜脈)、副半奇靜脈(左肋間靜脈、左支氣管靜脈、縱膈靜脈)、心膜靜脈等血液導出，並導入上腔靜脈；當下腔靜脈與肝門脈閉塞時，奇靜脈系統會將它們的血液還流入上腔靜脈。木防己湯促進奇靜脈循環，改善心下痞硬，相對影響肱臂靜脈、頸內靜脈之循環，進而改善面色暗黑。加減木防己湯是木防己湯去人參，加杏仁，滑石，白通草，薏仁等，治暑濕痹。

杏仁薏苡湯、加減木防己湯之組成及煮服法

湯方	組成	煮服法
杏仁薏苡湯 （苦辛溫法）	杏仁三錢、薏苡三錢、桂枝五分、生薑七分、厚樸一錢、半夏一錢五分、防己一錢五分、白蒺藜二錢（杏薏己桂，薑夏樸藜）	水五杯，煮三杯，渣再煮一杯，分溫三服
加減木防己湯 （辛溫辛涼複法）	防己六錢、桂枝三錢、石膏六錢、杏仁四錢、滑石四錢、白通草二錢、薏仁三錢（己膏桂，杏薏通滑）	水八杯，煮取三杯，分溫三服。見小效不即退者，加重服，日三夜一

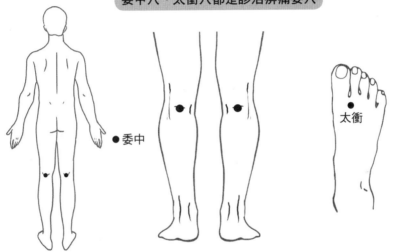

委中穴、太衝穴都是診治痺痛要穴

●委中

太衝

＋ 知識補充站

　　2014年6月18日東京《讀賣新聞》廣告頁裡，有再春館「痛散湯」治全身關節疼痛的廣告，此湯方只有麻黃、杏仁、薏苡仁、甘草、防己五味，能活絡經脈、臟腑氣血，進而「痛散」。由此可見，科學中藥用之恰當，效果亦令人稱奇。

　　以上五味藥在加減木防己、杏仁薏苡湯、薏苡竹葉散與宣痺湯等四方，都可以看到蛛絲馬跡。對照比較《傷寒論·痙濕暍病篇》風濕相搏之治，404.桂枝附子湯、白朮附子湯(桂枝去桂加白朮湯)與405.甘草附子湯，服法都是溫服，服量增加與服用次數，以「微汗」、「輕微麻痺狀」(胸部或肢節有麻麻的感覺，因人而異)或冒狀(頭微暈，藥眩，如針灸之得氣)為解。白朮附子湯與甘草附子湯，偏治寒濕痺痛。白虎加桂枝湯與白虎加蒼朮湯，也有發汗作用，偏治濕熱痺痛。治療疼痛，放血委中為上，針刺太衝也不落其後。

3-29 黃疸，二金湯、茵陳五苓散、杏仁石膏湯

濕熱不解，久釀成疸。

《金匱要略》有辨證三十五條，出治一十二方。先審黃之必發不發，在於小便之利與不利。疸之易治難治，在於口之渴與不渴。

再察瘀熱入胃之因，或因外並，或因內發，或因食穀，或因醋酒，或因勞色，有隨經蓄血，入水黃汗；上盛者一身盡熱，下鬱者小便為難；表虛裡虛，熱除作噦，火劫致黃。

脈弦脅痛，仍主以和(1)渴飲水漿，陽明化燥，急當瀉熱；(2)濕在上，以辛散，以風勝；(3)濕在下，以苦洩，以淡滲；(4)人如狂必蓄血，勢以必攻；(5)汗後溺白，自宜投補；(6)酒客多蘊熱，先用清中，加之分利，後必顧其脾陽；(7)女勞有穢濁，始以解毒，繼以滑竅，終當峻補真陰；(8)表虛者實衛，裡虛者建中；(9)入水火劫，以及治逆變證，至寒濕在裡之治，陽明篇中，惟見一則，不出方論，指人以寒濕中求之。

一、二金湯治夏秋疸病，濕熱氣蒸，外乾時令，內蘊水穀，必以宣通氣分為要，失治則為腫脹。由黃疸而腫脹者，此為苦辛淡法。二金湯揭疸病之由，與治疸之法，失治之變，又因變制方之法也。茵陳五苓散是黃疸氣分實證通治之方也。

二、茵陳五苓散治諸黃疸小便短者，此為黃疸氣分實證。胃為水穀之海，營衛之源，風入胃家氣分，風濕相蒸，是為陽黃；濕熱流於膀胱，氣鬱不化，則小便不利，當用五苓散宣通表裡之邪，茵陳開鬱而清濕熱。

三、杏仁石膏湯治黃疸脈沉中痞噁心，便結溺赤，病屬三焦裡證。茵陳五苓散兩解表裡，杏仁石膏湯統治三焦，有一縱一橫之意。杏仁、石膏開上焦，薑、半開中焦，枳實則由中驅下矣，山梔通行三焦，黃柏直清下焦。凡通宣三焦之方，皆扼重上焦，以上焦為病之始入，且為氣化之先，雖統宣三焦之方，而湯則名杏仁石膏。

小博士 解 說

二金湯消導肝膽、胰臟和胃腸，茵陳五苓散通利膀胱經脈，杏仁石膏湯通導腹腔循環滯礙，茵陳四逆湯溫導腹腔循環之寒滯。

「不必分五疸」為治黃之扼要，力辨陰陽，遵仲景寒濕之旨，茵陳四逆湯(茵甘薑附)之治陰黃一證，無不應手取效。治陰黃(補行間，太衝)一證，寒濕相搏，純陰之病，療以辛熱無疑。始即寒濕，陽明轉燥而為陽證者，即從陽黃(瀉絕骨、垢墟)治之，方雖不出，法已顯然。

湯方	組成	煮服法
二金湯 （苦辛淡法）	雞內金五錢、海金沙五錢、厚樸三錢、大腹皮三錢、豬苓三錢、白通草二錢（雞海腹厚通豬）	水八杯，煮取三杯，分三次溫服
茵陳五苓散 （五苓散系苦辛溫法，今茵陳倍五苓，乃苦辛微寒法）	茵陳末十分、五苓散五分（茵二苓朮瀉桂）	共為細末，和勻，每服三錢，日三服《金匱要略》方不及備載，當於本書研究，獨採此方者，以其為實證通治之方，備外風內濕一則也
杏仁石膏湯 （苦辛寒法）	杏仁五錢、石膏八錢、半夏五錢、山梔三錢、黃柏三錢、枳實汁三茶匙（沖）、薑汁三茶匙（沖）（杏膏夏薑，柏梔枳）	水八杯，煮取三杯，分三次服
冬地三黃湯 （甘苦合化陰氣法）	麥冬八錢、黃連一錢、葦根汁半酒杯（沖）、元參四錢、黃柏一錢、銀花露半酒杯（沖）、細生地四錢、黃芩一錢、生甘草三錢（元麥地，連芩柏，銀葦甘）	水八杯，煮取三杯，分三次服，以小便得利為度

行間、太衝、絕骨、坵墟穴是診治濕證要穴

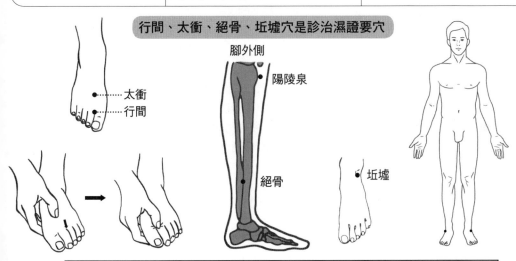

腳外側

太衝

行間

陽陵泉

絕骨

坵墟

＋ 知識補充站

　　日夜顛倒、酗酒和房（女）勞是黃疸主因。膽汁鬱滯分內源性和外源性，前者如肝炎、酒精性肝臟損害、原發性膽汁性肝硬化、藥物損害、妊娠期膽汁鬱滯；後者如膽道結石、膽管狹窄、膽管癌、胰腺癌和胰腺炎。

　　隨著黃疸染黃程度與疾病嚴重程度，會加重症候群：(1)意識狀態不清楚、(2)貧血、(3)出血傾向、(4)瘡疹皮膚潰瘍、(5)蜘蛛狀血管瘤、(6)手掌心紅斑塊、(7)女性化乳房、(8)翹腕手掌指震顫、(9)浮腫、(10)指甲變化、(11)肝性口臭、(12)日夜顛倒、(13)計算低下、(14)牙齦出血、(15)上眼瞼黃色腫、(16)脛骨前面色素沉澱、(17)皮膚角質化、(18)下肢浮腫。

3-30 素積勞倦，連翹赤豆飲煎送保和丸

連翹赤豆飲、煎送保和丸治素積勞倦，再感濕溫，誤用發表、身面俱黃，不飢溺赤。

二金湯主治由黃而變他病，連翹赤豆飲、煎送保和丸則治他病而變黃，證係兩感，用連翹赤豆飲以解外(或柴胡桂枝湯)，保和丸以和中(或五積散)，將濕溫、勞倦、治逆，一齊解散。保和丸苦溫而運脾陽，行在裡之濕；陳皮、連翹由中達外，亦是行濕。經云：勞者溫之。人的動作，皆仰賴陽氣而行動，積勞傷陽。困勞而倦者，四肢倦怠者；脾主四肢，脾陽傷，則四肢倦而無力。肺(呼吸)屬金而主氣，氣者陽也；脾(飲食)屬土而生金，陽氣雖分內外，其實是一氣之轉輸。勞雖自外而來，外陽既傷，則中陽不能獨力運作，中陽不運，人是賴食濕以維生，反被食濕所困。古人善治勞者，前者有仲景，後則有東垣，均從此處著手治療。

黃疸、口渴、尿少、便秘、胸內苦悶、心胸更悶、上腹部輕微脹滿急性肝炎，初期不一定有黃疸，若有也是輕度，但多見噁心、食慾不振、便秘、尿量減少、發燒。黃疸、腹滿、胸脅苦滿、心中懊憹熱痛、噁心、嘔吐、口渴、尿不利宜梔子大黃湯，若肝腫脹、胸脅苦滿則大柴胡湯與茵陳蒿湯分用。若便祕先用茵陳蒿湯，再用梔子柏皮湯。《傷寒論》枳實梔子豉湯治「大病致勞後，若有宿食加大黃」，《金匱要略》將之命名為梔子大黃湯治「酒黃疸，心中懊憹或熱痛」，總是吃多喝多，酒又戒不掉，只有用治勞後與酒黃疸的藥方來改善肝、膽、胰臟的功能運作，晚上以小建中湯與黃耆建中湯調理長期的虛勞。

連翹赤豆飲與保和丸，臨床上，分開運用別具一格，保和丸對於常常在外面吃漢堡為主的孩童，有助改善過食麩質食物的體質，特別是飲食習慣不良、暴飲暴食的學童，導致睡眠品質很差，睡前單服保和丸，喝多可樂類飲料而臉色難看，可以搭配茵陳五苓散。

小博士解說

素積勞倦日久，需要專翕大生膏，通補奇經丸、天根月窟膏、三甲復脈三方、大小定風珠二方等治肝腎陰傷之極，是從腸道的吸收與傳導著手，鎮肝(穩定消化器官的運作)息風(安定情緒的問題)，來改善受肝腦失調所影響的腦中樞運作。大小定風珠二方起源於《傷寒論》292.「少陰病心中煩，不得臥，黃連阿膠湯」，最妙處在雞子黃(完全蛋白質)其氣焦臭補心，其味甘鹹補腎；雞子黃合阿膠能預防內風震動，養益肝腦，大小定風珠二方是過勞者的救命雙寶。

連翹赤豆飲、保和丸之組成及煮服法

湯方	組成	煮服法
連翹赤豆飲 （苦辛微寒法）	連翹二錢、山梔一錢、通草一錢、赤豆二錢、花粉一錢、香豆豉一錢（連赤花，通梔豉）	煎，服用時加保和丸三錢同服
保和丸 （苦辛溫平法）	山楂、神曲、茯苓、陳皮、蘿蔔子、連翹、半夏等分（陳苓夏萊曲楂翹）	打糊為丸，每服三錢

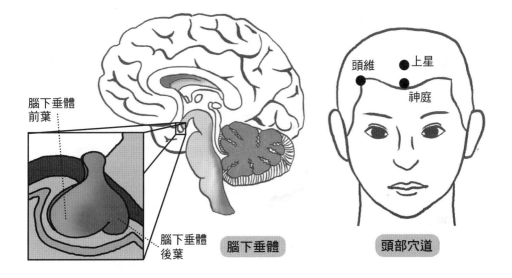

腦下垂體前葉

腦下垂體後葉

腦下垂體

頭維　上星

神庭

頭部穴道

✛ 知識補充站

　　過勞的人，覺得很累、很煩時，常常會想抓頭，因抓頭有導出板障靜脈與導靜脈氣血作用，可清神醒腦、舒緩疲勞。腦下垂體在腦中，體積約只有一顆黃豆大，功能則會展現在額頭。天庭發黑或額頭發黑，反映腦下垂體的功能有礙，平時即可多按壓頭上五行二十五穴，額前有神庭穴，往上接著為上星穴、顖會穴。

　　同時，該休息就要休息，才能造出好血，並減少心肌梗塞的機率。心為五臟六腑之海（萬脈朝宗），心臟輸送血液給所有器官包括腦部。心臟本身沒有造血功能，造血功能主要在骨頭及骨髓；腎與肝有造血的前驅因素，會到骨髓中造血。睡眠時心肌會充滿血液以養益心臟，因此經常熬夜，持續透支體力的人，心肌會疲憊。心肌梗塞大多因心肌疲憊引起，會疲憊到什麼程度因人而異，但腦力過度透支的人，心肌梗塞機會肯定更大。

3-31 濕甚為熱，瀉心湯。蒼朮白虎湯加草果。草果知母湯

瀉心湯治濕甚為熱，瘴邪痞結心下氣分，舌白口渴，煩躁自利，初身痛，繼則心下亦痛。

《傷寒論》治上部聲喝以甘草瀉心湯為代表的瀉心湯群，對症下藥就可以改善黏膜相關淋巴組織(MALT)的症狀，如口瘡、陰瘡，主要是改善消化道的黏膜功能，包括「舌白口渴，煩躁自利」。

蒼朮白虎湯加草果治瘡家濕瘴。《金匱要略》謂瘡家忌汗，發汗則病痓。瘡者血脈間之病，心主血脈，血脈必虛而熱後成瘡；成瘡以後，瘡膿係血液所化，汗為心液，再發汗傷其心液必成痓，故以白虎辛涼重劑，清陽明之熱濕，由肺衛而出；加蒼朮、草果，溫散脾中重滯之寒濕，亦由肺衛而出。胃陽清以石膏、知母之辛涼；肺脾陰溫以蒼朮、草果之苦溫；適合臟腑之宜，矯其一偏之性而已。

2-20手太陰暑溫，或已經發汗，或未發汗，而汗不止，煩渴而喘，脈洪大有力，白虎湯；脈洪大而芤，白虎加人參湯；身重者，濕也，白虎加蒼朮湯。2-34溫瘴，白虎加桂枝湯先服一碗，得汗為度，不知再服，知後仍服一劑，中病即已。

草果知母湯治背寒，胸中痞結，瘴來日晏，邪漸入陰。是素積煩勞，未病先虛，伏邪無法解散，正陽虛弱，邪熱固結。以草果溫太陰獨勝之寒，知母瀉陽明獨勝之熱，厚樸佐草果瀉中焦之濕蘊，合薑、半而開痞結，花粉佐知母而生津退熱；脾胃兼病，最畏肝病來犯，烏梅、黃芩清熱和肝；瘴來日晏，邪欲入陰，所以升之使出者，全賴草果(俗以烏梅、五味等酸斂，是知其一，莫知其它。草果酸味秉厥陰之氣，居五味之首，與辛味合用，開發陽氣最迅速，觀小青龍湯自知)。草果知母湯即達原飲去檳榔，加半夏、烏梅、薑汁，治中焦熱結陽陷之證。先識其所以然，後增減古方之藥品分量，自有知其所以然之準的！(素積勞倦與素積煩勞，差異於未病不虛與未病先虛。)

小博士解說

《內經·憂恚無言篇》「咽喉者水穀之道路，喉嚨者氣之所以上下者也。卒然憂恚而言無音，兩瀉其血脈，濁氣乃辟。」原文是針刺腎足少陰之絡金津玉液，即舌下的兩條靜脈，兩瀉其瘀滯之血脈，可順暢咽扁桃體與咽喉的淋巴小結，進而改善咽喉與喉嚨的氣血循環。咽喉是水穀道路的食道，喉嚨是氣之所以上下的氣管，2-30銀翹馬勃散治濕溫喉阻；咽痛是喉嚨(氣管)堵塞，與咽喉(食道)疼痛，是呼吸道或消化道疾病造成。

濕甚為熱常用湯方之比較

湯方	組成	煮服法
半夏瀉心湯去乾薑甘草加枳實杏仁（苦辛寒法）	半夏一兩、黃連二錢、黃芩三錢、枳實二錢、杏仁三錢（夏連芩實杏）	水八杯，煮取三杯，分三次服。虛者復納人參二錢，大棗三枚
人參瀉心湯（苦辛寒兼甘法）	人參二錢、乾薑二錢、黃連一錢五分、黃芩一錢五分、枳實一錢、生白芍二錢（參連芩，薑芍實）	水五杯，煮取二杯，分二次服，渣再煮一杯服
加減瀉心湯（苦辛寒法）	川連一錢、黃芩二錢、乾薑三錢、銀花一錢、楂炭二錢、白芍二錢、木香汁五杯（連芩薑銀楂芍木）	木香汁五杯，煮取二杯，分二次服
蒼朮白虎湯加草果（辛涼複苦溫法）	白虎湯內加蒼朮、草果各三錢（蒼知膏甘粳果）	水五杯，煎至米熟湯成，去滓溫服
草果知母湯（苦辛寒兼酸法）	草果一錢五分、知母二錢、半夏三錢、厚樸二錢、黃芩一錢五分、烏梅一錢五分、花粉一錢五分、薑汁五匙（沖）（草知夏樸，梅花芩薑）	水五杯，煮取二杯，分二次溫服

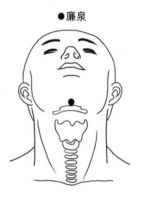

舌下兩脈者，廉泉也

●廉泉

✚ 知識補充站

　　《內經·熱病篇》五十九刺廉泉，非指在任脈天突穴上方的廉泉，此廉泉在喉結上方，當頸橫紋中央上方凹痕，即「舌下兩脈者，廉泉」，是放血排毒的第一要穴。長期服用類固醇而免疫力低下的人，在此放血可降低感染結核病與腎衰竭的機率。

　　《內經·刺瘧論》「先知其發時，如食頃而刺之，一刺則衰，二刺則知，三刺已。不已，刺舌下兩脈出血；不已，刺委中盛經出血，又刺項已下俠脊者必已。舌下兩脈者，廉泉也。」在間腦前端的下視丘，與腦下腺前葉有血管(腦門靜脈垂腺血管)連接，腦下腺後葉有神經連接，下視丘主要功能是「刺激、整合、反應」作用模式，關係著複雜行為和情緒反應。體內熱的產生，主要靠肌肉運動、食物同化、基礎代謝過程。體溫影響心臟與腦部作業，體溫升高時下視丘與腦下腺會自動產生調整動作，使之恢復正常。除了瘧疾會冷熱交替外，《內經·至真要大論》將會造成冷熱交替的病症也視之為瘧，治之與瘧同法「火熱復，惡寒發熱，有如瘧狀，或一日發，或間數日發，勝復之氣，會遇之時，有多少也。陰氣多而陽氣少，則其發日遠；陽氣多而陰氣少，則其發日近。此勝復相薄，盛衰之節，瘧亦同法。」

3-32 瘧傷胃陽，加減人參瀉心湯主。麥冬麻仁湯、黃連白芍湯、牛黃丸、露薑飲、加味露薑飲

一、加減人參瀉心湯治瘧傷胃陽，氣逆不降，熱劫胃液，不飢不飽，不食不便，渴不欲飲，味變酸濁。此雖陽氣受傷，陰汁被劫，恰偏於陽傷為多。故救陽立胃基之藥四，存陰瀉邪熱之藥二，變胃而不受胃變之法也。按大辛大溫，與大苦大寒合方，乃厥陰經之定例。

二、麥冬麻仁湯治瘧傷胃陰，不飢不飽，不便，潮熱，得食則煩熱愈加，津液不復者，暑濕傷氣，瘧邪傷陰，見證如是。此條與上條不飢不飽不便相同。上條以氣逆味酸不食辨陽傷，此條以潮熱得食則煩熱愈加定陰傷也。陰傷既定，復胃陰者莫若甘寒，復酸味者，酸甘化陰也。兩條胃病，皆有不便者，九竅不和，皆屬胃病。

三、黃連白芍湯治太陰脾瘧，寒起四末，不渴多嘔，熱聚心胸，煩躁甚者，可另服牛黃丸一丸。脾主四肢，寒起四末而不渴，故知其

為脾瘧也。熱聚心胸而多嘔，中土病而肝木來乘，故方以兩和肝胃為主。此偏於熱甚，故清熱之品重，而以芍藥收脾陰也。

四、露薑飲治太陰脾瘧，脈濡寒熱，瘧來日遲，腹微滿，四肢不暖，此於太陰虛寒，故以甘溫補正。其退邪之妙，全在用露，清肅能清邪熱，甘潤不傷正陰，又得氣化之妙諦。

五、加味露薑飲治太陰脾瘧，脈弦而緩，寒戰，甚則嘔吐噫氣，腹鳴溏洩，苦辛寒法不中與也，露薑飲純是太陰虛寒，加味露薑飲邪氣更甚，脈兼弦則土中有木矣，故加溫燥洩木退邪。

加減人參瀉心湯治瘧傷胃陽，用乾薑與生薑煮服。黃連白芍湯(連芍芩，夏枳薑)治太陰脾瘧，用薑汁沖服，黃連白芍湯組成與瀉心湯同類，「用薑汁沖服」，在臨床上多一項服法選擇。

小博士解說

肝陰膽陽，肝宜溫，膽宜涼，烏梅圓與瀉心湯，立萬世之法；小柴胡，先露其端。此證瘧邪擾胃，致令胃氣上逆，用辛溫寒苦合法，胃之為腑，體陽而用陰，應該是下降而無上升之理，嘔吐噦痞，有時上逆，使胃氣上升者，非胃氣也，是肝與膽也。古人以嘔為肝病，今人則以為胃病。

肝為剛臟受柔藥，膽為柔臟受剛藥，胃陽傷者，可與剛中之柔，不可與柔中之剛，治肝不效，每以胃藥收功。仲景吳茱萸湯、四逆湯、當歸四逆湯不用純陽。烏梅圓與瀉心湯則陰陽並用。內傷肝腎陰中之陽者，用羊肉、鹿茸等血肉之品，不用薑附等以溫腎，必助涼肝以致功。

瘧傷胃陽適證湯方之比較

湯方	組成	煮服法
加減人參瀉心湯 （苦辛溫複鹹寒法）	人參二錢、黃連一錢五分、枳實一錢、乾薑一錢五分、生薑二錢、牡蠣二錢（參連實，二薑牆）	水五杯，煮取二杯，分二次溫服
麥冬麻仁湯 （酸甘化陰法）	麥冬五錢（連心）、火麻仁四錢、生白芍四錢、何首烏三錢、烏梅肉二錢、知母二錢（麥麻芍二烏）	水八杯，煮取三杯，分三次溫服
黃連白芍湯 （苦辛寒法）	黃連二錢、黃芩二錢、半夏三錢、枳實一錢五分、白芍三錢、薑汁五匙（沖）（連芍芩，夏枳薑）	水八杯，煮取三杯，分三次溫服
露薑飲 （甘溫複甘涼法）	人參一錢、生薑一錢（參薑）	水兩杯半，煮成一杯，露一宿，重湯溫服
加味露薑飲 （苦辛溫法）	人參一錢、半夏二錢、草果一錢、生薑二錢、廣皮一錢、青皮一錢（醋炒）（參薑夏，青廣果）	水二杯半，煮成一杯，滴荷葉露三匙，溫服，渣再煮一杯服

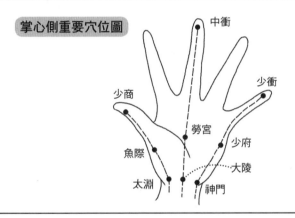

掌心側重要穴位圖

中衝　少商　少衝　勞宮　少府　魚際　大陵　太淵　神門

＋ 知識補充站

　　瘧疾由瘧原蟲引起，全球每年感染人數約2.07億，死亡人數約62.7萬人。台灣光復初期瘧疾感染極為嚴重，1965年世界衛生組織（WHO）正式將台灣列入瘧疾根除地區。

　　瘧原蟲特性，分為間日瘧、三日瘧、熱帶瘧、卵形瘧；以間日瘧及熱帶瘧最常見。瘧疾主要存在熱帶和亞熱帶地域，潛伏期(由蚊叮至病發)約7~30日，部份可達數月或更長。瘧疾症狀有間歇性發燒、發冷、冒汗、頭痛、疲倦、胃口欠佳和肌肉疼痛。通常會發燒，接著熱度消退幾日，發燒與退燒會循環出現。可能因貧血、肝臟及腎臟衰竭、痙攣、神志不清及昏迷引致死亡。

　　《內經·刺瘧篇》「瘧者，其發各不同時，察其病形，以知其何脈之病也。先其發時如食頃而刺之，一刺則衰，二刺則知，三刺已。」「刺瘧者，必先問其病之所先發者，先刺之。」

　　「瘧脈緩大而虛，只能用藥，不能用針，用針必要的條件是心臟功能穩定。凡治瘧，先發作如食頃(一頓飯時間)後乃可以治，超過食頃則失時也(無法影響腦下視丘的控制的機制)。諸瘧而脈弱到不見時，針刺十指間出血，血去必已，先視身體上之紅點如小豆者盡取之。」(1)「用藥不用針」，(2)「刺十指間出血」，(3)「食頃乃治」是針刺治瘧三大要領，透過針刺改善下視丘主要功能「刺激、整合、反應」作用模式。

3-33 中焦瘧，補中益氣湯、青蒿鱉甲湯、小柴胡湯。渴甚去半夏，加栝蔞根。小柴胡加乾薑陳皮湯

補中益氣湯治中焦瘧，寒熱久不止，氣虛留邪，升陽益氣治之。

宋金時代，李東垣以「人以脾胃中元氣為本」的治則，結合飲食不節、起居不時、寒溫失所造成了胃氣虧乏，創製了調理脾胃的補中益氣湯。

青蒿鱉甲湯治脈左弦，暮熱早涼，汗解渴飲。少陽瘧偏於寒重而熱輕，仍從小柴胡法。少陽瘧如偏於熱重而寒輕，則宜青蒿鱉甲法。相較於青蒿鱉甲湯治暮熱早涼，汗解渴飲，「若發其汗，則惡寒甚，加溫針，則發熱甚，數下，則淋甚」，適宜清暑益氣湯。(2-18)

少陽切近三陰，立法要領一方面領邪外出，另一方面防邪內入。小柴胡湯以柴胡領邪，以人參、大棗、甘草護正，以柴胡清表熱，以黃芩、甘草苦甘清裡熱；半夏、生薑和肝胃，蠲內飲，宣胃陽，降胃陰，疏肝；用生薑大棗調和營衛。青蒿鱉甲湯，用小柴胡法而小小變化之，小柴胡原為傷寒立方，瘧則起因於暑濕，其受邪來源本不相同，故必變通其藥味，但因同在少陽一經，故不能離其法。青蒿鱉甲湯以青蒿領邪，青蒿比柴胡力軟，且其芳香逐穢開絡之功，則獨勝過柴胡。寒邪傷陽，柴胡湯之人參、甘草、生薑皆護陽；暑熱傷陰，故改用鱉甲護陰，且能入陰絡搜邪。柴胡湯以脅痛、乾嘔為飲邪所致，故以薑通陽降陰而清飲邪；青蒿鱉甲湯以邪熱傷陰，則用知母、花粉清熱邪而止渴，丹皮清少陽血分，桑葉清少陽絡中氣分。宗古法而變古方者，以邪之偏寒偏熱不同也。

小柴胡湯治少陽瘧如傷寒證者，渴甚者，去半夏，加栝蔞根；脈弦遲者，小柴胡加乾薑陳皮湯主之。若內燥渴甚，則去半夏之燥，加栝蔞根生津止渴。脈弦遲則寒更重矣，《金匱要略》謂脈弦遲者，當溫之，故於小柴胡湯內，加乾薑、陳皮溫中，逐邪外出也。

小博士 解說

2-18清暑益氣湯、3-33補中益氣湯與3-39加減補中益氣湯，此三方都是治「虛者得宜，實者禁用；汗不出而但熱者禁用」。李東垣曰：「少陰頭痛為寒厥，其脈沉細，麻黃附子細辛湯。厥陰頭頂痛，或吐涎沫厥冷，脈浮緩，吳茱萸湯。血虛頭痛，當歸黃耆湯。氣血俱虛頭痛，補中益氣湯加川芎蔓荊子細辛。風濕頭痛藥清空膏。痰厥頭痛半夏天麻白朮湯。」是以，都是頭痛證，臨證時務必辨證確診施予適證的藥物。

治中焦瘧常用湯方之比較

湯方	組成	煮服法
補中益氣湯	炙黃耆一錢五分、人參一錢、炙甘草一錢、白朮一錢（炒）、廣皮五分、當歸五分、升麻三分（炙）、柴胡三分（炙）、生薑三片、大棗二枚（去核）（補中參草朮歸廣，耆升柴益薑棗）	水五杯，煮取二杯，渣再煮一杯，分溫三服
青蒿鱉甲湯（苦辛鹹寒法）	青蒿三錢、鱉甲五錢、桑葉二錢、花粉二錢、知母二錢、丹皮二錢（蒿鱉桑花知丹）	水五杯，煮取二杯。瘧來前，分二次溫服
小柴胡湯（苦辛甘溫法）	柴胡三錢、黃芩一錢五分、半夏二錢、人參一錢、炙甘草一錢五分、生薑三片、大棗二枚（去核）（柴夏參芩薑甘棗）	水五杯，煮取二杯，分二次，溫服。加減如《傷寒論》中法。渴甚者去半夏，加栝蔞根三錢
小柴胡加乾薑陳皮湯（苦辛溫法）	於小柴胡湯內，加乾薑二錢、陳皮二錢（柴夏參芩薑甘棗，薑陳）	水八杯，煮取三杯，分三次，溫服

✚ 知識補充站

　　1950年代，瘧疾抗藥性在北越造成的死亡人數，甚至高於戰爭本身。治療瘧疾藥物氯喹自1960年晚期就逐漸失效，取而代之的是新製藥物青蒿素。其實，從植物青蒿萃取出來的青蒿素，早在1977年就有相關研究刊出。

　　中國傳統醫學北京研究院，由有兼備西藥與傳統中藥研究雙重背景的屠呦呦醫師主導新藥研究。2011年屠呦呦在自然醫藥期刊上報導：「傳統課程引導我找到中藥的完美寶藏。」她鑽研古文獻，發現西元340年東晉醫學家葛洪在其著作《肘後備急方》中記載：「以兩公升的水加入一點青蒿，擰出汁一口喝下去。」她隨即了解若加熱萃取可能會破壞植物原有的活性成分，因此使用低溫製程。

　　每年全球超過2億人感染瘧疾，青蒿素可降低死亡率達20%，兒童死亡率則降低30%。根據諾貝爾獎主辦單位的聲明，屠呦呦的發現每年拯救非洲10萬人性命，世界衛生組織表示現代瘧疾療法包括青蒿素，自2000年以來拯救了超過300萬人。《溫病條辨》有兩個青蒿鱉甲湯，除了此條，4-5青蒿鱉甲湯治夜熱早涼，熱退無汗，熱自陰來者。

3-34 濕瘧，厚朴草果湯

厚朴草果湯治熱少濕多之證。

厚朴草果湯治熱少濕多之證，舌白脘悶起因於濕；脾主四肢，故寒起四肢末濕鬱脾陽；渴，熱也，當喜涼飲，反喜熱飲者，濕為陰邪，瀰漫於中，喜熱以開之也。故以苦辛通降，純用溫開，而不必用苦寒之藥。中焦之瘧，脾胃正當其衝；偏於熱者胃受之，法則救胃，救胃必用甘寒、苦寒；偏於濕者脾受之，法則救脾，救脾必用甘溫、苦辛。濕熱兩平者，兩救之。

厚朴草果湯與草果茵陳湯，以及一加減正氣散、二加減正氣散、三加減正氣散、四加減正氣散與五加減正氣散，都有茯苓、廣皮與厚朴，與現代常用調理胃腸的二陳湯與平胃散，有類似的結構與功能。

小博士解說

舌診是掌握診治方向的指標之一，但是，絕不能只用舌診就直接治療處方(參考3-8、3-14、3-16)，全書有十七條文以「舌白」論之：

2-23、清營湯治手厥陰暑溫，舌白滑者，不可與也。

2-25、清絡飲加杏仁、薏仁、滑石湯治舌白不渴、吐血者。

2-27、頭痛微惡寒，面赤煩渴，舌白，脈濡而數者，猶為太陰伏暑。

2-35、杏仁湯治肺瘧，舌白渴飲，咳嗽頻仍，寒從背起，伏暑所致。

3-8、舌苔白滑、灰滑、淡黃而滑，不渴者，不得用清營湯。

3-16、杏仁滑石湯治暑溫伏暑，三焦均受，舌灰白，胸痞悶。

3-18、四苓加木瓜草果厚朴湯治寒濕自利，舌白滑，甚則灰。

3-19、附子理中湯去甘草加廣皮厚朴湯治寒濕，舌白腐，肛墜痛。

3-23、安宮牛黃丸治吸受穢濕，三焦分佈，舌白，渴不多飲。

3-28、杏仁薏苡湯治風暑寒濕，雜感混淆，不飢舌白，肢體若廢。

3-31、瀉心湯治濕甚為熱，瘧邪痞結心下氣分，舌白口渴。

3-34、厚朴草果湯治舌白脘悶，寒起四末。

4-20、鹿附湯治舌白苔，身痛，跗腫。

4-22、小青龍湯治秋濕內伏，冬寒外加，胸滿舌白滑。

4-25、椒桂湯治舌白滑或無苔不渴。

4-27、朮附湯治胃不喜食，舌苔白腐。

4-35、加味參苓白朮散治噤口痢，形衰脈弦，舌白不渴。

厚朴草果湯之組成及煮服法

湯方	組成	煮服法
厚朴草果湯（苦辛溫法）	厚朴一錢五分、杏仁一錢五分、草果一錢、半夏二錢、茯苓塊三錢、廣皮一錢（厚果苓廣夏）	水五杯，煮取二杯，分二次溫服

比較厚朴草果湯與大承氣湯之病證

條文	病因	病證	適用湯方
3-34	濕瘧	舌白脘悶，寒起四末，渴喜熱飲，濕蘊之故	厚朴草果湯
3-2	陽明溫病	胸腹滿堅，甚則拒按，喜涼飲者	大承氣湯

✚ 知識補充站

食道末端有一環狀肌肉與胃連接，這是由橫膈膜的肌肉構成了下食道括約肌，稱之「賁門」。在正常呼吸情況下賁門是收縮的，主要為防止胃內物質逆流進入食道，因此在進食、打嗝或嘔吐時，暫時停止呼吸時賁門才會打開，脘悶就是食道與胃之間有問題。

《金匱要略》「肝著，其人常欲蹈其胸上，先未苦時，但欲飲熱，旋覆花湯主之」，是下食道括約肌痙攣，想喝熱飲改善下食道括約肌的問題；嚴重時，胃內物質逆流進入食道，造成食道與胃損傷。「肝著，其人常欲蹈其胸上」，就是一個先兆。旋覆花湯有蔥白、紅花、茜草(代替新絳)以取汗，可改善胸腹腔慢性痼疾，早上醒來臉紅，視同肝著蹈胸，熱飲旋覆花湯可改善橫膈膜吸氣功能。

《本草綱目》記載，蔥生辛散，熟甘溫，外實中空，肺之菜也，肺病宜食之。取其發散通氣，能通氣故解毒及理血病，蔥含有蛋白質、醣類、維生素A(綠色蔥葉中較多)、食物纖維以及礦物質磷、鐵、鎂等營養成分，生蔥像洋蔥、大蔥一樣含有機硫化合物、烯丙基硫醚，能活化神經傳導。

3-35 痢疾，四苓合芩芍湯。活人敗毒散

四苓合芩芍湯治濕溫內蘊，夾雜飲食停滯，氣為濕熱鬱傷不得運，血不得行，遂成滯下，俗名痢疾，古稱重證。

自利(即泄瀉)理當快利，卻又不爽，故滯而拘急，濕注大腸，闌門(小腸之末，大腸之始)不分水，膀胱不滲濕，致小便短少，以四苓散分闌門，通膀胱，開支河，使邪不直注大腸；合芩芍法宣氣分，清積滯。此乃適合泄瀉初起的藥方；如果是久痢，因陰傷，不可分利。

活人敗毒散治暑濕風寒雜感，寒熱迭作，表證正盛，裡證復急，腹不和而滯下者，此內傷水穀之釀濕，外受時令之風濕，中氣不足，又氣為濕傷，內外俱急。以人參為君，坐鎮中州(以脾胃為主)；以二活、二胡合芎從半表半裡之際領邪出外；以枳殼宣發中焦之氣，茯苓滲透中焦之濕，以桔梗開啟肺與大腸之痹，甘草則和合諸藥，使陷者舉之，不治痢而治造成下痢之源；痢之初起，憎寒壯熱者，非此不可。

活人敗毒散在風濕門中，用處甚多，若濕熱或溫熱則皆不宜。活人敗毒散改善容易感冒的過敏性體質，調整自體免疫系統失調現象；保和丸改善暴飲暴食造成的不適，修補學童與過勞族飲食習慣不良造成的腸胃損傷。為日常保養與調理，此二常用方是最有效，可用於中長期調理，活人敗毒散宜餐前服用，養護膀胱經脈，保和丸則餐後服用，養護胃經脈。

小博士解說

難治、易治十數條，臨床上不離邪機向外者易治，深入臟絡者難治之法則。諺云：「餓不死的傷寒，賦不死的痢疾。」時人解釋說：「凡病傷寒者，當禁其食，令病者餓，則不至與外邪相搏而死。痢疾日下數十次，下瀉既多，腸胃空虛，必令病者多食，則不至腸胃盡空而死也。」《內經‧熱論》論及熱病之禁食要在稍微痊癒之際，而不在受病之初。《傷寒論》有「桂枝湯食粥卻病」與「禁食重濁肥膩」之概念，因痢疾暑濕夾飲食內傷，腸胃均受其殃，古人說要淡薄滋味，怎麼可以恣意飲食，與邪氣團成一片，令病久不解！患傷寒之人，尚知餓而思食，是不死之證；因傷寒之病，自外而來，若傷衛而未及於營，病人知餓，病機尚淺，醫者助胃氣，則愈，所以說為不死之證，若不餓則病重矣。仲景謂：「風病能食，寒病不能食」，就是相同的醫理。痢疾為久伏之邪，由內下注，若臟氣有餘，不容邪氣滯留，彼此互爭則膩，邪機向外，醫者順水推舟則愈，故云不死。

痢疾易治與難治之病證比較

痢疾易治	痢疾難治
初起腹痛脹者	日久不痛并不脹者
脈小弱者	脈實大數者
脈調和者	老年久衰，實大小弱
日數十行者	一、二行或有或無者
面色便色鮮明者	穢暗
噤口痢屬實者尚可治	屬虛者
先滯（俗所謂痢疾）後利（俗謂之泄瀉）者	先利後滯者
先滯後瘧者	先瘧後滯者
本年新受者	上年伏暑，酒客積熱，老年陽虛積濕者
季脅少腹無動氣疝瘕者	有者

手背之三門屬手三陽大絡，是診治濕溫內蘊要穴

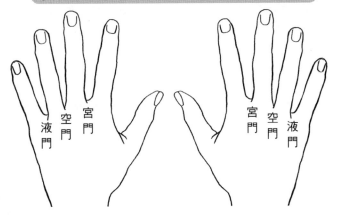

空門
液門
宮門

宮門
空門
液門

＋ 知識補充站

　　《內經·熱病》五十九刺的五十九穴，除了頭面部共三十一穴，還有手腳共二十八穴。這五十九穴中，包含五手指骨縫間各一穴(手大絡)，兩手共有八穴：大拇指與食指間是合谷穴，食指與中指間是宮門穴，中指與無名指間是空門穴，無名指與小指間是液門穴。其中，宮門穴、空門穴和液門穴合稱手三陽大絡，六個手三陽大絡中，左手太陽大絡最塌陷，多是關元穴與中極穴滯礙，其他五大絡不塌陷的話，適合四苓合芩芍湯。若發現右手陽明大絡也很塌陷，則會伴見左天樞穴滯礙，活人敗毒散效果最好。

3-36 滯下已成，加減芩芍湯。瀉心湯。滑石藿香湯。五苓散加寒水石

加減芩芍湯治滯下初成之實證，疏利腸間濕熱為主。腸道蠕動不良，表示腸道黏膜下淋巴組織開始出現問題，忌油膩生冷是服法的大重點。3-35四苓合芩芍湯治濕溫內蘊，夾雜飲食停滯，遂成滯下。活人敗毒散治暑濕風寒雜感，腹不和而滯下者。大便溏瀉(便稀不凝結)與滯下(中醫痢疾，濕熱結於腸致氣血壅滯)都是排泄問題，慢性胃腸疾病患者，裡急肛墜之滯下，即大便在腹內急迫，肛門頻繁有便意感，但卻無便可排的症狀，多見於直腸上半部(屬於肝門靜脈)出問題，宜四苓合芩芍湯或活人敗毒散類來消除脹氣，以加減芩芍湯治滯下初期的症狀。

瀉心湯系列治滯下起因於濕熱內蘊，以致中痞(中焦閉塞不通)，多因胃蠕動不良，食道與胃黏膜下淋巴組織開始出現問題，以瀉心治痞結，滯下之證自然痊癒。

消化性潰瘍的反應多心窩部(心下)疼痛，因為食道與胃接連部位(賁門)的下食道括約肌輕度痙攣，或胃底黏膜組織輕度發炎，以致腹外斜肌、腹內斜肌和腹直肌等肌群，與下食道括約肌和橫膈膜之間產生互動感應。第一層互動感應是腹外斜肌與橫膈膜，最常見的症狀是下食道括約肌乏力與胃底消化機制失調，造成胃腹脹滿，壓按之心下部位觸感鬆弛濡軟，屬梔子豉湯輩或建中湯類。

第二層感應是來自腹內斜肌與橫膈膜，臨證多見心下痞悶，按之心下痞硬，為瀉心湯輩或小陷胸湯等。

第三層感應是來自腹直肌與橫膈膜，多出現心下緊張或痙攣硬痛，按之則緊縮硬結有明顯痛感反應，是芍藥甘草湯輩或承氣湯類。

滑石藿香湯治暑濕內伏，三焦氣機(生理功能)阻窒，不見積滯之症狀但要治療積滯，是以辛淡滲濕宣導流通體內氣體，芳香利竅，治造成積滯之原因，積滯之證將不期愈而自愈。五苓散加寒水石方，有助濕去而使下利自止。

小博士 解說

五臟六腑互為陰陽表裡，其中惟有肝臟與膽腑兩者體位合一，膽即居於肝之內，肝動則膽亦動，膽動而肝即隨。肝宜溫，膽宜涼。要彩色的人生，要先養護肝膽。肝膽相照，肝膽之運作互相照應，靜脈回下腔靜脈再回心臟，肝臟分泌膽汁，再將膽汁貯藏於膽囊，再分泌入十二指腸，最後從小腸末端回收入肝門靜脈回肝臟，部分從肝臟由肝靜脈回心臟，部分在肝臟內運作。

烏梅圓、瀉心湯都是主治肝膽的症狀，是以後代醫者稱謂：「仲景烏梅圓、瀉心湯，立萬世法程矣；於小柴胡，先露其端。」《金匱要略》第22章婦人雜病，「婦人吐涎沫，心下痞，先小青龍湯治吐涎沫，涎沫止」，才用瀉心湯治心下痞。

湯方	組成	煮服法及禁忌
加減芩芍湯 （苦辛寒法）	白芍三錢、黃芩二錢、黃連一錢五分、厚朴二錢、木香一錢（煨）、廣皮二錢（芩芍木廣厚連）	水八杯，煮取三杯，分三次溫服。忌油膩生冷。肛墜者，加檳榔二錢。腹痛甚欲便，便後痛減，再痛再便者，白滯加附子一錢五分，酒炒大黃三錢；紅滯加肉桂一錢五分，酒炒大黃三錢，通爽後即止，不可頻下。如積未淨，當減其製，紅積加歸尾一錢五分，紅花一錢，桃仁二錢。舌濁脈實有食積者，加楂肉一錢五分，神曲二錢，枳殼一錢五分。濕重者，目黃舌白不渴，加茵陳三錢，白通草一錢，滑石一錢
瀉心湯	大黃二兩、黃連一兩、黃芩一兩	水八杯，煮取二杯，頓服之
半夏瀉心湯去人參乾薑甘草加枳實杏仁（苦辛寒法）	半夏一兩、黃連二錢、黃芩三錢、枳實二錢、杏仁三錢（夏連芩，實杏，虛參棗）	水八杯，煮取三杯，分三次服
人參瀉心湯 （苦辛寒兼甘法）	人參一兩、乾薑一兩、黃連五錢、黃芩五錢、枳實三錢、生白芍一兩（參連芩，薑芍實）	水八杯，煮取二杯，分二次服，渣再煮一杯服
加減瀉心湯 （苦辛寒法）	川連一錢、黃芩二錢、乾薑三錢、銀花一錢、楂炭二錢、白芍二錢、木香汁五杯（連芩薑銀楂芍木）	木香汁五杯，煮取二杯，分二次服
滑石藿香湯 （辛淡合芳香法）	飛滑石三錢、白通草一錢、豬苓二錢、茯苓皮三錢、藿香梗二錢、厚朴二錢、白蔻仁一錢、廣皮一錢（滑藿二苓，蔻通廣厚）	水五杯，煮取二杯，分二次服
五苓散加寒水石 （辛溫淡複寒法）	五苓散內加寒水石三錢（二苓朮瀉桂寒）	如服五苓散法，久痢不在用之

＋ 知識補充站

　　3-14半夏瀉心湯去人參、乾薑、大棗、甘草加枳實、杏仁，治陽明暑溫，脈滑數，不食不飢不便，濁痰凝聚，心下痞者。

　　3-31瀉心湯治濕甚為熱，瘧邪痞結心下氣分，舌白口渴，煩躁自利，初身痛，繼則心下亦痛。

　　3-32瘧傷胃陽，氣逆不降，熱劫胃液，不飢不飽，不食不便，渴不欲飲，味變酸濁，加減人參瀉心湯主治急性肝炎初期，逐漸出現噁心、胸悶、食慾不振、便秘、尿量減少、發燒等等，之後才會出現黃疸；當這些症狀出現時，可考量茵陳蒿湯（茵陳、梔子、大黃）、三黃瀉心湯（大黃、黃芩、黃連）、或梔子柏皮湯（梔子、黃柏）；此三方延伸出來的黃連解毒湯（黃連、黃芩、黃柏、梔子），其中黃連、黃芩、黃柏合之為柏三補丸，以上的科學中藥製劑，可養護肝經脈（肝臟）及腦功能，改善口乾喉燥、小便不利、大便硬結、喉痰夜熱與睡眠品質不良。

3-37 久痢陽明不闔，人參石脂湯。加減附子理中湯。附子粳米湯

一、人參石脂湯以堵截陽明為法。痞症而下利不止，適宜五苓散來恢復通利其小便，以補赤石脂禹餘糧丸之不足。炮烏頭赤石脂丸治上焦胸背痛，赤石脂禹餘糧湯治中焦心下痞硬與下焦下利，赤石脂禹餘糧湯、桃花湯則治下焦下利便膿血。赤石脂治三焦證，取其收澀之效與豐富的微量礦物質，能止下利，及改善併見的全身不適症狀。

二、加減附子理中湯治自利腹滿，小便清長，脈濡而小，病在太陰，法當溫臟，無需通暢陽腑。此偏於濕，合臟陰無熱之證，故以附子理中湯，去甘守之人參、甘草，加通運之茯苓、厚朴。

三、附子粳米湯治自利不渴者，屬太陰，甚則噦(呃逆)，衝氣逆，急救土敗(脾土失調)。相較於加減附子理中湯，附子粳米湯治更嚴重者，加減附子理中湯陰濕與臟陰相合，而臟之真陽未敗，故加減附子理中湯猶屬通補，則臟陽結，而邪陰與臟陰毫無忌憚，故純用守補以扶陽抑陰。含醣類的穀類，對腸鳴有一定療效。當正面臥躺快速轉換姿勢為側躺之際，腹部連續有水的跳動聲音者，可能是胃功能不全或是胃幽門閉塞，《傷寒論》「腹中寒氣，雷鳴切痛，宜附子粳米湯。若下利便膿血者，桃花湯主之」，粳米是含有醣類的穀類，是以能改善腹中雷鳴。《傷寒論》用糯米，以主治「腹痛，小便不利，下利不止。」另外，下利便膿血者，可輔助刺照海或絕骨，更見療效。

小博士解說

《傷寒論》桃花湯(赤石脂、乾薑、粳米)是仲景治急症的藥方，溫中澀腸止痢。治虛寒血痢，即現代慢性細菌性痢疾、胃及十二指腸潰瘍出血等陽虛陰盛，下焦不固者。「其人素盛今瘦，水走腸間，瀝瀝有聲謂之痰飲」，腸道的體液循環不良，腸鳴而消瘦，慢性腹瀉中，常有潛在併發症，因小腸(迴腸及結腸)液體的損失(消化道的分泌一天約7000ml，分泌量缺乏，會間接影響呼吸而短氣)，可能導致嚴重低血鉀症。霍亂孤菌與特類型大腸桿菌都會產生毒素造成腹瀉，嚴重下痢使人虛弱，大量的鈉離子、鉀離子和水被沖出體外，造成腹水、血量不足進而休克、心臟血管衰竭、喪命，特別是老弱與嬰幼兒影響更大。

人參石脂湯、加減附子理中湯、附子粳米湯之組成及煮服法

湯方	組成	煮服法
人參石脂湯 （辛甘溫合澀法，即桃花湯之變法也）	人參三錢、赤石脂三錢（細末）、炮薑二錢、白粳米一合（炒）（參脂薑粳）	水五杯，先煮人參、白米、炮薑令濃，得二杯，後調石脂細末和勻，分二次服
加減附子理中湯 （苦辛溫法）	白朮三錢、附子二錢、乾薑二錢、茯苓三錢、厚朴二錢（附薑朮苓厚）	水五杯，煮取二杯，分二次溫服
附子粳米湯 （苦辛熱法）	人參三錢、附子二錢、炙甘草二錢、粳米一合、乾薑二錢（甘薑附粳參）	水五杯，煮取二杯，渣再煮一杯，分三次溫服

腹痛藥方及腹診要穴

湯方	主治	腹診重點要穴
附子粳米湯	腹中寒氣，雷鳴切痛，胸脅逆滿，嘔吐	按壓中脘穴，關元穴症狀會緩解
大柴胡湯	按之心下滿痛者，此為實也，當下之	按壓期門穴，左天樞穴症狀會緩解
大承氣湯	腹滿不減，減不足言，當須下之	按壓關元穴，左天樞穴症狀會緩解
大建中湯	心胸中大寒痛，嘔不能飲食，腹中滿，上衝皮起，出見有頭足，上下痛而不可觸近	按壓中脘穴，右天樞穴症狀會緩解
當歸生薑羊肉湯	寒疝腹中痛，及脅痛裡急者	按壓右天樞穴，關元穴症狀會緩解

條文 3-37、4-10、4-32 之症狀及適用湯方

條文	病症	適用湯方
3-37	久痢陽明不闔	人參石脂湯
	自利腹滿，小便清長，脈濡而小	加減附子理中湯
	自利不渴甚則噦（俗名呃忒）	附子粳米湯
4-10	溫病脈，法當數，今反不數而濡小者	桃花湯
	裡虛下利稀水，或便膿血者	桃花湯
	溫病七、八日以後，脈虛數，舌絳苔少，下利日數十行，完穀不化，身雖熱者	桃花粥
4-32	下痢無度，脈微細，肢厥，不進食	桃花湯
	久痢，陰傷氣陷，肛墜尻酸	地黃餘糧湯

3-38 瘧邪熱氣，內陷變痢，加減小柴胡湯。加減黃連阿膠湯

加減小柴胡湯治瘧邪熱氣，內陷變痢，久延時日，脾胃氣衰，面浮腹膨，裡急肛墜，中虛伏邪。

加減黃連阿膠湯治春溫內陷下痢，防治厥脫。春溫內陷，熱多濕少必傷陰，欲救陰必以育陰堅陰兩法為主，黃連堅陰，阿膠育陰，合而名黃連阿膠湯。從黃連者黃芩，從阿膠者生地、白芍也，炙草則統甘苦而並和之。

瘧邪在經者病例多而症狀較淺，痢邪在臟腑者則深於瘧。內陷云者，由淺入深也。加減小柴胡湯以柴胡由下而上，深入淺出，合黃芩兩和陰陽之邪，以人參合穀芽宣補胃陽，丹皮、當歸、芍藥內護三陰，穀芽推散氣分之滯，山楂推除血分之滯。穀芽升氣分故推穀滯，山楂降血分故推肉滯。穀芽幫助胃蠕動，山楂促進小腸蠕動。加減小柴胡湯是小柴胡湯去半夏、生薑、甘草與紅棗，減少了補養性，強化消導上腸間膜靜脈與升結腸的功能，改善副交感神經系統的第三、七、九、十對腦神經功能。

加減黃連阿膠湯、加減補中益氣湯、加味白頭翁湯三方，應列下焦，與諸內陷並觀，故列於此。加減黃連阿膠湯是黃連阿膠湯去雞蛋黃，減少了過度補養的滯礙性，養益滋陰下腸間膜靜脈與降結腸，增進副交感神經系統骶部第二至四椎相關之神經傳導。

小博士解說

食道與胃腸蠕動不良，會影響降結腸與乙狀結腸的吸收與排泄功能；大腸負責排泄，包括升結腸、橫結腸、降結腸、乙狀結腸與直腸，乙狀結腸是儲存糞便的地方，下痢多見於乙狀結腸與直腸蠕動過快。下重是糞便呼之欲出卻出不來，是升結腸、橫結腸、降結腸、乙狀結腸或直腸等蠕動不良。乙狀結腸緊跟著直腸，直腸有大便不一定排的出來，內肛門括約肌與外肛門括約肌控制不好才會下重，原因很多，與盆膈膜、腹膜和肛管的梳狀肌關係密切。盆膈膜是肛門的肌肉群(提肛肌)再加尾骶骨肌，盆膈膜與內肛門括約肌與外肛門括約肌息息相關；橫膈膜與盆膈膜，各自獨有功能，生理作業上卻無法切割。

肝門靜脈回流肝臟不良時，時間久了，上下部的直腸靜脈會出現側副循環而互通。脾胃氣衰，面浮腹膨，裡急肛墜，中虛伏邪，多見於直腸上半部(屬於肝門靜脈)出問題，宜加減小柴胡湯類來消除脹氣。春溫內陷下痢，最易厥脫，多見於直腸下半部(屬於下腔靜脈)出問題，宜加減黃連阿膠湯來預防虛脫。

加減小柴胡湯、加減黃連阿膠湯之組成及煮服法

湯方	組成	煮服法
加減小柴胡湯 （苦辛溫法）	柴胡三錢、黃芩二錢、人參一錢、丹皮一錢、白芍二錢（炒）、當歸一錢五分（土炒）、穀芽一錢五分、山楂一錢五分（炒）（柴參芩，丹歸芍穀查）	水八杯，煮取三杯，分三次溫服
加減黃連阿膠湯 （甘寒苦寒合化陰氣法）	黃連三錢、阿膠三錢、黃芩二錢、炒生地四錢、生白芍五錢、炙甘草一錢五分（連膠芩芍，甘地）	水八杯，煮取三杯，分三次溫服

豬苓湯、四逆散、黃連阿膠湯之組成及煮服法

湯方	組成	煮服法	診治穴道
豬苓湯	豬苓、茯苓、澤瀉、阿膠、滑石各一兩	水八杯，先煮四味，取二杯，去渣，入阿膠烊消。溫服半杯，日三服	築賓
四逆散	柴胡二錢、枳實二錢、白芍三錢、甘草二錢	若加上泄利下重者，水六杯煮薤白二杯，去渣，藥散三方寸七入湯中煮成一杯半，分溫再服	絕骨
黃連阿膠湯	黃連二兩、阿膠一兩五錢、黃芩一兩、白芍一兩、雞子黃一枚	水八杯，先煎三物，取四杯，去渣，入阿膠烊盡，小冷，納雞子黃，攪令相得，溫服半杯，日三服	內關

✚ 知識補充站

　　《內經·刺瘧篇》「瘧脈緩大虛，便宜用藥，不宜用針（用針的必要條件是心臟功能穩定）。凡治瘧，先發如食頃（一頓飯時間）乃可以治，過之則失時也（無法影響腦下視丘的控制機制）。諸瘧而脈不見，刺十指間出血，血去必已，先視身之赤如小豆者盡取之。」(1)「瘧脈緩大虛用藥不用針」，(2)「瘧而脈不見，刺十指間出血，血去必已，先視身之赤如小豆者盡取之」，(3)「治瘧，先發食頃乃治，過之則失時」，是針刺治瘧三大要領，透過針刺改善下視丘「刺激、整合、反應」的作用，針刺十指間（滎穴區）出血，先檢視赤如小豆之血絡盡取之，血絡除去即停止。「瘧者，其發各不同時，察其病形，以知其何脈之病也。先其發時如食頃而刺之，一刺則衰，二刺則知，三刺已」，「刺瘧者，必先問其病之所先發者，先刺之」，服藥治瘧者，也應該是先發如食頃（一頓飯時間）。

3-39 氣虛下陷，加減補中益氣湯。加味白頭翁湯

加減補中益氣湯治氣虛下陷，邪少虛多，偏於氣分，門戶不藏，以升補為主。

3-33補中益氣湯治中焦瘧，寒熱久不止，氣虛留邪。補中益氣湯與加減補中益氣湯兩湯都是「虛者得宜，實者禁用；汗不出而但熱者禁用。」

臨床上，治療的效果要彰顯，藥物之組合搭配及服用法有其關鍵性。例如「先與」或再「繼以」補中益氣湯、或加味白頭翁湯、或加減補中益氣湯，是很實用的組合療法。其來源都是《傷寒論》「229.先與小建中湯。不差者，與小柴胡湯主之。」治療「神昏譫語」(神智不清，胡言亂語)，最關鍵的是「先與」和「繼以」，即2-16「先與安宮牛黃丸，紫雪丹之屬，繼以清宮湯」，以及3-15「先與紫雪丹，再與清宮湯。」換言之，治療效果要完整，服藥方法比藥方更重要。

加味白頭翁湯治內虛濕熱下陷，熱利下重，腹痛，脈左小右大，將成滯下之方。《傷寒論》厥陰篇「熱利下重者，白頭翁湯(白頭翁、秦皮、黃連、黃柏)。」熱注下焦，假設不瘥癒，必圊膿血；脈右大者，邪從上中焦而來；左小者，下焦受邪，堅結不散之象。以白頭翁清能除熱，燥能除濕，濕熱之積滯去除後腹痛自然止住。秦皮苦寒，清肝熱；黃連清腸澼之熱，黃柏滲濕而清熱。加黃芩、白芍者，內陷之證，由上焦而中焦在到下焦，且右手脈大，上中焦尚有餘邪，故以黃芩清腸胃之熱，兼清肌表之熱；黃連、黃柏走中下，黃芩則走中上，黃芩是屬治療手足陽明、手太陰之藥；白芍則去惡血、生新血，且能調血中之氣也。

小博士 解說

《傷寒論》有表證未解，誤下而成脇熱下利之證，或心下痞硬之寒證，用桂枝人參湯；脈促之熱證，用葛根黃連黃芩湯。

《金匱要略》黃芩湯治太陽少陽合病自下利。治利之方法，不是通暢就是收澀，久利陰虛，當攝納陰液；陰中陽虛適宜服用理陰煎等藥方，屬下焦。

圊膿血是大便帶膿血，常常會出現在感染性腸炎、潰瘍性大腸炎、藥物性腸炎等，多造成腸道的黏膜組織傷損。必圊膿血屬實熱者，白頭翁湯、香連丸；腸道黏膜組織傷損屬虛寒者，補中益氣湯、附子粳米湯、桃花湯。至於腸道血脈循環不良，虛實兼具者，黃芩湯、葛根黃連黃芩湯。

加減補中益氣湯、補中益氣湯、加味白頭翁湯之比較

湯方	組成	煮服法
加減補中益氣湯（甘溫法）	人參二錢、黃耆二錢、廣皮一錢、炙甘草一錢、歸身二錢、炒白芍三錢、防風五分、升麻三分（補中參歸廣耆升防芍）	水八杯，煮取三杯，分三次溫服
補中益氣湯	炙黃耆一錢五分、人參一錢、炙甘草一錢、白朮一錢（炒）、廣皮五分、當歸五分、升麻三分（炙）、柴胡三分（炙）、生薑三片、大棗二枚（去核）（補中參草朮歸廣，耆升柴益薑棗）	水五杯，煮取二杯，渣再煮一杯，分溫三服
加味白頭翁湯（苦寒法）	白頭翁三錢、秦皮二錢、黃連二錢、黃柏二錢、白芍二錢、黃芩三錢（白秦連柏芩芍）	水八杯，煮取三杯，分三次服

腸炎的症狀

腸炎	直腸炎型	左側大腸炎型	全大腸炎型
圖示			
原因	病變侷限於直腸，輕到中度症為多	病變超過脾彎曲，包括降結腸與直腸	病變於整個大腸，包括升結腸、橫結腸、降結腸、乙狀結腸、直腸
治療	1. 多排便，4 回以下 2. 大承氣湯、當歸四逆湯	白頭翁湯、柴胡加芒硝湯、白朮附子湯	1. 多排便，6 回以上 2. 桂枝人參湯、四逆湯、甘草瀉心湯、烏梅丸、生薑瀉心湯

從直腸向嘴側的連續性大腸病變，好發於年輕人，反覆排血便、腹痛發燒、體重減少。

✚ 知識補充站

　　《內經·熱病篇》五十九刺的五十九穴，除了頭面部共三十一穴，還有手腳共二十八穴。六個手三陽大絡中，左手陽明大絡最塌陷，多見右天樞穴滯礙，其他五大絡不塌陷的話，加減附子理中湯；若發現右手少陽大絡也很塌陷，則會伴見右期門穴滯礙，加減補中益氣湯。

3-40 燥傷胃陰，五汁飲，玉竹麥門冬湯。牛乳飲之。玉女煎

一、五汁飲與玉竹麥門冬湯治燥傷胃陰。《溫病條辨》上焦篇列雪梨漿、五汁飲、清燥救肺湯等；中焦篇列益胃湯、增液湯、清燥湯等；下焦篇列復脈湯、三甲、五汁飲等復陰之法，乃熱病調理之常理。下焦篇列建中、半夏、桂枝數法，以為陽氣素虛，或誤傷涼藥之用，乃其變也。

二、五汁飲治胃液乾燥，外感已淨者。2-9雪梨漿沃之，治太陰溫病，口渴甚者。五汁飲沃之，治吐白沫黏滯不快者。2-34五汁飲治癉瘧，骨節疼煩，但熱不寒，或微寒多熱，舌乾口渴，此乃陰氣先傷，陽氣獨發。

三、牛乳飲治胃液乾燥，外感已淨者。4-15五汁飲與牛乳飲治常思飲不欲食，因胃陽獨亢，胃陰不降，以甘潤法救胃，則自然欲食，斷不可與開胃健食之辛燥藥，致令燥咳成癆，宜復脈等湯(4-1~6等)，復下焦之陰。

四、玉女煎治燥證，氣血兩燔者。燥證者喜歡柔潤，最忌諱苦燥；有濕未退而燥已起，或上燥下濕，或上濕下燥，在未明確辨證之前，與其調理不善，還不如以靜待動，患者以養胃為貴。

五汁飲與牛乳飲就是日常生活中的飲品，雖說可以治胃液乾燥，與養護胃陰，也要因證服飲，量之多少與冷熱之宜，因人而異，不可不慎。

小博士 解說

《金匱要略》354.「婦人傷寒發熱，經水適來，晝日明了暮則譫語，如見鬼狀者，此為熱入血室，治之無犯胃氣及上二焦，必自愈」，病後調理，較易於治病，但病後調理，不輕於治病，如果開始治病時，即能處處得法，輕症者三、五日即解，重者七、八日而解，解後無餘邪，病者未受大傷，以飲食調理就可以痊癒了。

如果病之始受既重，醫者又誤診，殃於病者之氣血，從外感易治之證，反而變為內傷重證。全賴醫者善於補救，或是個人一向陽虛、陰虧，或是邪氣太盛，不得不用重劑；或是虛邪不能擴張，補人之過須隨清隨補之藥類來退殺氣(謂餘邪或藥傷)、迎生氣(或養胃陰，或護胃陽，或填腎陰，或兼固腎陽，以迎其先天後天之生氣)，活人於萬全，豈得聽之而已！萬一生變不測，推諉於病者本身，能不愧於心乎！

至於調理大要，溫病之後以養陰為主，堅硬濃厚之飲食，不可驟然攝食。亦有陽氣素虛之體質，熱病一退，虧損舊症即顯露，又不可固執於養陰之說，而滅其陽火；此際，最適宜以玉女煎治燥證、氣血兩燔(氣血都邪熱熾盛)，此時以靜制動，以養胃為貴。

燥傷胃陰適用湯方之比較

湯方	組成	煮服法
五汁飲 （甘寒法）	梨汁、荸薺汁、鮮葦根汁、麥冬汁、藕汁（或用蔗漿）（梨荸葦麥藕）	臨證斟酌多少，和勻涼服，不甚喜涼者，重湯燉溫服
玉竹麥門冬湯 （甘寒法）	玉竹三錢、麥冬三錢、沙參二錢、生甘草一錢（玉麥沙甘）	水五杯，煮取二杯，分二次服。土虛者，加生扁豆；氣虛者，加人參
牛乳飲 （甘寒法）	牛乳一杯	重湯燉熱，頓服之，甚者日再服。胃液乾燥，外感已淨者，牛乳飲之。此以津血填津血法也
玉女煎 （辛涼合甘寒微苦法）	生石膏一兩、知母四錢、牛膝四錢、熟地六錢、麥冬六錢（知膏牛麥地）	水八杯，煮取三杯，分二次服，渣再煮一鍾服
雪梨漿 （甘冷法）	甜水梨大者一枚	薄切，新汲涼水內浸半日，時時頻飲

玉女煎加減方之組成及煮服法

湯方	組成	煮服法	診治重點
玉女煎去牛膝熟地加細生地元參 （辛涼合甘寒法）	生石膏一兩、知母四錢、元參四錢、細生地六錢、麥冬六錢（知膏元麥地）	水八杯煮取三杯，分二次服，渣再煮一鍾服	氣血兩燔者 (2-7)
玉女煎 （辛涼合甘寒微苦法）	生石膏一兩、知母四錢、牛膝四錢、熟地六錢、麥冬六錢（知膏牛麥地）	水八杯煮取三杯，分二次服，渣再煮一鍾服	燥證氣血兩燔者 (3-40)
竹葉玉女煎 （辛涼合甘寒微苦法）	生石膏六錢、乾地黃四錢、麥冬四錢、知母二錢、牛膝二錢、竹葉三錢（竹知膏牛麥地）	水八杯先煮石膏、地黃得五杯，再入餘四味，煮成二杯，先服一杯，候六時復之，病解停後服，不解再服。 上焦用玉女煎去牛膝者，以牛膝為下焦藥，不得引邪深入也。茲在下焦，故仍用之	經水適來，脈數耳聾，乾嘔煩渴，辛涼退熱，兼清血分，甚至十數日不解，邪陷發痙者 (4-12)

✚ 知識補充站

　　2-9「太陰溫病，口渴甚者，雪梨漿沃之；吐白沫黏滯不快者，五汁飲沃之(時時頻飲)。」五汁飲有如現代果汁、蔬菜汁和精力湯之類。平常之口渴多見於體內水分流失，體內要補充體液而口渴，相較於3-31瀉心湯治濕甚為熱，舌白口渴，或心下痛；4-33人參烏梅湯治久痢傷陰，口渴微咳，臨床上當仔細辨證斟酌之。

第4章

下焦篇

《內經》將胸腹腔分為上、中、下三焦，下焦主要有迴腸、膀胱、腎臟與生殖器官等組織。

溫病後期與重大疾病以發生在下焦為多，一般邪少虛多。下焦溫病，有持續低熱的症狀（非發炎性的發燒），手足心比手足背熱、舌色絳紅不鮮，兼有手足蠕動者，為肝腎陰虧、虛風內動。有小便不通、熱蒸頭脹之症狀者，則為濕注小腸，泌別失司（消化和分清別濁的功能失調）。治下焦如權（如砝碼或秤錘般重沉），治療下焦溫病，以鹹寒柔潤為主，滋膩重濁之品亦從下焦開始填補。

桑寄生有3方，全在下焦篇。208.專翁大生膏：酸甘鹹法，治燥久傷及肝腎之陰，上盛下虛。龜鱉阿羊豬鹿，二雞牡鮑海，參苓芍麥桑，蓮芡蔗枸五蜜。209.通補奇經丸：甘鹹微辛法，保三月殞胎三四次者。鹿龜鹿紫茴蔗枸、歸肉人杜。210.天根月窟膏：酸甘鹹微辛法，陰陽兩補、通守兼施複法。二鹿龜鮑海，二烏雞羊紫龍牡，參苓歸地芍蓮圓，補枸蓉萸杜牛草，菟桑蔗，芡茴蜜，三十二味藥。三焦病機於陰精素虛體質，邪氣伏匿少陰。

桑寄生為桑寄生科植物的乾燥帶葉莖枝。性味苦、甘、平，入肝、腎經。補肝腎，強筋骨，祛風濕，安胎元。用於風濕痹痛，腰膝酸軟，筋骨無力，崩漏經多，妊娠漏血，胎動不安，高血壓。治風濕痹痛，腰膝酸軟等，與獨活、牛膝等配伍應用。治肝腎不足、腰膝酸痛、腳膝痿弱無力等，與杜仲、續斷等配伍應用。治胎漏下血、胎動不安等，與續斷、菟絲子、阿膠等配伍，又有降壓作用。

牡蠣有8方，全在下焦篇。144.救逆湯：龍牡，麥地膠芍甘。210.月窟膏方：二鹿龜鮑海，二烏雞羊紫龍牡，參苓歸地芍蓮圓，補枸蓉萸杜牛草，菟桑蔗芡茴蜜。145.一甲煎：牡蠣。146.一甲復脈湯：牡，麥地膠芍甘。148.青蒿鱉甲湯：蒿鱉地知丹。149.二甲復脈湯：鱉牡，麥地膠芍甘。150.三甲復脈湯：龜鱉牡，麥地膠芍甘。152.大定風珠：膠龜鱉牡雞，麻麥地芍甘味。

《本草備要》中，牡蠣「鹹以軟堅化痰，消瘰癧結核，老血疝瘕。澀以收脫，治遺精崩帶，止嗽斂汗，固大小腸。」宜打碎再煎服，除為收斂固澀，需用火煅燒後再用外，其餘皆取生牡蠣。牡蠣含80~95%的碳酸鈣、磷酸鈣及硫酸鈣，

並含鎂、鋁、硅、氧化鐵及有機質等。煅燒後碳酸鹽分解，產生氧化鈣等，有機質則被破壞。所含鈣鹽有抗酸及輕度鎮靜、消炎作用，對胃及十二指腸潰瘍有一定療效，還可增強免疫力。專翁大生膏以用煅牡蠣為佳。

膠有 8 方，1 方在中焦篇，7 方在下焦篇。49. 清燥救肺湯：參草麥膏，杏枇麻桑膠。144. 救逆湯：龍牡，麥地膠芍甘。146. 一甲復脈湯：牡，麥地膠芍甘。147. 黃連阿膠湯：連膠芩芍雞。149. 二甲復脈湯：鱉牡，麥地膠芍甘。150. 三甲復脈湯：龜鱉牡，麥地膠芍甘。151. 小定風珠：龜淡膠雞便。152. 大定風珠：膠龜鱉牡雞，麻麥地芍甘味。阿膠甘平，滋陰潤燥，含多種氨基酸，能促進血中血紅蛋白生成，優於鐵劑，養護神經讓腸道神經系統 (ENS) 活化，消化道的分泌與蠕動隨之和諧。

烏梅有 8 方，1 方在上焦篇，1 方在中焦篇，6 方在下焦篇。15. 安宮牛黃丸：牛雄犀麝，梅硃真金，連芩梔。68. 牛黃承氣湯：軍牛雄犀麝，梅硃真金，連芩梔。119. 草果知母湯：草知夏朴，梅花芩薑。169. 連梅湯：連梅麥地膠。170. 椒梅湯：椒梅夏參連芩薑芍實。193. 減味烏梅圓：烏吳椒薑桂，夏連芍苓。200. 人參烏梅湯：參梅蓮藥瓜草。202. 烏梅圓：烏梅椒薑辛苦酒，桂芍參附連柏蜜。烏梅性味酸、澀、平，入肝、脾、肺、大腸經。在夏季烏梅果實近成熟時採收，低溫烘乾悶至皺皮，色變黑即成。斂肺止咳，澀腸止瀉，安蛔止癢，生津止渴，適用於肺虛久咳少痰或乾咳無痰之證。本品極酸，具有安蛔止痛，和胃止嘔的功效。適用於蛔蟲引起的腹痛、嘔吐、四肢厥冷的蛔厥病證。本品內服還可止血，治崩漏下血；外敷能消瘡毒，並治胬肉外突。止瀉止血宜炒炭用，外有表邪或內有實熱積滯者均不宜服。含檸檬酸、蘋果酸、琥珀酸、碳水化合物、谷甾醇、蠟樣物質及齊墩果酸樣物質，能促進膽汁分泌，增強免疫功能。

天冬有 2 方，2 方皆在下焦篇。172. 三才湯方，人參三錢、天冬二錢、乾地黃五錢，水五杯，濃煎兩杯，分二次溫服。欲復陰者，加麥冬、五味子。欲復陽者，加茯苓、炙甘草。208. 二十一味專翁大生膏：龜鱉阿羊豬鹿，二雞牡鮑海，參苓芍麥桑，蓮芡蕷枸五蜜。為產後亡血過多，虛不肯復，痙厥心悸等證而設，後加鹿茸、桑寄生、天冬三味，保三月殞胎三、四次者（意即指習慣性流產），獲效多矣，故敢以告來者。天冬是天門冬的塊根，性寒，味甘，微苦；具有養陰清熱，潤肺滋腎的功效。用於治陰虛發熱、肺癰、消渴等病症。天門冬有升高血細胞、增強網狀內皮系統吞噬功能和延長抗體存在時間的作用。寒性病症及泄瀉忌用。

4-1風溫、溫熱、溫疫、溫毒、冬溫，邪在陽明久羈，脈沉實下之；脈虛
　　大加減復脈湯

4-2溫病誤表，宜復脈法。中無所主者，救逆湯。熱邪深入，或在少陰，
　　或在厥陰，均宜復脈

4-3下後大便溏甚，一甲煎。一甲復脈湯

4-4少陰溫病，真陰欲竭，黃連阿膠湯

4-5夜熱早涼，青蒿鱉甲湯。二甲復脈湯。三甲復脈湯

4-6既厥且噦，小定風珠。大定風珠

4-7痙厥神昏，手少陰證未罷，先牛黃紫雪輩；再復脈湯存陰，三甲潛陽

4-8邪氣久羈，復脈湯熱飲之

4-9時欲漱口不欲咽，犀角地黃湯。桃仁承氣湯。抵當湯

4-10溫病脈濡小桃花湯。脈虛數桃花粥

4-11溫病少陰下利，豬膚湯。甘草湯。桔梗湯。苦酒湯

4-12婦女溫病，經水適來，竹葉玉女煎。護陽和陰湯。加減復脈湯仍用參

4-13熱病經水適至，加減桃仁承氣湯

4-14溫病瘥後，半夏湯、半夏桂枝湯、桂枝湯、小建中湯

4-15溫病瘥後，五汁飲，牛乳飲。益胃，五汁輩

4-16暑邪深入，連梅湯。先紫雪丹，再連梅湯。椒梅湯

4-17暑邪誤治，胃口傷殘，來復丹

4-18暑邪久熱，三才湯。香附旋覆花湯。久不解者，間用控涎丹

4-19濕之為物在人身也，上焦與肺合，中焦與脾合，下焦與少陰癸水合

4-20濕久不治，伏足少陰，鹿附湯。安腎湯。朮附薑苓湯

4-21先便後血，小腸寒濕，黃土湯

4-22秋濕內伏，冬寒外加──小青龍湯、小青龍去麻辛

4-23喘咳息促，麻杏石甘湯。葶藶大棗瀉肺湯。上焦加乾薑、桂枝，中
　　焦加枳實、橘皮，下焦加附子、生薑

4-24飲家陰吹，橘半桂苓枳薑湯

4-25暴感寒濕成疝，椒桂湯、大黃附子湯、天台烏藥散

4-26濕溫久羈，宣清導濁湯。半硫丸

4-27濁濕久留，下注於肛，尤附湯

4-28瘧邪久羈，成勞脅有瘧母，加味異功湯

4-29瘧久不解，脅下成塊之瘧母，鱉甲煎丸

4-30太陰三瘧，溫脾湯。少陰三瘧，扶陽湯。厥陰三瘧，減味烏梅圓法

4-31酒客久痢，茵陳白芷湯。雙補湯。加減理陰煎。斷下滲濕湯

4-32下痢無度，桃花湯。久痢，地黃餘糧湯

4-33久痢傷腎三神丸。久痢傷陰人參烏

4-34痢久陰陽兩傷，參茸湯。烏梅圓。休息痢經年不愈，參芍湯

4-35噤口痢，白頭翁湯。加減瀉心湯。加味參苓白尤散

4-36噤口痢，胃關腎關不開者，肉蓯蓉湯

4-37燥久傷及肝腎之陰，三甲復脈湯，定風珠，專翕大生膏

4-1 風溫、溫熱、溫疫、溫毒、冬溫，邪在陽明久羈，脈沉實下之；脈虛大加減復脈湯

加減復脈湯治脈虛大，手足心熱甚於手足背者。風溫、溫熱、溫疫、溫毒、冬溫，邪在陽明久羈，或已下，或未下，身熱面赤，口乾舌燥，甚則齒黑唇裂，脈沉實者，仍可下之。

溫邪久羈中焦，陽明陽土(胃腸蠕動不良)，未有不克少陰癸水者(體液循環不良)，或已下而陰傷(消化道傷損)，或未下而陰竭(消化腺分泌失調)。若實證居多，正氣未潰敗，脈沉實有力，尚可下之(有口乾舌燥，甚則齒黑唇裂之證)，即《傷寒論》所謂之急下以存津液之治。若腹中無結糞，邪熱少而虛熱多，其人脈必虛(不可下之)，手足心主裡，其熱必甚於表之手足背。若再下其熱，是竭其津液而速之死，故以加減復脈湯以復其津液。

張仲景之炙甘草湯治傷於寒、脈結代、心動悸及肺痿咳唾多，心中溫溫液液者(甘草乾薑湯治肺痿之冷者)，炙甘草湯取甘(佐)、參、桂、薑、棗，復脈中之陽；再加地(重用為君)、麻與麥(臣)、膠，益脈中之陰，進而養益心臟，助益血脈循環。因氣血虧損，血行不暢，造成心動悸而脈結代；炙甘草湯能脈通復心氣，解除脈結代，並充盈血脈，使陽氣有所依附不浮散，則自能止心悸，結代脈也恢復正常，故炙甘草湯又稱「復脈湯」。臨床上，復脈湯有桂枝湯(助益交感神經系統)作本，孫思邈《千金方》亦用炙甘草湯(復脈湯)治虛勞。

加減復脈湯治手足心熱甚於手足背者，傷於溫者陽亢陰竭，不得再補其陽，以復其津液，陰復則陽留。加減復脈湯以桂枝湯去掉桂枝、生薑，剩下芍藥、大棗與炙甘草，再加麻子仁、麥門冬、生地、阿膠與清酒等，加減復脈湯以芍藥甘草湯(助益神經系統)作本，兩方都有麻子仁、麥門冬、生地、阿膠與清酒等。

手足心熱甚於手足背，可參考《內經 • 論疾診尺篇》的尺膚診病「掌中熱，腹中熱，掌中寒，腹中寒」，掌中診經脈所生病，及腹腔臟腑功能與自律神經系統；掌背診經脈是動病，及周圍神經系統功能。

小博士 解說

脈沉實與脈虛大之論證，是本節具臨床實用價值者。脈沉實的併見症狀是口乾舌燥，甚則齒黑唇裂；脈虛大者則是手足心熱甚於手足背，最重要的是脈象的對比。比較《傷寒論》小建中湯與炙甘草湯的心悸，小建中湯證只有心悸與煩躁，乃因肝門靜脈的營養回流不良。小建中湯(桂枝湯加芍藥、膠飴)促進膽囊、胰臟、十二指腸間的生理作業。炙甘草湯證之心動悸，是心臟缺乏充分營養，才會有「動悸」，炙甘草湯去芍藥，去其「苦酸微寒」，加優質蛋白質的阿膠，與擁有脂肪的麻子仁、麥門冬、人參再加生地，助「消瘀血，通經脈」，更重要的是加清酒煮藥，所以又名復脈湯，養益心臟，促進血脈循環(276.通脈四逆湯是四逆湯加倍乾薑治脈微欲絕，服之脈出者愈)。

加減復脈湯之組成及煮服法

湯方	組成	煮服法
加減復脈湯 （甘潤存津法）	炙甘草六錢、乾地黃六錢、生白芍六錢、麥冬五錢（不去心）、阿膠三錢、麻仁三錢（麻麥地膠芍甘）	水八杯，煮取八分三杯，分三次服。劇者加甘草至一兩，地黃、白芍八錢，麥冬七錢，日三夜一服

小建中湯與炙甘草湯的異同

湯方	小建中湯	炙甘草湯
組成	桂枝湯加芍藥、膠飴	桂枝湯去掉芍藥，加麻子仁、麥門冬、生地、人參、阿膠、清酒
陰陽虛實	胃陽虛	心陰虛
主要症狀	心中悸而煩	脈結代心動悸
藥方特點	加重芍藥與膠飴	去芍藥，加阿膠與清酒等
症狀特點	心悸而煩躁	心悸而不煩燥
治療重點	改善消化系統	改善循環系統

✚ 知識補充站

《傷寒論》66.心中悸而煩者，小建中湯主之。67.脈結代，心動悸，炙甘草湯主之。脈結代，脈來去時一止也，結脈、代脈就是現代醫學所稱之間歇脈，在持續的正常韻律脈動下，出現一時的疏離休止現象，主要原因是心臟的期外收縮(高頻率)與心臟傳導阻斷(短頻率)。

《傷寒論》從桂枝湯治療脈浮弱開始，由淺而深，由簡而繁，以至於小建中湯與炙甘草湯之治脈結代、心動悸，都是養護心臟、助益血脈循環之要藥。

4-2 溫病誤表，宜復脈法。中無所主者，救逆湯。熱邪深入，或在少陰，或在厥陰，均宜復脈

復脈湯乃留人治病法。

復脈湯乃「留人治病法」，即先救人後治病，因病由人生也！此即仲景治病的理念。裡急，急當先救裡，尤其是溫病六、七日以後，以復脈湯之輩臨時對證，加減其藥，盡善治療，先救人後治病，當所望於當其任者，就當時臨床上之診斷當機立斷，雖有其他症狀，後治之。

1. 溫病誤表，津液被劫，舌強神昏，心氣傷則心震(心臟)，心液傷則舌蹇(腦部)，宜復脈法復其津液。(中焦下後與益胃湯，復胃中津液，以邪氣未曾深入下焦)。

2. 溫病耳聾，與小柴胡湯類者必死，宜復脈輩復其精。

3. 勞倦內傷復感溫病不解，宜復脈法。身不熱而倦甚，加人參。

4. 汗而不得汗，下而熱不退，脈尚躁盛者，重與復脈湯。

5. 溫病誤用升散，脈結代，甚則脈兩至者，重與復脈湯。

6. 汗下後，口燥咽乾，神倦欲眠，舌赤苔老，與復脈湯。

7. 熱邪深入，或在少陰，或在厥陰，均宜復脈。

救逆湯治溫病傷之太甚，汗自出，中無所主者(腦部與心臟失調)，陰陽有脫離之跡象，復脈湯類無法勝任治療時。腎開竅於耳，精氣脫失者耳聾，症狀之初則陽火上閉，陰精不得上承，清竅不通，繼則陽亢陰竭，若以小柴胡湯直接升少陽，勢必造成下竭上厥，適宜兩感治法(陽經與陰經同時感受寒邪而致病，病勢較重)，甘能益氣，凡甘皆補，故宜復脈。服二、三帖後，身不熱而倦甚，仍加人參。

溫病最善傷精，三陰實當其衝。如陽明結則脾陰傷而不行，有急下以存津液一法。如4-9桃仁承氣湯與抵當湯治蓄血，脈沉實，少腹堅滿。土實則水虛而累及少陰，耳聾、不臥等證，如4-2復脈輩復其精。水虛則木強而累及厥陰，目閉、痙厥，如4-37三甲復脈三方，大小定風珠二方，專翁大生膏等治肝腎陰傷之痙厥。

此由上及下，由陽入陰之道路。熱邪深入，或在少陰，或在厥陰，均宜復脈。換言之，復脈是治療熱邪劫陰的總關鍵。蓋少陰藏精，厥陰必待少陰精氣補足而後能生，二經均可主以復脈者。《內經 • 經脈篇》「肺經脈與心包經脈的所生病，皆有掌中熱，心經脈的所生病，更有掌中熱痛」，麥門冬與生地是養陰雙寶，增液湯、益胃湯、連梅湯、銀翹湯、炙甘草湯及復脈湯等麥地15方，都因症改善血脈循環。

小博士解說

仲景「裡急，急當救裡」，脈尚躁盛者，重與復脈湯、脈結代，甚則脈兩至者，重與復脈，雖有他證，後治之。熱邪深入，或在少陰，或在厥陰，均宜復脈。炙甘草湯(復脈湯)治虛勞不足、改善長期腦心血管慢性疾病，是現代過勞族最棒的養生藥方，對症治療，可以參考取代西藥，但一定要配合規律的生活作息才得以見效。

炙甘草湯（復脈湯）、救逆湯、加減復脈湯之組成及煮服法

湯方	組成	煮服法	治療
炙甘草湯（復脈湯）	甘草四兩，桂枝三兩、生薑三兩、麥門冬半升、麻仁半升、人參二兩、阿膠二兩、大棗三十枚、生地黃一斤（桂薑棗，麻麥地參膠酒）	以酒七升，水八升，先煮八味，取三升，去渣，內膠消盡，溫服一升，日三服	虛勞不足、汗出而悶，脈結悸，行動如常（長期腦心血管慢性疾病）
救逆湯（鎮攝法）	於加減復脈湯內去麻仁，加生龍骨四錢、生牡蠣八錢（龍牡麥地膠芍甘）	煎如復脈法。脈虛大欲散者，加人參二錢	溫病傷之太甚，汗自出，中無所主者（腦部與心臟失調）
加減復脈湯（甘潤存津法）	炙甘草六錢、乾地黃六錢、生白芍六錢、麥冬五錢、阿膠三錢、麻仁三錢（麻麥地膠芍甘）	水八杯，煮取八分三杯，分三次服。劇者加甘草至一兩，地黃、白芍八錢，麥冬七錢，日三夜一服	治熱邪劫陰

掌中熱按診手腕三陽穴與三陰穴

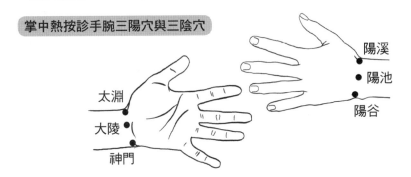

陽溪

陽池

陽谷

太淵

大陵

神門

+ 知識補充站

　　救逆湯起緣於《傷寒論》386.「傷寒脈浮，醫以火逼劫之，亡陽，必驚狂，起臥不安者，桂枝去芍藥加蜀漆龍骨牡蠣救逆湯主之。」(桂薑甘棗蜀龍牡)與炙甘草湯都是安神之方。救逆湯之主症狀多伴見掌中熱，按診比較手腕三陽穴：陽溪、陽池、陽谷等的熱度，與手腕三陰穴：太淵、大陵、神門等的乾濇度。最熱者及最乾濇者即為心、肺、心包經脈病。此六俞穴原穴在手腕關節處，刺激按摩之，促進四肢動脈及靜脈循環，尤其能增進微血管的生理運作。

4-3 下後大便溏甚，一甲煎。一甲復脈湯

一甲煎治下後大便溏甚，週十二時三、四行，脈仍數者，未可與復脈湯。服一甲煎一二日，大便不溏者，可與一甲復脈湯。一甲復脈湯治下焦溫病，但大便溏者。

下後法當數日不大便，今反溏而頻數，如果不是個人真陽一向虛弱，就是下之不得其道，有亡陰之慮。若以復脈滑潤，是以存陰之品，反為瀉陰之用。故以牡蠣一味，單用則力大，即能存陰，又澀大便，且清在裡之餘熱，一物能三用之。牡蠣，性味鹹澀而微寒。歸肝、腎經。平肝潛陽，軟堅散結，收斂固澀。用於肝陽上亢，頭暈目眩。牡蠣鹹寒質重，類似石決明之平肝潛陽作用。文蛤與牡蠣皆鹹寒，含豐富的微量礦物質。牡蠣鹹寒治下後大便溏甚，而文蛤散鹹平微寒治「渴欲飲水不止者」。

溫病深入下焦劫陰，必以救陰為急務。然救陰之藥多滑潤，但見大便溏，不必待日三、四行，即以一甲復脈法，復陰之中，預防洩陰之弊。以一甲存陰澀大便，以復脈湯滑潤以存陰互為消補；邪少虛多之下焦溫病，但大便溏者，適合一甲復脈湯治之，一甲煎治下後大便更溏；服一甲煎後而大便不溏者，可與一甲復脈湯。一甲復脈湯治下焦溫病，但大便溏者，這就是陰虛熱致使大便溏。

3-35四苓合芩芍湯治濕溫內蘊，夾雜飲食停滯，氣不得運，血不得行，遂成滯下。活人敗毒散治暑濕風寒雜感，寒熱迭作，表證裡證皆急，腹不和而滯下者。大便溏與滯下很容易被混淆成一種排泄問題，尤其是在一個慢性胃腸疾病患者。脾胃氣亂，裡急肛墜之滯下，多見於直腸上半部(屬於肝門靜脈)出問題，宜四苓合芩芍湯或活人敗毒散類來消除脹氣；厥脫欲痙厥，多見於直腸下半部(屬於下腔靜脈)出問題，宜一甲復脈湯或二甲復脈湯來預防痙厥。

小博士解說

文蛤散鹹平微寒，入手太陰肺、足太陽膀胱經。清熱，利濕，化痰，軟堅。治口渴煩熱，咳逆胸痹，瘰癧，痰核，崩漏，痔瘺。「氣虛有寒者不得用」，文蛤的鹹平微寒，對單純的渴欲飲水不止，有鎮定與調整體內電解質到最佳狀態的效果，與「厥陰病，渴欲飲水，少少與之癒」有異曲同工之妙。

《金匱要略》「渴欲飲水，水入則吐者，名曰水逆，五苓散主之。渴欲飲水不止者，文蛤散主之」，「趺陽脈浮而數，消穀而溲數大便硬的消渴」，不是五苓散證，卻有可能是腎氣丸，最合適的是趺陽脈浮而澀的麻子仁丸，「厥陰之為病的消渴」有可能適合腎氣丸、烏梅丸或大黃蟅蟲丸等。症狀相似，虛實寒熱有異，藥方也不一樣。「大便不溏者」與「大便溏者」都可與一甲復脈湯。

一甲煎、一甲復脈湯之組成及煮服法

湯方	組成	煮服法
一甲煎 （鹹寒兼澀法）	生牡蠣二兩（碾細）	水八杯，煮取三杯，分溫三服
一甲復脈湯 （加減復脈湯， 甘潤存津法）	復脈湯內，去麻仁， 加牡蠣一兩（牡麥地 膠芍甘）	水八杯，煮取八分三杯，分三 次服。劇者加甘草至一兩，地 黃、白芍八錢，麥冬七錢，日 三夜一服

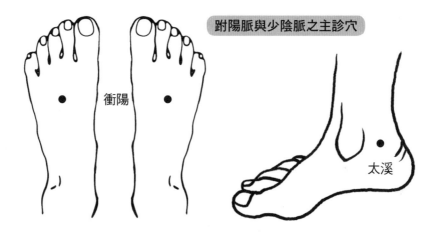

跗陽脈與少陰脈之主診穴

衝陽

太溪

✚ 知識補充站

　　牡蠣與龍骨、龜板、牛膝等同用，治陰虛陽亢，眩暈耳鳴，如鎮肝息風湯。與龜板、鱉甲、生地黃等治熱病日久，灼爍真陰，虛風內動，四肢抽搐，如大定風珠。與浙貝母、玄參等配伍治痰火鬱結之痰核、如消瘰丸。與鱉甲、丹參、莪朮等治血瘀氣結之癥瘕痞塊，近代常用來治肝、脾腫大有效。

　　牡蠣味澀，煆用有類似煆龍骨的收斂固澀作用。煆牡蠣配伍煆龍骨與補虛及收澀藥物，可治療遺精、滑精、遺尿、尿頻、崩漏、帶下、自汗、盜汗(肺結核)等。如4-37三甲復脈三方、大小定風珠二方、專翕大生膏等，治肝腎陰傷之痙厥，也是從腸道的吸收來調整，發揮鎮肝(穩定消化器官的運作)、息風(安定情緒的問題)藥效，改善腦中樞運作，治療肝腦症狀。

4-4 少陰溫病，真陰欲竭，黃連阿膠湯

黃連阿膠湯治心煩不得臥，有雞子黃合阿膠改善心血虛弱，又有黃連、黃芩、白芍調理心火上亢。

一甲復脈湯治邪少虛多所致之「大便不溏」與「大便溏」；若是陰既虧而實邪正盛，甘草即不適合。陽邪挾心陽獨亢於上(營養)，心體之陰(腦)無容留之地，心中煩雜無奈；陽亢不入於陰，陰虛不受陽納，而不得臥。陰陽各自為政，故以黃芩從黃連，外瀉壯火而內堅真陰；以芍藥從阿膠，內護真陰而外捍亢陽。黃連阿膠湯，取一剛以禦外侮，一柔以護內主。其交關變化之關鍵，全在於雞子黃(蛋黃，為完全蛋白質)。雞子黃為血肉有情，生生不已，乃安定中焦(以脾胃為主)之聖品，其性和平，能使上亢者不爭奪，弱者得振作；其氣焦臭，能向上補心；其味甘鹹，能向下補腎。雞子黃鎮定中焦，並通徹上下，合阿膠能防治內風震動。

《傷寒論》中相關條文：

165.陽明病，若脈浮發熱，渴欲飲水，小便不利者，豬苓湯。汗出多而渴者，不可與豬苓湯，汗多胃中燥，豬苓湯復利其小便。

288.少陰病下利，欬而嘔渴，心煩不得眠，豬苓湯。

292.少陰病心中煩，不得臥，黃連阿膠湯。

豬苓湯、黃連阿膠湯、定風珠法和復脈法都有阿膠，阿膠能預熄內風之震動，舒緩與和諧自律神經系統的生理作業。豬苓湯有二苓與滑石、澤瀉，能緩和與協調小腸蠕動的速度，改善大腸水分再吸收，與泌尿系統的循環，止渴咳、利尿而安眠。黃連阿膠湯有雞子黃(完全蛋白質)，可補充足夠營養，加上黃連、黃芩、芍藥來促進腸道蠕動，維護心臟與胃和諧運作，進而幫助睡眠。

小博士解說

《傷寒論》：

太陰欲解時辰Pm9：00～Am3：00(亥、子、丑)

少陰欲解時辰Pm11：00～Am5：00(子、丑、寅)

厥陰欲解時辰Am1：00～Pm7：00(丑、寅、卯)

厥陰是少陰與太陰兩陰交盡。少陽經欲解時分是春生，生動活潑的整備時間，修道人一早的「打板」、「晨鐘」也是在這時分。大部分人的起床時間，是褪黑激素分泌最高的時候，褪黑激素猶如旭陽東昇，影響睡眠品質與皮膚膚質。

太陰、少陰、厥陰三陰欲解時分(Pm9：00～Am7：00)睡眠品質不佳者，褪黑激素分泌必不協調，皮膚顏色不佳，眼睛色澤也不好，生活多不如意。豬苓湯與黃連阿膠湯都能隨症養護太陰、少陰、厥陰三陰經脈，調節自律神經系統功能，增進褪黑激素分泌，有美麗膚質色澤之效果，特別是眼眶周圍的肌膚色澤，減少黑眼圈。

黃連阿膠湯之主治症狀與診治穴道

組成	煮服法	主治症狀	診治穴道
黃連二兩、阿膠一兩五錢、黃芩一兩、白芍一兩、雞子黃 一枚（連膠芩芍雞）	水八杯，先煎三物，取四杯，去渣，入阿膠烊盡，小冷，納雞子黃，攪令相得，溫服半杯，日三服	292.少陰病，得之二、三日以上，心中煩，不得臥，黃連阿膠湯主之	內關、太衝

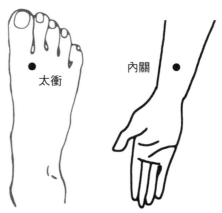

太衝　內關

按摩太衝穴、內關穴
助益頭腹部時鐘作業

✚ 知識補充站

　　下視丘視交叉上核控制睡眠韻律與體溫韻律，亦即睡眠韻律與體溫韻律屬於頭部時鐘管轄範圍，與下視丘—腦下垂體的門脈循環息息相關，稱之為生命時鐘。《傷寒論》六經症中，三陰症屬頭部時鐘管轄，三陽症屬腹部時鐘管轄，即腹部時鐘管理肝門循環系統，飲食的韻律屬於下視丘背內側核（2008年美國SapraCB等，Differential rescueoflight-and food-entrainable circadian rhythms scince 2008：320：1074~1077）。

　　腦部的頭部(中樞)時鐘比身體的腹部(末梢)時鐘先啟動，影響血中葡萄糖及脂質的變動。胰島素及細胞激素(亦稱細胞因子，Cytokine)的分泌，直接作用於肝臟、腸道、胰臟等部位的末梢時鐘，影響生理韻律。肝臟時鐘的遺傳因子如果無法正常啟動肝臟作業，造成生理時鐘(即晝夜節律，Circadian rhythms)失調，肝臟的肝醣貯藏量會變少，嚴重者食不下而致營養缺失，甚至死亡。一時的情緒惡化，將影響腹部時鐘作業，而傷肝損腸；長期過勞，則影響頭部時鐘作業，以致肝腦失調。

　　按摩內關與服用豬苓湯，助益身體的腹部(末梢)時鐘循環；按摩太衝與服用黃連阿膠湯，則是較助益頭部(中樞)時鐘。

4-5 夜熱早涼，青蒿鱉甲湯。二甲復脈湯。三甲復脈湯

一、青蒿鱉甲湯治夜熱早涼，熱退無汗，熱自陰來者(中焦與下焦)。非上中焦之陽熱，夜行陰分而熱，日行陽分而涼，邪氣深伏陰分可知；熱退無汗，邪不出表而仍歸陰分，故曰熱自陰分而來。不能純用養陰，更不得任用苦燥。故以鱉甲蠕動之物，入肝經至陰之分而養陰，又入絡搜邪；以青蒿芳香透絡，從少陽領邪外出；細生地清陰絡之熱；丹皮瀉血中之伏火；知母者，知病之母也，佐鱉甲、青蒿而成搜剔之功焉。青蒿鱉甲湯有先入後出之妙，青蒿不能直入陰分，有鱉甲領之入也：鱉甲不能獨出陽分，有青蒿領之出也。

二、二甲復脈湯治熱邪深入下焦，脈沉數，舌乾齒黑，手指但覺蠕動，急防痙厥。手指掣動乃痙厥(大腦皮質失常)之兆也。溫病七、八日以後，熱深不解，口中津液乾涸，舌乾齒黑，但覺手指掣動，即當防其痙厥，不必俟其已厥而後治也。二甲復脈湯以復脈育陰，加入介屬潛陽，使陰陽交紐，庶厥不可作也。

三、三甲復脈湯治下焦溫病，熱深厥甚，脈細促，心中憺憺大動，甚則心中痛。火以水為體，腎水本虛，不能濟肝而後發痙，既痙而水難猝補，心之本體欲失，故憺憺然而大動也。甚則痛者，「陰維為病主心痛」，此證熱久傷陰，八脈屬於肝腎，肝腎虛而累及陰維故心痛，非如寒氣客於心胸之心痛可用溫通。故以鎮腎氣、補任脈、通陰維之龜板止心痛，合入肝搜邪之二甲，相濟成功也。

青蒿鱉甲湯治陰虛而沒有抽筋症狀，二甲復脈湯治陰虛火很大而有抽筋症狀，三甲復脈湯治陰虛火大而心悸動或心痛。《內經・經脈篇》「心包經脈的是動病有心中憺憺大動，所生病，有煩心心痛，心經脈的是動病有心痛」。

小博士 解說

青蒿鱉甲湯(蒿鱉地知丹)與中焦篇3-33青蒿鱉甲湯(蒿鱉桑花知丹)，兩方都有青蒿、鱉甲、知母與丹皮等四味藥，差異在於地黃取代桑葉與花粉。兩方同名是法似而方不一。法是動的而方是靜的，法中有方，方中有法，如鱉甲領青蒿入陰分，青蒿領鱉甲出陽分，是青蒿鱉甲湯方「方中有法」。

4-5青蒿鱉甲湯(夜熱早涼)與3-33青蒿鱉甲湯(暮熱早涼)，夜行陰分而熱或冷，日行陽分而涼或溫，其間變化，也是「瘧」在其間。3-33中焦瘧，寒熱久不止，氣虛留邪，補中益氣湯。

青蒿鱉甲湯、二甲復脈湯、三甲復脈湯之比較

湯方	組成	煮服法
青蒿鱉甲湯 （辛涼合甘寒法）	青蒿二錢、鱉甲五錢、細生地四錢、知母二錢、丹皮三錢（蒿鱉地知丹）	水五杯，煮取二杯，日再服
二甲復脈湯 （鹹寒甘潤法）	於加減復脈湯方加炙甘草六錢、乾地黃六錢、生白芍六錢、麥冬五錢（不去心）、阿膠三錢、麻仁三錢（鱉牡麥地膠芍甘）	水八杯，煮取八分三杯，分三次服。劇者加甘草至一兩，地黃、白芍八錢，麥冬七錢，日三夜一服
三甲復脈湯 （鹹寒甘潤法）	於二甲復脈湯內，加生龜板一兩（龜鱉牡麥地膠芍甘）	水八杯，煮取八分三杯，分三次服

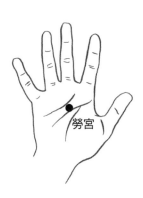

勞宮

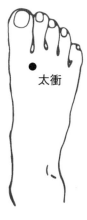

太衝

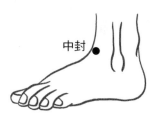

勞宮、太衝、中封等穴區是療治心、肝功能障礙要穴

中封

+ 知識補充站

　　脈左弦，暮熱早涼，汗解渴飲，少陽瘧偏於熱重者，青蒿鱉甲湯。少陽瘧如傷寒證者，小柴胡湯。渴甚者，去半夏，加栝蔞根。脈弦遲者，小柴胡加乾薑陳皮湯。心、肝功能有礙，心情多鬱悶，勞宮常發癢，手心或腳指縫常有瘡疹，心臟疾病也不少，肝臟疾病也不缺席，臨證時，以針灸、按摩太衝與中封兩穴區治療效果最明顯。

4-6 既厥且噦，小定風珠。大定風珠

小定風珠治既厥且噦，溫邪久踞下焦，爍肝液為厥，擾衝脈為噦，脈陰陽俱減則細(脈俱虛弱)。

小定風珠治既厥且噦(呃逆)。肝木橫強(肝氣盛)則脈勁，以雞子黃實土(脾胃)而定內風；龜板補任脈而鎮衝脈；阿膠沉降，補陰液而熄肝風；淡菜生於鹹水之中而味淡，能補陰中之真陽；童便以濁液仍歸濁道，用以為使也。名定風珠者，以雞子黃宛如珠形，龜亦有珠。通常在十二指腸與空腸未被消化吸收的營養，主要會在迴腸被吸收，如維生素B12和膽鹽，以及非重不沉與填補真陰滋膩重濁之品，多寄望在迴腸與乳糜池能再被吸收利用。

大定風珠治邪氣已去八、九，真陰僅存一、二，神倦瘛瘲(抽搐，手足伸縮抽動不止)，脈氣虛弱，舌絳苔少，時時欲脫者。或因熱邪久羈，吸爍真陰，或因誤表、或因妄攻所致。故以大隊濃濁填陰塞隙，介屬潛陽鎮定。以雞子黃一味，從足太陰，下安足三陰，上濟手三陰，使上下交合，陰得安其位，陽可立根基，俾陰陽有眷屬一家之義，可以不致於絕脫。

不藏精(貯藏精氣)，一切人事(人為因素)搖動其精者皆屬之。「神昏而譫語不休，大抵安宮牛黃丸最涼，紫雪次之，至寶又次之」，主治略同，而各有所長，臨床貴在對證斟酌。三甲復脈三方、大小定風珠二方、專翕大生膏一方，原為溫病善後而設，後為產後虛損，無力服人參而設者也。通補奇經丸，為下焦虛寒而設。天根月窟膏，為產後及勞傷下焦陰陽兩傷而設，就是要改善「不藏精」(腦與腦脊髓液為主)，「痙」、「瘛」、「癇」都是「不藏精」而腦部神經元細胞出現問題之病症。

小博士解說

阿膠甘平，此類藥方滋陰潤燥，含多種胺基酸，能促進血中血紅蛋白生成，優於服用鐵劑，養護神經系統，調理腸道神經系統，促使消化道分泌與蠕動之和諧。阿膠共有八方，一方在上焦篇，49.清燥救肺湯；七方在下焦篇，144.救逆湯、146.一甲復脈湯、147.黃連阿膠湯、149.二甲復脈湯、150.三甲復脈湯、151.小定風珠、152.大定風珠。其中，小定風珠、大定風珠與黃連阿膠湯三方，都有阿膠與雞子黃，雞子黃其性和平，為安定中焦之聖品，配合阿膠能防範內風震動，養益陰陽氣血最全面。

小定風珠、大定風珠、黃連阿膠湯之組成及煮服法

湯方	組成	煮服法
小定風珠 （甘寒鹹法）	雞子黃一枚（生用）、真阿膠二錢、生龜板六錢、童便一杯、淡菜三錢（龜淡膠雞便）	水五杯，先煮龜板、淡菜得二杯，去渣，入阿膠，上火烊化，納雞子黃，攪令相得，再沖童便，頓服之
大定風珠 （酸甘鹹法）	生白芍六錢、阿膠三錢、生龜板四錢、乾地黃六錢、麻仁二錢、五味子二錢、生牡蠣四錢、麥冬六錢（連心）、炙甘草四錢、雞子黃二枚（生）、生鱉甲四錢（龜鱉牡膠雞，麻麥地芍甘味）	水八杯，煮取三杯，去渣，再入雞子黃，攪令相得，分三次服。喘加人參，自汗者加龍骨、人參、小麥，悸者加茯神、人參、小麥
黃連阿膠湯 （苦甘鹹寒法）	黃連四錢、黃芩一錢、阿膠三錢、白芍一錢、雞子黃二枚（連膠芩芍雞）	水八杯，先煮三物，取三杯，去渣，納膠烊盡，再納雞子黃，攪令相得，日三服

✚ 知識補充站

　　免疫機能不全的患者，常常會出現在糖尿病、營養不良、老年銀髮族及長期服用免疫抑制劑如類固醇等族群。常見的症狀有咳嗽、胸痛、體重減輕、倦怠、食慾不振、發燒、咳血等。免疫機能不全的患者多有「過勞的症狀」，容易罹患結核病，多肝腎陰虧、虛風內動，結核病患者終身有再活化的危險；長期調理以鹹寒柔潤而滋膩重濁之品填補真陰，如208.專翁大生膏、209.通補奇經丸、210.天根月窟膏方。

　　另外，三甲復脈三方、大小定風珠二方、專翁大生膏等可治肝腎陰傷之極，是從腸道吸收改善，產生鎮肝(穩定消化器官的運作)息風(安定情緒的問題)療效，進而影響腦中樞的運作，漸漸調整免疫功能不全之症狀。

4-7 痙厥神昏，手少陰證未罷，先牛黃紫雪輩；再復脈湯存陰，三甲潛陽

4-1到4-6都是「如何用」定風珠法、復脈法、黃連阿膠湯方、青蒿鱉甲湯方之指導。正面的情況，法貴於圓滿。定風珠法有小與大，復脈法有一、二、三。方專於方正，黃連阿膠湯有加減，青蒿鱉甲湯有中焦與下焦各一方。從其中的法規方矩覓得路徑，相對於4-7，是三種「不得用」之方，壯火尚盛不得用定風珠法、復脈法；邪少虛多者，不得用黃連阿膠湯方；陰虛欲痙者，不得用青蒿鱉甲湯方。在臨床運用上，皆需一一辨證以施治。

定風珠法、復脈法、黃連阿膠湯、青蒿鱉甲湯等，都是為存陰退熱而設計，輕重緩急，退熱、搜邪與護陽確實有差異。

一、定風珠法、復脈法以補陰之品為退熱之用。壯火尚盛不得用定風珠法、復脈法。相對於4-7三甲復脈湯方用來熱深厥甚；4-16連梅湯治少陰消渴、厥陰麻痺及心熱煩躁神迷。

二、黃連阿膠湯一面補陰，一面搜邪。邪少虛多者，不得用黃連阿膠湯方。相對於4-5一甲復脈湯方用來急防痙厥。

三、青蒿鱉甲湯一面填陰，一面護陽者。陰虛欲痙者，不得用青蒿鱉甲湯方。陰虛欲痙者，「下視丘與腦下腺前素有血管(肝門靜脈垂腺血管)連接，與後葉有神經連接」此各該部位之連結出問題，不得用青蒿鱉甲湯。相對於4-5二甲復脈湯方用來急防痙厥。

痙厥神昏，舌蹇(不靈活)煩躁，為厥陰證。然有手經、足經之分，手少陰證未罷，如寸脈大、口氣重、顴赤、白睛(眼白)赤、熱壯(高燒)之類。在上焦以清邪為主，必先牛黃紫雪輩搜邪(參考2-12)。在下焦以復脈為主，清邪之後繼以存陰；以復脈湯主(參考4-2)。

痙多因於濕，六淫之邪皆能致痙，濕無法包括諸痙，風則可以概括，風為百病之長，六淫之邪，皆因風而入。初起之濕痙，必兼風而後成，痙為驚風有急慢二條。急驚風，一感即痙，先痙而後病，用藥確(對症下藥)，一、二帖即愈，易治也。慢驚風，病久而致痙，非傷脾陽，即傷胃汁，難治也。

小博士解說

「痙」、「瘛」、「癇」都是「不藏精」之證，久病致痙，其強直背反瘛瘲之狀，皆肝風內動。知痙之為筋病，思過半矣。六淫致痙，實證也；(1)產婦亡血病久致痙；(2)風家誤下，溫病誤汗，瘡家發汗為虛痙；(3)風寒、風濕致痙為寒痙；(4)風溫、風熱、風暑、燥火致痙為熱痙；(5)慢脾風為虛寒痙；(6)本臟自病為虛熱痙也瘛證屬火，後世統謂之痙矣。

白朮散、當歸散之組成及煮服法

湯方	組成	煮服法	主治
白朮散	白朮四分、芎藭四分、蜀椒三分（去汗）、牡蠣二分	杵為散。每次（一錢匕），用酒調服，日三服，夜一服	妊娠，宿有風冷，胎萎不長
當歸散	當歸一斤、芎藭一斤、芍藥一斤、黃芩一斤、白朮八兩	為末，酒調服，日二服	婦人妊娠、血少有熱、胎動不安。及半產、難產宜常服之、使臨盆易產或治產後百病

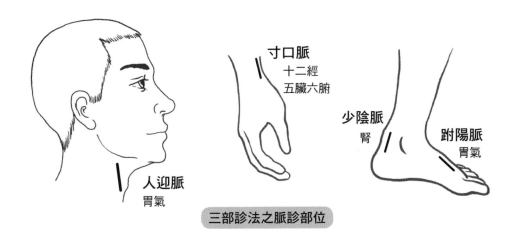

寸口脈
十二經
五臟六腑

少陰脈
腎

跗陽脈
胃氣

人迎脈
胃氣

三部診法之脈診部位

＋ 知識補充站

　　子癇，即妊娠毒血症，為「產婦亡血，病久致痙」，主要是孕婦在懷孕期間發生血壓上升，合併蛋白尿、水腫，全身痙攣等症候，多不是單一病因造成。妊娠中後期，孕婦浮腫、蛋白尿、高血壓等三症狀，只出現一或二，可能是妊娠偶發併發症，如果三症齊發，就確定是妊娠毒血症。從懷孕20週以後到生產為止，只要症狀加重或更加明顯，都該即時調整生活作息，並臥床休息，配合飲食調理也相對重要。

　　《金匱要略》第十四章論及白朮散與當歸散，妊娠養胎以酒服白朮散，之後更以醋漿水服之，復不解者再服小麥汁，已後渴者大麥粥服之，大麥性味鹹溫來調解小麥之甘微寒，重點在「病雖愈，服之勿置。」當歸散則是「妊娠常服即易產，胎無苦疾，產後百病悉主之。」

4-8 邪氣久羈，復脈湯熱飲之

熱飲復脈湯治邪氣久羈，肌膚甲錯(皮膚局部或廣泛性的乾燥粗糙，形似魚鱗蟾皮)，欲作戰汗(顫抖、汗出)。或因下後邪欲潰，或因存陰得液蒸汗，正氣已虛，不能即出，陰陽互爭而戰也。「虛盛者加人參；肌肉尚盛者，但令靜，勿妄動也。」虛盛者加人參，就要適度的活動，刺激活絡交感神經傳導，維護心臟功能，助益汗蒸除邪。肌肉尚盛者，多讓心性寧靜，多休息以養病，激活副交感神經，促進腸道吸收，勿躁動或妄動。《傷寒論》362.「病人脈已解，而日暮微煩，以病新差，人強與穀，脾胃氣尚弱，不能消穀，故令微煩，損穀則愈。」損穀包括消導的藥物、運動與活動，以及少吃或短期內不吃(辟穀)。冬天冷或夏天淋到大雨，熱飲龍眼薑母茶，趨寒濕以不作戰汗(不顫抖冒汗)。

傷寒汗解必在下之前，溫病汗解多在下之後。縛解而後得汗，凡欲汗者，必當先煩，乃有汗而解。若正虛邪重，或邪已深入下焦，得下後裡通；或因津液枯燥，服存陰藥，液增欲汗，邪正努力紛爭，則作戰汗，戰之得汗則生，汗不得出則死。戰者，陽極而似陰也，津液枯燥才會肌膚甲錯，以復脈加人參助其送汗出表。若其人肌膚尚厚，未至大虛者，無取復脈之助正，但當聽其自然，勿事騷擾可耳，次日再議補陰未遲。

最重要的是「但令靜，勿妄動」，一動不如一靜，如《金匱要略》第四章論及「瘧脈自弦，弦小緊者下之差，弦遲者可溫之，弦緊者可發汗、針灸也，浮大者可吐之，弦數者風發也，以飲食消息止之」，醫者診治病人的大原則是《內經·方盛衰論》中的「診有大方，不失人情」。

小博士 解說

服藥的方法，是很重要的，尤其在西藥盛行的現代，中藥治病與調理，如果注意服藥方法，常見奇妙療效。《內經》只有13方藥方，半夏秫米湯是較為完整的，「覆杯而臥，汗出而已」有調理自律神經系統的理念，延伸出漢朝《傷寒論》桂枝湯「溫覆令一時許，遍身漐漐，微似有汗者益佳，不可令如水流漓，病必不除」之服藥指導方針。桂枝湯主要作用於消化道的黏膜下相關淋巴組織，現代科學中藥或藥粉之桂枝湯可以較長時間服用，並適合因症調整服用的次數與劑量，改善食道功能與結構，進而助益消化道功能。

肌膚甲錯四大藥方：大黃蟅蟲丸、熱飲復脈湯、當歸四逆湯、黃耆桂枝五物湯之比較

藥方	治病	功用	症狀	注意事項
大黃蟅蟲丸《金匱要略》	五勞虛極，羸瘦腹滿，不能飲食	緩中補虛	食傷、憂傷、飲傷、房室傷、飢傷、勞傷、經絡營衛氣傷，內有乾血，肌膚甲錯，兩目黯黑	血虛寒凝之寒厥不宜使用
熱飲復脈湯	邪氣久羈，肌膚甲錯，欲作戰汗	刺激活絡交感神經傳導，維護心臟功能，助益汗蒸除邪	肌膚甲錯，欲作戰汗。或下後邪欲潰，或存陰得液蒸汗	虛盛者加人參；肌肉尚盛者，讓心性寧靜，多休息以養病，促進腸道吸收，勿躁動或妄動
當歸四逆湯《傷寒論》	血栓閉塞性脈管炎。雷諾氏病，凍瘡。風濕性關節炎	溫經散寒，養血通脈。有擴張末梢血液循環而改善血液循環作用	血栓閉塞性脈管炎、肢體末梢肌膚甲錯	只使用於血虛寒凝之寒厥，餘厥逆不宜使用
黃耆桂枝五物湯《金匱要略》	周圍神經炎，硬皮病，皮膚炎，蕁麻疹，雷諾氏病	益氣和營，溫經通痺、增強免疫、促進細胞代謝、擴張血管、增加血流量等作用	周圍神經炎、肢體末梢肌膚甲錯	麻木不仁，屬熱證者，不宜使用。屬陰虛者，也不宜使用

＋ 知識補充站

1. 4-8熱飲復脈湯與2-19冷服香薷飲，新加香薷飲方、香薷飲冷服，熱服作瀉，治一切感冒暑氣，是極端對比的例子。

2. 渴喜熱飲與喜涼飲，是體內冷熱需求不一樣。3-34厚朴草果湯治濕瘧，渴喜熱飲。腸道蠕動不良，腸道黏膜活動呆滯，多是需要「熱飲」，類似天寒地凍需要熱湯的感覺，總是要「熱身」。3-2大承氣湯治胸腹滿堅，甚則拒按，喜涼飲者。腹腔臟器循環不良，或是發炎，腸道黏膜活動異常，多是需要「冷飲」，類似天熱地燥需要冰涼飲品，總是要「冷靜」。

3. 痰飲之熱飲與寒飲，2-31千金葦莖湯加杏仁、滑石，利竅而逐熱飲，寧喘息。4-23麻杏石甘湯治喘咳息促，吐稀涎，喉啞，是為熱飲。

《金匱要略》溢飲之大青龍湯與小青龍湯，大青龍主脈洪數喉啞之熱飲；小青龍主脈弦緊不渴之寒飲，依此類推之。

4-9 時欲漱口不欲咽，犀角地黃湯、桃仁承氣湯、抵當湯

　　犀角地黃湯治有瘀血，邪在血分，不欲飲水，熱邪燥液口乾，又欲求救於水，故但欲漱口，不欲咽也。瘀血溢於腸間，血色久瘀則黑，血性柔潤，故大便黑而易也。犀角味鹹，入下焦血分以清熱，地黃去積聚而補陰，白芍去惡血、生新血，丹皮瀉血中伏火，此蓄血自得下行，故用犀角地黃湯輕劑以調之也。此方源起於《金匱要略》第十二章「唇痿舌青口燥，欲漱水不欲嚥，有瘀血。」

　　頸部的副交感神經(主要在頸咽部，為第九對腦神經)有問題，頸咽部的淋巴結等組織也出現一些狀況；骶部的副交感神經(主要在骶部的第二到四節神經)也有問題，迴盲腸附近的淋巴結等也有癥狀，適合以犀角地黃湯治有瘀血，邪在血分，減輕腸道與咽喉部的症狀。

　　桃仁承氣湯與抵當湯治蓄血，脈沉實，少腹堅滿，法當小便不利，今反自利，則非膀胱氣閉可知。夜熱者，陰熱也；晝涼者，邪氣隱伏陰分也。大便閉者，血分結也，以桃仁承氣通血分閉結。若閉結太甚，桃仁承氣不得行，則非抵當不可，然不可輕用。夜熱、晝涼之證與自律神經傳導、營衛生會之間，都相互影響。如蓮子清心飲專治夜淨晝甚的病症，憂思抑鬱，發熱煩躁，口苦咽乾，漸成消渴，遺精淋濁，以交感神經系統的症狀為主；桃仁承氣湯與抵當湯治夜熱晝涼的病症，以副交感神經系統的問題為主。

　　桃核承氣湯、抵當湯與抵當丸源起於《傷寒論》，熱結膀胱，其人如狂，少腹急結者，攻之宜桃核承氣湯。其人發狂者，熱在下焦，少腹當硬滿，下血乃愈以抵當湯。身黃，少腹硬滿，其人如狂者，血證諦，屬抵當湯。傷寒有熱，少腹滿為有血也，當下之，宜抵當丸。

　　關於血證，臨床上辨證及治療，還可參酌《傷寒論》：

174.口燥但欲漱水不欲嚥者，此必衄。

175.發熱口乾鼻燥，能食者，則衄。

176.其人喜忘，有久瘀血，屎雖硬，大便反易而黑，宜抵當湯。

177.消穀善饑，至六、七日不大便者，有瘀血，宜抵當湯。

小博士解說

　　《金匱要略》與本節相關條文，第十二章論及「胸滿，唇痿舌青口燥，欲漱水不欲嚥，腹不滿，其人言我滿，為有瘀血」。第二十二章「婦人經水不利下，抵當湯主之。」

湯方	組成	煮服法
犀角地黃湯（甘鹹微苦法）	乾地黃一兩、生白芍三錢、丹皮三錢、犀角三錢（犀地丹芍）	水五杯，煮取二杯，分二次服，渣再煮一杯服
桃仁承氣湯（苦辛鹹寒法）	大黃五錢、芒硝二錢、桃仁三錢、當歸三錢、芍藥三錢、丹皮三錢	水八杯，煮取三杯，先服一杯，得下止後服，不知再服。（藥材為非動物類，作用於降結腸瘀滯，與下腔靜脈排泄物的處理）
抵當湯（飛走攻絡苦鹹法）	大黃五錢、虻蟲二十枚（炙乾為末）、桃仁五錢、水蛭五分（炙乾為末）	水八杯，煮取三杯，先服一杯，得下止後服，不知再服。（藥材有動物類，作用於升結腸瘀滯，與胸管蛋白質方面的調理）《傷寒論》抵當湯方：水蛭二十個（熬）、蝱蟲三十枚（熬、去翅足）、桃仁二十個（去皮尖）、大黃三兩（酒浸）上四味，為末，以水五升，煮取三升，去渣，溫服一升

欲解時分

三陰三陽	時間	欲解時分	時間	時辰
三陽	Am3：00~Pm9：00	少陽	Am3：00~Pm9：00	寅、卯、辰
		太陽	Am9：00~Pm3：00	巳、午、未
		陽明	Pm3：00~Pm9：00	申、酉、戌
		日中而陽隴，日西而陽衰，日入陽盡而陰受氣 陽明是太陽與少陽兩陽合明		
三陰	Pm9：00~Am7：00	太陰	Pm9：00~Am3：00	亥、子、丑
		少陰	Pm11：00~Am5：00	子、丑、寅
		厥陰	Am1：00~Am7：00	丑、寅、卯
		夜半為陰隴，夜半後而為陰衰，平旦陰盡而陽受氣 厥陰是少陰與太陰兩陰交盡 備註：三陰經欲解時分以太陰欲解時分為主		

＋ 知識補充站

《內經·營衛生會》「清者為營，濁者為衛，營在脈中，衛在脈外，營周不休，…太陰主內，太陽主外，…夜半後而為陰衰，平旦陰盡而陽受矣，…日西而陽衰，日入陽盡而陰受氣矣。」出汗會調節人體皮膚真皮層的血流，身體周圍溫度升高或運動，使出汗量大增以降低體溫，使皮膚真皮層血管擴張，血流量增加，增加身體放熱量；反之，如果真皮層血管收縮變窄小，導致皮膚血流量減少，身體放熱量隨之減少。人體基礎體溫攝氏36.5～37.5度，通常最高是早晨5~6時(太陽欲解時分Am9：00~Pm3：00)，最低是下午5~6時(陽明經欲解時分Pm3：00~ Pm9：00)。

4-10 溫病脈濡小桃花湯。脈虛數桃花粥

　　桃花湯治裡虛下利稀水，或便膿血者。溫病脈，法當數，今反不數而濡小者，熱撤裡虛也。

　　桃花粥治下利日數十行，完穀不化，身雖熱者，溫病七、八日以後，脈虛數，舌絳苔少。

　　桃花湯治少陰自利，關闌不藏(不消化，隨食隨便)，堵截陽明法。溫病脈本數，用清熱藥撤其熱，熱撤裡虛，脈不數而濡小，下焦空虛則寒，下利稀水，因虛寒而用溫澀，即使不下利，亦當溫補，況又下利稀水膿血！

　　桃花粥治脈數而日下數十行，至於完穀不化，裡邪泄瀉下行殆盡，脾陽下陷，火滅之象；脈雖數而虛，苔化而少(舌絳苔少)，身雖餘熱未退，亦虛熱也，純係關闌不藏見證，補之稍緩則脫。

　　改桃花湯為粥(腸道管腔中的葡萄糖會促進鈉離子再吸收)，取其逗留中焦之意，施用桃花粥，當辨證「完穀不化」為要。邪熱不殺穀(食物不消化)，亦有完穀一證，不可不慎，當於脈之虛實並兼現之證辨之。

　　(1)桃花粥與桃花湯治陽虛而關闌撤者，(2)一甲煎(4-3)治下後而滑泄者，(3)白頭翁湯(4-35)、芩芍湯類(3-35、3-36、3-39)苦寒堅陰治熱利下重，(4)調胃承氣湯(3-2)治下利邪未淨如熱結旁流，(5)減味烏梅圓(4-30)治濕溫瘧痢。

　　桃花湯，虛甚者加人參。桃花粥，若過用寒涼，脈不數，身不熱者，加乾薑。桃花粥與桃花湯組成相似，桃花粥有米粥，以養益胃腸黏膜組織為主，再促使胃腸蠕動，增進消化腺分泌；桃花湯不加米粥，以促進胃腸的蠕動為主。

　　《傷寒論》「329.下利、寸脈反浮數、尺中自澀者、必圊膿血。」桃花湯脈濡小者，桃花粥脈虛數，與《傷寒論》脈數與脈浮數尺中澀都不是虛脈，強調脈數而虛宜桃花粥，脈濡小多不虛宜桃花湯，學理明晰，臨床運用更見精湛。

小博士解說

　　感染性腸炎、潰瘍性大腸炎、藥物性腸炎等，常因腸道黏膜損傷而造成圊膿血(大便帶血)，《傷寒論》「328.下利脈數而渴者，令自愈；設不差，必圊膿血，以有熱故也。」無法自癒者，腸道中有熱，多有發炎或潰瘍現象，臨床上辨證用藥，大便帶血屬於實熱者，宜白頭翁湯，香連丸；虛實兼具者，宜黃芩湯、葛根黃連黃芩湯；屬虛寒者，宜附子粳米湯、桃花湯。

桃花湯、桃花粥之組成及煮服法

湯方	組成	煮服法
桃花湯 （甘溫兼澀法）	赤石脂一兩（半整用煎，半為細末調）、炮薑五錢、白粳米二合）（脂薑粳）	水八杯，煮取三杯，去渣，入赤石脂末一錢五分，分三次服。一服愈，餘勿服。虛甚加人參
桃花粥 （甘溫兼澀法）	人參三錢、炙甘草三錢、赤石脂六錢、白粳米二合（脂參甘粳）	水十杯，先煮參、草得六杯，去渣，再入粳米煮得三杯，納石脂末三錢，頓服之。利不止，再服第二杯；利止停後服。或過用寒涼，脈不數，身不熱，加乾薑三錢

《傷寒論》桃花湯之組成及煮服法

湯方	組成	煮服法	條文	診治穴道
桃花湯	赤石脂一斤、乾薑、糯米（《醫方集解》用粳米）	水十杯，煮米令熟，去渣，溫服一杯，內赤石脂末，方寸匕，日三服。若一服愈，餘勿服	《傷寒論》288、299	太溪、照海

＋ 知識補充站

　　《傷寒論》的桃花湯用糯米取代粳米，糯米比粳米更具黏性，過敏性腸道造成蠕動時間短縮，若有下利便膿血，桃花湯就用糯米代替粳米。通常排便次數多又常稀便，幾乎無法成形者，糯米飯糰、桂圓糯米粥、紫米粥等，都有健脾益氣、養護胃腸、改善排便的效果；反之，便秘與排便困難的人則不宜。

4-11 溫病少陰下利，豬膚湯、甘草湯、桔梗湯、苦酒湯

4-11完全取自於《傷寒論》293.豬膚湯、294.甘草湯與桔梗湯、296.苦酒湯，其間「295.少陰病，咽中痛，半夏散及湯」從缺。半夏散及湯的半夏湯少少嚥之，治咽痛、糖尿病初期患者，只要細嚼慢嚥，增加唾液分泌，與吞嚥速度減慢，都有益腦部及消化道的運作。

一、豬膚湯治下利咽痛。溫病熱入少陰，逼液下走，自利咽痛，少陰下利，亦復不少；此為下焦虛造成。《內經•經脈》「腎足少陰脈循喉嚨挾舌本，其支者從肺出絡心，注胸中」，咽痛胸滿心煩者，心火不下交於腎，腎水不上承於心，此未濟之象(陰陽不調，氣血不順)。豬膚除上浮之虛火，潤津液，佐白蜜、白米粉之甘，瀉心潤肺而和脾，滋化源(滋補人體生化之源五臟)，培母氣(培護脾土之氣)，水升火降，上熱自除，下利自止。「熬香，和令相得」，食飲貴在「色香味」俱全，香氣味醒竅開胃，尤其養益第一對腦神經嗅神經。

二、甘草湯與桔梗湯治咽痛而無下利、胸滿、心煩等證，但甘以緩之足矣。不瘥者，配以桔梗，辛以散之也。熱微用此輕劑。甘草湯方乃甘緩法，「少少、緩緩、慢慢」是《傷寒論》的經典治則，人習於焦急、煩躁，「少少」是要慢，「緩緩」是要更慢，「慢慢」就更加慢。仲景以喝水服藥為楔子，提醒醫生與病人，事緩則圓，息緩則安，避免病急亂投醫，醫急亂投藥之憾。

三、苦酒湯治少陰水虧不能上濟君火(心火)，而咽生瘡聲不出者。半夏之辛滑，佐以雞子清之甘潤，有利竅通聲之功，無燥津涸液之慮；然半夏之功能，全賴苦酒，攝入陰分，劫澀斂瘡(滌痰開結、斂瘡消腫)，陰火沸騰，因苦酒而降矣，故以為名。《傷寒論》295.「半夏散及湯，少少含嚥之。」296.「苦酒湯，少少含嚥之。」

小博士 解說

《傷寒論》的經文中，提及不病自癒、少少與之癒，是叮嚀醫者掌握治療時機，掌控療程長短。「欲愈」(258、304、344)、「令自愈」(327)、「少少與之愈」(307)，《傷寒論》的處方中一味藥、兩味藥、三味藥者為數不少，都足以充當為日常養生茶或藥膳來調理。
1.少少與之：22.「欲得飲水者，少少與飲之，令胃氣和則愈。」307.「渴欲飲水，少少與之愈。」
2.少少含嚥之：295.「半夏散及湯，少少含嚥之。」296.「苦酒湯，少少含嚥之。」
3.少少溫服之：368.「少與調胃承氣湯，少少溫服之。」

少陰病適用湯方示例

湯方	組成	煮服法
豬膚湯	豬膚一斤、白蜜一升、白粉五合	上一味，以水一斗，煮取五升，去渣，加白蜜一升、白粉五合，熬香，和令相得，分溫六服
甘草梗湯	甘草二兩	上一味，以水三升，煮取一升半，去渣（用於清熱解毒，利咽止痛）；另，上一味，以水三升，煮減半（用於清熱肺痿）。溫服七合，日二服（治清熱解毒，利咽止痛）；分溫三服（治虛熱肺痿）
桔梗湯	桔梗一兩、甘草二兩	右二味，以水三升，煮取一升，去渣，分溫再服
半夏散及湯	半夏、桂枝、炙甘草等分	等分，各別搗篩已，合治之，白飲和服方寸匕，日三服。若不能散服者，以水一升，煎七沸，內散兩方寸匕，更煮三沸，下火令小冷，少少咽之
苦酒湯	苦酒半升、半夏十四枚、雞子去黃一枚	內半夏，著苦酒中，以雞子殼置刀環中，安火上，令三沸，去渣，少少含咽之；不差，更作三劑

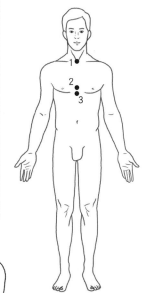

1. 天突穴
2. 膻中穴
3. 中庭穴

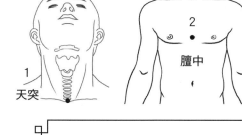

1 天突　2 膻中

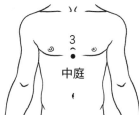

3 中庭

✚ 知識補充站

　　豬膚湯、甘草湯、桔梗湯、苦酒湯與半夏散及湯等，都是治療咽喉不舒服或疼痛者，其肇因與唾液腺分泌、咽喉部扁桃體及淋巴小節，以及口腔及咽喉黏膜、食道和腸道等器官組織之運作都息息相關。

　　天突穴，按之疼痛者，上部食道括約肌與咽喉有礙，宜豬膚湯、甘草湯、桔梗湯、苦酒湯、與半夏散及湯。中庭穴按之疼痛，下部食道括約肌與橫膈膜循環有礙，宜瓜蒂散（按之舒服者宜梔子豉湯）。《金匱要略》瓜蒂散治身熱疼痛，也是頓服之，全部都是針對下部食道括約肌。下部食道括約肌與食道下三分之一部位的靜脈，是回流肝門靜脈才入下腔靜脈；上部食道括約肌則回上腔靜脈，前者為橫紋肌，與主動脈近鄰，後者為骨骼肌，與氣管近鄰；因此，下部食道括約肌的障礙不嚴重的話，不宜瓜蒂散，只宜梔子豉湯。以前吐劑都是用湯，引吐之後停止服用，現代科學中藥或藥粉可以服用稍長時間，因症調整服用的次數與劑量。

4-12 婦女溫病，經水適來，竹葉玉女煎。護陽和陰湯。加減復脈湯仍用參

一、竹葉玉女煎與兩感證同法。辛涼解肌(解除肌表之邪)，兼清血分者，所以補上、中焦之未備；甚至十數日不解，邪陷發痙，外熱未除，裡熱又急，竹葉玉女煎兩清表裡之熱。

二、護陽和陰湯治熱入血室，邪去其半(邪虛各半)，承竹葉玉女煎而言。體質素虛之人，驅邪及半，必兼護養元氣，仍佐清邪，故以參、甘護元陽，而以白芍、麥冬、生地，和陰清邪。

三、加減復脈湯治熱入血室，邪去八九(邪少虛多)，亦以復脈為主法。脈右虛數，肺胃虛火，邪不獨在血分，故仍用參以補氣。暮微寒熱，申酉時辰(下午三時至七時)，腎陽虛，非邪實，乃氣血俱虛，營衛不和之故。

竹葉玉女煎兩清表裡之熱；護陽和陰湯養護元氣虛弱，和陰清邪；加減復脈湯治氣血俱虛與營衛不和。三方皆有麥冬與地黃，以養護血脈，由表症而裡症，都以和裡為主。與《金匱要略》354.「婦人傷寒發熱，經水適來，晝日明了，暮則譫語，如見鬼狀者，此為熱入血室，治之無犯胃氣及上二焦，必自愈」，有異曲同工之妙。「經水適來，晝日明了，暮則譫語」是自律神經系統功能失調，併見內分泌系統功能失調與血液循環不良。「無犯胃氣」意指神經要堅司其要職，不受交感神經影響而亂序；晝日是交感神經司職，暮晚則由副交感神經接手。「如見鬼狀者，此為熱入血室」，雖然血室已經出現問題，即副交感神經的第十對腦神經有失控現象，在病症初患之期，只要「無犯胃氣」，積極調理自律神經系統(ANS)，是可以痊癒的。

小博士 解說

「熱入血室，其血必結」，血室不是單一器官，泛指全身有血液流通的腔室，肝藏血、脾統血、心主血等，皆為血液運輸的主要臟器，五臟六腑心為之主，肝為之導帥；是以熱入血室，心肝脾都可能為之生病。

《金匱要略》有關熱入血室之論症：

353.婦人中風，七八日續來寒熱，發作有時，經水適斷，此為熱入血室，其血必結，故使如瘧狀，發作有時，小柴胡湯主之。方見嘔吐中。

354.婦人傷寒發熱，經水適來，晝日明了，暮則譫語，如見鬼狀者，此為熱入血室，治之無犯胃氣及上二焦，必自愈。

355.婦人中風，發熱惡寒，經水適來，得之七八日，熱除脈遲，身涼和，胸脅滿，如結胸狀，譫語者，此為熱入血室也，當刺期門，隨其實而取之。

356.陽明病、下血譫語者，此為熱入血室，但頭汗出，當刺期門，隨其實而瀉之，濈然汗出者愈。

竹葉玉女煎、護陽和陰湯、加減復脈湯之組成及煮服法

湯方	組成	煮服法
竹葉玉女煎 （辛涼合甘寒微苦法）	生石膏六錢、乾地黃四錢、麥冬四錢、知母二錢、牛膝二錢、竹葉三錢（竹知膏牛麥地）	水八杯，先煮石膏、地黃得五杯，再入餘四味，煮成二杯，先服一杯，候六時復之，病解停後服，不解再服（上焦用玉女煎去牛膝者，以牛膝為下焦藥，不得引邪深入也。茲在下焦，故仍用之）
護陽和陰湯 （甘涼甘溫複法，偏於甘涼，即復脈湯法也）	白芍五錢、炙甘草二錢、人參二錢、麥冬二錢（連心炒）、乾地黃三錢（炒）（參麥芍甘地）	水五杯，煮取二杯，分二次溫服
加減復脈湯	加減復脈湯加人參三錢（麻麥地膠芍甘參）	水八杯，煮取八分三杯，分三次服。劇者加甘草至一兩、地黃、白芍八錢，麥冬七錢，日三夜一服

玉女煎方相關條文及主治症狀比較

條文	主治症狀	湯方
2-7	太陰溫病，氣血兩燔者	玉女煎去牛膝加元參
3-40	燥證氣血兩燔者	玉女煎
4-12	婦女溫病，經水適來，脈數耳聾，乾嘔煩渴，辛涼退熱，兼清血分，甚至十數日不解，邪陷發痙者	竹葉玉女煎

✚ 知識補充站

《金匱要略》是先「熱入血室，小柴胡湯主之」，後「熱入血室，刺期門，隨其實而瀉之」，小柴胡湯或針灸，何者為優先，以病人可接受為主，「其雖同病，脈各異源」，人情比病情更加重要。

「熱入血室」多是肝經脈出問題的初期症狀，「其血必結」影響了腦部的體溫中樞，內分泌或血液循環出現問題，以致「續來寒熱，發作有時」。「血室」可以「腔室」的概念來理解。適宜肝經脈的柴胡湯輩，以小柴胡湯為首，「產婦鬱冒，其脈微弱，嘔不能食，大便反堅，小柴胡湯主之」，與「婦人熱入血室，瘧狀發作有時，小柴胡湯主之」，皆是小柴胡湯養護肝經脈與膽經脈之運用。

「腔室症候群」是體內的脈管出現問題，慢性疾病的「腔室症候群」都是體內「腔室」逐漸損壞。「腔室」與「血室」的症狀在未危及生命時，可從養護、調理新陳代謝功能，來遏止病狀惡化，柴胡湯輩是很好的選擇，乳沒四物湯也是能見效的養護藥方。

4-13 熱病經水適至，加減桃仁承氣湯

加減桃仁承氣湯治熱病經水適至，十餘日不解，舌萎飲冷，心煩熱，神氣忽清忽亂，脈右長左沉，瘀熱在裡。

熱入血室於《金匱要略》治法如下：
1. 小柴胡，因寒熱而用，勿令下陷為最。
2. 晝明夜劇，譫語見鬼，無犯胃氣及上二焦之戒。
3. 胸脅滿如結胸狀，急刺期門。
4. 下血譫語頭汗出，亦刺期門，汗出而愈。

明其一證而有別因為害，如痰潮上脘(上腹部)，昏冒不知(神昏不省人事)，當先化其痰，後除其熱。仲景教人當知變通，故不厭推廣其義，不辨熱入之輕重，血室之盈虧，遽與小柴胡湯，貽害必多。要之熱甚而血瘀者，與桃仁承氣及山甲、歸尾之屬；血舍空而熱者用犀角地黃湯，加丹參、木通之屬；表邪未盡而表證仍兼者，不妨借溫通為使；血結胸，有桂枝紅花湯，參入海蛤、桃仁之治；昏狂甚，進牛黃膏，調入清氣化結之煎。玉女煎法兩解氣血燔蒸，復脈法育陰養氣治熱甚陰傷；護陽和陰湯緩攻法以滌熱。學者審證定方，慎毋拘乎柴胡一法也。如4-12之十數日不解用竹葉玉女煎者，以氣分之邪尚多，故用氣血兩解。此條以脈左沉，不與右之長同，而神氣忽亂，定其為蓄血，故以逐血分瘀熱為急務也。

《傷寒論》是先「熱入血室，刺期門，隨其實而瀉之」，後「熱入血室，小柴胡湯主之」，臨床上，針刺太衝穴瀉實，效果比期門穴更好，吸氣時迅速並逆經脈方向針刺太衝穴，從太衝穴往行間穴迅速進針一至五針，至少留針五分鐘，能留三十分鐘以上效果更持續。出針時，緩慢呼氣，並順經脈循行，從行間穴往太衝穴出針。依《傷寒論》條文240.僅服用小柴胡湯，就能見效，如果配合刺太衝穴，再服小柴胡湯，效果更好。有如條文7.先刺風池、風府穴，再服桂枝湯，效果加強。類此的臨床運用，正是「審脈陰陽，虛實緊弦；行其針藥，治危得安」之發揮。

小博士 解說

地球與月亮是經過了無數次的撞擊才形成，兩者成形於44億7000萬年前，地球與月亮互相影響運轉方式，地球從開始的一圈5小時，演化出現在的一圈24小時。地球繞著太陽轉動，維持著23.4度的軸心運轉，才能獲得春、夏、秋、冬四季變化。

A行星維持著177度軸心運轉，則一年到頭都一成不變。B行星維持著91度軸心運轉，則一年分二季，夏季50℃的高溫炎熱，冬季零下255℃的酷寒冷凍，都不是適合生物存活的地方。女人的月事似月亮陰晴圓缺與潮汐漲退，男人的命事似太陽冷涼寒熱春夏秋冬。《溫病條辨》用四方治婦女經水適來之症：(1)發痙者竹葉玉女煎、(2)餘邪不解護陽和陰湯、(3)暮微寒熱加減復脈湯仍用參、(4)瘀熱在裡加減桃仁承氣湯；《金匱要略》有五法一方，學者審證定方，以此類比推敲，合其陰晴圓缺，適其冷涼寒熱，則多可安百年身。

加減桃仁承氣湯之組成及煮服法

湯方	組成	煮服法
加減桃仁承氣湯（苦辛走絡法）	大黃三錢（制）、桃仁三錢（炒）、細生地六錢、丹皮四錢、澤蘭二錢、人中白二錢（桃軍丹，澤人地）	水八杯，煮取三杯，先服一杯，候六時，得下黑血，下後神清渴減，止後服。不知，漸進

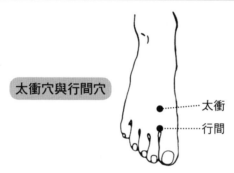

太衝穴與行間穴

太衝

行間

✚ 知識補充站

　　腦腳大趾與二趾之間的太衝穴區與行間穴區，診察腹腔功能狀況。此二穴屬肝經脈，是腳背肌肉群與腳底肌肉群的交疊處，是人體新陳代謝作用的反應區，糖尿病與循環系統有礙者，逐漸會在此穴區出現病兆。運動系統出現問題，都會反應在腳底的四層肌肉。

　　腦部症狀如「目中不了了，睛不和」、「煩躁」、「其人如狂」；胸腹部症狀如「喘冒不能臥者」、「腹滿痛」，多起因於消化道功能失調，產生宿便或燥屎，用大承氣湯、小承氣湯、調胃承氣湯、桃仁承氣湯、抵當湯、大陷胸湯等，能暫時緩解症狀與病痛，壓按比較左右太衝穴區與行間穴區。嚴重的「腹滿痛」，左太衝穴區與行間穴區較疼痛，如不調整生活作息，症狀會反覆出現，日久可能病化成肝臟或其他臟器的惡性病變，左、右太衝穴區與行間穴區，壓按之都很痛；防治勝於治療，平日即重視消化道養護才是根本之道。

　　在自律神經系統(ANS)的神經元控制下，腸道神經系統(ENS)的神經元擁有獨立機能，除了骶骨神經叢的神經控制大腸的後半部分(排泄)之外，消化道大部分(消化與吸收)受控於第十對腦神經(迷走神經)，控制消化道神經與腸道神經系統之間保持神經性連絡。神經的刺激讓腸道神經系統神經元活性化，消化道的分泌與蠕動隨之亢進。控制消化道的交感神經來自胸髓與腰髓，也與腸道神經系統之間保持神經性連絡，控制消化道交感神經抑制腸道神經系統的神經元，令消化道的分泌與蠕動隨之低下。

　　不刺激交感神經來自胸髓與腰髓之「上二焦」，就是不憤怒、不恐慌，保持輕鬆愉快的心情。肝經脈與督脈交會於腦部，肝經脈主管丑時辰(上午一～三時)，是生命營運的主要時辰，要養護肝腦貴在於丑時辰能安眠，以及平日多活動行間穴與太衝穴。

4-14 溫病癒後，半夏湯。半夏桂枝湯。桂枝湯。小建中湯

半夏湯治溫病癒後，嗽稀痰而不咳，徹夜不寐。

中焦陽氣素虛，偶感溫病，過用辛涼甘寒，或苦寒清溫熱，犯十衰七、八之戒，致中焦反停寒飲，胃不和而不寐。《內經‧逆調論》「胃不和則臥不安，飲以半夏湯，覆杯則寐」，陽氣下交於陰則寐，胃居中焦，為陽氣下交之道路，中寒飲聚，致命陽氣欲下交而無路可循，故不寐。半夏逐痰飲而和胃，秫米秉燥金之氣而成，故能補陽明燥氣之不及而滲其飲，飲退則胃和而寐，故覆杯則寐。

《內經》「半夏秫米湯，覆杯而臥，汗出而已」；《傷寒論》「桂枝湯，溫覆令一時許，遍身漐漐，微似有汗者益佳，不可令如水流漓，病必不除。」秫米有果米之說，夏天的綠豆小米粥，可口易消化又解暑；桃花湯有「糯米」治便膿血，白虎加人參湯有「粳米」治煩渴不已，竹葉石膏湯有「粳米」治虛弱氣逆欲吐，現代米種類多，各有一定特質，糖尿病患者依照血糖值高低來調整吃喝，台灣糖尿病患在洗腎人口中，占很大的比例，主要是生活習慣不良，飲食種類、飲食方法和咀嚼速度都很重要。

半夏桂枝湯治飲退得寐，舌滑，食不進者。胃腑雖和，營衛不和，以前半夏湯合桂枝湯，調其營衛，和其中陽。桂枝湯治溫病解後，脈遲，身涼如水，冷汗自出者，體質陽氣素虛，熱邪甫退，即露陽虛，以桂枝湯復其陽。桂枝湯改善交感神經系統的生理作業。桂枝湯加半夏湯治食不進，改善胃經脈循環，桂枝湯加飴治不欲飲水，改善膀胱經脈循環。

小建中湯治溫病癒後，面色萎黃，舌淡，不欲飲水，脈遲而弦，不食者，陽虛之質也，故以小建中，小小建其中焦之陽氣，中陽復則能食。

小博士解說

　　3-26嘔而不渴者(飲多熱少)，小半夏加茯苓湯；2-22咳嗽，咳聲重濁，痰多不甚渴，渴不多飲，小半夏加茯苓湯再加厚朴、杏仁。皆源於《金匱要略》中「278.諸嘔吐，穀不得下者，小半夏湯。194.嘔家本渴，渴者為欲解，今反不渴，心下有支飲，小半夏湯。196.卒嘔吐，心下痞，膈間有水，眩悸者，小半夏加茯苓湯。」

　　小建中湯起源於《傷寒論》「229.傷寒陽脈濇，陰脈弦，法當腹中急痛者，先與小建中湯。不差者，與小柴胡湯主之。360.大病差後，喜唾，久不了了，胸上有寒，當以丸藥溫之，宜理中丸。」小半夏湯、小半夏加茯苓湯、理中丸與小建中湯等，是養護胃腸的妙方，急症以湯較優，慢性疾病以丸較佳。

半夏湯、半夏桂枝湯、桂枝湯、小建中湯之組成及煮服法

湯方	組成	煮服法
半夏湯 （辛甘淡法）	半夏八錢、秫米二兩（俗所謂高粱是也，古人謂之稷，今或名為蘆稷，如南方難得，則以薏仁代之）（夏米）	水八杯，煮取三杯，分三次溫服
半夏桂枝湯 （辛溫甘淡法）	半夏六錢、秫米一兩、白芍六錢、桂枝四錢（雖云桂枝湯，卻用小建中湯法。桂枝少於白芍者，表裡異治也）、炙甘草一錢、生薑三錢、大棗二枚（去核）（夏米桂芍薑甘棗）	水八杯，煮取三杯，分溫三服
桂枝湯	桂枝去皮三兩、白芍三兩、炙甘草二兩、生薑切三兩、大棗擘十二枚（此處用桂枝，分量與芍藥等，不必多於芍藥也；亦不必啜粥再令汗出，即仲景以桂枝湯小和之法是也）（桂芍薑甘棗）	右五味，咀（磨碎）三味，以水七升，微火煮取三升，去渣，適寒溫，服一升。服已須臾，啜熱稀粥一升餘，以助藥力，溫服令一時許，遍身漐漐微似有汗者益佳；不可令如水流漓，病必不除。若一服汗出病差，停後服，不必盡劑；若不汗，更服，依前法；又不汗，後服小促其間，半日許令三服盡。若病重者，一日一夜服，周時觀之，服一劑盡，病證猶在者，更作服；若汗不出，乃服至二、三劑。禁生冷、黏滑、肉麵、五辛、酒酪、臭惡等物
小建中湯 （甘溫法）	白芍六錢（酒炒）、桂枝四錢、甘草三錢（炙）、生薑三錢、大棗二枚（去核）、膠飴五錢（桂芍薑甘棗飴）	水八杯，煮取三杯，去渣，內膠飴，更上微火消解，溫服一升，日三服

✚ 知識補充站

　　半夏湯治徹夜不寐，半夏桂枝湯治營衛不和，桂枝湯改善陽虛體質，小建中湯強健陽虛體質，都屬於緩和療法。關於半夏湯、桂枝湯、小建中湯等…之運用，以及緩和療法，可參酌《金匱要略》桂枝加黃耆湯發汗解黃疸；茵陳五苓散利小便改善黃疸；大黃硝石湯通大便利黃疸；黃疸噦者小半夏湯；黃疸腹痛而嘔者柴胡湯輩；黃疸虛勞小建中湯；小建中湯治小便自利的男子黃，與黃疸常見的小便量少大不同，因為病患的多種檢查出的病症如膽囊炎、肝腫大、膽結石……，加上黃疸嚴重，皮膚癢痛……，常會忽略「虛」證，小建中湯的脈象多弱，腹部多虛軟塌陷，脇下少見壓痛，甚至壓按之不痛反而舒服。茵陳四逆湯治黃疸脈沉遲，四肢厥冷，腰以上自汗也是一樣的。小建中湯與茵陳四逆湯，是緩和療法中對黃疸末期病人最有效者。

4-15 溫病癒後，五汁飲，牛乳飲。益胃，五汁輩

　　五汁飲與牛乳飲治常思飲不欲食，因胃陽獨亢，胃陰不降，以甘潤法救胃，則自然欲食，斷不可與開胃健食之辛燥藥，致令燥咳成癆也。前4-1~6復脈等湯則復下焦之陰。

　　病後與其調理不善，莫若以靜待動。如《金匱要略》「354.婦人傷寒發熱，經水適來，晝日明了，暮則譫語，如見鬼狀者，此為熱入血室，治之無犯胃氣及上二焦，必自愈」，病後調理，較易於治病，如病者未受大傷，可不必以藥調理，但一定要配合飲食調理，所謂食養盡之。

　　若病之始受既重，醫者又有誤表、誤攻、誤燥，誤涼之弊，遺殃於病者之氣血，將見外感變而為內傷矣。全賴醫者善補其過，或其人陽素虛，陰素虧，或前因邪氣太盛，故劑不得不重；或本虛邪不能張，需隨清隨補之類，而補前醫治逆之過，退殺氣(謂餘邪或藥傷)，迎生氣(或養胃陰，或護胃陽，或填腎陰，或兼固腎陽，以迎其先後天之生氣)，活人於萬全，豈得聽之而已哉！調理大要，溫病後養陰為主，飲食之堅硬濃厚者，不可驟進。間有陽氣素虛之體質，熱病一退，即露舊虧，不可固執養陰而滅其陽火。

　　《溫病條辨》上焦篇之雪梨漿、五汁飲、清燥救肺湯等；中焦篇益胃、增液、清燥等湯；下焦篇復脈、三甲、五汁等復陰之法，乃熱病調理之方；下焦篇建中湯、半夏湯、桂枝湯數法，為陽氣素虛，或誤傷涼藥之用，乃其變也。《內經 · 至真要大論篇》所謂：「有者求之，無者求之，盛者責之，虛者責之」，全賴司任者，心誠求之。求之知有(有病氣)與無(精氣不足)，責之和其微(虛微)與盛(太甚)，如半夏湯與桂枝湯是解病氣補精氣，半夏桂枝湯與小建中湯平和氣血盛虛。

小博士解說

　　渴多見於體內水分流失，要補充體液而渴；同樣的口渴，病因不一樣，症狀與治法也大不同。(1)3-31瀉心湯治濕甚為熱，舌白口渴，或心下痛。(2)4-33人參烏梅湯治久痢傷陰，口渴微咳。(3)2-9雪梨漿沃之，治太陰溫病，口渴甚者。五汁飲沃之，治吐白沫粘滯不快者。(4)2-34五汁飲治癉瘧，骨節疼煩，但熱不寒，或微寒多熱，舌乾口渴，乃陰氣先傷，陽氣獨發。(5)3-40五汁飲治燥傷胃陰，牛乳飲治胃液乾燥，外感已淨者。

　　五汁飲與牛乳飲治常思飲不欲食，多胃腸黏膜生理作業不良，益胃湯治不思食，多胃腸結構或功能不良。益胃湯比五汁飲、牛乳飲更具復陰功能。

雪梨漿、五汁飲、牛乳飲之組成及煮服法

湯方	組成	煮服法
雪梨漿 （甘冷法）	甜水梨大者一枚	薄切，新汲涼水內浸半日，時時頻飲
五汁飲 （甘寒法）	梨汁、荸薺汁、鮮葦根汁、麥冬汁、藕汁（或用蔗漿）	臨時斟酌多少，和勻涼服，不甚喜涼者，重湯燉溫服
牛乳飲 （甘寒法）	牛乳一杯	重湯燉熟，頓服之，甚者日再服

現代五汁飲依三焦辨證綱領

三焦	淨血蔬果五汁飲	功用	三焦病機立法
上焦	小麥草檸檬汁	高血壓、高血糖和癌症患者	上焦如霧，升而逐之，養心肺
中焦	胡蘿蔔蘋果汁	假性血壓偏高患者	中焦如漚，疏而逐之，養脾胃
下焦	牛乳蔬果汁、番茄原汁	慢性血壓偏高患者	下焦如瀆，決而逐之，養肝腎

現代五汁飲，依照三焦辨證綱領，可減少腦心血管疾病的機會，推薦於晚上八點飲用 100 ～ 300 毫升，或早晨運動後，以及下午三點飲用 100 ～ 300 毫升，因症而異

＋ 知識補充站

4-15症狀，多見於慢性胃腸疾病，特別是體質素來陽虛，又長期飲食習慣不良，除了五汁飲和牛乳飲益胃飲之外，生活習慣的改善更重要。三陽欲解時辰上午3點~下午9點是交感神經時辰，三陰欲解時辰下午9點~上午7點是副交感神經時辰。副交感神經時辰就是要我們休息，最大功能是安寧心臟與呼吸。負責睡覺的腦下垂體下視丘產生褪黑激素，但自律神經也會調整腦下垂體，也就是腦中樞與個人生活習慣會互相調節。

《傷寒論》少陽經欲解時分Am3：00~Am9：00(寅、卯、辰)，太陽經欲解時分Am9：00~Pm3：00(巳、午、未)，陽明經欲解時分Pm3：00~ Pm9：00(申、酉、戌)，陽明是太陽與少陽兩陽合明。厥陰是少陰與太陰兩陰交盡。交感神經與副交感神經合稱為自律神經，副交感神經讓心跳減慢，腸子蠕動加快；交感神經讓心跳加快，腸子蠕動減慢。如果從一早就開始工作到晚上，心臟一直在努力工作，交感神經就一直處在透支疲乏狀態中，心臟與肝臟過勞會傷害自律神經系統的運作。

4-16 暑邪深入，連梅湯。先紫雪丹，再連梅湯。椒梅湯

連梅湯治少陰消渴、厥陰麻痺及心熱煩躁神迷，以炙甘草湯治脈結代與心動悸而復脈為本，佐以酸苦泄熱，輔正驅邪。腎主五液而惡燥，暑先入心，助心火獨亢於上，腎液不供，故消渴也。阿膠救腎水，麥冬、生地合烏梅酸甘化陰，以烏梅之酸以生津，合黃連酸苦為陰，瀉壯火，使不爍津，庶消渴可止也。

先與紫雪丹，再與連梅湯治心熱煩躁神迷。肝主筋而受液於腎，熱邪傷陰，筋經無所秉受，故麻痺也。阿膠增液而熄肝風，補肝之正，冬、地補水以柔木，黃連瀉克水之火，以烏梅得木氣之先，庶麻痺可止。心熱煩躁神迷甚，先與紫雪丹者，開暑邪之出路，俾梅、連有入路也。

椒梅湯治暑邪深入厥陰，舌灰，消渴，心下板實，嘔惡吐蚘，寒熱，下利血水，甚至聲音不出，上下格拒者。椒梅湯(椒梅夏參連芩薑芍實)以仲景半夏瀉心湯(夏參連芩薑甘棗)為本之治「心下板實」，以仲景烏梅圓(烏梅椒薑辛苦酒，桂芍參附連柏蜜)為法之治「嘔惡吐蚘」，合兩方為一方，以一方治兩病，不同於「先與紫雪丹，再與連梅湯」兩方治一病，拿捏收放存乎一心。

安宮牛黃丸：牛雄犀麝，梅硃真金，連芩梔(大涼)。紫雪丹：羚辰犀麝，膏寒滑，二硝磁，丁沉木，元麻甘(中涼)。局方至寶丹：琥牛犀麝，玳硃(小涼)。三方都治心熱煩躁神迷甚，紫雪丹居其中。

小博士解說

《內經·至真要大論》「五味陰陽之用，淡味滲泄為陽，辛甘發散為陽，酸苦涌泄為陰，鹹味涌泄為陰」，「先與紫雪丹，再與連梅湯(心熱煩燥)或椒梅湯(上下格拒)」，最珍貴的是「先與」和「再與」，如3-15「先與紫雪丹，再與清宮湯」、2-16「先與安宮牛黃丸，紫雪丹之屬，繼以清宮湯」，和3-2「小便不利，譫語者，先與牛黃丸；不大便，再與調胃承氣湯」。

此處的「先與」、「再與」與《傷寒論》「229.傷寒陽脈濇，陰脈弦，法當腹中急痛者，先與小建中湯。不差者，與小柴胡湯主之」，不同之處是「不差者」服用小建中湯(治消化功能的問題)後，不見效果，再與小柴胡湯(治消化附屬器官功能的問題)。

「先與」和「再與」是先服用紫雪丹(治心包經脈的問題)，再服用連梅湯(治心經脈與小腸經脈的問題)，或椒梅湯(治肝經脈與小腸經脈的問題)。「先與牛黃丸，不大便，再與調胃承氣湯」，是牛黃丸治療了大部分的症狀，再用調胃承氣湯治理不大便的現象。

連梅湯、椒梅湯之組成及煮服法

湯方	組成	煮服法
連梅湯 （酸甘化陰酸苦泄熱法）	黃連二錢、烏梅三錢（去核）、麥冬三錢（連心）、生地三錢、阿膠二錢（連梅麥地膠）	水五杯，煮取二杯，分二次服。脈虛大而芤者，加人參
椒梅湯 （酸苦複辛甘法，仲景烏梅圓法，見中焦篇）	黃連二錢、黃芩二錢、乾薑二錢、白芍三錢（生）、川椒三錢（炒黑）、烏梅三錢（去核）、人參二錢、枳實一錢五分、半夏二錢（椒梅夏參連芩薑芍實）	水八杯，煮取三杯，分三次服

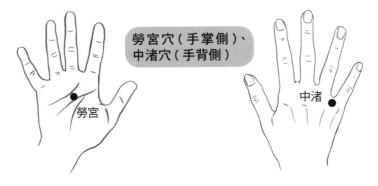

勞宮穴（手掌側）、中渚穴（手背側）

勞宮

中渚

+ 知識補充站

　　手厥陰勞宮穴區與手少陽中渚穴區，診察胸腔功能狀況。口腔咽喉部黏膜的淋巴小結、食道黏膜、胃黏膜、橫膈膜等，都與勞宮穴與中渚穴相關。

　　《金匱要略》第十一章論及「心中風者，翕翕發熱，不能起，心中飢，食即嘔吐」，口腔咽喉部黏膜的淋巴小結感染病毒，可能引起翕翕發熱；口腔、食道或胃黏膜發炎，「不能起」多會吃不下，發炎症狀是從食道黏膜（沒有消化功能）移轉到胃黏膜（有消化功能），出現胃部症狀「心中飢，食即嘔吐」，壓按中渚穴會比勞宮穴痛，越疼痛者病症越嚴重。

　　消渴若是胃黏膜發炎引起，會影響橫膈膜或食道，接著出現心下悶、胸悶、腹脹痛；再者，橫膈膜腱中心上方的纖維性心膜，與纖維漿膜性心囊的外側部分融合在一起，心下悶、胸悶或腹脹痛日久，可能影響心臟結構與功能。如果心臟血管病變，進而影響纖維性心膜或纖維漿膜性心囊，可能造成「心中飢，食即嘔吐」，適合瀉心湯類，壓按勞宮穴會比中渚穴疼痛，越疼痛者病症越嚴重。

　　「心熱煩躁而神迷甚」，則適合紫雪丹類。症狀交錯則先與紫雪丹，再與連梅湯（消渴或麻痺）或椒梅湯（上下格拒）；壓按中渚穴與勞宮穴都很疼痛，越疼痛者病症越嚴重。

4-17 暑邪誤治，胃口傷殘，來復丹

來復丹治肝膽之清濁交混，或誤傷於藥，或邪氣竊據於中，固結不可解，攻補難施之危證(肝硬化等)，立旋轉清濁一法耳。《易經》言一陽來復於下，在人則為少陽生氣所出之臟(肝膽)。病上盛下虛，則陽氣去，生氣竭，此丹能復陽於下，故曰來復。元精石(礦石，又稱玄精石)乃鹽滷至陰之精，硫黃乃純陽石火之精，寒熱相配，陰陽互濟，有扶危拯逆之功；硝石化硫為水，亦可佐元，硫以降逆；靈脂引經入肝最速，能引石性內走厥陰，外達少陽，以交陰陽之樞紐；使以橘紅、青皮者，納氣必先利氣，用以為肝膽之嚮導也。

來復丹治療的症狀與立論基礎是很好的，言及食道、胃腸和肝臟的生理作業不良(飲食、消化及吸收)，會影響橫膈膜「胃口傷殘，延及中下」，導致胸腔不舒服而「氣塞填胸，躁亂口渴，邪結內踞」。

來復丹中的元精石、硫黃、硝石等三味礦石藥，於現代，內服的機會微乎其微。肝臟與橫膈膜出現「清濁交混，邪結內踞」，因肝功能障礙，才會用元精石、硫黃和硝石等三味礦石藥，有法有方之下，還是要依法變方；必要時，先服後再飲之，或白天清倉(健胃整腸)、夜晚進庫(養肝腎)，或三攻一補；漸漸地，三補一攻。安宮牛黃丸、紫雪丹和局方至寶丹，三方都治心熱煩躁神迷甚，與來復丹治氣塞填胸，躁亂口渴，都是以礦石藥為主。「邪結內踞」是腹腔部的脈管栓塞，對症下藥，就是良方。

「胃口傷殘，延及中下」，多心窩部不舒服或疼痛，從口腔將食糜吞嚥入胃時，下食道括約肌會稍微放鬆，讓食糜從食道進入胃，此時會暫時不呼吸，負責吸氣的橫膈膜，不會因為吸氣而縮緊食道裂孔。然而，個性急躁煩亂，狼吞虎嚥，就會破壞這個機制；日久，會造成胸悶(呼吸方面的問題)或腹脹(消化方面的問題)，以致心下痞硬或滿而疼痛，常併見胃食道逆流而乾噫食臭，治之以甘草瀉心湯、生薑瀉心湯或半夏瀉心湯。

小博士解說

「邪結內踞」波及橫膈膜起始部位時，下位肋骨的韌帶、腰大肌和腰方肌的肥厚筋膜、橫膈膜停止部的腱中心，以及橫膈膜上方心膜的纖維性心膜等(心包經脈與三焦經脈)，都會受此影響。

肝經脈是動病的第一症狀，就是「腰痛不可以俯仰」；橫膈膜以下的臟器結構或功能有問題，導致腹腔不舒服，可服用瀉心湯、半夏瀉心湯、甘薑苓朮湯(腎著湯)、腎氣湯、小柴胡湯、大柴胡湯、大黃附子湯等，促進胃腸的運作，也助益十二指腸與肝門脈的功能。

來復丹之組成及煮服法

湯方	組成	煮服法
來復丹（酸溫法）	太陰元精石一兩、硫黃一兩、硝石一兩（同硫黃為末，微火炒結砂子大）、橘紅二錢、青皮二錢（去白）、五靈脂二錢（澄去砂，炒令煙盡）（元精硫硝青橘靈）	用五靈脂、二橘皮為細末，次入玄精石末及前二氣末，拌勻，以好滴醋打糊為圓，如豌豆大

《金匱要略》第十一章肝中風肝中寒肝著之比較

症狀	症狀	病理說明
肝中風	肝中風者，頭目瞤，兩脅痛，行常傴，令人嗜甘	肝臟機能與心肺脈管之間的血液循環不佳，尤其是肝靜脈回流下腔靜脈不良
肝中寒	肝中寒者，兩臂不舉，舌本燥，喜太息，胸中痛，不得轉側，食則吐而汗出也	肝臟機能與胃腸消化吸收方面出問題，橫膈膜與下食道括約肌無法順利運作
肝著	肝著，其人常欲蹈其胸上，先未苦時，但欲飲熱，旋覆花湯主之	下食道括約肌痙攣，想喝熱的來幫助改善

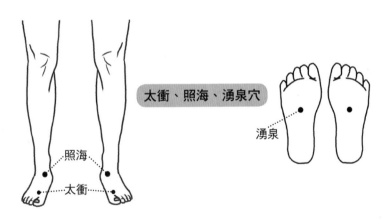

太衝、照海、湧泉穴

湧泉

照海

太衝

＋ 知識補充站

　　肝膽胃腸方面的疾病，多是慢性日久變成急性，急症西醫救治後，慢性病症中藥調理很有效，外科治療肝臟疾病，以機能單位的集合體作為手術區域，內科治療肝臟疾病，以肝動脈破格的置換肝門脈來考量。肝臟功能以肝動脈反應左心室，肝門脈反應十二指腸。橫膈膜以上的臟器結構或功能有問題，導致胸腔不舒服，可服用小半夏湯、小半夏加茯苓湯、大黃甘草湯、半夏麻黃丸、小青龍湯、麻黃附子細辛湯、旋覆花湯(肝著湯)等，助益食道、氣管的循環，也助益左心室與肝動脈的運作功能。

4-18 暑邪久熱，三才湯。香附旋覆花湯。久不解者，間用控涎丹

三才湯治陰液元氣兩傷，熱病久入下焦，消爍真陰，必以復陰為主，或元氣亦傷，必兼護其陽。三才湯兩復陰陽，而偏於復陰為多者也。暑溫未傳，亦有用復脈、三甲、黃連阿膠等湯之處。彼此互參，勿得偏執。以後夏至為病暑，濕氣大動，不兼濕不得名暑溫，仍歸溫熱門矣。既兼濕，則受病之初，自不得與諸溫同法，若病至未傳，濕邪已化，惟餘熱傷之際，其大略多與諸溫同法；其不同者，前後數條，已另立法矣。

香附旋覆花湯治脅痛潮熱。《金匱要略》「189.病懸飲者，十棗湯主之」，水在肝而用十棗之證，因裡水久積，非峻敗不可；香附旋覆花湯因時令之邪，與裡水新搏，其根不固，不必用十棗湯之太峻。只以香附、旋覆，善通肝絡而逐脅下之飲；蘇子、杏仁，降肺氣而化飲，所謂建金(肺)以平木；廣皮、半夏消痰飲之正，茯苓、薏仁，開太陽而闔陽明，所謂治水者必實土，中流漲者開支河。用之得當，不過三、五日自愈。

若水無出路，久居脅下，恐成懸飲內痛之證，為患非輕，雖不必用十棗湯(芫遂戟棗粥)之峻，然不能出其範圍，故改用控涎丹，緩攻其飲。痰飲，陰病也。以苦寒治陰病，所謂求其屬以衰之。按腎經以臟而言屬水，其味鹹，其氣寒；以經而言，屬少陰，主火，其味苦，其氣化燥熱。腎主水，故苦寒為水之屬，不獨鹹寒為水之屬也，蓋真陽藏之於腎，故腎(足少陰)與心(手少陰)並稱少陰，而並主火也，知此理則知用苦寒鹹寒之法。

瀉火之有餘用苦寒，寒能製火，苦從火化，正治(主治)之中，亦有從治(輔治)；瀉水之太過，亦用苦寒，寒從水氣，苦從火味，從治之中，亦有正治，所謂水火各造其偏之極，皆相似也。苦鹹寒治火之有餘、水之不足為正治；亦有治水之有餘、火之不足者，如介屬芒硝並能行水，水行則火復，乃從治。

服用控涎丹，最妙處是「神麴糊為丸，薑湯下」，取神麴糊和勻所有藥材製成丸，並配薑湯服下。

小博士解說

奇靜脈導引胸腔與腹腔的靜脈血流，主要是導出下腔靜脈血液進入上腔靜脈的側副行路，「心下有留飲，背寒如手大」，就是奇靜脈不通暢，三才湯、小青龍湯或大青龍湯有通暢奇靜脈的效果。奇靜脈在第四胸椎位置(右膏肓穴區)越過右肺門進入上腔靜脈。短氣有微飲當從小便去之，香附旋覆花湯或苓桂朮甘湯導引胸腔的靜脈血流，控涎丹或腎氣丸導引腹腔的靜脈血流。

三才湯、香附旋覆花湯、控涎丹、十棗湯之組成及煮服法比較

湯方	組成	煮服法
三才湯 （甘涼法）	人參三錢、天冬二錢、乾地黃五錢（天人地）	水五杯，濃煎兩杯，分二次溫服。欲復陰者，加麥冬、五味子。欲復陽者，加茯苓、炙甘草
香附旋覆花湯 （苦辛淡合芳香開絡法）	生香附三錢、旋覆花三錢（絹包）、蘇子霜三錢、廣皮二錢、半夏五錢、茯苓塊三錢、薏仁五錢（香旋蘇薏廣夏苓）	水八杯，煮取三杯，分三次溫服。腹滿者，加厚朴。痛甚者，加降香末
控涎丹 （苦寒從治法）	甘遂（去心製）、大戟（去皮製）、白芥子各等分（遂戟芥神薑）	上等分為細末，神曲糊為丸，梧子大，每服九丸，薑湯下，壯者加之，羸者減之，以知為度
十棗湯	芫花、甘遂、大戟等分，大棗十枚（芫遂戟棗粥）	搗篩，以水一升五合，先煮肥大棗十枚。取六合，去渣，內藥末，強人服一錢七分，羸人服半錢，平旦溫服之；不下者，明日更加半錢。得快下後，糜粥自養。乾嘔短氣汗出

旋覆花湯、旋覆代赭石湯、香附旋覆花湯之組成及煮服法

湯方	藥理	主治
旋覆花湯	茜草和紅花活血	肝著與婦人半產漏下
旋覆代赭石湯	代赭石平肝瀉熱	心下硬，噯氣頻頻，呃逆不止，噁心嘔吐
香附旋覆花湯	香附解六鬱	肝氣鬱結及氣血鬱滯之頭痛

＋ 知識補充站

　　按伏暑、濕溫，積留支飲，懸於脅下（橫膈膜下），而成脅痛之證甚多。《金匱要略》中184.脈浮而細滑，傷飲。185.脈弦數，有寒飲，冬夏難治。186.脈沉而弦者，懸飲內痛。187.病懸飲者，十棗湯主之。

　　旋覆花因花圓覆下而名，鹹以軟堅，微辛溫散結氣，升而能降，入肝經而氣血兼調，開胃氣，去五臟間寒熱，降肺氣而止欬逆，散風濕療風氣濕痺，消胸中痰結唾如膠漆，除噫氣心下痞止嘔逆，祛痞堅消脅下脹滿，通水道而消腫滿。常用旋覆花與當歸，可通暢橫膈膜所有的靜脈系統，改善肝臟功能，進而透過自律神經系統(ANS)的神經元控制，讓腸道神經系統(ENS)擁有良好的獨立機能，讓控制消化道的神經，與腸道神經系統之間，保持著神經性的順暢連絡。惟，陰虛勞嗽、風熱燥咳、虛弱及大便泄瀉者忌用旋覆花。

4-19 濕之為物在人身也，上焦與肺合，中焦與脾合，下焦與少陰癸水合

濕在天地人身之大綱，水為天一所生，上焦與肺合者，肺主太陰濕土之氣，肺病濕則氣不得化，有霧霧(昏蒙)之象，向之火制金者，今反水克火矣，故肺病而心亦病也。治上焦以開肺氣、救心陽為治。如4-22小青龍，外發寒而內蠲飲。

中焦與脾合者，脾主濕土之質，為受濕之區，中焦濕證最多；脾與胃互為陰陽表裡，脾病而胃不能獨治，再胃之臟象為土，土惡濕也，故開溝渠，運中陽，崇剛土，作堤防之治，悉載中焦。如3-18半苓湯、五苓散、四苓加木瓜厚朴草果湯、草果茵陳湯與茵陳四逆湯等。

上中不治，其勢必流於下焦。《易》「水流濕」，《內經》「濕傷於下」，下焦乃少陰癸水，濕之質即水也，焉得不與腎水相合。治少陰之濕，養護腎之真水，護腎陽，使火能生土。如4-20鹿附湯治跗腫(腳背水腫)濕伏少陰。腎與膀胱互為陰陽表裡，洩膀胱之積水，從下治，安腎中真陽。如4-20安腎湯治腰膝酸痛乏力，因濕久，脾陽消乏，腎陽亦憊。脾為腎之上游，升脾陽，從上治。《內經》「風濕交爭，風不勝濕」，可知濕土太過，則風木亦有不勝之時，故治厥陰之濕，以復其風木之本性，使能疏泄為主也。如4-20尤附薑苓湯。

《溫病條辨》原以溫熱為主，類及於四時雜感。春溫、夏熱、長夏暑濕、秋燥、冬寒，得其要領，效如反掌。春溫、夏熱、秋燥，所傷皆陰液也，時時預護，處處提防，豈復有精竭人亡之慮。冬寒，傷寒所傷者陽氣也，保護得法，自無寒化熱而傷陰，水負火而難救之虞。濕溫一證，藏垢納污，無所不受，其間錯綜變化，不可枚舉。在上焦如傷寒，在下焦如內傷，其在中焦或如外感，或如內傷。至人之受病也，亦有外感，亦有內傷，使學者心搖目眩，無從捉摸。其變證也，則有濕痺、水氣、咳嗽、痰飲、黃汗、黃癉、腫脹、瘧疾、痢疾、淋症、帶症、便血、疝氣、痔瘡、癰膿等證，較風、火、燥、寒四門，倍而又倍。

小博士 解說

《傷寒論》中特有的桂枝湯服法，關鍵是要配合啜熱稀粥與溫覆取微似汗，桂枝湯理中焦之脾濕。再觀，麻黃湯則不必配合啜熱稀粥，但需要溫覆取微似汗，麻黃湯理上焦之肺濕則氣得化。桂枝湯與麻黃湯服法，要搭配良好的生活習慣，讓肝臟和腦部獲得充分的休息，才可以讓藥效充分發揮；否則，即使再多的藥，而生活步調紊亂，肝腦塗地或肝腸寸斷之下，小病都會變成大病。上焦之於汗與呼吸，中焦之於屎與食，下焦之於尿與飲皆息息相關。

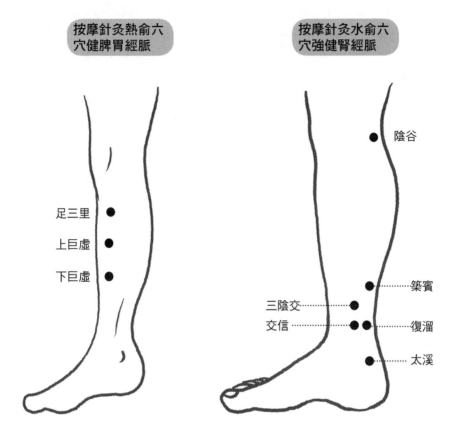

按摩針灸熱俞六
穴健脾胃經脈

按摩針灸水俞六
穴強健腎經脈

陰谷

足三里

上巨虛

下巨虛

築賓

三陰交

交信

復溜

太溪

✚ 知識補充站

　　《傷寒論》真武湯與《金匱要略》腎氣丸，都養護下焦，進而對腦下垂體的前葉、腎上腺和腎臟等組織結構或機能，達到實質養護效果，在不少緊急重大疾病患者身上，都曾有奇蹟般的療效。

　　腎氣丸是過勞族群的保健至寶，古人稱之為「肝腎過勞，真陰虛疲」，改善肝腎過勞，避免演變成慢性生活習慣病，必要條件是要改善不良的生活習慣。如果肝腎過勞，真陰虛疲虧損，都會影響造血功能，尤其是肝臟與腎臟的造血前趨因子，以致無法正常參與造血作業，終會產生下部瘡瘍、口瘡、舌瘡……等症狀。

　　除了要改善生活習慣，也當注重飲食調理，並配合診治熱俞六穴「足三里、上巨虛、下巨虛」，健脾胃經脈以去濕；水俞六穴「復溜、交信、築賓」，強健腎經脈以利濕。

4-20 濕久不治，伏足少陰，鹿附湯、安腎湯、朮附薑苓湯

鹿附湯治跗腫(腳背水腫)濕伏少陰，以鹿茸補督脈之陽。督脈根於少陰，所謂奇經八脈，隸屬於肝腎。督脈總督諸陽，此陽一升，則諸陽聽令。附子補腎中真陽，通行十二經脈，佐以菟絲，行氣而升發少陰，則身痛可休。一味草果，溫太陰獨勝之寒，以醒脾陽，則地氣上蒸，天氣之白苔可除；且草果，子也，凡子皆達下焦。以茯苓淡滲，佐附子開膀胱，小便得利，而跗腫可愈矣。

安腎湯治腰膝酸痛乏力，因濕久，脾陽消乏，腎陽亦憊。凡腎陽憊者，必補督脈，故以鹿茸為君，附子、韭子等補腎中真陽，但以苓、朮二味，滲濕而補脾陽，釜底增薪法也(其曰安腎者，腎以陽為體，體立而用安矣)。

朮附薑苓湯治肢體麻痹，因濕久傷陽，痿弱不振，而肢體麻痹，或痔瘡下血。按：痔瘡有寒濕、熱濕之分，下血亦有寒濕、熱濕之分。本論不及備載，但載寒濕痔瘡下者，以世醫但知有熱濕痔瘡下血，悉以槐花、地榆從事，並不知有寒濕之因，畏薑、附如虎。故因下焦寒濕而類及之，方則兩補脾腎兩陽也。

鹿附湯、安腎湯和朮附薑苓湯都有附子補腎中真陽，與茯苓淡滲益胃。《傷寒論》中的真武湯與附子湯也一樣，此五方都先養益後天之脾胃(消化與吸收)，再養益先天之腎元陽(分泌系統與中樞神經系統)。附子與茯苓益陽，一如麥冬與地黃益陰。

小博士 解說

《傷寒論》103.太陽病發汗，汗出不解，甚人仍發熱，心下悸，頭眩身瞤動，振振欲擗地者，真武湯。274.少陰病二、三日不已，至四、五日腹痛，小便不利，四肢沉重疼痛，自下利者，此為有水氣。其人或咳，或小便不利，或下利，或嘔者，真武湯。

朮附薑苓湯源自真武湯，兩者差一味芍藥，真武湯治「四肢沉重疼痛，自下利」；朮附薑苓湯治「肢體麻痹，痔瘡下血」，兩藥方都有養益脾腎兩陽的效果，溫養消化器官功能，治療自下利與痔瘡下血，進而助益腦神經系統，治療四肢沉重疼痛與肢體麻痹。

真武湯是急診常備藥，善於治療突如其來的頭暈目眩、四肢不聽使喚等症狀，對於體弱多病和高血壓病症初期的療效也很好；朮附薑苓湯是居家保健的良方。如果患者不配合調整生活步調和飲食習慣，真武湯與朮附薑苓湯的療效將大打折扣。

鹿附湯、安腎湯、朮附薑苓湯、真武湯之組成及煮服法

湯方	組成	煮服法
鹿附湯 （苦辛鹹法）	鹿茸五錢、附子三錢、草果一錢、菟絲子三錢、茯苓五錢（鹿附草絲苓）	水五杯，煮取二杯，日再服，渣再煮一杯服
安腎湯 （辛甘溫法）	鹿茸三錢、胡蘆巴三錢、補骨脂三錢、韭子一錢、大茴香二錢、附子二錢、茅朮二錢、茯苓三錢、菟絲子三錢（鹿附朮絲苓，胡茴補韭）	水八杯，煮取三杯，分三次服。大便溏者，加赤石脂。久病惡湯者，可用貳拾分作丸
朮附薑苓湯 （辛溫苦淡法）	生白朮五錢、附子三錢、乾薑三錢、茯苓五錢（朮附薑苓）	水五杯，煮取二杯，日再服
真武湯	茯苓三兩、芍藥三兩、白朮二兩、生薑三兩、附子一枚（炮，去皮，破八片）（薑附芍朮苓）	左五味，以水八升，煮取三升，去渣，溫服七合。日三服

✚ 知識補充站

《傷寒論》310.「少陰下利，便膿血者，可刺。」藥治與針治二選一或配合治療，最為傳神，刺「太衝、照海、交信、復溜、築賓、陰谷」，觸摸選取較塌陷(時而或見腫脹)的穴位，針補(患者呼氣時，順經脈走向，緩緩進針)三針，留針二十分鐘，助益大隱靜脈回流下腔靜脈，進而改善直腸下半部的靜脈回流。

「太衝、照海、交信、復溜、築賓、陰谷」此十二穴是《內經‧水熱穴論》水(腎臟)俞五十七個穴位中，屬肢體部的十二穴，補養治本，對慢性疾病效果佳。鹿附湯、安腎湯、朮附薑苓湯、真武湯與附子湯等五方，養益脾腎，配合十二穴的針灸與按摩，療效顯著。

4-21 先便後血，小腸寒濕，黃土湯

　　黃土湯治先便後血，小腸寒濕。黃土湯補4-20尤附薑苓湯偏救之弊。尤附薑苓湯純用剛者，黃土湯則以剛藥健脾而滲濕，柔藥保肝腎之陰而補喪失之血，剛柔相濟，後世黑地黃丸法，蓋仿諸此。《醫方集解》黑地黃丸治脾腎不足，房室虛損，形瘦無力，面色青黃與血虛久痔，為血虛久痔之聖藥。蒼朮一斤、熟地黃一斤、五味子半斤、乾薑春冬一兩秋七錢夏五錢，棗肉丸，米飲(粥汁)或酒下。此足太陰少陰藥也。以蒼朮為君，地黃為臣，五味為佐，乾薑為使，治脾腎兩臟之虛。

　　肝腎不足，真陰虧損，主治以六味地黃丸(地黃、山茱萸、山藥、茯苓、丹皮、澤瀉、蜜丸)，並治精血枯竭，憔悴羸弱，腰痛足酸，自汗盜汗，水泛為痰，頭暈目眩，耳鳴耳聾，遺精便血，消渴淋瀝，失血失音，舌燥喉痛，虛火牙痛，足跟作痛，下部瘡瘍等證。

　　偶而出現便血，很可能是勞累，或大量食飲辛辣、油炸類和酒類，傷損腸道黏膜，使之水腫或脆弱，特別是肛口黏膜，加上大便較堅硬，造成肛門口裂傷，這之中90%的便血是肛門口破皮；另外，食用任何深色食品，都可能令糞便顏色加深。

　　便血包括食道、胃、小腸、大腸、結腸、直腸或肛門的管壁破損流血。可能是胃潰瘍的一個小出血口，或是結腸炎的大面積瀰漫性腸壁滲血。痔瘡或肛裂，是糞便表面附著鮮血，或大便後滴血、衛生紙沾有鮮血。結腸上段或更高處部位出血，糞血混雜而下，便色多為深紅或褐色，便色愈深即消化道出血位置愈高。直腸腫瘤多血性腹瀉，黏液膿血便，伴隨便意頻頻、腹痛、發燒。但是，便血在腸道停留越久，顏色越黑越棉，嚴重的上消化道便血是非常顯著且快速，多會危及生命，尤其是腸胃潰瘍、血管瘤破裂或肝硬化病人靜脈曲張。

小博士 解說

　　《金匱要略》第十二章論及出血：

164.下血，先便後血，此遠血也，黃土湯。

165.下血，先血後便，此近血也，赤小豆當歸散。

166.心氣不足，吐血、衄血，瀉心湯。

　　上消化道出血常引起嘔血，出血的血液向下流就會成為黑便，屬於先便後血之遠血，宜黃土湯。消化道上部如胃十二指腸潰瘍或是小腸出血，多深黑柏油樣、大便惡臭。下消化道出血常出現在直腸腫瘤，多持續便血，伴隨便秘和腹瀉交替出現，又體重下降，屬於先血後便之近血，宜赤小豆當歸散或黑地黃丸。生活壓力大出現胃黏膜虛血性變化，引發急性胃腸炎，瀉心湯輩是緩解壓力的良藥。

黃土湯之煮服法及辨證重點

湯方	組成	煮服法	辨證重點
黃土湯	甘草、乾地黃、白朮、附子（炮）、阿膠、黃芩各三兩，灶中黃土半斤（甘地朮附膠芩土）	水八升，煮取三升，分溫二服	先便後血，小腸寒濕

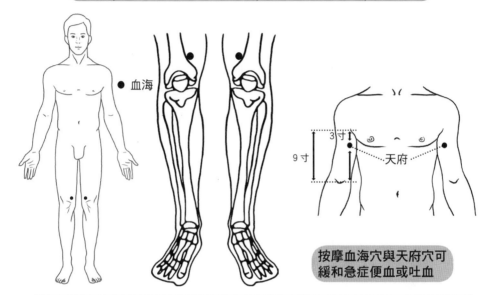

血海

3寸

9寸

天府

按摩血海穴與天府穴可緩和急症便血或吐血

✚ 知識補充站

　　小腸內部有無數的絨毛，讓腸道高效率執行消化和吸收，每根絨毛又有無數的微絨毛，總表面積達到300平方公尺，遠大於皮膚（2平方公尺）及肺部黏膜系統（80平方公尺）的表面積。腸道表面是單層上皮細胞構成的黏膜，黏膜下面是豐富的微血管及乳糜管系統。食物由口腔、胃到小腸，消化分解成胺基酸、葡萄糖、脂肪酸等，透過黏膜被吸收，再由微血管、乳糜管等進入循環系統。

　　腸道也是最危險的地方，無數由口鼻腔侵入的病菌、毒物，以及腸道原本存在的壞菌，伺機入侵人體。好的、有益的營養素高效率被吸收並輸送到全身；壞的、有害的毒素、病菌，也被高效率吸收、輸送。

　　大便潛血（指出血量極低），可能是結腸癌或結腸息肉初期的信號。便血併見牙血、鼻血、體表易有瘀斑，多是全身性疾病。肛門疾病、胃腸病變、某些急性傳染病、血液病、中毒等，均可見便血症狀。便血或因外感濕熱、飲食所傷、情志失調、勞倦內傷等，導致腸道積熱、瘀阻脈絡或氣虛不攝，血液下溢而成。臨床上食道、胃靜脈瘤唯一的預警症狀是便血，突然大量的吐血併見下血甚至休克，嚴重肝障礙即使少量出血，也易導致二次性肝衰竭。按摩血海穴與天府穴，可用於緩和急症便血或吐血。

4-22 秋濕內伏，冬寒外加，小青龍湯。小青龍去麻、辛

　　小青龍湯治伏濕痰飲，甚則倚息不得臥(咳嗽氣喘，不能平臥)。即如此症，以喘咳痰稀，不欲飲水，胸滿腹脹，舌白。以脈緊無汗，為遇寒而發，故用仲景辛溫甘酸之小青龍湯，外發寒而內蠲飲(化除痰飲)。若自汗脈數(此因飲邪上衝肺氣之數，不可認為火數)，為遇風而發，不可再行誤汗傷陽，使飲無畏忌，去湯中之麻黃、細辛。大汗出而發太陽、少陰之表者，倍桂枝以安其表，加麻黃根收表疏之汗，減乾薑者，畏其辛而致汗也。有汗去麻、辛不去乾薑者，乾薑根而中實，不比麻黃乾而中空，乾薑性較麻黃為緩。麻黃剽急之性遠甚乾薑，細辛細而辛竄，走絡最急也，誤發少陰汗者，必伐血。濕之於胃，寒之於肺，秋養胃以去濕，乾薑是也。冬溫肺以除寒，麻黃是也。夏入秋後，天氣暑轉濕，人易受濕熱傷礙消化器官，飲食方面都要很注意。秋入冬後，天氣濕轉寒，人易受濕寒傷礙呼吸器官，運動方面要適度的加強。

　　《內經》「秋傷於濕，冬生咳嗽」，長夏濕土之氣，介於夏秋之間，濕無陽氣不發，陽伸之極，濕發亦重，人感此而至冬日寒水司令，濕水同體相搏而病。朱子謂：「將大雨雪，必先微溫」，蓋微溫則陽氣通，陽通則濕行，濕行而雪勢成矣，況秋日竟無濕氣乎，中秋以前為秋之前半截，秋分以前為秋之後半截，咳嗽之證，兼合脈色詳察其因，為濕、為燥、為風、為火、為陰虛、為陽弱、為前候伏氣、為現行時令、為外感而發動內傷、為內傷而招引外感，歷歷分明。或當用溫用涼，用補用瀉，或寓補於瀉，或寓瀉於補，毫無成見，因物付物，自無差忒矣。

小博士解說

　　小青龍湯專治初期鼻子過敏流鼻涕，對在發育期缺乏運動的孩童，能促進其腦脊髓液(任督二脈)的循環；以及在變蒸(轉大人)過程中，對舒緩輕度感冒、發燒之證效果明顯；整體而言，小青龍湯能促進腦部與肺臟的血液循環，並提升抗病力。

　　孩童心臟跳動較快，喝小青龍湯後隨即運動，有可能因為游泳、跑步而使心跳加速，出現背部發疹現象，多數是因為奇靜脈回流右心房加速造成；一方面也反應出奇靜脈不通暢。小青龍湯與大青龍湯都有通暢奇靜脈的效果。

《傷寒論》小青龍湯之煮服法及辨證重點

湯方	組成	煮服法	重點
小青龍湯	麻黃三兩（去節）、芍藥三兩、五味子半升、乾薑三兩、甘草三兩（炙）、細辛三兩、桂枝三兩（去皮）、半夏半升（洗）（桂芍甘薑麻細夏味）	水一斗，先煮麻黃，減二升，去上沫，內諸藥，煮取三升，去渣，溫服一升	溢飲者，當發其汗

舌白滑是臨床上望診辨證重點之一

條文	症狀	湯方選擇
2-23	手厥陰暑溫	清營湯；舌白滑者，不可與也
3-8	舌苔白滑、灰滑、淡黃而滑，不渴者	不得用清營湯
4-20	舌白苔，身痛，跗腫	鹿附湯
4-22	秋濕內伏，冬寒外加，胸滿舌白滑	小青龍湯
4-25	舌白滑或無苔不渴	椒桂湯
4-27	胃不喜食，舌苔白腐	朮附湯

✚ 知識補充站

《金匱要略》188.「病溢飲者，當發其汗，大青龍湯主之；小青龍湯亦主之。」189.「取微似汗，汗多者，溫粉粉之。」521.「脈浮而緊者名曰弦。弦者，狀如弓弦，按之不移。脈緊者，如轉索無常。」換言之，脈浮而緊者是弦，脈沉而緊者是緊。臨床上，當辨證脈與症狀之差異：「肺飲不弦，但苦喘短氣」、「脈浮而細滑，傷飲」、「脈偏弦者飲也」、「脈雙弦者寒也，皆大下後善虛」、「脈沉而弦者，懸飲內痛」、「脈弦數，有寒飲，冬夏難治」、「病者脈伏，其人欲自利，利反快，雖利，心下續堅滿，此為留飲欲去」、「膈間支飲喘滿，心下痞堅，面色黧黑，脈沉緊」。

痰飲，脈浮而細滑是傷飲，膈間支飲其脈沉緊；傷飲只是胃脹氣之類，膈間支飲已經影響到奇靜脈的循環。短氣有微飲當從小便去之，苓桂朮甘湯或腎氣丸；溢飲當發其汗，宜大青龍湯或小青龍湯；心下留飲宜甘遂半夏湯、懸飲十棗湯。

4-23 喘咳息促，麻杏石甘湯。葶藶大棗瀉肺湯。上焦加乾薑、桂枝，中焦加枳實、橘皮，下焦加附子、生薑

麻杏石甘湯治喘咳息促而喉啞之熱飲(痰飲之一種)。《金匱要略》「病痰飲者，當以溫藥和之」，飲屬陰邪，非溫不化，飲病當溫者十有八、九，當清者一、二。此證息促，病在上焦；涎稀，知非勞傷之咳，亦非火邪之咳(咳而無痰)的喉啞；右大於左(脈象)，純然肺病。此乃飲邪隔拒，心氣壅遏，肺氣不能下達。音出於肺，金實不鳴(肺屬金)。以麻黃中空而達外，杏仁中實而降裡，石膏辛淡性寒，質重而氣清，合麻杏而宣氣分之鬱熱，甘草之甘以緩急，補土以生金也。麻杏石甘湯即大青龍之去桂、薑、棗。

葶藶大棗瀉肺湯治支飲不得息。支飲上壅胸膈，直阻肺氣，呼息難通，非急法不可。葶藶性急，破癥瘕積聚，通用水道，急瀉肺中之壅塞；然其性剽悍，藥必入胃過脾，恐傷脾胃，故以緩中之大棗，護脾胃而不旁傷他臟，一急一緩，一苦一甘，相需成功。

飲家反渴，必重用辛，上焦加乾薑、桂枝，中焦加枳實、橘皮，下焦加附子、生薑。《金匱要略》謂乾薑、桂枝為熱藥，服之當遂渴，今反不渴者，飲也。是以不渴定其為飲，人所易知也。又云「水在肺，其人渴」，是飲家亦有渴症，人所

不知。今人見渴投涼，輕則用花粉、麥冬、生地，重則用石膏、知母，全然不識病情。蓋火咳無痰，勞咳膠痰，飲咳稀痰，兼風寒則難出，不兼風寒則易出，深則難出，淺則易出。

飲在上焦也，鬱遏肺氣，挾心火上升爍咽，渴欲飲水，愈飲愈渴。飲後水不得行，則愈飲愈咳，愈咳愈渴，《內經》所謂辛能潤是也。以乾薑桂枝峻散肺中寒水之氣，而補肺金之體，使肺氣得宣，肺經脈順暢，而渴止咳定矣。

飲在中焦也，水停心下，鬱遏心氣來上爍咽喉，又格拒腎中真液，不得上潮於喉，故嗌乾而渴。重用枳實橘皮急通幽門，使水得下行而臟氣各安其位，各司其事，胃經脈順暢，不渴不咳矣。

飲在下焦也，水鬱膀胱，格拒真水不得潮喉，腎藏真水而惡燥；又腎脈入心，由心入肺，從肺系上循喉嚨，常人不渴者，全賴此脈之通調，腎經脈開竅於舌下玉英、廉泉，下焦水積而腎脈不通故渴。附子合生薑為真武法，暢流邪水，滋生真水，腎經脈順暢。大抵飲家當惡水，不渴者病輕，渴者病重。如溫熱應渴，渴者猶輕，不渴者甚重，反像也。所謂加者，於應用方中，重加之也。

麻杏石甘湯、葶藶大棗瀉肺湯之組成及煮服法

湯方	組成	煮服法
麻杏石甘湯 （辛涼甘淡法）	麻黃三錢（去節）、杏仁三錢（去皮尖碾細）、石膏三錢（碾）、甘草二錢（炙）（麻杏甘石）	水八杯，先煮麻黃，減二杯，去沫，納諸藥，煮取三杯，先服一杯，以喉亮為度
葶藶大棗瀉肺湯 （苦辛甘法）	苦葶藶三錢（炒香碾細）、大棗五枚（去核）（葶棗）	水五杯，煮成二杯，分二次服。得效，減其製；不效，再作服，衰其大半而止

《金匱要略》有關肺癰之診治

條文	症狀	適用湯方
91	肺癰，喘不得臥	葶藶大棗瀉肺湯
92	咳而胸滿，振寒脈數，咽乾不渴，時出濁唾腥臭，久久吐膿如米粥者，為肺癰	桔梗湯

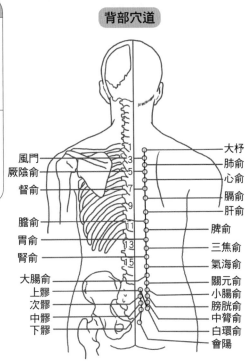

背部穴道

＋ 知識補充站

　　葶藶大棗瀉肺湯治急症，急瀉肺中之壅塞。桔梗湯治慢性疾病之肺部老化，改善聲音嘶啞，清利頭目咽喉，助益橫膈膜之吸氣。小病、初病及大病之後，以中藥對症養護，可彌補西藥霸道急救之不足，即使以科學中藥沖泡熱開水服飲，也有一定的功效，這也是「緩中補虛」之理；緩中是帶著攻下藥勢緩和清理，補虛是進行好的補養。緩緩溫服桔梗湯治療肺癰慢性期（肺部老化初期症狀），如慢性支氣管炎、慢性阻塞性肺病（COPD）等，服用桔梗湯延伸出來的活人敗毒散，對肺胞（氣體交換所在）及相關的黏膜下淋巴組織（BALT）都有養益效果，進而改善症狀。

　　《內經・水熱穴論》五十九個穴位的肺俞、魄戶、心俞、神堂，分別位於脊椎骨縫的第三、五胸椎下緣，左右旁開寸半與三寸。壓按肺俞、魄戶、心俞、神堂等穴，從其痠麻疼痛的反應，可診知胸腔寒熱虛實各種狀況，據以給予適當的治療。肺俞、魄戶在第三胸椎下緣，左右旁開寸半與三寸處，心俞、神堂在第五胸椎下緣，左右旁開寸半與三寸處。壓診肺俞與心俞，如果疼痛度比魄戶強，則病症較嚴重，施以葶藶大棗瀉肺湯；魄戶與神堂較痛，則是桔梗湯或麻杏石甘湯。

4-24 飲家陰吹,橘半桂苓枳薑湯

橘半桂苓枳薑湯治飲家之陰吹,與《金匱要略》豬膏髮煎治陰吹正暄大不同,此為醫者當要明確辨證。蓋痰飲蟠踞中焦,必有不寐、不食、不飢、不便、惡水等證,脈不數而遲弦,非津液之枯槁,乃津液積聚胃口。九竅不和,皆屬胃病,峻通胃液下行,使大腸得胃中津液滋潤而病去。此證是吳鞠通臨床的治驗例,與豬膏髮煎相呼應。橘半桂苓枳薑日三夜一服,以癒為度。癒後以溫中補脾,使飲不聚為要。其下焦虛寒者,溫下焦。肥人用溫燥法,瘦人用溫平法。(4-27朮附湯服後以肛痛痊癒為度)

痰飲之證有四:

1.久留之伏飲,非因暑濕暴得者不議之外。

2.懸飲已見於伏暑例中。

3.暑飲相搏,見上焦篇2-29小半夏加茯苓湯再加厚朴、杏仁主之。茲特補支飲(4-23)。

4.溢飲之由,及暑濕暴得者,望醫者及時去病,以免留伏之患。

《金匱要略》溢飲,大青龍湯主之,小青龍湯亦主之。大青龍主脈洪數,面赤,喉啞之熱飲;小青龍主脈弦緊,不渴之寒飲。「胸中有微飲,苓桂朮甘湯主之,腎氣丸亦主之」,苓桂朮甘湯,外飲治脾;腎氣丸,內飲治腎。胸痹門中,「胸痹心中痞,留氣結在胸,胸滿,脅下逆搶心,枳實薤白湯主之,人參湯亦主之」;胸痹因寒濕痰飲之實證,則枳實薤白湯以通陽,薤白、栝蔞、枳實,滑之、瀉之、通之。胸痹無風寒痰飲之外因、不內外因(指非內傷於七情,也非外感於六淫之病症),胸中清陽之氣不足而痹痛者,如苦讀書而妄想、好歌曲而無度,重傷胸中陽氣以成勞,人參湯治之。

小博士解說

關於陰吹之診治,《金匱要略》豬膏髮煎「治諸黃」內服是很特別的的療法,長期無法痊癒時,要考慮是否繼續使用。豬膏髮煎用豬油與亂髮灰,豬膏潤燥通便,亂髮利尿,治大便難而小便不利(亦治胃氣下泄、陰吹)。豬膏髮煎進入消化道之後,首先對消化器官的黏膜進行第一道的緩和作用,甚至也一併撫慰黏膜相關的淋巴組織,進而促進整個淋巴系統作業;最重要的是豬膏髮煎的服法,半斤豬油與髮灰爐,分兩次服用,緩緩溫服下嚥,從唇的飛門一直到肛門的魄門,經過七門。

豬膏髮煎治初期二便不順暢所致之黃疸,與《千金》麻黃醇酒湯用麻黃三兩,美清酒五升,煮去二升半(頓服盡春月用水煮之)之治黃疸,有異曲同工之妙,是很好的緩和療法,對情志沮喪的重症患者是優質安慰劑。豬膏髮煎治諸黃,輕症者可以外用塞肛門,治陰吹塞陰道裡,改善下腔靜脈回流心臟的功能。

豬膏髮煎、橘半桂苓枳薑湯之煮服法及辨證重點

湯方	組成	煮服法	辨證重點
豬膏髮煎	豬膏半斤、亂髮三枚（如雞子大）（豬亂）	和膏中煎之，髮消藥成，分再服。病從小便出	胃氣下泄，陰吹而正暄
橘半桂苓枳薑湯（苦辛淡法）	半夏二兩、枳實一兩、橘皮六錢、桂枝一兩、茯苓六錢、生薑六錢（橘半桂苓枳薑）	甘瀾水十碗，煮成四碗，分四次，日三夜一服，以癒為度	癒後以溫中補脾，使飲不聚為要。下焦虛寒者，溫下焦。肥人用溫燥法，瘦人用溫平法

《金匱要略》相關痰飲之條文與適用湯方

條文	症狀	癒後與適用湯方
183	心下有痰飲，胸脅支滿，目眩	苓桂朮甘湯
184	夫短氣有微飲，當從小便去之	苓桂朮甘湯、腎氣丸
185	病者脈伏，其人欲自利，利反快，雖利，心下續堅滿，此為留飲欲去故也	甘遂半夏湯
186	脈浮而細滑	傷飲
187	脈弦數，有寒飲	冬夏難治
188	脈沉而弦者	懸飲內痛

✚ 知識補充站

　　《金匱要略》謂陰吹正暄，豬膏髮煎導之「382.胃氣下泄，陰吹而正暄，此穀氣之實也」、「豬膏亂髮，和膏中煎之，髮消藥成，病從小便出」、「礬石與杏仁，末之，煉蜜和丸，棗核大，內臟中，劇者再內之」、「蛇床子仁末之，以白粉少許，和合相得，如棗大，棉裹內之，自然溫」、「狼牙三以水四升，煮取半升，以綿纏筋如繭浸湯瀝陰中，日四遍」、「轉胞，不得溺，子宮壓迫膀胱，溫陰中坐藥，陰中蝕瘡爛，陰吹而正暄」。蛇床子與肉桂、熟地、五味子等內服溫腎益精，治陽痿、不孕等症，沒有性關係而常溼疹、陰癢的女性，尤其是更年期後，該選擇八味腎氣丸、真武湯、四逆湯、乾薑附子湯……等，從調理腹腔循環著手，進而改善溼疹、陰癢之症。

4-25 暴感寒濕成疝，椒桂湯、大黃附子湯、天台烏藥散

椒桂湯治當臍痛，或脅下痛。服椒桂湯後覆被令微汗佳；不汗，服第二碗，接飲生薑湯促之；得汗，次早服第三碗，不必覆被再令汗。就是源起於《傷寒論》「桂枝湯啜熱粥」再「覆被微汗出」，增加體溫活化腦中的發汗中樞，要慢慢熱身，啟動安靜狀態下的靜脈，達到微微發汗的效果。

椒桂湯治邪中裡證。疝(十男九疝)氣結如山。肝臟本虛，或素有肝鬱，或因暴怒，又猝感寒濕，秋月多得之。有寒熱之表證，又有臍痛之裡證，表裡俱急，不得不用兩解。椒桂湯以川椒、吳茱萸、小茴香直入肝臟之裡，又芳香化濁流氣；以柴胡從少陽領邪出表，病在肝治膽也；又以桂枝協濟柴胡者，病在少陰，治在太陽也，《內經》所謂病在臟治其腑之意也，況又有寒熱之表證乎(舌白滑或無苔不渴)！佐以青皮、廣皮，從中達外，峻伐肝邪也；使以良薑，溫下焦之裡也，水用急流，驅濁陰使無留滯也。

大黃附子湯治脅下偏痛。邪居厥陰，表裡俱急，用溫下法以兩解之。脈弦為肝鬱，脈緊為裡寒；肝膽經絡為寒濕所搏，鬱於血分而為痛；發熱者，膽因肝而鬱。用附子溫裡通陽，細辛暖腎而散寒濕；肝膽無出路，用大黃借胃腑為出路；大黃之苦，合附子、細辛之辛，苦與辛合，能降能通，通則不痛。

天台烏藥散治少腹或臍旁痛下引睪丸或掣脅，或下掣腰。寒濕客於肝、腎、小腸而為病，方用溫通足厥陰手太陽之藥。烏藥祛膀胱冷氣，能消腫止痛；木香透絡定痛；青皮行氣伐肝；良薑溫臟劫寒；茴香溫關元，暖腰腎，又能透絡定痛；檳榔至堅，直達肛門散結氣，使堅者潰，聚者散，引諸藥逐濁氣，由肛門而出；川楝導小腸濕熱，由小便下行，炒以斬關奪門之巴豆，用氣味而不用形質，使巴豆帥氣藥散無形之寒，隨檳榔下出肛門；川楝得巴豆迅烈之氣，逐有形之濕，從小便而去，俾有形無形之結邪，一齊解散而病根拔矣。

疝瘕之證多因於寒濕，《金匱要略》提及病至其年月日時復發者(到某一定時間就發作)當下之例，從大黃附子湯將淋、帶、痔瘡、癃閉(小便不利)等證，悉收入疝門，因皆下焦寒濕、濕熱居多，婦科久病癥瘕(腹中肌瘤)則以通補奇經，溫養肝腎為主；臨證時，此亦可與《內經·骨空論》「任脈為病，男子內結七疝，女子帶下瘕聚」互為參照。

小博士解說

大黃附子湯治脅下偏痛；椒桂湯治當臍痛，或脅下痛；天台烏藥散治少腹或臍旁痛下引睪丸、掣脅或下掣腰。病人的自訴症狀重要，腹痛的壓診更重要，脅下偏痛壓診期門、日月與不容，當臍痛壓診神闕，臍旁痛壓診天樞，以壓診穴道反應最痛的為主病症。

椒桂湯、大黃附子湯、天台烏藥散之組成與煮服法

湯方	組成	煮服法
椒桂湯 （苦辛通法）	川椒六錢（炒黑）、桂枝六錢、良薑三錢、柴胡六錢、小茴香四錢、廣皮三錢、吳茱萸四錢（泡淡）、青皮三錢（椒桂青陳，吳茴良柴薑）	急流水八碗，煮成三碗，溫服一碗，覆被令微汗佳；不汗，服第二碗，接飲生薑湯促之；得汗，次早服第三碗，不必覆被再令汗
大黃附子湯 （苦辛溫下法）	大黃五錢、熟附子五錢、細辛三錢（大附細）	水五杯，煮取兩杯，分溫二服（原方分量甚重，此則從時改輕，臨時對證斟酌）
天台烏藥散 （苦辛熱急通法）	烏藥五錢、木香五錢、小茴香五錢（炒黑）、良薑五錢（炒）、青皮五錢、川楝子十枚、巴豆七十二粒、檳榔五錢（烏木茴青良檳，巴麩楝酒薑）	先以巴豆微打破，加麩數合，炒川楝子，以巴豆黑透為度，去巴豆、麩子不用，但以川楝同前藥為極細末，黃酒和服一錢。不能飲者，薑湯代之。重者日再服，痛不可忍者，日三服

✚ 知識補充站

《傷寒論》404.桂枝附子湯、白朮附子湯(桂枝去桂加白朮湯)與405.甘草附子湯，服法都是溫服，服用量與服用次數，以「微汗」、「輕微痺狀」或「冒狀」除水氣以為解。桂枝湯、桂枝加附子湯後，啜熱稀粥來助藥力，五苓散要多飲暖水令汗出，愈。甘草附子湯「微汗」則解，「汗止復煩」再服。促使食道與胃黏膜組織活化，令組織液回流心臟愈順暢，動脈與靜脈循環也愈正常，免疫能力因此增強。

《金匱要略》「脅下偏痛，脈緊弦，寒也，溫藥下之，宜大黃附子湯」，如人行四、五里（即半小時到一小時）服一次。附子劑量是麻黃附子細辛湯與麻黃附子湯的三倍，二到三小時服一劑，嚴重者可以一天服飲二至五劑，大黃附子湯的附子劑量是麻黃附子湯的九倍，麻黃附子甘草湯治療黃昏症候群，改善每到傍晚時分無精打采的現象；若兼有煩躁不安，則改麻黃附子細辛湯；脅下疼痛則是肝氣鬱滯不紓，宜大黃附子湯。

4-26 濕溫久羈，宣清導濁湯。半硫丸

宣清導濁湯治濕久鬱結於下焦氣分，閉塞不通，用能升、能降、苦洩滯、淡滲濕之豬苓，合甘少淡多之茯苓，以滲濕利氣。寒水石色白性寒，由肺直達肛門，宣濕清熱。膀胱主氣化，肺開氣化之源，肺藏魄，肛門曰魄門，肺與大腸互為表裡。晚蠶砂化濁中清氣，蠶死僵而不腐者，得清氣之純粹者，其糞不臭不變色，得蠶之純清，雖走濁道而清氣獨全，能下走少腹之濁部，又能化濁濕而使之歸清，用晚者，本年再生之蠶，取其生化最速。皂莢辛鹹性燥，入肺與大腸，金能退暑，燥能除濕，辛能通上下關竅，子更直達下焦，通大便之虛閉，合之前藥，俾鬱結之濕邪，由大便而一齊解散。二苓、寒石，化無形之氣；蠶砂、皂子，逐有形之濕。

半硫丸治濕凝氣阻，二便不通。熱傷氣者，肺主氣而屬金，火克金傷肺所主之氣。濕傷氣者，肺主天氣，脾主地氣，俱屬太陰濕土，濕氣太過，反傷本臟化氣，濕久濁凝，至於下焦，氣不惟傷而且阻矣。氣為濕阻，故二便不通。今人之通大便，悉用大黃，不知大黃性寒，主熱結有形之燥糞，若濕阻無形之氣，氣既傷而且阻，非溫補真陽不可。硫黃熱而不燥，能疏利大腸，半夏能入陰，燥勝濕，辛下氣，溫開鬱，三焦通而二便利矣。若濕盡熱結，實有燥糞不下，則又不能不用大黃。

小博士 解說

宣清導濁湯治便閉偏於濕重，以行濕為主；半硫丸治便閉偏於氣虛，以補氣為主。腎司二便，腎中真陽為濕所困，久而彌虛，失其本然之職，故助之以硫黃；肝主疏泄，風濕相為勝負，風勝則濕行，濕凝則風息，而失其疏泄之能，故通之以半夏。

宣清導濁湯、半硫丸之組成及煮服法

湯方	組成	煮服法
宣清導濁湯 （苦辛淡法）	豬苓五錢、茯苓五錢、寒水石六錢、晚蠶砂四錢、皂莢子三錢（去皮）（二苓寒蠶皂）	水五杯，煮成兩杯，分二次服，以大便通快為度
半硫丸 （酸辛溫法）	石硫黃（入萊菔內煮六時則毒去）、半夏（制）等分	左二味，各等分為細末，蒸餅為丸梧子大，每服一、二錢，白開水送下（按半硫丸通虛閉，若久久便溏，服半硫丸亦能成條，皆其補腎燥濕之功）

消化系統大腸結構

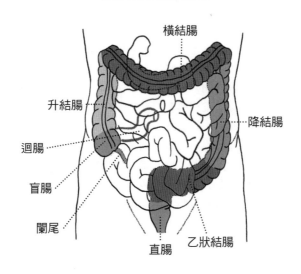

＋ 知識補充站

　　大腸的乙狀結腸是儲存糞便的主要部位，拉肚子是大便不停，稱為下痢，下重是糞便呼之欲出卻出不來。乙狀結腸緊跟著直腸，直腸有大便不一定出得來，直腸長20公分，分兩部分，上半部屬於肝門靜脈，下半部屬於下腔靜脈。痔瘡，嚴重手術失敗大量出血，血多來自肝臟，這時上下部的直腸靜脈多互通。上、中、下橫膈膜分屬三焦，下橫膈膜（盆膈膜）與腹膜屬於下焦，盆膈膜與肛管的梳狀肌相關。盆膈膜是肛門的肌肉群，其中(1)恥骨拉住直腸的恥骨直腸肌，(2)恥骨拉到尾骶骨的恥骨尾骶骨肌，(3)坐骨到尾骶骨的坐骨尾骶骨肌，這三塊肌肉合之為提肛肌，再加尾骶骨肌就是盆膈膜。

4-27 濁濕久留，下注於肛，尤附湯

尤附湯治濁濕久留腸胃下注於肛，以致肛門墜痛。濁濕久留腸胃，至腎陽亦困，胃不喜食，舌苔白腐。3-19附子理中湯去甘草加廣皮厚朴湯治舌白腐、肛墜痛、便不爽、不喜食、九竅不和，皆屬胃病。胃受寒濕所傷，故肛門墜痛而便不爽。4-31斷下滲濕湯方治久痢帶瘀血，肛中氣墜，腹中不痛，腹不痛知無積滯，而肛門下墜，痢帶瘀血，用澀血兼去瘀生新之法。

肛門之脈曰尻，腎虛則痛，氣結亦痛。但氣結之痛有二：寒濕、熱濕也。熱濕氣實之墜痛，如滯下門中用黃連、檳榔之證是也。此則氣虛而為寒濕所閉，故以參、附峻補腎中元陽之氣，薑、尤補脾中健運之氣，樸、橘行濁濕之滯氣，俾虛者充，閉者通，濁者行，而墜痛自止，胃開進食矣。按肛痛有得之大恐或房勞者，治以參、鹿之屬，證屬虛勞(天根月窟膏)，與此對勘，故並及之。此條應入寒濕門，

因與天台烏藥散、宣清導濁湯、半硫丸有互相啟發之妙，故列於此。陰精素虛的體質，邪氣伏匿少陰，潰發始於下焦。

三焦之膜，腹膜與盆膈膜(吸收與排泄)屬下焦之膜。盆膈膜是肛門的肌肉，一般人，如突發性從高處往下看，或看電影、電視有人從高空跳下，肛門會隨之收縮，這是盆膈膜強迫呼氣再吸氣，幫助腦部快速增強氧氣。人在斷了最後一口氣後，盆膈膜失控，屎尿隨著失禁流出。

藥服到什麼程度該停止？服尤附湯以肛痛停止為度，其他例如《傷寒論·痙濕暍病篇》404.桂枝附子湯、白尤附子湯與405.甘草附子湯，都是溫服後身體微微發汗，或有輕微的麻痺感，或身體有發散感覺為病解，此際就該停藥了；服用五苓散則多飲溫水，只要汗出則痊癒，無需再投藥。類似的用藥準則都值得醫者臨證時多多琢磨。

小博士解說

麻黃附子甘草湯助益肝動脈循環，麻黃附子細辛湯助益肝靜脈循環，大黃附子湯助益肝門靜脈與下腔靜脈循環，三湯方都對肝臟與腎臟氣血循環有相當程度之影響，對症下藥，養益經脈臟腑，可減少罹患大病之機率。

桂枝去芍藥加麻辛附子湯治心下堅大如盤，有桂枝湯與麻黃細辛附子湯的合方之意，都用來改善下食道括約肌、橫膈膜和胃的功能。

尤附湯與附子理中湯去甘草加廣皮厚朴湯、斷下滲濕湯等，都有助骶部副交感神經的生理作業，因症而輕重緩急不一。

湯方	組成	煮服法	辨證重點
白朮附子湯	白朮二兩、附子一枚半（炮，去皮）、甘草一兩（炙）、生薑一兩半（切）、大棗六枚（擘）（桂枝去桂加白朮湯）	水三升，煮取一升，去渣，分溫三服。一服覺身痺，半日許，再服，三服都盡，其人如冒狀，勿怪，即是朮附並走皮中，逐水氣未得除故耳	身體疼煩，不能自轉側，大便硬，屬腎經脈；針砭照海、陰谷
朮附湯（苦辛溫法）	白朮五錢、人參二錢、厚朴三錢、附子三錢、炮薑三錢、廣皮三錢（朮附薑，參廣厚）	水五杯，煮成兩杯，先服一杯；約三時，再服一杯，以肛痛愈為度	氣閉肛門墜痛，胃不喜食，舌苔腐白

太衝、照海、復溜、交信、築賓、陰谷

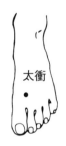 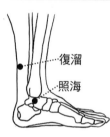 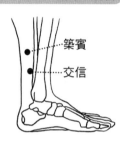 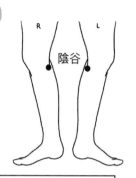

太衝　　復溜　　照海　　築賓　　交信　　陰谷

✚ 知識補充站

　　《金匱要略》144.「腎著之病，其人身體重，腰中冷，如坐水中，形如水狀，反不渴，小便自利，飲食如故，病屬下焦，身勞汗出，衣裡冷濕，久久得之，腰以下冷痛，腹重如帶五千錢，甘薑苓朮湯」；183.「心下有痰飲，胸脅支滿，目眩，苓桂朮甘湯主之」；「184.短氣有微飲，當從小便去之，苓桂朮甘湯主之；腎氣丸亦主之」。

甘薑苓朮湯與苓桂朮甘湯只差薑與桂，苓、朮、甘三味藥相同，補氣的四君子湯就是苓、朮、甘加人參。甘薑苓朮湯與苓桂朮甘湯都用來治療胃腸功能異常，但並無發炎症狀，較偏蠕動不良問題，重要的是能改善胃與小腸的生理作業。苓桂朮甘湯與甘薑苓朮湯都有輕快的發汗效果，苓桂朮甘湯、腎氣丸、五苓散都有利尿作用，不同的是腎氣丸與五苓散有茯苓與澤瀉，利尿效果較大，進而改善腎、膀胱與大腸的運作。

《內經》水熱穴熱、骨空熱、刺熱論中，大太衝區，三陰之所交結於腳，踝上各一行行六者，此腎脈之下行也，名曰太衝（大太衝區）。壓按太衝、照海、復溜、交信、築賓、陰谷等，①太衝：大拇趾二趾縫，此區肌膚不良，多生活習慣不良。②照海：內踝下緣，此區肌膚不良，多性事不順遂。③復溜：內踝上二寸，此區肌膚不良，多飢不欲食。④交信：內踝上三寸，此區肌膚不良，多腰腳無力。⑤築賓：內踝上五寸，此區肌膚不良，多胸痛。⑥陰谷：膝橫紋內側端，此區肌膚不良，多胸悶。只有築賓或陰谷較痛，甘薑苓朮湯與苓桂朮甘湯，治療胃腸功能異常導致呼吸不順。太衝、照海、復溜、交信、築賓、陰谷等多疼痛，多見五苓散或腎氣丸等病症。

4-28 瘧邪久羈，成勞，脅有瘧母，加味異功湯

加味異功湯治氣血兩傷，《內經·至真要大論》「勞者溫之，火熱復，惡寒發熱，有如瘧狀，或一日發，或間數日發，勝復之氣，會遇之時，有多少也。陰氣多而陽氣少，則其發日遠；陽氣多而陰氣少，則其發日近。此勝復相薄，盛衰之節，瘧亦同法。」以異功溫補中焦之氣，歸、桂合異功溫養下焦之血，以薑、棗調和營衛，使氣血相生而勞瘧自愈。此方補氣，人所易見，補血人所不知。《內經·決氣》「中焦受氣，取汁變化而赤，是謂血。壅遏榮氣，令無所避，是謂脈」凡陰陽兩傷者，必於氣中補血。

加味異功湯來源於異功散，異功散治脾胃氣虛兼有氣滯的病證，見面色萎白，四肢無力，胸脘脹悶不舒，飲食減少，腸鳴泄瀉，或兼有暖氣、嘔吐等表現。現常用於小兒消化不良，屬脾虛氣滯者。異功散具有與四君子湯相似的藥理作用，同樣能調節胃腸運動，既可鬆弛腸管，又能拮抗腸痙攣，也具有抗胃腸潰瘍的作用，還具有增強免疫功能、促進代謝等作用。異功散在四君子湯的基礎上加陳皮，意在行氣化滯，醒脾助運，有補而不滯的優點；適合脾虛氣滯，稍服補藥即腹脹、進食少的患者，因為，體虛者無法承受補藥的藥力，「虛不受補」也。

小博士 解說

《內經·至真要大論》「五味陰陽之用，酸苦湧洩為陰，辛甘發散為陽，鹹味湧洩為陰，淡味滲洩為陽。六者或收或散，或緩或急，或燥或潤，或軟或堅，以所利而行之，調其氣，使其平也。寒者熱之，熱者寒之，微者逆之，甚者從之…，勞者溫之，結者散之，留者攻之，燥者濡之，急者緩之，散者收之，損者溫之，逸者行之，驚者平之，上之下之，摩之浴之，薄之劫之，開之發之，適事為故。火熱，復惡寒發熱，有如瘧狀，或一日發，或間數日發。勝復之氣，會遇之時，有多少也。陰氣多而陽氣少，則其發日遠；陽氣多而陰氣少，則其發日近。此勝復相薄，盛衰之節，瘧亦同法。」勞多因自己任勞任怨造成，瘧多因外來於身心靈的虐待形成。

《內經·決氣》「精氣津液血脈六名，兩神相搏，合而成形，常先身生，是謂精。上焦開發，宣五穀味，熏膚，充身，澤毛，若霧露之溉，是謂氣。腠理髮洩，汗出溱溱，是謂津。穀入氣滿，淖澤注於骨，骨屬屈伸，澤補益腦髓，皮膚潤澤，是謂液。中焦受氣，取汁變化而赤，是謂血。壅遏榮氣，令無所避，是謂脈。」精、氣、津、液、血、脈雖與先天體質息息相關，但更受後天飲食、生活步調、情緒管理等因素之影響，而積勞成疾。

加味異功湯之組成及煮服法

湯方	組成	煮服法
加味異功湯（辛甘溫陽法）	人參三錢、當歸一錢五分、肉桂一錢五分、炙甘草二錢、茯苓三錢、白朮三錢（炒焦）、生薑三錢、大棗二枚（去核）、廣皮二錢	水五杯，煮成兩杯，渣再煮一杯，分三次服

《內經・刺瘧論》關於瘧之施治

寒熱與脈象	刺之部位	施治重點
瘧發身方熱	跗上動脈	開其空，出其血，立寒（衝陽穴）
瘧方欲寒	手陽明太陰、足陽明太陰	商陽穴、厲兌穴
瘧脈滿大急	背俞	用中針，傍五臟俞各一，適肥瘦出其血（魄戶、神堂、魂門、意舍、志室）
瘧脈小實急	指井	灸脛少陰
瘧脈滿大急	背俞	用五臟俞、背俞各一，適行至於血也（魄戶、神堂、魂門、意舍、志室）

➕ 知識補充站

　　人體散熱透過輻射、傳導、呼吸道、皮膚水分的蒸發，小量的熱由小便、大便移去散熱。散熱平衡決定了體溫，體內化學反應的速度隨溫度而異。人的正常口溫在37℃，95%年輕人早上口溫在36.3~37.1℃之間，部分年輕人清晨口溫平均為36.7℃，有±0.2℃之標準差。身體各部位體溫也不同，體溫差異隨環境溫度變化，四肢常比體軀冷，陰囊溫度調節在32℃，口溫通常比肛溫低0.5℃，但是喝熱水、冷水、抽菸、嚼檳榔、口香糖，或用口呼吸會影響口溫變化；直腸溫度(肛溫)可代表身體核心溫度，正常人核心溫度有0.5~0.7℃的規律週期性波動。脾虛氣滯者，多陰囊(陰唇)溫度調節不良，常常是多勞造成了非瘧而狀似瘧之瘧狀；或因多勞造成了瘧，或是因瘧造成了勞，互為因果。

4-29 瘧久不解，脅下成塊之瘧母，鱉甲煎丸

「鱉甲煎丸治瘧母（病證名），脅下有痞塊，或疼痛，或拒按、舌紫或瘀斑、脈沉濇或弦。」瘧邪久擾，正氣必虛，清陽失轉運之機，濁陰竊踞之漸，氣閉則痰凝血滯，而塊勢成矣。脅下乃少陽(膽經脈)厥陰(肝經脈)所過之地，按少陽、厥陰為樞，瘧不離乎肝膽，久擾則臟腑皆困，轉樞失職，故結成積塊，居於所部之分。謂之瘧母者，以其由瘧而成。換言之，瘧母乃因瘧邪反覆發作，不癒，以致脅下結成痞塊，脹痛不適。

《金匱要略》第四章「瘧脈自弦，弦數者多熱，弦遲者多寒，弦小緊者下之差，弦遲者可溫之，弦緊者可發汗、針灸也，浮大者可吐之，弦數者風發也，以飲食消息止之。病瘧，以月一日發，當以十五日愈；設不差，當月盡解；如其不差，此結為癥瘕，名曰瘧母，急治之，宜鱉甲煎丸。」(脂肪肝、肝硬化等)

人身之氣血與天地相應，故瘧邪之著於人身也，其盈縮進退，亦必與天地相應。如月一日發者，發於黑晝月廓空時(農曆初一上弦月時)，氣之虛也，當俟十五日愈(月圓時當痊癒)。一氣來復，白晝月廓滿之時(十五月圓時)，天氣實而人氣復，邪氣退而病當愈。設不瘥，必俟天氣再轉，當於月盡(月底，下弦月時)解。如其不瘥，是本身之氣血不能與天地之化機相為流轉，日久根深，牢不可破，故宜急治也。

鱉甲煎丸者辛苦通降，鹹走絡法，君鱉甲而以煎成丸也(納諸藥煮至收汁，再搓成藥丸)，與他丸法迥異，故曰煎丸。君藥以鱉甲守神入裡，專入肝經血分而搜邪，活血化瘀，軟堅消癥，領帶四蟲(蟅蟲、蜣螂、鼠婦、蜂窠)深入臟絡，飛者升，走者降，飛者兼走絡中氣分，走者純走絡中血分。以桃仁、丹皮、紫葳之破血逐瘀，助君藥以加強軟堅散結的作用，副以葶藶、石葦、瞿麥之行氣滲濕；臣以小柴胡(清熱疏肝，調達氣機)、桂枝(溫中通陽，化瘀開結)二湯，總去三陽經未結之邪。

大承氣急驅入腑已結之渣滓(瘀血已凝結如廢渣)；佐以人參益氣，乾薑、白芍養血活血入絡破瘀，阿膠養血，護養氣血俾邪無容留之地，深入臟絡而病根拔矣。按小柴胡湯中有甘草，大承氣湯中有枳實。仲景之所以去甘草，畏其太緩，凡走絡藥不需守法；去枳實，畏其太急而直走腸胃，亦非絡藥所宜也。五臟瘀血痰結(多靜脈瘀滯)，癥塊或在五臟六腑，或在胞中莖中，疼處硬而固定，按之不移，肌肉消瘦，飲食不振，或寒熱，或身倦，或肢困。臨床上多用於肝硬化、肝癌、慢性肝炎、胰腺癌、胃癌、肺癌及腹部腫瘤等重症。

小博士 解說

加味異功湯適合脾虛氣滯，稍服補藥即腹脹之「虛不受補」者，常用於老弱小兒，消化不良者。鱉甲煎丸治瘧母，脅下有痞塊，或疼痛，或拒按，常用於肝硬化、肝癌、慢性肝炎、胰腺癌、胃癌等。加味異功湯與鱉甲煎丸虛實大異。

鱉甲煎丸之組成及煮服法

湯方	組成	煮服法
鱉甲煎丸 （辛苦通降， 鹹走絡法）	鱉甲十二分（炙）、烏扇三分（燒）、黃芩三分、柴胡六分、鼠婦三分（熬）、乾薑三分、大黃三分、芍藥五分、桂枝三分、葶藶一分（熬）、石葦三分（去毛）、厚朴三分、牡丹皮五分、瞿麥二分、紫葳三分、半夏一分、人參一分、䗪蟲五分（熬）、阿膠三分（炒）、蜂窩四分（炙）、赤硝十二分、蜣螂六分（熬）、桃仁二分 （鱉烏鼠蜣蜣，桃丹紫，葶葦瞿，柴夏參芩桂芍薑，大朴硝膠蜂酒）	上二十三味，為細末。取煅灶下灰一斗、清酒一斤五斗，浸灰，俟酒盡一半，煮鱉甲於中，煮令泛爛如膠漆，絞取汁，納諸藥煎為丸，如梧子大。空心服七丸，日三服

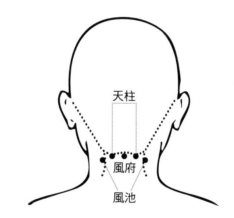

風府、風池、天柱等穴是治熱病針刺要穴

✚ 知識補充站

　　《內經·刺瘧篇》十二瘧者，其發各不同時，察其病形，以知其何脈之病也。先其發時如食頃而刺之，一刺則衰，二刺則知，三刺則已；不已，刺舌下兩脈出血，不已，刺委中盛經出血，又刺項已下俠脊者（背俞）必已。舌下兩脈者，廉泉也。刺瘧者，必先問其病之所先發者，先刺之。

　　臨床上，診治瘧之證的穴道，需參酌《內經·熱病篇》，五十九刺的頭面部有三十一穴，頭入髮一寸傍三分各三，更入髮三寸邊五（頭頂共十六穴），耳前後下者各一（耳部六穴）。廉泉一、髮際一、囟會一、巔上一、項中一（風府穴）、風池二、天柱二（共九穴）。

4-30 太陰三瘧，溫脾湯。少陰三瘧，扶陽湯。厥陰三瘧，減味烏梅圓法

溫脾湯治太陰(脾)三瘧為脾胃症，猶屬稍輕。《內經・刺瘧篇》「足太陰之瘧，令人不樂(排泄不順暢、心情不好)，好太息，不嗜食，多寒熱汗出，病至則善嘔，嘔已乃衰，即取之。」腹脹不渴，脾寒也，以草果溫太陰獨勝之寒，輔厚朴消脹。嘔水者，胃寒也，以生薑降逆，輔茯苓滲濕而養正。蜀漆乃常山苗，性急走瘧邪，導以桂枝，外達太陽。

扶陽湯治少陰(腎)三瘧，《內經・刺瘧篇》「足少陰之瘧，令人嘔吐甚(消化不順暢，胃口不好)，多寒熱，熱多寒少，欲閉戶牖而處，其病難已。」扶陽湯治少陰瘧，邪入至深，本難速已；三瘧又係積重難反，與衛氣相失之證，久不愈，其常也。既已久不愈矣，氣也血也，隨時日耗散！形寒嗜臥，少陰本證，舌淡脈微不渴，陽微之象。故以鹿茸為君，峻補督脈，一者八脈隸屬於肝腎(肝臟造血前趨因子與腎臟造血前趨因子，皆參與造血作業)，少陰虛，則八脈亦虛；一者督脈總督諸陽，為衛氣之根本。人參、附子、桂枝，隨鹿茸而峻補太陽，以實衛氣；當歸隨鹿茸以補血中之氣，通陰中之陽；單以蜀漆一味，急提難出之瘧邪，隨諸陽藥努力奮爭，由衛而出。陰臟陰證，故湯以扶陽為名。

《內經・刺瘧篇》「足厥陰之瘧，令人腰痛少腹滿(吸收不順暢，營養不良)，小便不利，如癃狀，非癃也，數便，意恐懼，氣不足，腹中悒悒，刺足厥陰。」減味烏梅圓治厥陰(肝)三瘧，厥陰病甚必犯陽明，邪不深不成三瘧，三瘧既久不已，陰陽兩傷。勞則內發熱傷陰氣；痞結者，陰邪也；氣逆欲嘔者，厥陰犯陽明，而陽明之陽將憊。以烏梅圓法之剛柔並用，柔以救陰，而順厥陰肝臟之體，剛以救陽，充陽明陽腑之體。瘧痢兩門，日久不治，暑濕之邪，與下焦氣血混處者，或偏陰、偏陽、偏剛、偏柔；或宜補、宜瀉，宜通、宜澀；或從太陰，或從少陰，或從厥陰，或護陽明，其證至雜至多，本論原為溫暑而設，數條於濕溫門中，瘧痢之源起於暑濕，識得源頭則雜症有所統屬。

小博士 解說

《內經・刺瘧篇》「瘧者其間日者，邪氣客於六腑，時與衛氣相失，不能相得，故休數日乃作也(因腦部體溫中樞失調)。瘧者，陰陽更勝也。或甚或不甚，或渴或不渴」，三瘧是深入臟真之痼疾，經年不癒，針刺以一定的療程，多可以改善下視丘與腦下腺的運作。

溫脾湯、扶陽湯、減味烏梅圓之組成及煮服法

湯方	組成	煮服法
溫脾湯 （苦辛溫裡法）	草果二錢、桂枝三錢、生薑五錢、茯苓五錢、蜀漆三錢（炒）、厚朴三錢（苓薑桂，果朴漆）	水五杯，煮取兩杯，分二次溫服
扶陽湯 （辛甘溫陽法）	鹿茸五錢、熟附子三錢、人參二錢、桂枝三錢、當歸二錢、蜀漆三錢（茸酒參附歸桂漆）	水八杯，加入鹿茸酒，煎成三小杯，日三服
減味烏梅圓 （酸苦為陰，辛甘為陽複法）	半夏、黃連、乾薑、吳茱萸、茯苓、桂枝、白芍、川椒、烏梅（烏吳椒薑桂，夏連芍苓）	原方中無分量及煮服法，醫者當臨證斟酌

《內經·刺瘧論》有關刺之施治

症狀	刺之治	診治重點穴位
先頭痛及重者	刺頭上及兩額兩眉間出血	上星穴、陽白穴、攢竹穴
先項背痛者	先刺之	風府穴、風池穴、大杼穴
先腰脊痛者	先刺郄中出血	脊中穴、懸殊穴、面門穴
先手臂痛者	先刺手少陰陽明十指間	手大絡
先足脛痠痛者	先刺足陽明十指間出血	腳大絡
風瘧，瘧發則汗出惡風	三陽經背俞之血者	魄戶穴、神堂穴、魂門穴、意舍穴、志室穴、絕骨穴
胻（小腿）痠痛甚，按之不可，名曰胕髓病	以鑱針針絕骨出血，立已	絕骨穴
身體小痛	刺至陰，諸陰之井無出血，間日一刺	大敦穴、隱白穴、湧泉穴、中衝穴、少衝穴
瘧不渴，間日而作	刺足太陽	委中穴、委陽穴
渴而間日作	刺足少陽	絕骨穴、光明穴
溫瘧汗不出	為五十九刺	熱病篇五十九俞、水熱穴論五十九俞

4-31 酒客久痢，茵陳白芷湯。雙補湯。加減理陰煎。斷下滲濕湯

茵陳白芷湯治酒客久痢無他證，飲食如故，病未傷胃土，只在腸中；痢久不止者，酒客濕熱下注，以風藥之辛，佐以苦味入腸，芳香涼淡也。蓋辛能勝濕而升脾陽，苦能滲濕清熱，芳香悅脾而燥濕，涼能清熱，淡能滲濕，濕熱去而脾陽升，痢自止矣。

雙補湯治老年下虛久痢，傷脾及腎，食滑便溏，係脾腎兩傷。無腹痛、肛墜、氣脹等證，邪少虛多矣。以人參、山藥、茯苓、蓮子、芡實甘溫而淡者補脾滲濕，蓮子、芡實補土而不克水；以補骨、蓯蓉、巴戟、菟絲、覆盆、萸肉、五味酸甘微辛者，升補腎臟陰中之陽，兼能益精氣安五臟者。雙補湯與茵陳白芷湯當對看，茵陳白芷湯以酒客久痢，臟真未傷而濕熱尚重，故雖曰久仍以清熱滲濕為主；雙補湯以老年久痢，濕熱無多而臟真已虧，滯下不淨，補臟固正，立法於此，可悟治病必先識證也。

加減理陰煎治由陽而傷及陰，小便不通，陰液涸矣；厭食慾嘔，脾胃兩陽敗矣。以熟地、白芍、五味收三陰之陰，附子通腎陽，炮薑理脾陽，茯苓理胃陽也。理陰煎原方通守兼施，剛柔互用，意在偏護陰。熟地守下焦血分，甘草守中焦氣分，當歸通下焦血分，炮薑通中焦氣分，蓋氣能統血，由氣分之通，及血分之守，所以為理也。加減理陰煎去甘草、當歸，加白芍、五味、附子、茯苓者，為其厭食慾嘔也。若久痢，陽不見傷，無食少、欲嘔之象，但陰傷甚者，又可以去剛增柔矣。

斷下滲濕湯治久痢帶瘀血，為澀血分之法，腹不痛可知無積滯，故用澀也。然腹中雖無積滯，而肛門下墜，痢帶瘀血，是氣分濕熱久而入於血分，重用樗根皮之苦燥濕，寒勝熱，澀以斷下，專入血分而澀血為君；地榆得先春之氣，木火之精，去瘀生新；茅朮、黃柏、赤苓、豬苓開膀胱，使氣分之濕熱，由前陰而去，不致遺留於血分也。楂肉為化瘀而設，銀花為敗毒而然。

《內經‧血氣形志篇》「治病必先去其血，乃去其所苦，伺之所欲，然後瀉有餘，補不足」，瀉有餘是去靜脈栓塞與瘀滯，促使靜脈回流心臟順暢，養益肝臟與心臟功能；補不足是促使動脈運行順暢，讓心臟供血給臟腑與肢體無阻礙。

小博士 解說

《傷寒論》以「痞硬」論述，《金匱要略》以「腹滿寒疝宿食病」與「嘔吐噦下利病」解說，前者論述病症，後者解說病症；初期先大黃黃連瀉心湯證「心下痞，按之濡，關脈浮」，若汗出與惡寒兼症，較汗出不舒服者，桂枝湯用在前面，惡寒嚴重者則用附子瀉心湯。

病發於陽，而反下之，熱入因作結胸（心下痛，按之堅硬如石）。病發於陰，而反下之，因作痞（滿的感覺但不痛）。所以成結胸者，以下之太早故也。胃中氣體壅滯，使腹部脹滿，即「心下痞」之癥。

湯方	組成	辨證比診
茵陳白芷湯 （苦辛淡法）	茵陳、白芷、秦皮、茯苓皮、黃柏、藿香（茵芷藿，秦柏苓）原方中無分量，醫者當臨證斟酌	酒客久痢，飲食不減
雙補湯 （複方也）	人參、山藥、茯苓、蓮子、芡實、補骨脂、蓯蓉、萸肉五味子、巴戟天、菟絲子、覆盆子（五蓮芡覆菟，巴藥萸苓參補蓉）原方中無分量，醫者當臨證斟酌	老年久痢，脾陽受傷，食滑便溏，腎陽亦衰（此條與上條當對看）
加減理陰煎 （辛淡為陽、酸甘化陰複法）	熟地、白芍、附子、五味、炮薑、茯苓（薑附芍味苓地）原方中無分量，醫者當臨證斟酌	久痢小便不通，厭食欲嘔凡復法，皆久病未可以一法了事者
斷下滲濕湯 （苦辛淡法）	樗根皮一兩（炒黑）、生茅朮一錢、生黃柏一錢、地榆一錢五分（炒黑）、楂肉三錢（炒黑）、銀花一錢五分（炒黑）、赤苓三錢、豬苓一錢五分（樗茅二苓柏榆楂銀）	久痢滯瘀血，肛中氣墜，腹中不痛

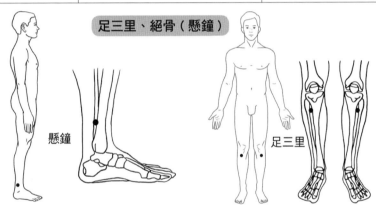

足三里、絕骨（懸鐘）

懸鐘

足三里

＋ 知識補充站

　　《內經‧刺瘧》「瘧胕髓病，痠痛甚按之不可，鑱鍼鍼絕骨出血，立已」，治病『觸』『壓』診小腿胃經脈(足三里)與膽經脈(絕骨)，以肌膚冷熱、僵腫為主，滑澀、瘡疹為輔，診治繼發性消化器官問題。足三里穴反應胃經脈功能，絕骨穴反應膽經脈功能。胃區的小腿上半部(足三里穴區)較熱，是胃經脈與消化器官問題，多飲食失調。膽區的小腿下半部(絕骨穴區)較熱，是膽經脈與消化附屬器官問題，多精神情緒有障礙。足三里穴區問題宜茵陳白芷湯，絕骨穴區問題宜雙補湯。

　　《金匱要略》「302.下利後脈絕，手足厥冷，晬時脈還，手足溫者生，脈不還者死（《傷寒論》339.）。303.下利腹脹滿，身體疼痛者，先溫其裡，乃攻其表，溫裡宜四逆湯，攻表宜桂枝湯（《傷寒論》251.）。」腹部不舒服或痛，是胃蠕動虛弱(胃的消化運動是一分鐘蠕動三下)，或是腸胃的黏膜下淋巴組織(MALT)有恙，造成食糜停滯在胃無法向十二指腸輸出，以致造成不適或疼痛。

4-32 下痢無度，桃花湯。久痢，地黃餘糧湯

桃花湯澀陽明陽分法。下痢無度，脈微細肢厥，陽欲脫也。以赤石脂急澀下焦，粳米合石脂堵截陽明，乾薑溫裡而回陽，俾痢止則陰留，陰留則陽斯變矣。

地黃餘糧湯少陰分法。肛門墜而尻脈酸，腎虛而津液消亡。以熟地、五味補腎而酸甘化陰；餘糧固澀下焦，而瘀可除，墜可止，痢可愈也。按石脂、餘糧，皆係石藥而性澀，桃花湯用石脂不用餘糧，地黃餘糧湯則用餘糧而不用石脂。蓋石脂甘溫，桃花溫劑也；餘糧甘平，此方救陰劑也，無取乎溫，而有取乎平。

桃花湯助益迷走神經與骶部副交感神經，改善升結腸、橫結腸和降結腸的生理運作。地黃餘糧湯有益骶部副交感神經，改善降結腸的運作。

《傷寒論》桃花湯與赤石脂禹餘糧湯都用赤石脂，不同的是赤石脂禹餘糧湯的下利是直腸的上半部，桃花湯是直腸的下半部；100.「利在下焦，赤石脂禹餘糧湯」，先是「利不止，理中湯與之，利益甚」，再是「與赤石脂禹餘糧湯後，後利不止，當利其小便。」298.「少陰病，下利不止，便膿血者，桃花湯主之。」條文100.的赤石脂禹餘糧湯改善肝門靜脈循環，條文298.的桃花湯是改善下腔靜脈循環。仲景加上了310.「少陰下利，便膿血者，可刺」最為傳神，刺然谷穴、照海穴、太溪穴、大鐘穴、復溜穴、交信穴、築賓穴，觸摸選較塌陷(時而或見腫脹)的穴位，針補三針，留針二十分鐘，助益大隱靜脈回流下腔靜脈，進而改善直腸下半部的靜脈回流。

禹餘糧是氫氧化物類礦物褐鐵礦，性味甘、澀，微寒。歸胃、大腸經，澀腸止瀉，收斂止血，用於久瀉、久痢、崩漏、白帶，孕婦慎用。

小博士解說

缺乏乳糖酶而下利的病人，因為碳水化合物多要先轉化為雙糖，才能分解成單糖被吸收。原發性雙糖酵素缺陷是從某一種碳水化合物引起下利，繼發性雙糖酵素缺陷是從多種糖類引起下利，常見於熱帶口炎性下利與粥狀下利等。粥狀下利是一複雜的代謝疾病，可能是小腸絨毛較短或鈍，黏膜上的隱窩加深且擴張，黏膜細胞脫落和再生速度也加快等現象。缺乏乳糖酶的病症較好發於成年之後，生活習慣的問題可能比基因問題還大。強化生活作息與調整飲食習慣，可助益迷走神經與骶部副交感神經，改善升結腸、橫結腸和降結腸的生理作業，大大提升腸道自體免疫系統功能。

桃花湯、地黃餘糧湯之組成及煮服法

湯方	組成	煮服法
桃花湯 （甘溫兼澀法）	赤石脂一升（一半挫，一半篩末）、乾薑一兩、粳米一升（赤乾粳）	水七升，煮令米熟，去渣，溫服七合，內赤石脂末方寸匕，日三服。若一服愈，餘勿服
地黃餘糧湯 （酸甘兼澀法）	熟地黃、禹餘糧、五味子（地禹五） 原方中無分量，醫者當臨證斟酌	原方中無煮服法，醫者當臨證斟酌

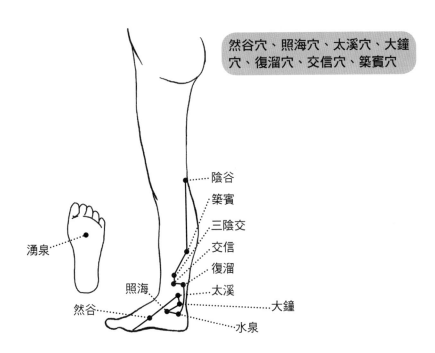

然谷穴、照海穴、太溪穴、大鐘穴、復溜穴、交信穴、築賓穴

湧泉
陰谷
築賓
三陰交
交信
復溜
照海
太溪
然谷
大鐘
水泉

✛ 知識補充站

　　下利便膿血即出血性下利，要辨識是急性出血性下利，或是慢性出血性下利，最重要的檢視是「先厥後發熱，下利必自止。發熱無汗，而利必自止，若不止，必便膿血」。《傷寒論》「298.少陰病二、三日至四、五日腹痛，小便不利，下利不止，便膿血，桃花湯主之。299.少陰病，下利，便膿血者，桃花湯主之。」因為下利症狀，以大腸腫瘤為最常見，這是消化道危險疾病，必要時，一定要接受大腸內視鏡檢查。

4-33 久痢傷腎三神丸。久痢傷陰人參烏梅湯

三神丸治久痢傷腎，下焦不固。此澀少陰陰中之陽法。腸膩滑下，乃下焦不固；久痢之後納穀運遲(消化不良)，不惟脾陽不運，而腎中真陽亦衰，用三神丸溫補腎陽，五味兼收其陰，肉果澀自滑之脫。

人參烏梅湯治久痢傷陰，救陰兼護脾胃。口渴微咳於久痢之後，無濕熱客邪，陰液太傷，熱病液涸，急以救陰為務。若液虧甚而土(脾土)無他病者，則去山藥、蓮子，加生地、麥冬，又一法。

四神丸臨臥鹽湯下(睡前以鹽水服下)，治腎瀉脾瀉(腎瀉，五更時瀉。脾瀉，不痛而瀉)。

三神丸治久痢傷腎，下焦不固，源自四神丸。人參烏梅湯有蓮子與山藥，源自四神湯(淮山、芡實、蓮子、茯苓)，健脾利濕，養益胃腸。

以上四方皆有不同的調理養護腸胃功能。

「下利虛極」多有長期慢性消化道疾病，與胃腸長期功能性失調有關，時而腹痛或腹脹，有胃潰瘍與十二指腸潰瘍等的症狀，多肇因於生活作息不良。胃食道逆流、消化性潰瘍，以及非潰瘍性消化道運動感覺異常等，可能引起上腹部激烈不快感或疼痛，只要在非出血狀況下，中藥與針灸調理可改善腸道神經系統的機能，透過腸道神經系統(ENS)與自律神經系統(ANS)的調節，讓腦神經衰弱患者可以增強抗壓力，也可改善產婦產後自律神經失調。

小博士解說

蓮子是蓮的成熟種子，曬乾藥用，亦宜生食。蓮子含澱粉、蛋白質、脂肪、碳水化合物，及鈣、磷、鐵等礦物質。性平，味甘而澀，歸脾、腎、心經。益腎固精，補脾止瀉，止帶，養心。蓮子與芡實、龍骨等同用益腎固精，如金鎖固精丸。蓮子與黨參、茯苓、白朮等同用補益脾氣，澀腸止瀉。蓮子與茯苓、白朮等同用補腎益腎，固澀止帶。蓮子與黨參、山藥、芡實等同用，治脾腎虛帶下者。蓮子與酸棗仁、茯神、遠志等同用，治心腎不交所致虛煩、心悸、失眠。

蓮鬚為蓮花中的雄蕊，性平，味甘而澀，固腎澀精，治遺精、滑精、帶下、尿頻。蓮房為蓮的成熟花托，性溫，味苦而澀，止血化瘀，治崩漏、尿血、痔瘡出血、產後瘀阻、惡露不盡。蓮子心是蓮子中的青嫩胚芽，性寒，味苦，清心安神，交通心腎，澀精止血，治熱入心包，神昏譫語，心腎不交，失眠遺精，血熱吐血。以熱開水沖泡蓮子心，當茶酌飲，清胃火，養心神。

三神丸、人參烏梅湯之組成及煮服法

湯方	組成	煮服法
三神丸 （酸甘辛溫兼澀法，亦複方也）	五味子、補骨脂、肉果各等分（破肉味）	上藥研為細末，煉蜜為丸，如梧桐子大。每服 20~30 丸，空腹時用溫水送下
人參烏梅湯 （酸甘化陰法）	人參、蓮子（炒）、炙甘草、烏梅、木瓜、山藥（參梅蓮藥瓜草） 原方中無分量，醫者當臨證斟酌	水煎服

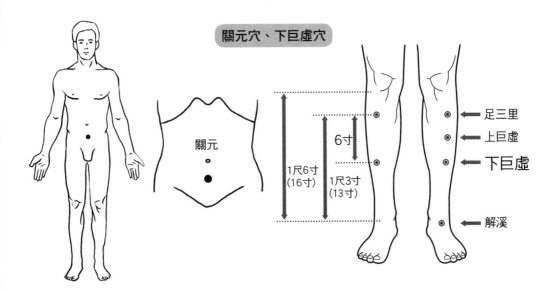

關元穴、下巨虛穴

關元

足三里
上巨虛
下巨虛
解溪

6寸

1尺6寸
(16寸)

1尺3寸
(13寸)

✚ 知識補充站

　　《傷寒論》「下利，脈沉而遲」是裡虛而寒，「其人面少赤，身有微熱」是假熱之象；但是，微熱就是稍微的發燒，稍微的發燒有助提升免疫力，必鬱冒汗出而解，其必要條件是下半身「下利清穀」虛弱而乏力，而不是便膿血等，那麼上半身必「鬱冒」頭部稍重而暈，汗出而解，其人必微厥（輕微暈厥）。「其面戴陽」上盛而下虛故也，升主動脈較降主動脈有力而「其面戴陽」，降主動脈較升主動脈乏力而「下利清穀」。（《傷寒論》335.）下利清穀又汗出而厥者，必然伴見空腸與迴腸的生理運作不良，壓按之多濡軟乏力，需要四逆湯輩來回陽；而且還是四逆湯加乾薑2~3倍，使之成為通脈四逆湯來治療。若利止脈不出(虛弱)加人參，若腹中痛(瘀滯)加芍藥，若面色赤加蔥，若嘔吐加生薑，可以刺關元穴、下巨虛穴。

4-34 痢久陰陽兩傷，參茸湯。烏梅圓。休息痢經年不愈，參芍湯

參茸湯治少腹墜衝脈虛，肛墜下焦之陰虛。腰者腎之府，胯者膽之穴(環跳穴，屬膽，太陽少陰之絡實會於此)，脊者太陽夾督脈之部，髀者陽明部(骨盆與股骨近端的骨髓是重造血部位)，俱酸痛者，由臟腑陰絡而傷及奇經也。參補陽明，鹿補督脈，歸、茴補衝脈，菟絲、附子升少陰，杜仲主腰痛，俾奇經八脈有權，肝腎有養，而痛可止，墜可升提。

烏梅圓治久痢傷厥陰犯少陽陽明，嘔而不食撞心又腹痛。《傷寒論》厥陰篇中，列烏梅圓治吐蚘，又治久痢。久痢之症非可一概用烏梅圓治之。大抵柔加白芍、木瓜之類，剛則加吳茱萸、香附之類，多不用桂枝、細辛、黃柏。其與久痢純然厥陰見證，而無犯陽明之嘔而不食撞心者(饑不欲食，氣上撞心)，則又純乎用柔，是治厥陰久痢之又一法也。瀉心湯寒熱並用，烏梅圓則寒熱剛柔並用；瀉心湯治胸膈間病(多消化器官方面的問題)，猶非純在厥陰也，不過肝脈絡胸耳(肝經脈巡行上貫膈，布脅肋，循喉嚨之後，上入頏顙)。烏梅圓則治厥陰、防少陽、護陽明之全劑(多消化附屬器官方面的問題)。

參芍湯治休息痢，氣結似乎癥瘕。休息痢者或作或止，止而復作，故名休息，古稱難治。所以然者，正氣尚旺之人，即受暑、濕、水、穀、血、食之邪太重，必日數十行，而為脹、為痛、為裡急後重等證，必不或作或輟也。其成休息證者以正虛之故，一則正虛留邪在絡，至其年月日時復發(意指到一定時間就復發)，而見積滯腹痛之實證者，可遵仲景凡病至其年月日時復發者當下之例，而用少少溫下法，兼通絡脈，以去其隱伏之邪；或丸藥緩攻，俟積盡而即補之；或攻補兼施，中下並治，此虛中之實證也。一則純然虛證，以痢久滑洩太過，下焦陰陽兩傷，氣結似乎癥瘕，而實非癥瘕，故以參、芍、炙草守補中焦，參、附固下焦之陽，白芍、五味收三陰之陰，而以少陰為主，蓋腎司二便，湯名參芍者，取陰陽兼固之義。

小博士解說

參茸湯與附子湯藥味極相似。《圖解傷寒論》「266.少陰病得之一、二日，口中和，其背惡寒者，當灸之，附子湯主之。267.少陰病，身體痛，手足寒，骨節痛，脈沉者，附子湯主之。附子湯影響腎動脈循環較大。腎動脈平第1~2腰椎間盤高度，腎動脈起自腹主動脈，腹主動脈位置偏左，故右腎動脈較長，並經下腔靜脈的後面進入右腎。附子湯助益上腹部循環之餘，也養益腎動脈循環。」

參茸湯、烏梅圓、參芍湯之組成及煮服法

湯方	組成	煮服法
參茸湯 （辛甘溫法）	人參、鹿茸、附子、當歸（炒）、茴香（炒）、菟絲子、杜仲（參茸附，茴歸杜菟） 原方中無分量，醫者當臨證斟酌	此方雖曰陰陽兩補，而偏於陽。若其人但墜而不腰脊痛，偏於陰傷多者，可於本方去附子加補骨脂，又一法也
烏梅圓 （酸甘辛苦複法。酸甘化陰，辛苦通降，又辛甘為陽，酸苦為陰）	烏梅三百個、細辛六兩、乾薑十兩、黃連一斤、當歸四兩、附子六兩（炮）、川椒四兩（去汗）、桂枝六兩、人參六兩、黃柏六兩（烏梅椒薑辛苦酒，桂芍參附連柏蜜）	上十味，異搗篩，合治之，以苦酒漬烏梅一宿，去核，蒸之五升米下，飯熟搗成泥，和藥令相得，內臼中，與蜜杵二千下，丸如梧子大。先食飲服十丸，日三服，稍加至二十丸。禁生冷滑臭等食
參芍湯 （辛甘為陽、酸甘化陰複法）	人參、白芍、附子、茯苓、炙甘草、五味子（參附芍味苓甘） 原方中無分量，醫者當臨證斟酌	原方中無煮服法，醫者當臨證斟酌

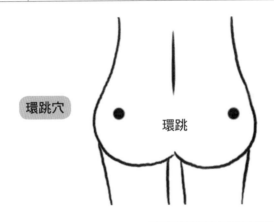

環跳穴

環跳

＋ 知識補充站

　　仲景烏梅丸主蚘厥，又治久利。飯前服用烏梅丸後，飯後一定要散步走動，助益胃黏膜的吸收與蠕動，促使腸胃的黏膜下淋巴組織(MALT)與交感神經運作正常，改善胃靜脈與下腔靜脈循環，養護整體消化系統；所以，對肉麵、五辛、酒酪等食物並不禁忌。這很重要，因為小腸能因此吸收多種營養素，烏梅丸是在一般正常飲食前服用。

　　桂枝湯則是在近乎齋戒淨食的狀況下服用。桂枝湯禁生冷、黏滑、肉麵、五辛、酒酪、臭惡等物，就這是飲食方面的要求，為讓消化道保持較輕鬆的運作。服用一升的桂枝湯後，再服用一升餘(甚至二升)的熱稀粥與溫覆取微似汗，助益全身氣血循環。

4-35 噤口痢，白頭翁湯。加減瀉心湯。加味參苓白朮散

　　白頭翁湯治噤口痢偏熱重之實證，《傷寒論》331.「下利欲飲水者，以有熱故也，白頭翁湯。熱利下重者，白頭翁湯。」

　　加減瀉心湯治噤口痢偏濕熱太重之實證。脈細數為溫熱著裡之象；右手弦者為木入土中(脾病)之象也。故以瀉心去守中之品，而補以運之，辛以開之，苦以降之；加銀花之敗熱毒，楂炭之克血積，木香之通氣積，白芍以收陰氣，更能於土中拔木也。

　　加味參苓白朮散治噤口痢中焦之邪少虛多，積少痛緩，則知邪少；舌白者無熱；形衰不渴，不飢不食，則知胃關欲閉矣。脈弦者，《金匱要略》「弦則為減，蓋謂陰精陽氣俱不足也。」《內經》「諸小脈者，陰陽形氣俱不足，勿取以針，調以甘藥。」仲景實本於此而作建中湯，治諸虛不足，為一切虛勞之祖方。李東垣從此衍化出補中益氣、清暑益氣等湯，皆甘溫除大熱法，蓋建中以德勝，而補中以才勝。調以甘藥者，十二經皆秉氣於胃，胃復則十二經之諸虛不足，皆可復也。

　　加味參苓白朮散原方兼治脾胃，而以胃為主者也，治土虛無邪之泄瀉而已。加味參苓白朮散則通宣三焦，提上焦，澀下焦，以醒中焦為要。參、苓、白朮加炙草，為四君。四君以參、苓為胃中通藥，胃者腑也，腑以通為補；白朮、炙草，為脾經守藥，脾者臟也，臟以守為補。茯苓淡滲，下達膀胱，為通中之通；人參甘苦，益肺胃之氣，為通中之守；白朮苦能滲濕，為守中之通；甘草純甘，不兼他味，又為守中之守也，合四君為脾胃兩補之方。加扁豆、薏仁以補肺胃之體，炮薑以補脾腎之用；桔梗從上焦開提清氣，砂仁、肉蔻從下焦固澀濁氣，二物皆芳香能澀滑脫，而又能通下焦之鬱滯，兼醒脾陽也。為末，取其留中也；引以香粳米，亦以其芳香悅土，以胃所喜為補也。上下斡旋，無非冀胃氣漸醒，可以轉危為安也。

小博士解說

　　白頭翁湯調理降結腸的功能，助益骶部副交感神經之運作。加減瀉心湯改善胃與升結腸的功能，助益迷走神經之運作。加味參苓白朮散改善胃、升結腸及降結腸的功能，助益迷走神經與骶部副交感神經生理作業。三方各有所主，對腸道自體免疫系統功能大有助益。

　　胃與升結腸屬上焦管理，宜加減瀉心湯；升結腸與橫結腸屬中焦管理，宜加味參苓白朮散；橫結腸與降結腸屬下焦管理，宜白頭翁湯。

白頭翁湯、加減瀉心湯、加味參苓白朮散之組成及煮服法

湯方	組成	煮服法
白頭翁湯 （苦寒法）	白頭翁二兩、黃連三兩、黃柏三兩、秦皮三兩（白秦連柏）	上四味，以水七升，煮取二升、去渣、溫服一升、不愈，更服
加減瀉心湯 （苦辛寒法）	川連、黃芩、乾薑、銀花、楂炭、白芍、木香汁（連芩薑銀楂芍木）原方中無分量，醫者當臨證斟酌	原方中無煮服法，醫者當臨證斟酌
加味參苓白朮散（本方甘淡微苦法，加味則辛甘化陽，芳香悅脾，微辛以通，微苦以降也）	人參二錢、白朮一錢五分（炒焦）、茯苓一錢五分、扁豆 二錢（炒）、薏仁一錢五分、桔梗一錢、砂仁 七分（炒）、炮薑一錢、肉荳蔻一錢、炙甘草五分（參朮苓草薑扁，薏肉砂桔米）	共為極細末，每服一錢五分，香粳米湯調服，日二次

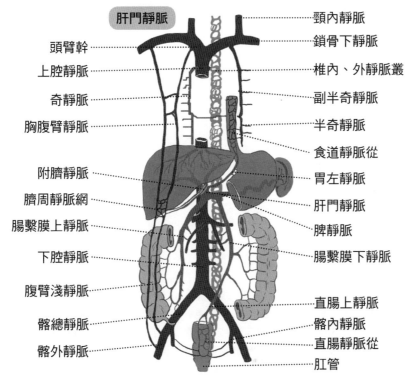

肝門靜脈

頭臂幹　上腔靜脈　奇靜脈　胸腹臂靜脈　附臍靜脈　臍周靜脈網　腸繫膜上靜脈　下腔靜脈　腹臂淺靜脈　髂總靜脈　髂外靜脈

頸內靜脈　鎖骨下靜脈　椎內、外靜脈叢　副半奇靜脈　半奇靜脈　食道靜脈從　胃左靜脈　肝門靜脈　脾靜脈　腸繫膜下靜脈　直腸上靜脈　髂內靜脈　直腸靜脈從　肛管

✛ 知識補充站

　　熱利宜白頭翁湯，虛冷利宜通脈四逆湯與白通湯等四逆輩。梳膜部分的接點是肝門靜脈與下腔靜脈互相交通，因此，肝癌、肝硬化等肝臟障礙造成門脈閉塞時，直腸靜脈叢就成為肝門靜脈的側副循環路，靜脈怒張時而下重就會漸漸形成靜脈瘤，出現痔核為多；白頭翁湯治濕熱下灌肛門，即清理直腸，特別是其中的肛管。

4-36 噤口痢，胃關腎關不開者，肉蓯蓉湯

肉蓯蓉湯治噤口痢下焦之邪少虛多，由於腎關不開，而胃關愈閉者，當以下焦腎為主(噤口痢日久責在中焦胃者，加味參苓白朮散)。重用蓯蓉取其性溫潤平和，有從容之意，故得蓯蓉之名，補下焦陽中之陰有殊功。噤口痢(痢疾，飲食不進或嘔吐不能食)陰陽俱損，水土兩傷，又滯下之積聚未清，蓯蓉佐附子補陰中之陽，人參、乾薑補土，當歸、白芍補肝腎，芍用桂制者，恐其呆滯，且束入少陰血分也。肉蓯蓉甘鹹溫，入腎，大腸經。補腎陽，益精血，潤腸通便，強陰益精，消癥瘕。治五勞七傷，陰莖中寒熱痛。

肉蓯蓉湯用肉蓯蓉一兩，其它五味藥一兩一錢，肉桂湯浸炒白芍三錢，現在臨床上，不太容易照本操作，可以加一錢桂枝，取代之；附子、人參、乾薑炭、當歸各二錢，乾薑炭則以炮薑代之。濁陰塞隙補養下二竅，最大作用是促進腹腔與下肢生理作業，改善大、小隱靜脈與腹股溝淋巴結回流心臟。肉蓯蓉湯和天根月窟膏兩方都用肉蓯蓉，肉蓯蓉是《溫病條辨》的壓箱寶。

小博士 解說

《圖解傷寒論》「條文267.、268.脈沉，270.脈微，沉與微都是陰脈，附子湯滋養上半部消化道，白通湯與真武湯滋養下半部消化道。附子湯與四逆湯影響腎動脈循環較大，白通湯與真武湯影響腎靜脈循環較大。腎動脈平第1~2腰椎間盤高度，腎動脈起自腹主動脈，腹主動脈位置偏左，故右腎動脈較長，並經過下腔靜脈的後面進入右腎。左腎靜脈受上腸系膜動脈與腹主動脈壓迫，這兩條動脈像常似鉗子夾核桃，左腎靜脈受到鉗子擠壓造成，有血尿(造成貧血)與腹痛(左腹區域)，因性腺靜脈會流經左腎靜脈，連帶會受影響，而有睪丸痛與婦女左下腹痛。因內臟靜脈受到擠壓，會噁心與嘔吐。另外，會有靜脈曲張發生，尤以下肢出現為多。

白通湯與真武湯助益下腹部消化道循環之餘，也養益下腹部與下肢的靜脈回流心臟。附子湯與四逆湯助益上腹部循環之餘，也養益上肢循環功能。加減附子理中湯溫臟與『裏寒外熱、汗出而厥的通脈四逆湯』都治脈弱之症。」

肉蓯蓉湯之組成及煮服法

湯方	組成	煮服法
肉蓯蓉湯 （辛甘法）	肉蓯蓉一兩（泡淡）、附子二錢、人參二錢、乾薑炭二錢、當歸二錢、白芍三錢（肉桂湯浸炒）（蓉參附，薑歸芍）	水八杯，煮取三杯，分三次緩緩服，胃稍開，再作服

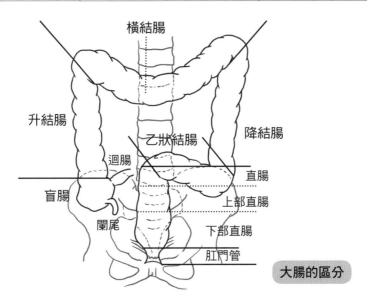

大腸的區分

+ 知識補充站

《圖解傷寒論》「下利清穀，不可攻其表，汗出必脹滿。」（《傷寒論》250.）與「下利，脈沉而遲，其人面少赤，身有微熱，下利清穀者，必鬱冒（汗出而解），其人必微厥，所以然者，其面戴陽，下虛故也。」（《傷寒論》335.）與從上直腸靜脈與下直腸靜脈，不一樣的管道，通過下腔靜脈回心臟息息相關。

「下利清穀」是小腸消化與吸收能力不良，臨床上，胃消化、小腸吸收、大腸排泄，胃無法吸收碳水化合物，大腸無法吸收與消化碳水化合物；碳水化合物主要在小腸吸收。食物中的碳水化合物經消化後，大部分在小腸上半段被吸收，小腸中吸收率最高的是葡萄糖，葡萄糖是碳水化合物經消化後產生最多的單糖，正常的消化器官要透過小腸黏膜的細胞，將分解出來的葡萄糖、果糖與半乳糖等單糖化，才能進入血液中循環。「下利清穀」，是小腸黏膜的活動量不足，「必圍膿血」與「下利便膿血」則變成了過度。

「下重」是肛門重墜的感覺，多併見肛門管的肛門竇靜脈曲張。肛門管移行部的帶狀區域稱為梳膜（梳狀肌），梳狀肌將肛門分為近位（上）與遠位（下），是血液供給及還流的重要境界，是「下重」的敏感地帶。

4-37 燥久傷及肝腎之陰，三甲復脈湯，定風珠，專翕大生膏

三甲復脈三方、大小定風珠二方、專翕大生膏專治肝腎陰傷之痙厥，燥氣化火，消鑠津液，亦能致痙，其治略似風溫，學者當於本論前三焦篇秋燥門中求之。但正秋之時，有伏暑內發，新涼外加之證，燥者宜辛涼甘潤，有伏暑則兼濕矣，兼濕則宜苦辛淡，甚則苦辛寒矣，不可不細加察焉。燥氣化寒，脅痛嘔吐，法用苦溫，佐以甘辛。

腎主五液而惡燥，或由外感邪氣久羈而傷及腎陰，或不由外感而內傷致燥，均以培養津液為主。肝木全賴腎水滋養，腎水枯竭，肝斷不能獨治，所謂乙癸同源，故肝腎並稱也。三方由淺入深，定風濃於復脈，皆用湯，從急治。專翕取乾坤之靜，多用血肉之品(蛋白質含量豐富)，熬膏為丸，從緩治。蓋下焦深遠，草木無情，故用有情緩治。再暴虛易復者，則用二湯；久虛難復者，則用專翕。專翕之妙，以下焦喪失皆腥臭脂膏，即以腥臭脂膏補之，較之丹溪之知柏地黃，治雷龍之火而安腎燥，明眼自能辨之。蓋凡甘能補，凡苦能瀉，獨不知苦先入心，其化以燥乎！再雷龍不能以剛藥直折也，腎水足

則靜，自能安其專翕之性；腎水虧則動而躁，因燥而躁也。善安雷龍者，莫如專翕(翕是和順，收斂，聚集之意)，觀者察之。

《內經・金匱真言論》謂五臟元真通暢，人即安和。不藏精三字需活看，不專主房勞，一切人事搖動其精者皆是。即冬日天氣應寒而陽不潛藏，如春日之發洩。「神昏而譫語不休，大抵安宮牛黃丸最涼，紫雪次之，至寶又次之，主治略同，而各有所長，臨用對證斟酌可也(本書2-12)。三甲復脈三方，大小定風珠二方，專翕大生膏一方，原為溫病善後而設；大小定風珠、專翕大生膏，則為產後虛損，無力服人參而設者也。古人謂產後不怕虛寒，單怕虛熱。蓋溫經之藥，多能補虛，而補虛之品，難以清熱也。通補奇經丸，為下焦虛寒而設。天根月窟膏，為產後及勞傷下焦陰陽兩傷而設也(本書5-3)」；「痙」、「瘛」、「癇」等證，都起因於「不藏精」，致使腦部神經元細胞出現不同的問題，所以要改善「不藏精」(腦與腦脊髓液為主)之證，臨證時宜辨證，活用前述的藥方。

小博士解說

肉蓯蓉湯治噤口痢。體質虛弱者可以白天少量服飲肉蓯蓉湯，晚上服飲專翕大生膏，治療肝腎陰傷之痙厥，養護腦脊髓液新陳代謝，長期服用類固醇的慢性病患者，季節變化較大時，可以安排一到三個療程(十五天為一個療程)，減緩類固醇的副作用，並強化自體免疫功能。

專翁大生膏之組成及煮服法

湯方	組成	煮服法
專翁大生膏（酸甘鹹法）	人參二斤（無力者以製洋參代之）、茯苓二斤、龜板一斤；另熬膠，烏骨雞一對、鱉甲一斤；另熬膠，牡蠣一斤、鮑魚二斤、海參二斤、白芍二斤、五味子半斤、麥冬二斤（不去心）、羊腰子八對、豬脊髓一斤、雞子黃二十圓、阿膠二斤、蓮子二斤、芡實三斤、熟地黃三斤、沙苑蒺藜一斤、白蜜一斤、枸杞子一斤（炒黑） （龜鱉阿羊豬鹿，二雞牡鮑海，參苓芍麥桑，蓮芡蒺枸五蜜）	上藥分四銅鍋（忌鐵器，攪用銅勺），以有情歸有情者二，無情歸無情者二，文火細煉三晝夜，去渣；再熬六晝夜；陸續合為一鍋，煎煉成膏，末下三膠，合蜜和勻，以方中有粉無汁之茯苓、白芍、蓮子、芡實為細末，合膏為丸。每服二錢，漸加至三錢，日三服，約一日一兩，期年為度。每殞胎必三月，肝虛而熱者，加天冬一斤，桑寄生一斤，同熬膏，再加鹿茸二十四兩為末

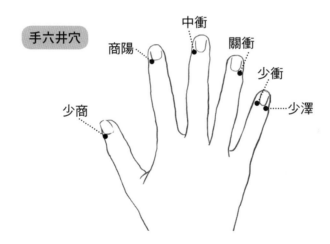

手六井穴

中衝　商陽　關衝　少衝　少澤　少商

＋ 知識補充站

《內經·熱病篇》五十九刺的五十九穴，除了頭面部共三十一穴，還有手腳共二十八穴。其中的兩手外內側各三(少商、商陽、中衝、關衝、少衝、少澤等穴)有十二穴，剩下的十六穴，五手指間各一穴(手大絡)有八穴，五腳趾間各一穴(足大絡)有八穴。這五十九穴中，五手指間各一穴(手大絡)有八穴，大拇指與食指間是合谷穴，食指與中指間是宮門穴，中指與無名指間是空門穴，無名指與小指間是液門穴，宮門穴與空門穴和液門穴合稱六個手三陽大絡，右手太陽大絡(液門)最塌陷，多是關元穴與中極穴虛弱滯礙，其他五大絡不塌陷的話，參芍湯。若發現左手陽明大絡(宮門)也很塌陷，則會伴見右天樞穴滯礙，專翁大生膏效果最好。

第 5 章

婦兒科

　　《內經·金匱真言論》論四季寒溫之變，東風生於春，…東善病痺厥（肢體疼痛麻木）：陰中有陰，陽中有陽。平旦至日中（天亮到中午時段），天之陽，陽中之陽也（一日之夏）；日中至黃昏，天之陽，陽中之陰也（一日之秋）；合夜至雞鳴，天之陰，陰中之陰也（一日之冬）；雞鳴至平旦，天之陰，陰中之陽（一日之春）。

　　《金匱要略》開宗明義第一篇，談到四肢重、九竅閉，要導引、吐納（易筋經就是導引吐納）、針灸、膏摩（即按摩），防止四肢沉重，達到九竅通暢；換言之，靠自己或借助外力讓九竅通暢，這是調養四肢的重要通路。

　　《Harrison 內科學》（2012 年日文版）論及女性醫學，指出「女人的閉經平均年齡是 51.4 歲，停經後雌激素急遽下降，引起各種生理反應，伴隨著多種疾病罹患率上升，尤其是心臟血管方面病症的發生率，骨質密度也開始急速低下。通常女性最擔心的乳癌，1990 年代以來死亡率持續下降，任何年齡層都是 34 人中不會超過 1 人的罹患率，但是，85 歲以上則每 9 人中約有 1 人。」雌激素直接作用於血管內皮而擴張血管，具有保護心臟的功能，停經後靠腎上腺皮質素及皮下脂肪分泌的微量雌激素，不敷保護心臟；此外，還可能造成原有的子宮肌瘤繼續長大，身體的問題如雪上加霜。Harrison 內科學述及：「接受冠狀動脈繞道 (Bypass) 手術的女性，惡化狀態比男性嚴重，同時手術期死亡率高；此外，手術後狹心症的症狀減輕也不多。」更年期後的女性胸悶、胸痛，幾乎都與心臟相關。因此，婦科藥方與針灸療法彌足珍貴。

　　人生於溫，死於寒。父母唯恐其兒之寒。人以食為天，飢則死。父母唯恐其兒之飢。諺曰：「小兒無凍餓之患，有飽暖之災。」此發乎情，不能止乎義禮，知以慈為慈，不知以不慈為慈，此兒之難於父母者也。天下之醫，操生人之術，未有不欲天下之兒之生，未有不利天下之兒之生，天下之兒之難，未有不賴天下之醫之有以生之也。醫者，順天之時，測氣之偏，適人之情，體物之理，無所不通，受之以謙，而後可以言醫必上與天地呼吸相通，下與小兒呼吸相通，而守之以誠，而後可以為醫。

申言之，天下父母心，養育兒女過猶不及，正常養餵情況下小兒不會挨餓受凍；但可能因父母的過度養餵、過度穿著而造成飽暖之災；同樣的，為醫者「診有大方，不失人情」，臨症診病也當順應天候，順應人情。

小兒疾痛煩苦，不能自達；臟腑薄藩籬疏，易於傳變；肌膚嫩，神氣怯，易於感觸；其用藥也，稍呆則滯，稍重則傷，較之成人，無七情六慾之傷，外不過六淫，內不過飲食、胎毒而已。換句話說，小兒無法表達病痛，且身子薄弱，一旦有病易於傳導，其用藥的掌握要十分嚴謹，不夠靈活則藥效呆滯不發揮，如用藥過重則傷身；其實，小兒單純，其病源不外乎是六淫外邪，及飲食、胎毒之內傷而已。

小兒稚陽未充，稚陰未長者，苦寒藥，兒科之大禁。產婦與兒科用苦寒，皆伐生生之氣。調小兒之味，宜甘多酸少，如六味丸是也。炎上作苦，萬物見火而化，苦能滲濕；濕淫固為人害，人無濕則死。故濕重者肥，濕少者瘦；在用藥者以苦寒瀉火，不知愈瀉愈瘦，愈化愈燥。苦先入心，其化以燥也，而且重伐胃汁，直致痙厥而死者有之。小兒之火，惟壯火可減；若少火則所賴以生者，故存陰退熱為第一妙法，存陰退熱，莫過六味之酸甘化陰也。惟濕溫門中，與辛淡合用，燥火則不可也。溫熱雖在大人，凡用苦寒，必多用甘寒監之，惟酒客不禁。總之，治療小兒則最忌諱用苦寒藥，苦寒藥易傷小兒及產婦之體氣，有可能適得其反，反使病情加重。

《內經‧上古天真論》男八女七歲數差異描述腎氣與生長、發育、生殖關係

男子	女子
八歲，腎氣實，髮長齒更	七歲，腎氣盛，齒更髮長
二八，腎氣盛，天癸至，精氣溢寫，陰陽和，故能有子	二七而天癸至，任脈通，太衝脈盛，月事以時下，故有子
三八，腎氣平均，筋骨勁強，故真牙生而長極	三七，腎氣平均，故真牙生而長極
四八，筋骨隆盛，肌肉滿壯	四七，筋骨堅，髮長極，身體盛壯
五八，腎氣衰，髮墮齒槁	五七，陽明脈衰，面始焦，髮始墮
六八，陽氣衰竭於上，面焦，髮鬢頒白	六七，三陽脈衰於上，面皆焦，髮始白
七八，肝氣衰，筋不能動，天癸竭，精少，腎藏衰，形體皆極	七七，任脈虛，太衝脈衰少，天癸竭，地道不通，故形壞而無子也
八八，則齒髮去，腎者主水，受五藏六府之精而藏之，故五藏盛，乃能寫	
今五藏皆衰，筋骨解墮，天癸盡矣。故髮鬢白，身體重，行步不正，而無子耳	

5-1熱入血室婦女病

5-2情緒有礙

5-3經水不利

5-4腹中諸疾

5-5妊娠養胎

5-6懷身七月

5-7產婦三病

5-8產婦腹痛

5-9產後中風

5-10腹痛生化湯、回生丹、枳實芍藥散

5-11產後當大補氣血，即有雜病，從末治之

5-12產後究奇經，補心氣，分別虛寒虛熱

5-13中焦小建中湯；下焦天根月窟膏

5-14《金匱要略》陰吹四方

5-15兒病疳積與厥逆

5-16小兒痙病(角弓反張)

5-17兒童瘜瘲與癲癇

5-18兒童痘證

5-19兒童斑疹(痘宜溫，疹宜涼)

5-1 熱入血室婦女病

《金匱要略》362.「婦人中風，續來寒熱，發作有時，經水適斷，為熱入血室，其血必結，使如瘧狀，小柴胡湯」、363.「婦人發熱惡寒，經水適來，熱除脈遲，胸脅滿，如結胸，譫語，為熱入血室，刺期門隨其實而取之」、365.「陽明病(胃家實)下血，譫語者，為熱入血室，但頭汗出，刺期門隨其實而瀉之，濈然汗出者愈」。

《金匱要略》小柴胡湯治「婦人熱入血室，瘧狀發作有時」(條文362.)，與「產婦鬱冒，其脈微弱，嘔不能食，大便反堅」(條文352.)，都是養護肝經脈與膽經脈，以改善「腔室症候群」重重問題；「熱入血室，其血必結」，血室泛指全身有血液流通的腔室。熱入血室是肝經脈初期的問題，影響腦部的體溫中樞與腦下垂體而「續來寒熱，發作有時」。「瘧狀發作有時」不是瘧疾的冷熱交戰，而是身體對冷熱的感覺失調，小柴胡湯和桂枝湯不同的是，小柴胡湯(條文362.)穩健腦與肝膽和胰臟的協調性，有冷(微微怕冷)又有熱(微微怕熱)的感覺。桂枝湯(條文331.)調節腦與腸胃的和諧運作，只有微微怕冷的感覺。兩種不同程度的感覺會表現在手部，小柴胡湯證的手指末端會微冷，手背會微熱；桂枝湯證的手指末端會微微冷，手心會微熱。通常手背與手心分別為表證與裡證，那就不會是微微的感覺，尤其是在初熱入血室的時候。治未病，就是要辨此差異。

《金匱要略》關於婦人疾病的三章之中，小柴胡湯與桂枝湯各出現兩次，小柴胡湯與桂枝湯合為柴胡桂枝湯，都是調理肢節與臟腑循環的良方。《傷寒論》205.「發汗多，亡陽，譫語者，不可下，與柴胡桂枝湯，和其營衛，以通津液後自愈」，柴胡桂枝湯主治「肢節煩疼」，也是「和其營衛，以通津液後自愈」。小柴胡湯、桂枝湯和柴胡桂枝湯，都要在「和其營衛」前提下對症下藥。

《金匱要略》桂枝湯治「婦人得平脈，陰脈小弱，其人不渴，不能食，名妊娠」(條文331.)，與「產後風，頭微痛，心下悶，乾嘔」(條文349.)，都是養護腎經脈與膀胱經脈，也是「腔室」與「血室」的養護良方，尤其是服湯後的「熱粥」與「覆汗」，從皮表與末梢開始養護。

小博士解說

《傷寒論》98.「嘔而發熱者小柴胡湯」、222.「脅下硬滿，不大便而嘔，與小柴胡湯，胃氣因和，身濈然汗出而解」、217.「往來寒熱，胸脅苦滿，默默不欲飲食，心煩喜嘔，小柴胡湯」，消化附屬器官(肝臟、膽管或胰臟)與橫膈膜緊鄰著作業，任何一方有問題，多會造成脅下硬滿、脅下痞硬或發熱，小柴胡湯可改善其間「嘔」的症狀，包括大部分上消化道初期症狀。

期門、太衝、風池、風府穴

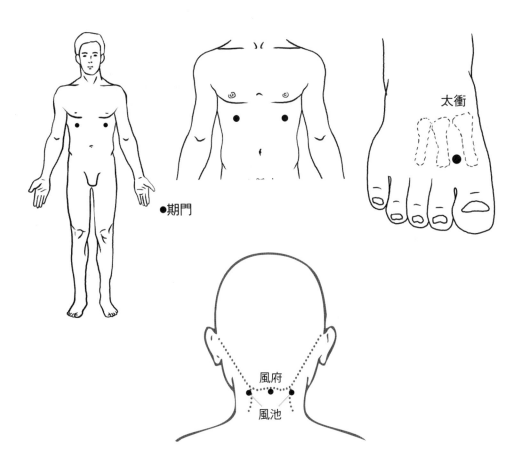

太衝

●期門

風府

風池

+ 知識補充站

　　《內經‧血氣形志篇》「治病必先去其血，乃去其所苦，伺之所欲，然後瀉有餘，補不足」；《傷寒論》239.「熱入血室，刺期門，隨其實而瀉之」、240.「熱入血室，小柴胡湯主之」，針刺太衝穴，瀉實效果比期門穴更好，通常服用小柴胡湯效果就很好，如果配合刺太衝再服小柴胡湯效果更好。有如7.「先刺風池、風府穴，再服桂枝湯」，正是「審脈陰陽，虛實緊弦；行其針藥，治危得安」之則。

5-2 情緒有礙

《金匱要略》中關於情緒障礙之治：

366.婦人咽中如有炙臠，半夏厚朴湯主之。

367.婦女臟躁，喜悲傷欲哭，象如神靈所作，數欠伸，甘麥大棗湯主之。

368.婦女吐涎沫，醫反下之，心下即痞，當先治其吐涎沫，小青龍湯主之；涎沫止、乃治痞，瀉心湯。

半夏厚朴湯在《醫方集解》名為七氣湯，治梅核氣，一口痰吐不出又嚥不下，是口腔與上食道括約肌功能失常，也是吞嚥困難前兆。飲食失序，食道與胃受到了影響，梅核氣症狀更嚴重。

甘麥大棗湯治臟躁症，是舒緩歇斯底里症初期的妙方，與酸棗仁湯改善睡眠品質，都是在改善腦部血液循環不良。旋覆花湯治肝著，改善肝膽胰臟與胃腸功能初期問題，甘薑苓朮湯治腎著，改善腰腎功能與相關周邊的血液循環。

婦人吐涎沫又心下痞，是下食道括約肌、胃及橫膈膜的脈管有問題，吐涎沫是寒症，心下痞是熱症。橫膈膜負責70%的吸氣功能，因為下食道括約肌是橫膈膜腳構成的，下食道括約肌負責胃內容物不逆流到食道；如果下食道括約肌、胃及橫膈膜的靜脈回流有問題，會出現吐涎沫或心下痞，婦人情緒起伏影響也較大。

小青龍湯專治心下有水氣，助益主動脈從胸部往腹部(即食道與迷走神經)循環，並改進胸腔脈管循環，包括食道、氣管、奇靜脈系統等，而治吐涎沫。瀉心湯專治心下痞，亦治霍亂，助益胸管回流心臟，改進腹腔脈管的循環，包括食道、胃、下腔靜脈系統等，而治痞。

小博士解說

腸血管活化多胜(Vasoactive intestinal polypeptite，VIP)存在於胃腸道神經、腦及其他自主神經中，刺激腸道分泌電解質及水，並抑制胃酸分泌及舒張周邊血管。VIP以乙醯膽素存在於相同神經之中，會加強乙醯膽素在唾液腺中的作用，分泌VIP的腫瘤則會造成病人嚴重腹瀉(女性性興奮時，陰道壁神經分泌VIP是陰液的重要成分之一)。婦女的免疫功能不良，初期出現的黏膜問題，白天服用活人敗毒散或柴胡桂枝湯，幫助腸血管活化多胜運作正常，尤其是改善初期口腔黏膜與陰道黏膜瘡疹之困擾。

3-35「活人敗毒散治暑濕風寒雜感，寒熱迭作，表證正盛，裡證復急，腹不和而滯下者」，與《傷寒論》225.「發熱微惡寒，心下支結，外證未去者，柴胡桂枝湯」，活人敗毒散或柴胡桂枝湯之於寒熱迭作與發熱微惡寒，都是婦女常有的感覺，活人敗毒散以伴見消化(飲食)方面的問題為主，柴胡桂枝湯則以伴見非消化(活動)方面的問題為主。

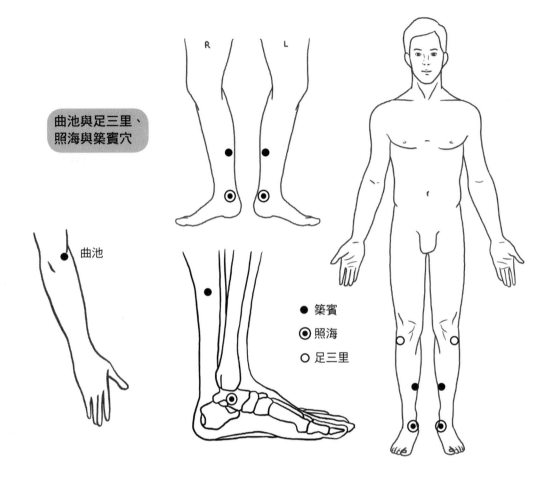

曲池與足三里、
照海與築賓穴

曲池

築賓
照海
足三里

+ 知識補充站

　　半夏厚朴湯、甘麥大棗湯和小青龍湯,三方都在胃內酌情養護,半夏厚朴湯有二陳湯
與平胃散交集的功能,助益胃腸蠕動;甘麥大棗湯維護胃與十二指腸的營養運作;小青龍
湯助益胃與肺的生理作業。

　　三焦濕氣重會影響情緒變化,也可能影響病情變化;上焦濕氣重多頭與上肢沉重,宜
半夏厚朴湯利咽喉,甘麥大棗湯安腦寧神,針內關與太衝。中焦濕氣重多胸悶腹脹,宜小
青龍湯利肺與橫膈膜,瀉心湯利胃腸與橫膈膜,針曲池與足三里。下焦濕氣重多腰尻與下
肢沉重,宜附子肉桂類還腎陽,利腰膝血脈循環,針照海與築賓。

5-3 經水不利

《金匱要略》關於經水不利之治：

370.婦人年五十所，病下利數十日不止，暮即發熱，少腹裡急，腹滿，手掌煩熱，唇口乾燥，病屬帶下。曾經半產，瘀血在少腹不去，其證唇口乾燥宜溫經湯。

373.婦人陷經，漏下黑不解，膠艾湯。

374.婦人少腹滿如敦狀，小便微難而不渴，此水與血俱結血室，大黃甘遂湯。

375.婦人經水不利，抵當湯主之。亦治膀胱滿急，有瘀血者。

膠艾湯和溫經湯，養益第十對腦神經的副交感神經所控制的大部分消化道；大黃甘遂湯和白頭翁加甘草阿膠湯，養益骶骨神經叢的副交感神經所控制的大腸後半部分。四個湯都有阿膠(酒與阿膠是婦女珍寶)，阿膠甘平，滋陰潤燥，含多種胺基酸，能促進血中血紅蛋白生成；並助益副交感神經傳導，促進腸道神經系統活化。「下利數十日不止」是自律神經系統神經元控制下的腸道神經系統失控所致，多肇因於飲食失調或情緒影響腦神經作業，致使結構上與之相互呼應的腹腔不適而下利。

溫經湯是吳茱萸湯與桂枝湯去大棗，加川芎、當歸、半夏、牡丹皮、麥門冬，共十二味藥，治長期腦神經衰弱，兼具有吳茱萸湯養肝經脈與桂枝湯益膀胱經脈的特質，專治婦女更年期症候群，與多產婦腹腔瘀滯，虛不受補，實又不宜攻之症狀。

膠艾湯以膠艾為君藥，四物湯為臣佐藥，甘草健脾和中。諸藥配合，養血止血，調經安胎；治月水過多，淋漓不止，妊娠下血，腹中疼痛者；勞傷胞絡，胞阻漏血，腰痛悶亂；或胎動搶心，奔動短氣；產乳經血淋漓不斷，日久漸成羸瘦。總而言之，膠艾湯宜機能性(原發性)月經症候群為多。

大黃甘遂湯治「水與血俱結血室」，婦人少腹滿如敦狀，小便微難而不渴，大黃四兩瀉下攻積，清熱瀉火為君；甘遂二兩通行經隧水濕；阿膠二兩滋陰潤燥。三者助益腹腔血脈循環，治療水與血俱結血室。大黃甘遂湯宜器官性(續發性)月經症候群為多。

抵當湯是下瘀血湯加水蛭，治「婦人經水不利下，男子膀胱滿急有瘀血者」；下瘀血湯則治「產婦腹痛、腹中臍下有瘀血」。兩者都治小腹有瘀血，下瘀血湯的瘀血情形較抵當湯來得輕，腹診石門與關元反應較強烈；抵當湯腹診關元與中極反應較強烈，抵當湯搭配四物湯有類大黃蟅蟲丸的用意，治「肌膚甲錯，兩目黯黑，緩中補虛」，改善下腹部血滯，促進循環。

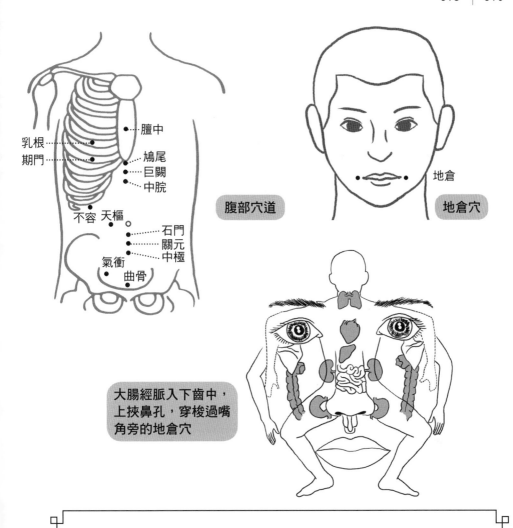

乳根
期門
膻中
鳩尾
巨闕
中脘
不容 天樞
石門
關元
中極
氣衝
曲骨

腹部穴道

地倉

地倉穴

大腸經脈入下齒中，
上挾鼻孔，穿梭過嘴
角旁的地倉穴

✚ 知識補充站

　　「暮即發熱，少腹裡急，腹滿」是病本所在，多見於婦科腫瘤患者，或流產後遺症。
「暮」傍晚時分是自律神經系統功能運作的關鍵時刻，交感神經更換給副交感神經掌控
運作時，少腹傾向加強腸道蠕動作業；當無法正常加強時，即造成「少腹裡急，腹滿」，
同時腦部控制體溫的系統也隨之失調而「發熱」，致使大腸與子宮的靜脈回流不良，症
狀不改善，日久必致月經失調，不易受孕。

　　「唇口乾燥」，大腸經脈入下齒中，上挾鼻孔；大腸的直腸部分與子宮是前後鄰居，因
此關係，它們所有的靜脈回流心臟，會互相交流支援。上唇乾燥就是排泄出問題，日久上
唇乾燥並呈紫黑色，表示排泄障礙更嚴重了；「下利數十日不止」與「唇口乾燥」都是腸
道中問題。溫經湯改善腹腔脈管循環，主要是肝門脈循環將營養送回肝臟，並促進下腔
靜脈與胸管將所屬血液順暢的送回心臟。大腸經脈入下齒中，上挾鼻孔，穿梭過嘴角兩旁
的地倉穴區，是臉部望診大腿內側相關經脈循行的部位。

5-4 腹中諸疾

《金匱要略》關於腹中諸疾之治：

377.婦人六十二種風，及腹中血氣刺痛，紅藍花酒。

378.婦人腹中諸疾痛，當歸芍藥散。

379.婦人病飲食如故，煩熱不得臥，而反倚息者，此名轉胞，不得溺也。以胞系了戾，故致此病。但利小便則愈，宜腎氣丸。

紅藍花酒與當歸芍藥散，都有酒助力(酒與阿膠是婦女珍寶)，參與了自律神經系統的作業，紅藍花酒讓人活躍開心，當歸芍藥散讓人怒安心，改善自律神經失調。紅藍花酒治婦人初期的自律神經失調，特別是產後血暈，言語錯亂，惡血不盡，腹中絞痛，或胎死腹中。孕婦忌服紅藍花酒。紅藍花即紅花，性辛溫，通經活血祛瘀滯。其營養豐富，居食用油之冠，降血脂和血清、膽固醇，防止動脈粥樣硬化。旋覆花湯治肝著，其中的新絳即用紅花與茜草代之。

當歸芍藥散治婦人慢性自律神經失調，當歸芍藥散是川芎、當歸、芍藥、白朮、茯苓、澤瀉等六味藥，兼有四物湯養血與五苓散利水的特質，是四物湯與五苓散去地黃、豬苓、桂枝構成，個性坦率又壓力太大的婦女最適宜當歸芍藥散。個性謹慎又多挑剔者，溫經湯較妥當。此二方比紅藍花酒更適用於長期過勞者，尤其是多產婦。

血痺虛勞病之「虛勞腰痛，少腹拘急，小便不利者，八味腎氣丸」(條文75.)，與「煩熱不得臥，而反倚息，不得溺，宜腎氣丸主之」(條文371.)，不論是「轉胞」或「虛勞腰痛」都是橫膈膜下的靜脈，或是腎靜脈回下腔靜脈出問題，或是奇靜脈再回上腔靜脈出問題，以致輸尿管或膀胱無法正常運作。腎氣丸可以溫暖腰腎部，促進該部位的血液循環，改善過勞或太虛所致之真陰虧損，腎氣丸配合當歸芍藥散或溫經湯，可提升免疫能力，並維護腦神心智，對失智與體弱多病者，多見長效。

小博士解說

腰腹痛的症狀，必然與腹部肌肉群息息相關，腹痛與腹外斜肌、腹內斜肌、腹橫肌與腹直肌等相關，適宜紅藍花酒與當歸芍藥散；腰痛與腰方肌、腰大肌與髂肌等相關，宜八味腎氣丸與附子湯。

肝經脈、膽經脈與婦女內分泌系統關係密切，尤其是在更年期之後，雌激素分泌大量減少時，腦心血管疾病風險遠高於男人。紅藍花酒、當歸芍藥散、八味腎氣丸與附子湯等都有助腹腔脈管循環，並養護腦心血管的健康。

肝經脈、膽經脈於婦科診治十分重要

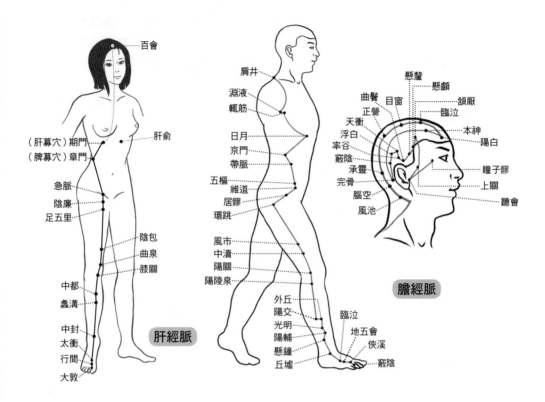

肝經脈

百會
（肝募穴）期門
（脾募穴）章門
肝俞
急脈
陰廉
足五里
陰包
曲泉
膝關
中都
蠡溝
中封
太衝
行間
大敦

膽經脈

肩井
淵液
輒筋
日月
京門
帶脈
五樞
維道
居髎
環跳
風市
中瀆
陽關
陽陵泉
外丘
陽交
光明
陽輔
懸鐘
丘墟
臨泣
地五會
俠溪
竅陰

懸釐
懸顱
頷厭
曲鬢
目窗
臨泣
正營
天衝
本神
浮白
陽白
率谷
竅陰
瞳子髎
承靈
上關
完骨
腦空
聽會
風池

✚ 知識補充站

《內經‧經脈》「膽經脈起於目銳眥，…貫膈絡肝屬膽，…出氣街，繞毛際，橫入髀厭中，…出膝外廉，…直下抵絕骨之端，…入小指次指之間，…別跗上，入大指之間，循大指岐骨內出其端，還貫爪甲，出三毛。」

《內經‧經脈》「肝經脈，起於大指叢毛之際，…上膕內廉，循股陰入毛中，過陰器，抵小腹，挾胃屬肝絡膽，…循喉嚨之後，…連目系，…與督脈會於巔，…從目系下頰裡，環唇內，…復從肝別貫膈，上注肺。」

肝經脈循行從腳大拇趾到大腦間的路徑上，關係著人體晨、午、夕、夜的生理運作，與睡眠關係最密切。腳大拇趾趾甲的形狀、色澤，與肝經脈、肝臟互為因應。

5-5 妊娠養胎

《金匱要略》第二十章關於養胎之調理：

340.師曰：婦人得平脈，陰脈小弱，其人渴，不能食，無寒熱，名妊娠，桂枝湯主之。於法六十日當有此證。

341.婦人宿有癥病，經斷未及三月，得漏下不止，胎動在臍上者，為癥痼害。妊娠六月動者，前三月經水利時，胎也。下血者，後斷三月衃也。所以血不止者，其癥不去故也，當下其癥，桂枝茯苓丸。

343.婦人有漏下者，有半產後因續下血都不絕者，有妊娠下血者，假令妊娠腹中痛，為胞阻，膠艾湯。

344.婦人懷妊，腹中疞痛，當歸芍藥散。

345.妊娠嘔吐不止，乾薑人參半夏丸。

348.婦人妊娠，宜常服當歸散。

349.妊娠養胎，白朮散。

「婦人得平脈」，關之上的寸部脈是陽脈，上焦無病。「陰脈小弱」是關之下的尺部脈是陰脈，脈形小而不大(非虛勞)、軟弱無力而不細(非寒)，下焦血液稍不足。「其人渴，不能食，無寒熱」，血養胎不足，津液竭口渴，脾氣弱不能進食，為妊娠，「於法六十日當有此證」，妊娠8~11週，調理適量桂枝湯改善腸胃功能，再加喝熱稀粥，躺臥覆蓋薄被，微微汗出，有益胎孕。

桂枝茯苓丸通暢腹腔與下肢血脈，治胎動在臍上者，為癥痼害。癥痼害為腹中積久未消的痞塊，以現代醫學而言，類似肌瘤。五苓散、苓桂朮甘湯、甘薑苓朮湯等也有類似療效。

「胞阻膠艾湯」與「腹中疞痛當歸芍藥散」，和四物湯、中將湯，都助益腦垂體前葉的濾泡刺激素分泌，促進內分泌系統功能運作，改善孕母情緒鬱結嚴重的疞心之痛，和因之產生的腹中疞痛。當歸芍藥散治婦人慢性自律神經失調，有四物湯養血與五苓散利水的特質。

乾薑人參半夏丸治妊娠惡阻多見的乾嘔，乾嘔若兼頭痛宜吳茱萸湯，乾嘔而吃不下宜半夏乾薑散與生薑半夏湯，乾嘔而吃了就吐宜小半夏湯與大半夏湯。嘔吐口渴宜豬苓散。嘔吐肢厥身有微熱宜四逆湯。嘔吐發燒宜小柴胡湯。

「妊娠常服即易產，胎無苦疾，產後百病悉主之」，宜當歸散；「病雖愈，服之勿置」，宜白朮散。白朮散可用乾薑取代蜀椒，孕婦喝酒者(大部分孕婦不宜)，睡前以一小杯紅葡萄酒服用白朮散，也助益更年期婦女，減少心臟血管疾病，配合規律的生活步調，效果更彰顯。服用白朮散後，追服小麥汁來加強效果；小麥性味甘微寒，白朮散偏溫熱，服小麥汁仍然未能減輕症狀者，再服大麥粥，大麥鹹溫，調解小麥之甘微寒。

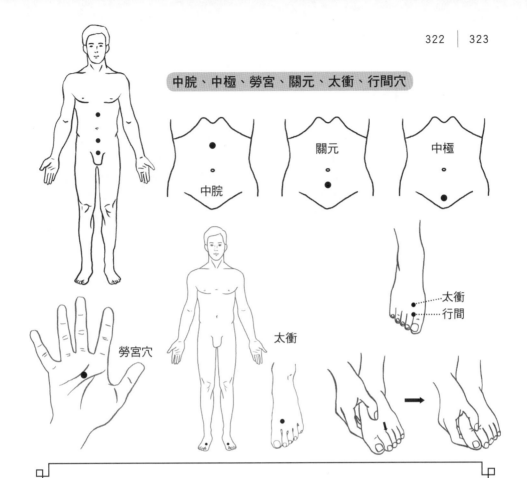

中脘、中極、勞宮、關元、太衝、行間穴

中脘

關元

中極

勞宮穴

太衝

太衝
行間

+ 知識補充站

膠艾湯、當歸芍藥散和當歸散是四物湯的前身，雖然不能取代膠艾湯、當歸芍藥散和當歸散，但亦能養護血脈，尤其適合長期勞累的婦女。經常經血過多或不停，膠艾湯可從根本養護；偶爾過勞者，則可以當歸芍藥散取代之。

桂枝茯苓丸與桂枝湯都有桂枝與芍藥，桂枝湯養益中脘穴區(胃經脈募穴，以上腸間膜靜脈與消化器官為主)，桂枝茯苓丸養護中極穴區(膀胱經脈募穴，以下腸間膜靜脈與泌尿器官為主)，觸摸壓按中脘穴與中極穴，比較拒按與喜按的差異，對症施治，以提高診治效率。

「懷身腹滿，不得小便，從腰以下重，如有水氣狀。懷身七月，當刺勞宮及關元。」臨床上，仍以灸為宜，針則宜太衝、行間，較見效，且時下的孕婦能接受針刺臍下關元穴者比例很低。至於放血，因為腹腔的下腸間膜靜脈多有瘀滯或栓塞，小隱靜脈、大隱靜脈才會曲張突顯，從小腿靜脈放血，可以改善下腸間膜靜脈循環，也促進肝門脈循環，進而養益胎氣。

懷孕隨著月數而胎兒漸大，肝臟的負擔隨之加大，但肝臟的體積大小卻不會增加，儘管肝臟血流量增加，就組織學角度而言，妊娠與非妊娠並沒有差異，胎兒長大，是靠母體的肝臟機能變強。妊娠惡阻是一個入門關卡，大部分孕婦都能安全過關而順產，配合上針灸太衝穴，對孕母保胎與胎兒成長都大有助益。

5-6 懷身七月

《金匱要略》關於懷身七月之調理：

342.婦人懷妊六七月，脈弦發熱，其胎愈脹，腹痛惡寒者，少腹如扇，所以然者，子臟開故也，當以附子湯溫其臟。

346.妊娠，小便難，飲食如故，當歸貝母苦參丸主之。

347.妊娠有水氣，身重、小便不利，洒淅惡寒，起即頭眩，葵子茯苓散主之。

350.婦人傷胎，懷身腹滿，不得小便，從腰以下重，如有水氣狀。懷身七月，太陰當養不養，此心氣實，當刺瀉勞宮及關元，小便微利則愈。

「子臟開」，子宮血液循環不良，小腹如扇子在搧風，胎氣脹而腹寒，附子湯溫養子臟。肝門脈營養無法充分回心臟，心臟就無法十足供應營養給胎盤，胎盤的臍靜脈從母親體內吸收營養、氧氣及水分，廢物透過胎盤的臍動脈運回母體內，胎盤更重要的任務是代替懷孕前的卵巢，分泌性荷爾蒙素來維持母體懷孕期間的良好狀況。孕婦胎動不安，多會出現太衝穴區較鬆垮塌陷，嚴重者甚至會微微滲出冷汗。孕婦多活動腳大拇趾，強化肝經脈太衝穴區，養益肝臟與胎兒。

「妊娠，小便難」，胎氣不順礙到膀胱，子宮前面的膀胱與後面的直腸，某種情況下，會出現側副循環的靜脈回流，「飲食如故」就是消化道正常，妊娠的子宮與直腸關係正常，是膀胱與腎方面的問題，需要當歸貝母苦參丸。

「妊娠小便不利，起即頭眩」是胎氣不順，礙到膀胱與腦部的生理作業；「有水氣，身重」，下半身血液流動不暢，尤其是下腔靜脈與肝門脈回流心臟不良，心臟的動脈血液無法正常送達頭部，會使頭部血液不足而暈眩，尤其是由蹲姿或坐姿起身之際最為明顯，葵子茯苓散養益血脈而癒。如「刺瀉勞宮及關元，小便微利則愈」，主要就是小便微利。

婦女妊娠期間過勞，造成了肝腎真陰虧損，小便不利，腰腳酸痛，或傍晚的時候下肢逐漸浮腫，初期可用五苓散或真武湯，時間較長則非腎氣丸不可。

小博士 解說

「懷身七月，太陰當養不養，此心氣實」，十月懷胎，期間所孕育的相關經脈，依序為肝經脈、膽經脈、心包經脈、三焦經脈、脾經脈、胃經脈、肺經脈、大腸經脈、腎經脈、膀胱經脈等，懷身第七個月正值孕育肺經脈之月。

妊娠初期(0~11週)結束，懷身三月心包經脈；12週左右胎盤在子宮裡完成定位，懷身四月三焦經脈，進入妊娠中期(12~23週)；15週左右胎兒在羊水中游動著，16週左右神經系統發育，胎兒的頭會左右晃動，厥陰經脈(肝經脈、心包經脈)與少陽經脈(膽經脈、三焦經脈)完成了生理作業。懷孕六、七月，腰部開始增粗，由於子宮增大和加重使脊椎骨向後仰，身體重心前移，很容易出現傾倒，腰背部特別容易疲勞，坐下或站起常感到吃力。

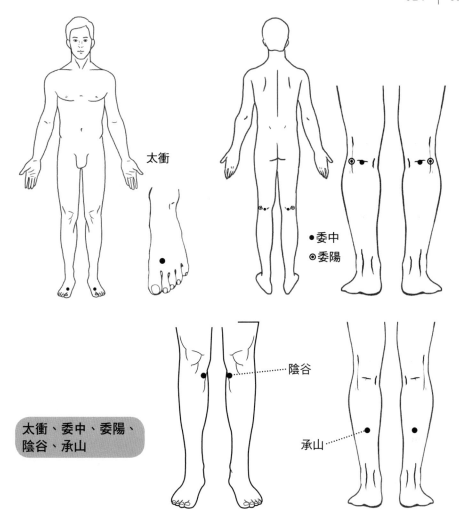

太衝

●委中
◎委陽

陰谷

承山

太衝、委中、委陽、
陰谷、承山

+ 知識補充站

　　妊娠毒血症，又稱子癲前症，因為孕婦可能產生全身痙攣，則稱為子癇。孕婦在懷孕期間發生血壓上升，合併蛋白尿、水腫等，這是一系列癥候，不是單一致病原因造成，諸多原因都可能引發，需注意飲食、減少鹽分攝取，多補充蛋白質，如魚類、蛋等。症狀嚴重的孕婦要考慮提早生產，即使胎兒週數不足，也需要終止妊娠。

　　孕婦在腹股溝附近府舍穴往大橫穴、帶脈穴浮現靜脈，這都是腹股溝的深部靜脈有部分栓塞，相對應在委中、委陽、陰谷、承山穴附近也會浮現靜脈，甚至曲張，極少數會出現在臍下的關元，甚至往肚臍神闕方向牽連。一般以府舍、衝門、急脈、陰廉等穴區的靜脈突顯較常見，最有效的是放血膝膕及小腿區突顯的靜脈。臨床上，放血前一定要精確診斷並詳加解說，通常初診孕婦，或非親非故，建議不宜貿然放血。

5-7 產婦三病

《金匱要略》關於產婦產後之診治：

351.問曰：新產婦人有三病，一者病痙，二者病鬱冒，三者大便難，何謂也。師曰：新產血虛，多汗出，喜中風，故令病痙；亡血復汗，寒多，故令鬱冒；亡津液，胃燥，故大便難。

352.產婦鬱冒，其脈微弱，嘔不能食，大便反堅，但頭汗出。所以然者，血虛而厥，厥而必冒。冒家欲解，必大汗出。以血虛下厥，孤陽上出，故頭汗出，所以產婦喜汗出者，亡陰血虛，陽氣獨盛，故當汗出，陰陽乃復。大便堅，嘔不能食，小柴胡湯主之。

353.病解能食，七八日更發熱者，此為胃實，大承氣湯主之。

新產婦三病，三陽欲解時辰。「病痙」太陽症，關係著肢體活動，「血虛汗出」導致神經系統與呼吸系統出問題，病痙服藥與針灸治療時間在白天，尤其是中午以前，「腰以上腫，當發汗乃愈」，宜桂枝湯、小青龍湯、葛根湯、柴胡桂枝湯等，風府與風池穴是診治要穴。

「病鬱冒」少陽症，關係著腦部活動，「亡血復汗多寒」以血液循環系統問題為主，膽經脈問題較多，病鬱冒服藥與針灸治療時間是中午以前，或傍晚以後，「腰以下腫，當利小便」，宜小柴胡湯、五苓散、真武湯，期門與太衝是必要的診治穴。

「病大便難」陽明症，關係著飲食營養方面，「亡津液胃燥」以消化系統問題為主，胃經脈病症較多，病大便難。服藥與針灸治療時間是中午以後，「諸黃者，豬膏髮煎導之」，宜大柴胡湯、大承氣湯、半夏瀉心湯，曲池與足三里是必要的診治穴。

產後大便堅(便秘)，嘔不能食，小柴胡湯主之。病解能食，七、八日復發熱者，此為胃實，大承氣湯主之。此乃產後大勢之全體也，藥方則為汗出中風(風邪)一偏之證而設。產後氣血雖虛，然有實證，即當治實，不可顧慮其虛，反致病劇。

《傷寒論》中張仲景主張「其雖同病，脈各異源，子當辨記，勿謂不然」。331.「婦人得平脈，陰脈小弱，其人不渴，不能食，名妊娠，桂枝湯主之」、349.「產後風，頭微痛，心下悶，乾嘔，桂枝湯主之」。桂枝湯病症的「不能食」與「嘔」，同樣也是小柴胡湯病症。桂枝湯的陰脈小弱，是寸口脈平脈而尺脈小弱；小柴胡湯其脈微弱，是寸口脈與尺脈皆微弱。

小柴胡湯以生薑、炙甘草、大棗再加上柴胡、半夏、人參與黃芩，343.「產婦鬱冒，其脈微弱，嘔不能食，大便反堅，小柴胡湯主之」，與353.「婦人熱入血室，瘧狀發作有時，小柴胡湯主之」；半夏瀉心湯以生薑、炙甘草、大棗再加上半夏、人參、黃連與黃芩，與小柴胡湯差一味藥，小柴胡湯有柴胡治脅下氣滯，半夏瀉心湯有黃連治心下痞悶。

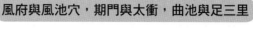

風府與風池穴，期門與太衝，曲池與足三里

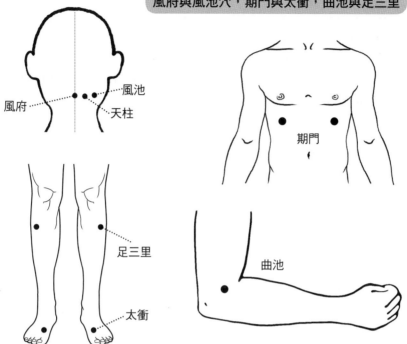

風池
風府
天柱
期門
足三里
曲池
太衝

+ 知識補充站

　　產後亦有不因中風，而本臟自病鬱冒(頭暈目眩或昏迷)、痙厥(四肢冰冷、抽搐)、大便難三大證者。蓋血虛則厥，陽孤則冒，液短則大便難。冒者汗者，脈多洪大而芤；痙者厥者，脈則弦數，肝風內動。三甲復脈、大小定風珠及專翁大生膏，淺深次第，臨證斟酌。血虛汗出，筋脈失養，風入而益其勁，此筋病也；亡陰血虛，陽氣遂厥，而寒復鬱之，則頭眩而目瞀，此神病也；胃藏津液而灌溉諸陽，亡津液胃燥，則大腸失其潤而大便難，此液病也。三者不同，其為亡血傷津則一，故皆為產後所有之病。即此推之，凡產後血虛諸證，可心領而神會矣。

　　按以上三大證，皆可用此六方(一甲復脈、二甲復脈、三甲復脈，大定風珠、小定風珠及專翁大生膏)，皆能潤筋，皆能守神，皆能增液故也，但有淺深次第之不同。產後無他病，但大便難者，可與增液湯。

　　此七方(六方再加增液湯)，產後血虛液短，雖微有外感，或外感已去大半，邪少虛多者，便可選用，不必等外感盡淨後再用。再者，產後如誤用風藥，誤用辛溫剛燥，致傷津液者，可以前七方斟酌對症下藥。此七方，實從《金匱要略》原文體會而來，用之無不應手而效。此吳鞠通摯言，學者宜觸類旁通。

5-8 產婦腹痛

《金匱要略》關於產婦腹痛之診治：

354.產後腹中疼痛，當歸生薑羊肉湯主之，並治腹中寒疝，虛勞不足。

356.產婦腹痛、法當以枳實芍藥散，假令不愈者，此為腹中有瘀血著臍下，宜下瘀血湯主之，亦主經水不利。

胃實與腹中寒是腹中實與虛，也是消化道機能強與弱，痙病(幾乎是動不了)虛勞症(無能力可動)，宜大承氣湯(降結腸及乙狀結腸部分蠕動不良)通之；或當歸生薑羊肉湯(小腸的肝門脈系統與胸管系統虛弱)。

「產後腹中疼痛，當歸生薑羊肉湯主之，腹中寒疝，虛勞不足」，似台灣月子餐麻油老薑母雞湯。枳實芍藥散屬於白天養護腸胃的藥方，助益腹腔循環，尤其是下腸間膜動脈與髂動脈。下瘀血湯屬於晚上養護腹盆腔的藥方，睡前服用養益腦下垂體及腎上腺運作功能，可以減少婦科腫瘤的機率。

小腸腹診部位在臍下三寸的關元穴，關元穴主診吸收功能狀況。虛軟的，甚至塌陷，小腸蠕動力量虛弱，宜通脈四逆湯或當歸生薑羊肉湯，多右小腹拘急。大腸腹診部位在右天樞與左天樞，主診排泄功能狀況，右天樞主診升結腸與橫結腸前半部分，虛軟甚至塌陷，且關元穴也軟軟

的、塌陷的，宜當歸生薑羊肉湯；左天樞主診降結腸與乙狀結腸部分，左天樞硬滿宜小承氣湯，右天樞與左天樞皆硬滿宜大承氣湯(胃實)。大承氣湯改善腰骶部的副交感神經所管理的功能，以排泄為主，當歸生薑羊肉湯改善頭頸部的副交感神經所管理的功能，以消化吸收為主。

胃腹診部位在臍上三寸的中脘穴，中脘穴主診消化功能狀況。虛軟的、塌陷的，胃蠕動力量虛弱，宜理中湯、小建中湯、桂枝人參湯與附子湯等，改善附著在腹腔與骨盆腔表淺的輕微子宮內膜異位之症狀，促進整體血脈循環，並提升懷孕的機會。中脘穴區就是心下區，主要部位是下食道括約肌與胃底，觸按心下痞的軟弱與僵硬、冷與熱等，心下軟弱痞宜甘草瀉心湯，心下痞硬宜半夏瀉心湯，心下冷痞宜附子瀉心湯，心下熱痞宜大黃黃連瀉心湯；如果兼心下部振水音，宜苓桂朮甘湯或五苓散。

對症下藥，整個肝門脈循環為之改善，肝臟在腹部右季肋部，有胸廓與橫膈膜覆蓋保護著，肝門靜脈供應的以來自飲食的營養為主，還有相當量的氧氣，肝動脈供應的以氧氣為主，以及乳糜池經胸管回心臟的脂肪性營養；是以，肝臟有狀況，容易產生腹痛或煩滿不得臥。

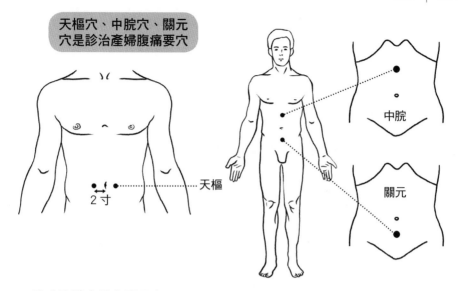

天樞穴、中脘穴、關元穴是診治產婦腹痛要穴

2寸

天樞

中脘

關元

腹痛腹診中脘穴關元穴

穴位	腹診狀況	適用湯方
關元穴 （臍下三寸）	虛軟的，甚至塌陷 （右小腹拘急）	通脈四逆湯、當歸生薑羊肉湯
中脘穴 （臍上三寸）	虛軟的、塌陷的	理中湯、小建中湯、桂枝人參湯、附子湯
	軟弱痞	甘草瀉心湯
	痞硬	半夏瀉心湯
	冷痞	附子瀉心湯
	熱痞	大黃黃連瀉心湯
	振水音	苓桂朮甘湯、五苓散

✚ 知識補充站

　　清晨為春，要養肝。肝門靜脈與胸管輸送營養到心臟，肝主三魂守舍，飲食的營養一定要透過肝臟才能送到心臟。中午為夏，要養心。吃得營養，心肝才會好。肺主七魄安寧，肺臟將氧氣送到心臟，生長環境好、活動量夠，肺臟才能有效的將氧氣送達心臟，肝臟始能展現優良的消化、吸收、解毒與造血功能。

　　長時間坐辦公室吹冷氣，生過小孩與久站，都會造成下腹腔氣血循環不良，下腸間膜靜脈與髂靜脈皆回流不良，偶爾會伴見腹腔靜脈瘀滯，小腿委中、委陽、陰谷、足三里、陽交等穴區浮現明顯靜脈曲張，可以針灸放血改善之，或晚上以泡腳機，用溫熱水加礬石與粗鹽按摩腳底與腳縫半小時，改善腹腔下腸間膜靜脈與髂靜脈循環，泡腳助益下肢與腹腔血液循環，對輕度糖尿病、高血壓患者特別有效，持之以恆，可助益下半身血液循環，降低下肢靜脈曲張的機會。

5-9 產後中風

《金匱要略》關於產後中風之診治：

357.產後少腹堅痛，此惡露不盡，不大便，煩躁發熱、切脈微實，更倍發熱，日晡時煩躁者，不食，食則譫語，至夜即愈，宜大承氣湯，熱在裡，結在膀胱。

358.產後風續之不解、頭微痛，惡寒，時有熱、心下悶、乾嘔、汗出、陽旦證續在，與陽旦湯。(桂枝湯)

359.產後中風、發熱正面赤、喘而頭痛，竹葉湯主之。

360.婦人乳中虛，煩亂嘔逆，安中益氣，竹皮大丸主之。

361.產後下利虛極，白頭翁加甘草阿膠湯主之。

大承氣湯作用於左側腹腔循環，激活骶骨部副交感神經叢運作功能，主要是控制大腸的後半部分運作，以排泄為主。桂枝湯助益右側腹腔循環，強化頭頸部副交感神經叢的功能，主要控制大部份消化道，以消化與吸收為主。仲景諸方桂枝湯排首位實至名歸。

桂枝湯臨床應用不如小青龍湯方便，小青龍湯是桂枝湯去大棗加麻黃、細辛、半夏與五味子。小青龍湯是風寒感冒咳嗽的常用藥方。《金匱要略》二十二章婦人雜病，小青龍湯治婦人吐涎沫(食道功能失常)，再用瀉心湯治痞(胃腸功能失常)。竹葉湯溫服並溫覆使汗出，治產後中風，是腹腔循環不順暢，營養不均衡，心臟輸送血液到肺與頭部也不順暢。竹葉湯可改善腹腔靜脈循環，調整輸送血液狀況，加上針灸曲池穴可強化療效。

竹皮大丸治「婦人乳中虛，煩亂嘔逆，安中益氣」，棗肉為丸，甘草與紅棗之甘美養益脾胃，有桂枝甘草湯降逆氣之功，使營養更充分滋養肝臟與心臟，自然百症全消。四逆湯加五苓散是科學中藥中，最適合現代過勞者的養益至寶，有真武湯之美，卻無真武湯之悍，可以安心配合勞累程度服用，與補中益氣湯各具補虛勞之妙旨。加上針灸太衝穴可強化療效。

「熱利下重者，白頭翁湯主之」，白頭翁湯加甘草阿膠治「產後下利虛極」。阿膠主要以滋陰補血為功，溫經湯與大黃甘遂湯等治療之症狀大不同，但都需要阿膠。阿膠是高貴養生藥材，一般人服用機會不多。因此，產後下利虛極，善用清倉調理胃腸的藥方，最重要的是要讓胃腸的蠕動儘快恢復正常，以利營養吸收，加速恢復體力。從熱利白頭翁湯來思考，白頭翁湯治濕熱下灌肛門，即清理直腸，特別是其中的肛管部位。虛冷利宜通脈四逆湯與白通湯等四逆輩，也是清理直腸與肛管；不一樣的是，「虛冷利」宜促進下直腸動脈與上直腸動脈的循環，「實熱利」宜促進骶內靜脈與下直腸靜脈、上直腸靜脈的循環，才能獲得止利的效果。加上針灸絕骨穴可強化療效。

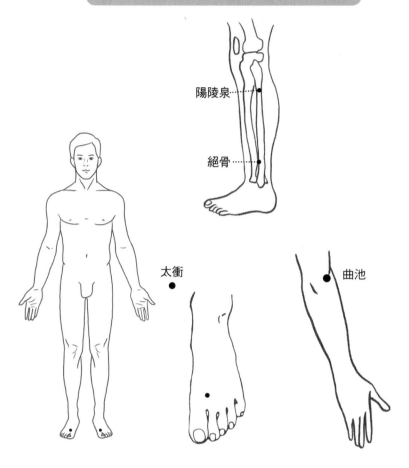

絕骨、太衝、曲池等穴是診治產後中風之要穴

陽陵泉

絕骨

太衝

曲池

+ 知識補充站

　　桂枝湯、大承氣湯、大黃黃連瀉心湯、四逆湯服用的先後次序，就是針對呼吸道與消化道的病本或病末，先治病本再治病末，或先治急症再治煩症。例如感冒嚴重先治呼吸道再治消化道，感冒不嚴重者先治消化道再治呼吸道。

　　以《傷寒論》條文247.、94.、254.為例，條文247.先服桂枝湯治呼吸道症狀，再服大承氣湯治消化道症狀。條文94.先服桂枝湯治呼吸道症狀，再服大黃黃連瀉心湯消化道症狀。條文254.先服四逆湯治消化道症狀，再服桂枝湯治呼吸道症狀。

5-10 腹痛生化湯、回生丹、枳實芍藥散

喜按即補絡，快如轉丸，臨證要客觀，不宜有成見。產婦腹痛，喜按即補絡，法當以枳實芍藥散；假令不愈者，此為腹中有瘀血著臍下，腹痛拒按則化瘀，下瘀血湯主之。

《金匱要略》下瘀血湯，主治產後原有瘀血上衝等證；產後瘀血實證，必有腹痛拒按情形，如果痛處拒按，輕者用生化湯，重者用回生丹最妙。蓋回生丹以醋煮大黃，約入病所而不傷他臟，內多飛走有情食血之蟲，又有人參護正，何瘀不破，何正能傷？近見產婦腹痛，醫者並不問拒按喜按，一概以生化湯從事，甚至病家亦不延醫，每至產後，必服生化湯十數帖，成陰虛勞病。再如達生湯下，「懷孕九月後服，多服尤妙」，所謂天下本無事，庸人自擾之矣！豈有不問孕婦之身體脈象，一概投藥之理乎？假如沉澀之脈，服達生湯則可，若流利洪滑之脈，血中之氣本旺，血分溫暖，何可再用辛走氣乎？必致產後下血過多而成痙厥矣。是以，產後是否要服用生化湯的迷思，《金匱要略》已有明確的方針，臨證時一定要辨證虛實，且脈診、腹診缺一不可，綜合眾象，再對症施以生化湯或達生湯。

《金匱要略》「347.產婦腹痛、法當以枳實芍藥散，假令不愈者，此為腹中有瘀血著臍下，宜下瘀血湯主之，亦主經水不利」，枳實芍藥散與下瘀血湯對比之下，枳實芍藥散屬於調理上消化道藥方，下瘀血湯屬於調理下消化道藥方；下瘀血湯助益肝門脈系統、下腔靜脈系統及胸管的循環，強化肝經脈與大腸經脈，治經水不利。其意如大承氣湯用來改善下半身循環不良與排泄不良。

《金匱要略》厚樸三物湯與《傷寒論》小承氣湯藥味相同，但藥劑量不同。小承氣湯意在蕩積攻實，故以大黃為君；厚樸三物湯意在行氣泄滿，以厚樸為主。臨床上，少量攝取厚樸三物湯，只要劑量足夠之情況下，幾乎可以取代枳實芍藥散或下瘀血湯。

婦女骨盆比男人大，因月經週期與懷孕生產的關係，隨著年齡增長，腹股溝的脈管問題隨之出現，雙腳的大、小隱靜脈回到腹股溝，與腹股溝淺深淋巴結匯聚，分由下腔靜脈與胸管回流心臟；產婦腹痛，多血脈瘀滯在腹腔。按之腹痛者為實證，多動脈血管阻塞，宜通導促使相關臟器循環，改善下半身循環與排泄不良；按之、腹不痛為虛，病者自覺腹滿時減時滿，多靜脈血管阻塞，宜補養增進相關臟器循環，改善下半身循環與營養吸收不良。

小博士 解說

惡露不是排愈多愈好，惡露來自妊娠組織與胎盤，產後一週，惡露就大致排泄乾淨；剖腹產者，手術時即會清除絕大部分的惡露，因此排出的惡露量相對較少。即使沒有服用生化湯，大部分產婦可順利排出惡露；否則，產婦惡露本要結束，喝生化湯又開始出血，因此對剖腹產者而言，生化湯並非必要不可。

復脈湯類、定風珠類、專翕大生膏、增液湯之組成及煮服法

條文	湯方	組成歌訣
146.	一甲復脈湯	牡，麥地膠芍甘
149.	二甲復脈湯	鱉牡，麥地膠芍甘
150.	三甲復脈湯	龜鱉牡，麥地膠芍甘
151.	小定風珠	龜淡膠雞便
152.	大定風珠	龜鱉牡膠雞，麻麥地芍甘味
208.	專翕大生膏	龜鱉阿羊豬鹿，二雞牡鮑海，參苓芍麥桑，蓮芡蓯枸五蜜
60.	增液湯	元麥地

去腹中瘀滯三方之比較

湯方	組成	煮服法	主治
生化湯	當歸六錢、川芎二錢五分、桃仁二錢五分、炮薑五分、甘草五分	酒與童便各半煎	活血化瘀、溫經止痛。產後瘀血內阻挾寒，以致惡露不行，少腹疼痛或兒枕骨痛
達生湯	當歸二錢五分、川芎六分、益母草一錢、車前子五分、甘草三分、冬葵子一錢、白朮一錢、大腹皮四分、牛膝六分、枳殼五分、木香三分、生薑一片	水煎，食遠服。懷孕至八、九月之後，連服數帖。腹痛，加白芷五分、沉香五分	滑胎易產
回生丹	大黃末十二兩、蘇木一兩六錢（煎取汁）、紅花二兩五錢（好酒煮滾取汁）、黑豆五兩（煮取汁），當歸、川芎、熟地黃、白茯苓、蒼朮、香附米、烏藥、玄胡索、桃仁、蒲黃、牛膝各八錢，白芍、甘草、陳皮、木香、三棱、五靈脂、羌活、地榆、山萸各四錢，人參、白朮、青皮、木瓜各二錢，良薑三錢，乳香、沒藥各八分	大黃末米醋攪勻，以文武火熬成膏，如此二遍，次下紅花酒、蘇木湯、黑豆汁，攪開，再熬成膏取出。如有鍋巴，再焙乾，與其餘藥物共為細末，用大黃膏為丸，如彈子大，每服一丸，酒頓化，通口服	治孕婦調養失宜，勞復胎動；或胎漏，惡露時下；臟極寒，久不成胎；或胎瘻燥不長，過期不產；或產時未至，惡露先下，致令難產；或胎死腹中，腹上冰冷，口唇青黑，出冷沫；或惡露上攻，昏悶不省，喘促汗出，及惡露不下，臍腹冷痛，寒熱往來；或因產勞虛損，身羸而黃，體瘦心怯，盜汗，飲食不進，漸成勞疾；兼治崩漏帶下，室女經閉，前言月水不調

＋ 知識補充站

回生丹與2-41燥氣延入下焦之化癥回生丹兩方組成不一樣。化癥回生丹諸藥共為細末，以高米醋一斤半，熬濃，曬乾為末，再加醋熬，如是三次，曬乾，末之，以鱉甲膠、益母膏、大黃膏三藥和勻，再加煉蜜為丸，重一錢五分，蠟皮封護。同時和著溫開水，空腹服，瘀證嚴重者，搭配黃酒服下。

5-11 產後當大補氣血，即有雜病，從末治之

《內經・上古天真論》「精神內守，病安從來。志閑而少欲，心安而不懼，形勞而不倦，氣從以順，各從其欲，皆得所願。故美其食，任其服，樂其俗，高下不相慕，其民故曰樸。嗜欲不能勞其目，淫邪不能惑其心，愚智賢不肖，不懼於物，故合於道。所以能年皆度百歲，而動作不衰者。」

產後用藥，不可用白芍辨，誤用歸芎亦能致瘛論(抽搐，嚴重者手腳痙攣、口歪眼斜)。產後外感風寒，頭痛身熱，便實中滿，脈緊數洪大有力，此表邪實病也。又火盛者，必熱渴躁煩，或便結腹脹，口鼻舌焦黑，酷喜冷飲，眼眵(眼屎)尿痛，溺赤，脈洪滑，此內熱實病也。又或因產過食，致停蓄不散(食積不消化)，此內傷實病也。又或鬱怒動肝(鬱悶發怒傷肝)，胸脅脹痛，大便不利，脈弦滑，此氣逆實病也。又或惡露未盡，瘀血上衝，心腹脹滿，疼痛拒按，大便難，小便利，此血逆實證也。遇此等實證，若用大補，是養虎為患。產後不可發表，亡血禁汗，汗之則痙。產後氣血虛，不可不補，雜證不可不問。識證真，對病確，一擊而罷(對症下藥，藥到病除)；治上不犯中，治中不犯下，目中清楚(望診)，指下清楚(觸診)，筆下再清楚(處方)，治產後之能事畢矣。如外感自上焦而來，治上不犯中，然藥反不可過輕，需用多備少服法(少量頻服)，中病即已，外感已，即復其虛，所謂無糧之兵，貴在速戰；若畏產後虛怯，用藥過輕，延至三、四日後，反不能勝藥矣。治產後溫暑，腹痛拒按則化瘀，喜按即補絡，快如轉丸，臨證不可有絲毫成見而已。痛是不通，通則不痛，靜脈不通而痛，活動多則不痛；動脈不通而痛，活動越多則越痛，喜按多靜脈不通。

小博士解說

產後六氣為病，除傷寒遵仲景師外(孕婦傷寒，後人亦有六合湯法)，當於前三焦篇中求之。斟酌輕重，或速去其邪，所謂無糧之師，貴在速戰者是也。或兼護其虛，一面扶正，一面驅邪。大抵初起以速清為要，重證亦必用攻。吳鞠通治黃氏溫熱，妊娠七月，胎已欲動，大實大熱，目突舌爛，用大承氣一服，熱退胎安，今所生子二十一歲矣。如果六氣與痙瘀之因，皦然心目，俗傳產後驚風之說可息矣。

吳鞠通用大承氣湯治黃氏，取其藥性能迅速清熱，消解下半身之大實大熱，改善循環與排泄皆不良的症狀；大承氣湯作用於左側腹腔循環，能活化骶部副交感神經叢運作，改善排泄狀況，進而帶動右側腹腔循環，改善消化與吸收狀況，並強化頭頸部副交感神經叢傳導，以治癒目突舌爛。

產婦坐月子補養湯方範例

補養湯方	注意事項
麻油雞	產婦手腳易冷吃麻油雞，產前本身身體虛弱，產後就更虛了，所以應注意補身，但不是產後立刻開始補，約產後 2 到 7 天後，視個人體況再開始調理。若剖腹產、皮膚會過敏者不要加酒，適量放老薑，出現嘴巴破、火氣大，或體力完全恢復就停吃
生化湯	產後可開始吃生化湯，吃到惡露排除乾淨後即停止。生化湯的主要成分是當歸，自然產產婦可以每天喝，剖腹產的應請醫師加減方使用
薏仁茯苓黃耆茶（利水茶）	久坐腰部氣血循環受阻，下肢水腫，坐月子可服利水茶飲。薏仁、茯苓、黃耆的比例約 4：2：1。產後就開始喝
杜仲桑寄生茶（強腰茶）	下肢水腫，腰痠背痛的產婦，以杜仲、桑寄生各 30 公克，以 600cc 滾水沖泡，覆蓋約 10 分鐘即可服飲
虱目魚湯	可增加乳汁分泌，並消產後水腫。為補充營養，可搭配攝取豆類、魚肉等優良蛋白質食物；惟容易脹氣者，豆類少食

✚ 知識補充站

　　產後不可用白芍，是恐伐生生之氣（人的精氣生生不息），視其為虛寒虛熱耳。若係虛寒，雖非產後，亦不可用；如仲景有桂枝湯去芍藥法、小青龍去芍藥法。若係虛熱，必宜用之收陰。白芍花開春末夏初，稟厥陰風木之全體，得少陰君火之氣化，炎上作苦，故氣味苦平，治邪氣腹痛，除血痺，破堅積，寒熱疝瘕，止痛，利小便，益氣，若伐生氣，仲景小建中湯補諸虛不足，而以白芍為君。

　　當歸、川芎，為產後要藥，惟以血寒而滯者為宜，血虛而熱者斷不可用。當歸秋分始開花，得燥金辛烈之氣，香竄異常，甚於麻、辛，不過麻、辛無汁而味薄，當歸多汁而味厚耳。用之得當，功力最速，用之不當，為害亦不淺。如亡血液虧，孤陽上冒（陽氣不足冒虛汗）等證，而慾望其補血，不亦愚哉！蓋當歸只能運血，衰多益寡（減多餘以補不足），急走善竄，不能靜守，誤服致瘀，瘀甚則脫（抽搐嚴重則脫神昏厥）。川芎有車輪紋，其性更急於當歸，蓋物性之偏長於通者（藥性善於揮發），必不長於守也。世人不改用白芍，而恣用當歸、川芎，何其顛倒哉！

5-12 產後究奇經，補心氣，分別虛寒虛熱

產後亦有不因中風，而本臟自病鬱冒、痙厥、大便難三大證者。產後究奇經，下死胎不可拘執論(不可拘執成方而悉用通法，當求其不下之原因)，催生不可拘執論(當求其為何要催生的原因)，產後當補心氣論，產後虛寒虛熱分別論治論，產後虛在奇經八脈(腦脊髓液)，所謂「醫道通乎仙道者，此其大門也。」中醫養護腦下垂體與骨盆腔內的生理功能，以及維護腦脊髓液的新陳代謝，其效彰顯。

一、癥瘕寒積厥痛

吳鞠通治一婦，(1)素日脈遲，有癥瘕寒積厥痛，用通補(奇經)八脈大劑丸料，服半載成胎；(2)產時五日不下，面青，脈再至，用肉桂五錢，加溫經補氣之品，作三杯，服二杯而生矣，亦未曾服第三杯也；(3)次日脈澀，腹痛拒按，令服第三杯，又減其製，用一帖，下一癥塊；(4)其腹中癥塊有二枚，茲下其一，用溫通八脈而愈。(參考5-4通補奇經八脈丸方)

二、心氣太虛

吳鞠通治一婦死胎不下，脈洪大而芤，大汗不止，精神恍惚欲脫，用救逆湯加人參補心氣虛，煮三杯。一杯而汗斂，二杯而神清氣寧，死胎下，下後補肝腎之陰，配心陽之用而愈。(參考4-2救逆湯方)

三、腎液虛，心體亦虛

產後心虛一證(血液循環不良)，最為吃緊。產後心氣十有九虛，產後補心氣為要。產後腎液虛，則心體亦虛，補腎陰以配心陽。產後驚悸脈芤者，用加味大定風珠。產後一切外感，當於本論三焦篇中求之。(參考4-6大定風珠方)

四、熱

產後虛熱有三甲復脈三方，大小定風珠二方，專翕大生膏一方，增液湯一方。三甲、增液，原為溫病善後而設；定風珠、專翕大生膏，則為產後虛損，無力服人參而設者也。古人謂產後不怕虛寒，單怕虛熱。蓋溫經之藥，多能補虛，而補虛之品，難以清熱也。故本論詳立補陰七法，所以補丹溪之未備。又立通補奇經丸，為下焦虛寒而設。又立天根月窟膏，為產後及勞傷下焦陰陽兩傷而設也，乃從陽補陰，從陰補陽互法，所謂天根月窟間來往，三十六宮都是春也。

小博士解說

腹診腹部分九領域，以兩側乳頭(胃經脈)畫出兩條垂直線，上水平線是肋骨下緣線，下水平線是髂結節關節線，四條線畫出九個區域。分右下肋部(不容穴區)、右側腹部(腰部~天樞穴區)、右鼠蹊部(髖骨部~氣衝穴區)、左下肋部(不容穴區)、左側腹部(腰部~天樞穴區)、左鼠蹊部(髖骨部~氣衝穴區)、胃上部(中脘穴區)、臍部(神闕穴區)、下腹部(恥骨部~中極穴區)等。

通補奇經（八脈）丸、救逆湯加人參、加味大定風珠之組成及煮服法

湯方	治法	組成	煮服法
通補奇經丸	甘鹹微辛法	鹿茸八兩、紫石英二兩（生研極細）、龜板四兩（炙）、枸杞子四兩、當歸四兩（炒黑）、肉蓯蓉六兩、小茴香四兩（炒黑）、鹿角膠六兩、沙苑蒺藜二兩、補骨脂四兩、人參二兩（或洋參四兩）、杜仲二兩	為極細末，煉蜜為丸，小梧子大，每服二錢，漸加至三錢。大便溏者加蓮子、芡實、煅牡蠣各四兩，以蒺藜、洋參熬膏法丸。淋帶者加桑螵蛸、菟絲子各四兩。癥瘕久聚，少腹痛者，去補骨、蒺藜、杜仲，加肉桂、丁香各二兩
救逆湯	鎮攝法	於加減復脈湯內去麻仁，加生龍骨四錢、生牡蠣八錢	煎如復脈法。脈虛大欲散者，加人參二錢
加味大定風珠	酸甘鹹法	生白芍六錢、阿膠三錢、生龜板四錢、乾地黃六錢、麻仁二錢、五味子二錢、生牡蠣四錢、麥冬六錢（連心）、炙甘草四錢、雞子黃二枚（生）、鱉甲四錢（生），加人參、龍骨、浮小麥、茯神	水八杯，煮取三杯，去渣，再入雞子黃，攪令相得，分三次服。喘加人參，自汗者加龍骨、人參、小麥，悸者加茯神、人參、小麥

子宮外孕可能與患者原就存在的輸卵管疾病相關

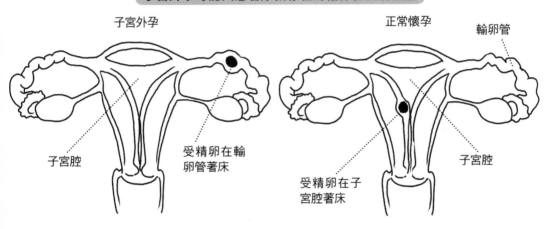

子宮外孕　　　　　　　　　　　　　正常懷孕　　　輸卵管

子宮腔　　　　受精卵在輸卵管著床　　　受精卵在子宮腔著床　　　子宮腔

✚ 知識補充站

　　2015年台北婦產科趙醫師臨床實例，病人懷孕六週，異位雙胎子宮外孕，外孕處在右側子宮角間質輸卵管上。病人接受了腹腔鏡微創手術治療，將子宮角間質輸卵管上的外孕切除，相伴的子宮內妊娠能繼續懷孕。異位雙胎子宮外孕可能與患者存在輸卵管疾病，或因人工生殖治療誘導超排卵，造成雌二醇和黃體素升高，或試管嬰兒治療，植入超過一個胚胎有關。此外，骨盆腔炎疾病史被列為異位雙胎子宮外孕的誘發因素。異位雙胎子宮外孕的患者多在比較晚的懷孕週數才會被診斷出來，如懷孕十六週，比起輸卵管外孕七週就能診斷，晚了許多。因為當醫生藉由超音波，觀察到子宮內已懷孕，常不會想到子宮外孕的可能。鑒於異位雙胎子宮外孕容易被誤診與耽擱，造成外孕處的破裂，導致急性腹腔內出血、休克，甚至死亡的情況，千萬不可等閒視之！

5-13 中焦小建中湯；下焦天根月窟膏

每殞胎五、六月者，責之中焦(營養出問題)不能蔭胎，宜平日常服小建中湯；懷孕一、二月滑胎者(習慣性流產)，下焦(內分泌出問題)不足者，天根月窟膏或專翁大生膏，養命門真火，上蒸脾陽，下固八脈，真精充足，自能固胎。

嬌弱或瘦弱又有經痛者，要養護胃腸(營養方面)，「子臟開，當以附子湯溫其臟」，溫養五臟六腑，就是範例。小建中湯與附子湯要治胃弱與去濕熱，之後，再與天根月窟膏。長期照護自體免疫疾病，白天醒來的時候服天根月窟膏，之後，再與小建中湯與附子湯，但天根月窟膏不宜胃弱與有濕熱證者。

天根月窟膏方治下焦陰陽兩傷，八脈告損(內分泌失調)，急不能復，「胃氣尚健，無濕熱證者」方可與之；胃弱者不可與，恐不能傳化重濁之藥也；無濕熱證者，體液循環不順，宜運動或復健強化，可增進藥效吸收。男子遺精滑洩、精寒無子、腰膝酸痛之屬腎虛者，惟有濕、熱皆不可服也；老年體瘦痺中、頭暈耳鳴、下肢麻痺、緩縱不收(肌肉無力)，屬下焦陰陽兩虛者，但單屬下焦陰虛者，只宜專翁大生膏；婦人產後下虛、淋帶癥瘕(子宮肌瘤)、胞宮虛寒無子(不孕症)、數數殞胎、年老腰膝尻胯酸痛者。

天根月窟膏可以啟動腎上腺皮質與皮下脂肪的雌激素，擴張血管內的內皮細胞與血管，再改善初期動脈血管硬化；此外，動脈血管硬化常是巨噬細胞、泡沫細胞(吃飽的巨噬細胞)和T細胞(淋巴球)的佳作，因為T細胞會誘導泡沫細胞產生組織因子(tissue factor，TF)，此化學物質就開始引起血液凝固，血液流動大幅降低。在正常情況下TF不存在於循環中，或不與循環血液接觸，只有當血管壁的完整性遭到破壞時，TF才暴露於循環血液，發揮止血作用；換言之，是由損傷的組織釋放出的凝血因子。

小 博士 解 說

《傷寒論》「腹中急痛者，先與小建中湯。不差者，與小柴胡湯」，虛證喜按壓腹部，多彎著身體，喜壓按中脘穴與期門穴。《金匱要略》「按之心下滿痛者，實也，下之宜大柴胡湯」與「心胸中寒痛，上下痛而不可觸近，大建中湯主之」，實證不喜按壓腹部，多挺著身體，大柴胡湯證右期門穴按之很痛。大建中湯證中脘穴與關元穴按了很痛，甚至有硬結塊。小建中湯證與大建中湯證，針灸足三里，小柴胡湯證與大柴胡湯證針灸太衝。

腹中急痛之診治以肚臍垂直線與水平線畫分成四區域，左上腹部(中焦區~脾臟胰臟)、左下腹部(下焦區~降結腸)、右上腹部(中焦區~肝臟膽囊)、右下腹部(下焦區~升結腸)，無論是診斷紀錄或治療上，方向更明辨確實。

天根月窟膏方、生血補髓飲之組成及煮服法

湯方	治法	組成	煮服法
天根月窟膏方	酸甘鹹微辛法，陰陽兩補、通守兼施複法也	鹿茸一斤、烏骨雞一對、鮑魚二斤、鹿角膠一斤、雞子黃十六枚、海參二斤、龜板二斤、羊腰子十六枚、桑螵蛸一斤、烏賊骨一斤、茯苓二斤、煅牡蠣二斤、洋參三斤、菟絲子一斤、龍骨二斤、蓮子三斤、桂圓肉一斤、熟地四斤、沙苑蒺藜二斤、白芍二斤、芡實二斤、歸身一斤、小茴香一斤、補骨脂二斤、枸杞子二斤、肉蓯蓉二斤、萸肉一斤、紫石英一斤、生杜仲一斤、牛膝一斤、萆薢一斤、白蜜三斤（二鹿龜鮑海，二烏雞羊紫龍牡，參苓歸地芍蓮圓，補枸蓉萸杜牛萆，菟桑蒺芡茴蜜）	三十二味熬如專翕大生膏法。用銅鍋四口，以有情歸有情者二，無情歸無情者二，文火次第煎煉取汁，另入一淨鍋內，細煉九晝夜成膏；後下膠、蜜，以方中有粉無汁之茯苓、蓮子、芡實、牡蠣、龍骨、鹿茸、白芍、烏賊骨八味為極細末，和前膏為丸梧子大。每服三錢，日三服

中脘、期門、關元、中極、曲骨是診治子宮與輸卵管要穴

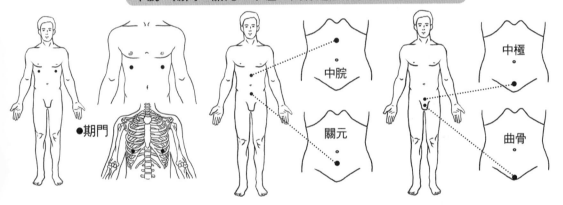

✛ 知識補充站

　　保胎莫若平時長服二十四味專翕大生膏，輕者一料，即能大生，重者兩料(滑胎三、四次者)，永不墮胎，取二十四味專翕大生膏二十斤製成藥丸，「每日早中晚服三次，每次三錢，約服一年」。必須戒房事與動怒，「毋令速速成胎方妙」，不要急著懷孕，養好母體，胎兒珍寶，蓋肝熱者成胎甚易，虛者又不能保，速成速墮，速墮速成，常見一年內二、三次墮者，不死不休，仍未曾育一子。吳鞠通制二十一味專翕大生膏，原為產後亡血過多，虛不肯復，痙厥心悸等證而設，後加鹿茸、桑寄生、天冬三味，保三月（意指短時間）殞胎三、四次者，獲效多矣。勉強懷孕生產，日後問題多，親情緣也薄。

　　腹診部位在臍下三寸的關元穴，與在臍下四寸的中極穴，關元穴、中極穴和曲骨穴診子宮與輸卵管的功能狀況，虛弱、軟、塌陷，拒按或硬痛者為瘀滯。《傷科大成》的生血補髓飲可取代天根月窟膏。損傷的組織是肉眼看不見的，古傷科的診治足以參考。

5-14 《金匱要略》陰吹四方

《溫病條辨》4-24「飲家陰吹，脈弦而遲，不得固執《金匱要略》法，當反用之，橘半桂苓枳薑湯」，強調「胃氣下泄，陰吹而正暄，此穀氣之實」，內科用藥改善腹腔的功能比外用藥重要。

《金匱要略》「368.婦人經水閉不利，臟堅癖不止，中有乾血，下白物，礬石丸主之。372.蛇床子散方，溫陰中坐藥。373.少陰脈滑而數者，陰中即生瘡，陰中蝕瘡爛者，狼牙湯洗之。374.胃氣下泄，陰吹而正暄，此穀氣之實也，豬膏髮煎導之」，有四個陰部外用方：(1)礬石丸、(2)蛇床子散方、(3)狼牙湯、(4)豬膏髮煎。

礬石丸以礬石、杏仁為末，蜜丸如棗核大，治婦人經閉不利，臟堅癖不止，子宮內有乾血，白帶不止，納陰道中。腹盆腔靜脈瘀滯，靜脈瘀滯乾血不去，堅凝成癖或腫瘤，則新血不榮而動脈不順利，必然經閉不利；多轉為白帶時時自下。棗核大的礬石丸蜜丸，是放入陰道的深部，可直接接觸子宮頸，子宮內黏膜吸收藥氣，藥效也會及於所有黏膜下相關的淋巴組織，除非是嚴重的痼疾，一般多可獲得改善；「劇者再內之」，反覆納礬石丸於陰道以根治疾病。

蛇床子散方是蛇床子仁末與少許白粉，令和合相得，如棗大又棉裹內之，是乾乾的粉末，讓棉裹棗大的蛇床子仁末，活化盆膈膜的肌肉群 (提肛肌)，包括恥骨尾骶骨肌、恥骨陰道肌、腸骨尾骶骨肌、恥骨直腸肌等，這是陰道肌肉群最深層的部位；也會活化往陰道口方向的深會陰窩的脂肪組織、外尿道括約肌、尿道陰道括約肌及深會陰橫肌等。

狼牙湯治陰中蝕瘡爛者，棉纏筋如繭浸狼牙湯瀝陰中，陰唇蝕瘡者小而短的棉纏筋如繭，以外陰部及陰道口最淺層的肌肉群為主要治療部位，濕熱體質可用苦參代狼牙，虛寒體質可用蛇床子代狼牙。

豬膏髮煎治陰吹，納豬膏髮煎入陰道裡，與迷迭香草藥類外敷治癒陰道鬆弛，都屬天然療法，改善陰道乾澀等老化現象，礬石丸亦有異曲同工之妙，都可以改善盆膈膜的黏膜功能，強化血管活性腸多肽(VIP，vasoactive intestinal polypeptide)的分泌，活化肛門括約肌與陰道括約肌的黏膜與脈管循環。

小博士解說

「胃氣下泄，陰吹而正暄，此穀氣之實也，豬膏髮煎導之」，陰吹是穀氣之實與脾虛的表現，產後失調的婦女，肌肉恢復也較慢。當陰道形成負壓(如仰臥、吸氣等)時，空氣即進入陰道最深處，起身或增加腹壓時，空氣從陰道排出，並有響聲。脾虛宜大建中湯、溫經湯或補中益氣湯；肝氣鬱結宜大黃蟅蟲丸、半夏瀉心湯或加味消遙散。

金匱要略治陰吹四方之辨證

條文	症狀	適用藥方
368.	婦人經水閉不利，臟堅癖不止，中有乾血，下白物	礬石丸
372.	溫陰中坐藥	蛇床子散
373.	少陰脈滑而數者，陰中即生瘡，陰中蝕瘡爛者	狼牙湯洗之
374.	胃氣下泄，陰吹而正暄，此穀氣之實也	豬膏髮煎導之

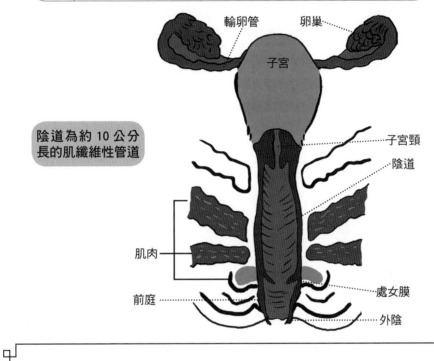

陰道為約 10 公分
長的肌纖維性管道

輸卵管　卵巢

子宮

子宮頸

陰道

肌肉

處女膜

前庭

外陰

✛ 知識補充站

　　陰吹是陰道肌肉的問題。陰道是體外到子宮頸的通道，是黏膜覆蓋著約10公分長的肌纖維性管道，陰道黏膜來自子宮黏膜之延續；陰道的表層外膜是疏性結締組織，聯繫陰道前面的尿道、膀胱，與後面的直腸、肛門管。因此陰道的外用藥透過陰道黏膜，可以影響子宮與膀胱、直腸，仲景納陰道的外用藥，從納陰道的部位與藥的大小，可區隔出外用部位與方式、藥效內處理的關係。藥的種類與形狀大小，影響了藥的內處理，因為藥的種類不同與形狀大小不同，治療的病症也不一樣。

　　「陰中蝕瘡爛」是陰道黏膜的問題，陰道黏膜與直腸和膀胱是近鄰，三者有相結合共利的結構關係，靜脈回流心臟的關係很密切，互通有無與支援之外，也會有互相影響致滯礙難行的可能。

5-15 兒病疳積與厥逆

疳即疳積(過食甘甜而生病)，疳生於濕，濕見飲食不節與消化不良，父母愛子恐兒飢渴，小兒初能飲食，見食即愛，不擇精粗，不知滿足，及脾氣鬱而不舒，父母猶以為飢渴而強與之。日久，脾胃受傷，無以散精氣，中焦濕聚不化而腹滿，衛氣亦餒而多汗，汗多而營血愈虛而肢體日瘦，仲景心法(1)調(減)飲食，甘淡養胃(忌重口味)；(2)湯藥疏補中焦，降胃氣，升脾陽，調和營衛，丸藥緩運脾陽宣胃氣；(3)食後擊鼓，鼓動脾陽(活動量加大)，保和丸治素積飲食勞倦之疳積(3-30)，活人敗毒散治腹不和滯下之疳積(3-35)。

厥者，盡也。陰陽極偏，皆能致厥。舌卷或溫熱之厥，手厥陰病。囊縮或傷寒之厥，足厥陰病，「冷過肘膝，便為陰寒」，厥者以寒厥為多。厥分寒厥(四肢冷如冰)、熱厥(四肢熱如火)、痰厥三大類：

一、寒厥，手足厥冷延伸肘膝，胸腹涼，多下利，脈微，舌苔白。

二、熱厥常不超過腳踝關節，胸腹熱，大便秘結，脈數，舌苔黃；多見於體質燥熱者。病理的熱厥乃熱邪內鬱，簡稱「熱厥」，熱厥亦有三等。

三、手足厥冷，痰濁內阻，簡稱「痰厥」。胸脘滿悶，喉間痰聲漉漉，或嘔吐痰涎，飢不欲食，舌苔白膩，脈沉滑有力，行氣解鬱豁痰宜導痰湯；若伴神迷者，宜瓜蒂散催吐。

小博士解說

原發性雷諾氏現象以女性居多，因天氣寒冷、壓力增加、抽煙及情緒欠穩等原因，導致身體的小動脈收縮引起血流減少，導致手指、指甲床及腳趾等部位，出現蒼白、發紫、發紅三種反應，手腳出現顏色變化。另外，除了手指、腳趾外，病情嚴重的病人可能影響各器官之機能。

1. 寒厥，手足厥冷延伸肘膝，胸腹涼，多下利，脈微，舌苔白	
手足厥冷，甚則厥逆，形寒踡臥，面色蒼白，舌質淡，苔薄白而潤，脈微細欲絕，精神萎靡，或下利清穀，或骨節疼痛，陰盛於下，格陽於上的戴陽	白通加豬膽汁湯
手足厥冷，身疼，骨節疼痛，脈沉而不浮	先灸關元、針風府 後用附子湯
手足厥冷，四肢發涼，舌質淡紅，苔薄白滑潤、脈沉細，形寒身痛，或有脘腹冷痛，此寒厥重在溫經	當歸四逆湯、 當歸四逆加吳茱萸生薑湯
2. 熱厥，常不超過腳、踝關節，胸腹熱，大便的秘結，脈數，舌苔黃，多見於體質燥熱。病理的熱厥乃熱邪內鬱，簡稱「熱厥」，亦有三等	
邪在絡居多，陽明證少者，則從芬香邪入心包，舌蹇肢厥	牛黃丸、紫雪丹
通體熱而手足厥冷，或見一般熱厥	四逆散
邪搏陽明，陽明太實，上衝心包，神迷肢厥，舌紅苔黃燥少津，脈數有力，甚至通體皆厥，當從下法，清熱泄火或瀉下	白虎湯、大承氣湯、減味竹葉石膏湯、小承氣湯、牛黃丸、調胃承氣湯
日久邪殺陰虧而厥者，從育陰潛陽法	腹脈湯
熱邪深入下焦，手指但覺蠕動，急防痙厥	二甲復脈湯
熱深厥甚心中憺憺大動，甚則心中痛者	三甲復脈湯
3. 手足厥冷，痰濁內阻（簡稱痰厥）	
胸脘滿悶，喉間痰聲漉漉，或嘔吐痰涎，飢不欲食，舌苔白膩，脈沉滑有力，行氣解鬱豁痰	導痰湯
若伴神迷者	瓜蒂散

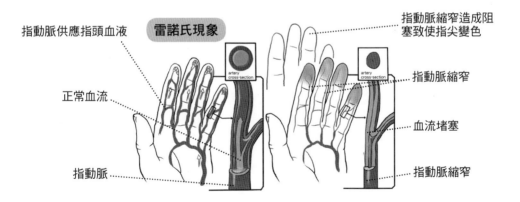

雷諾氏現象

指動脈供應指頭血液
指動脈縮窄造成阻塞致使指尖變色
正常血流
指動脈縮窄
指動脈
血流堵塞
指動脈縮窄
artery cross-section

＋ 知識補充站

　　次發性雷諾氏現象，多伴隨其他疾病，如全身性紅斑性狼瘡、自體免疫疾病、混合型結締組織疾病、硬皮症、乾燥症、皮肌炎及動脈血栓、糖尿病及高血壓等，發作多以40歲以上的男性為多，兩手不對稱發作，除了會造成手指、腳趾變色，嚴重時會因為血流供應不足，造成手指、腳趾皮膚潰爛或硬化。有一些潛在的病因，有可能造成較大血管嚴重的收縮及阻塞，進而引起骨骼壞死或肺動脈壓上升，而有髖部疼痛、行動不變，甚至呼吸困難等危及生命的情形。

5-16 小兒痙病(角弓反張)

仲景有風家禁汗、亡血家禁汗、濕家禁汗、瘡家禁汗四條，皆為血虛致痙。痙病皆起因於濕，關於此證，有眾家之論：《內經・至真要大論》「諸痙項強，皆屬於濕」，風為百病之長，六氣皆由風而傷人，痙病皆有風木剛強之象。濕性下行而柔，木性上行而剛。《金匱要略》「暴腹脹大者，為欲解。脈如故，反伏弦者，痙。夫痙脈，按之緊如弦，直上下行。一作築築而弦。」孫思邈曰：「太陽中風，重感於寒，濕則變痙也。」

本臟自病痙(瘈病)父母護兒過度，小兒過暖汗多亡血致痙。此痙實為六淫致痙之根；蓋汗多亡血者，則易感六淫之邪，以育陰柔肝為主，所謂血足風自滅。六味丸、復脈湯、三甲復脈三方、大小定風珠二方、專翁大生膏，皆可選用。專翁大生膏為痙止後，每日服四、五錢，分二次，為填陰善後計也。六淫誤汗致痙者，亦同此例。救風溫、溫熱誤汗者，先與存陰，不比傷寒誤汗者急與護陽也，蓋寒病不足在陽，溫病不足在陰也。

內傷飲食痙(慢脾風)必先由於吐瀉，有脾胃兩傷者、或傷脾陽、或傷胃陽者、或傷及腎陽，參苓白朮散、四君、六君、異功、補中益氣、理中等湯，皆可選用。虛寒甚者，理中加丁香、肉桂、肉果、訶子之類，因寒涼藥傷者，亦同。見吐瀉時先防其痙，非於既痙而後設法也。

客忤痙(驚嚇)小兒神怯氣弱，皆因於驚嚇。證現發熱，或有汗，或無汗，面時青時赤，夢中囈語，手足蠕動，宜復脈湯參、桂、薑、棗，加丹參、丹皮、犀角，補心之體，以配心之用。大便結者加元參，溏者加牡蠣；汗多神不寧，有恐懼之象者，加龍骨、琥珀、硃砂，必細詢病家確有所見者，方用此例。如包絡熱重，唇舌燥，目白睛有赤縷(紅絲)者，牛黃清心丸，本論牛黃安宮丸、紫雪丹輩，亦可酌而用之。

小博士 解說

「痙」、「瘈」、「癇」都是「不藏精」，致腦部神經元細胞出問題。見濕因致痙，先病後痙者多，如夏月小兒暑濕泄瀉暴注(嚴重腹瀉)，一晝夜百數十行，下多亡陰，肝乘(肝氣過亢)致痙之類，霍亂(中醫學所稱霍亂，指以上吐下瀉症狀表現為主的胃腸道病證)最能致痙，皆先病後痙。久病致痙，其強直背反瘈瘲之狀，皆肝風內動。

《傷寒論》相關痙厥之條文及適用湯方

條文	症狀	適用湯方
2-12	痙厥神昏，在上焦以清邪為主	牛黃丸、紫雪丹
4-2	痙厥神昏，在下焦以復脈為主	復脈湯
4-5	急防痙厥	一甲復脈湯、二甲復脈湯
4-7	陰虛欲痙者，不得用青蒿鱉甲湯。痙厥神昏，舌短，煩躁，手少陰證未罷者	先與牛黃、紫雪輩開竅搜邪；再與復脈湯存陰，三甲潛陽

小兒痙病症狀與調理

症狀	適用調理
風寒咳嗽致痙者	辛溫杏蘇散類
風溫痙即瘈證	辛涼正法，輕者辛涼輕劑銀翹散類，重者辛涼重劑白虎湯類
神昏譫語	用芳香以開膻中，如清宮湯、牛黃丸、紫雪丹類
瘈後用六味、三才、復脈輩	風溫之病痙者輕而少，溫熱之致痙者多而重，藥之輕重淺深，視病之輕重淺深而已

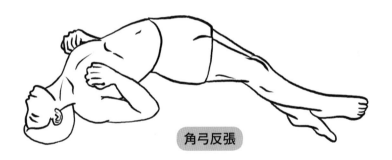

角弓反張

✚ 知識補充站

「痙」為強直之角弓反張，是種嚴重的腦膜刺激，持續的痙攣表現為頸背彎成弓形，脖子強伸直，足跟強彎曲（常見中風後的垂足），手臂和手在關節處屈曲（鉤子手），這種姿勢因為刺激或活動而加劇。角弓反張是種保護性反射，它可以固定脊髓，減輕腦膜刺激引起的疼痛。通常是由於腦膜炎、蛛網膜下腔出血、基底壓跡綜合症（Arnold-Chiari綜合症）、破傷風或軟骨發育不全的侏儒症引起。嬰幼兒神經系統尚未發育完全，角弓反張會表現得更為激烈。

5-17 兒童瘈瘲與癲癇

《內經》謂太陽所至為瘁(肌肉發生急邊而不自主的收縮，並有疼痛的感覺及機能的障礙，導致中樞神經系統的疾病、急性傳染病、過度疲勞等，都會肌肉的痙攣現象)，少陽所至為瘲(手腳痙攣、口歪眼斜，亦稱抽風)。瘁者，水也；瘲者，火也；又有寒厥、熱厥。大抵痙、瘲、癇、厥四門，當以寒熱虛實辨之。仲景剛痙柔痙之論，為傷寒而設，未嘗議及瘲病，總之痙病宜用剛而溫，瘲病宜用柔而涼。又有痙而兼瘲，瘲而兼痙，至於癇證，亦有虛有實，分別治之。

「痙」常導致於中樞神經系統的疾病、急性傳染病、過度疲勞等，產生肌肉痙攣，或造成頸部、脊椎僵硬；「瘲」是抽筋、搐搦，以致口眼歪斜；「瘲」時而發作時而靜止者就是「癇」也。

兒童熱痙攣多出現於6個月到6歲的腦部成熟過程中，因對溫度高敏感性而發生抽搐情形；中樞神經系統感染的症狀是不抽搐卻意識狀態有異，與熱痙攣不同。如果抽搐症狀超過15分鐘，多屬癲癇，起因於大腦神經的不正常放電，呈陣發性發作，多半是突然改變姿勢、雙手僵直或向內向外抽搐。小兒有時會有新生兒抽搐、點頭痙攣等，絕大多數腦部斷層等檢查也找不到病因。現代子癇前症的孕婦即使順產，其孩子熱痙攣與癲癇的機會將比一般人大。

《內經•水熱穴論》五十九個穴位的體部八穴，缺盆與雲門(上部四穴)可改善胸部與腋窩淋巴結的生理作業，橫骨與氣衝(下部四穴)可改善腹部與腹股溝淋巴結的生理作業；兒童熱痙攣出現前，腋窩與腹股溝淋巴結多熱或腫。腋窩(或缺盆)部位淋巴結熱或腫，或觸摸到硬塊、疼痛，多為呼吸道問題；腹股溝淋巴結多熱或腫，或觸摸到硬塊、疼痛，多為消化道問題。《內經•邪客篇》的八大關節診治，肩關節與腋窩可診治肝經脈與消化附屬器官；髖關節與腹股溝可診治脾經脈與消化器官。觸摸壓按淋巴結的診斷很有參考價值。

小博士解說

日本醫師北里柴三郎(1852~1931)，是位細菌學家、免疫學家。1889年，在德國成功研究出破傷風菌之培養，終於發現可以治破傷風的抗黴素血清。破傷風也會出現「痙」保護性反射，固定脊髓，減輕腦膜刺激而引起的疼痛。通過注射含有抗黴素的血清，可以對破傷風免疫。他最大的貢獻就是開拓了血清學這一新的科學領域。

小兒急驚風症狀與調理

症狀	適用調理
汗多	白虎湯
脈芤而喘	人參白虎湯
身重汗少	蒼朮白虎湯
脈芤面赤多言，喘喝欲脫者	生脈散
神識不清者	清營湯加鉤藤、丹皮、羚羊角
神昏者	兼用紫雪丹、牛黃丸
病熱輕微者	清絡飲之類
備註：當與暑門中細心求之。但分量或用四之一，或用四之二，量兒之壯弱大小加減之。	

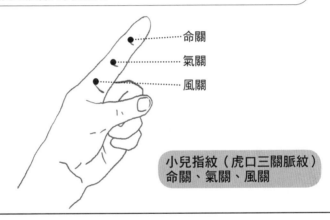

命關
氣關
風關

小兒指紋（虎口三關脈紋）
命關、氣關、風關

+ 知識補充站

　　虎口三關脈紋，兒科臨床「很方便又有用」在居家護理嬰幼兒時，檢視嬰幼兒的生活的情況問題，尤其是飲食方面，滑壽之《診家樞要》（西元1359年）「小兒三歲以下，看虎口三關紋色。紫熱，紅傷寒。青驚風，白疳病。惟黃色隱隱，或淡紅隱隱，為常候也。至見黑色，則危矣。紋色在風關為輕，氣關漸重，命關尤重」①「紫色是熱」多外感與飲食問題，初用銀翹散多見效②「白色是疳病」是多飲食問題，宜保和丸與澈底改善飲食習慣③「淡紅色是傷寒」活人敗毒散多見效。

　　胸部腋窩與腹股溝，是人體六百個淋巴結所在部位，肢體或臟腑感染或生病，淋巴結都會熱、或腫、或痛，嬰幼兒只會躁動不安。摸到了嬰幼兒兩側腋窩部位淋巴結熱或腫，或觸摸到硬塊，多呼吸道問題；只有右側，可能是頭部或右手有狀況；兩側腹股溝淋巴結，多消化道問題；只有左側，可能是排泄問題，或左腳有狀況。此外，下巴淋巴結熱或腫，多消化道問題，後腦風府與風池穴區或熱或腫，多有感冒症狀。

5-18 兒童痘證

痘證以筋骨為根本，以肌肉為戰場，以皮膚結痂為成功之地。痘發內由肝腎，外由血絡，悶痘證有紫白之分，紫悶痘證，邪毒把持太過，法宜清涼敗毒，從肝腎之陰內透，用紫雪芳涼。病斑疹而神昏譫語者，以肝胃濁氣太甚，上干擾居橫膜隔之上的心肺，宜芳香逐穢開竅安宮牛黃丸(參考2-24、3-13)。或流汗過多亡陽，神明亂而神昏譫語，宜清宮湯。譫語不休，以安宮牛黃丸最涼，紫雪丹次之，局方至寶丹又次之，主治略同，而各有所長，臨用對證斟酌可也。

白悶痘證屬虛寒而氣血不支，峻用溫補氣血，託之外出，按理立方，以盡人力。體弱多病的嬰幼兒常溼疹、瘡痘、陰癢者，該選擇八味腎氣丸、真武湯、四逆湯、乾薑附子湯……等，來調理腹腔循環。(參考4-24)

溫毒發痘者，如斑疹法。隨其所在而攻之，如小兒痘瘡，或多或少，紫黑色，皆穢濁太甚，療治失宜而然。雖不多見，間亦有之。脈浮則用銀翹散加生地、元參，渴加花粉，毒重加金汁、人中黃，小便短加芩、連之類；脈沉內壅者，酌輕重下之。

本身氣血虛寒，用溫煦保元者，十之二、三。必審定兒之壯弱肥瘦，而後定方。務於七日前先清其所感之外邪，七日後只有胎毒，便不夾雜矣。未週一歲之孩，不過七日限。兒生三歲以後者，方以十二日為準，若初週以後，只九日限耳，痘證限期，結痂之限也，況結痂之限，實無定期。

中國最早記錄天花症狀的是晉朝葛洪(西元265~313)的《肘後方》。相傳東漢馬援(西元25~55)征武陵蠻(今湖南省)，因染此病而死，士兵患者亦多，遂傳至中原。當時叫作虜瘡。明清以後，又稱「天痘」、「痘疹」、「天花」。民諺「生娃只一半，出花才算全」，如清代梁章鉅的《楹聯從話》「過這關才算兒女，還從祖父種根苗」。民間稱出痘為出寶，視小兒出痘為過關。天花是感染天花病毒的一種傳染病，沒有接種過天花疫苗的人，均能被感染，感染後15~20天內致死率高達30%。此病以預防為主，故提倡接種天花疫苗。傳播途徑有飛沫吸入，直接接觸。感染後皮膚成批依序出現斑疹、丘疹、皰疹、膿皰，最後結痂、脫痂，遺留痘疤，痊癒後臉上會留有麻子，「天花」由此得名。

小博士解說

孩童時期腸胃道的問題是最重要的，尤其是微量礦物質含量的問題，嚴重腸胃道疾病者有礦物質硒營養素缺乏的風險。硒缺乏會惡化碘缺乏的症狀，體內含鉛量增多時會有硒濃度下降的現象。銅不足也會間接引發硒的不足，鐵缺乏會減少組織中的硒濃度。硒和維生素E常一起作用，在功能上也有互補作用。硒在生理上的功能除了抗氧化之外，還調控了甲狀腺的代謝和維他命C的氧化還原態，也曾被提出與抗癌相關的可能性。

瀉白散之辨證與主治

湯方	組成	辨證與主治	備註
瀉白散	桑白皮三錢、地骨皮三錢、甘草一錢、粳米三錢	治肺火皮膚蒸熱，日晡尤甚，喘咳氣急，面腫熱鬱肺逆等證。此方治熱病後與小兒痘後，外感已盡真氣不得歸元，咳嗽上氣，身虛熱者，甚良；若兼絲毫外感，即不可用	《金匱要略》金瘡門中王不留行散，取用桑東南根白皮以引生氣，燒灰存性以止血，仲景自註：「小瘡即粉之，大瘡但服之，產後亦可服，如風寒，桑根勿取之。」

萬曆年間（1573-1627）《茂先醫案》、《金陵瑣事剩錄》最初四種接種法

接種種類	接種方法	特點
痘衣法	取痘疹患兒貼身內衣，給健康未出痘的小兒穿著二三天，以達種痘之目的	一般在著衣九至十一天時始發熱，為種痘已成，此法成功率低。發熱、出痘證候較緩，不致發生危險
痘漿法	痘疹患兒的新鮮痘漿，以棉花蘸塞入被接種對象的鼻孔，以此引起發痘，達到預防接種的目的	痘疹患兒的新鮮痘漿，蘸塞入鼻孔。通常至七日而發熱，為種痘已成
旱苗法	取痘疹痘痂研極細末，置曲頸根管之一端，對準鼻孔吹入，以達種痘預防痘疹的目的。	痘疹痘痂極細末，吹入鼻孔。通常至七日而發熱，為種痘已成
旱苗法	取痘痂 20-30 粒，研為細末，和淨水或人乳三、五滴，調勻，用新棉攤薄片，包裹所調痘苗在內，捏成棗核樣，以線拴之，塞入鼻孔內，12 小時後取出	痘疹患兒的痘痂粒，蘸塞入鼻孔通常至七日發熱見痘，為種痘成功

＋ 知識補充站

　　水痘是一種因初次感染水痘帶狀疱疹病毒引起的疾病，具高度傳染性。會產生皮疹而形成小水疱，很癢然後結痂。水痘通常發於臉部、胸部和背部，再蔓延全身；主要是人與人之間經由皮膚直接接觸、飛沫或空氣傳染，可輕易地透過咳嗽或噴嚏傳染其他人，接觸到帶狀疱疹的水疱，也可以造成傳染。大部分的人終生只會患病一次。疫苗的接種成功降低了水痘病例數量，並防治併發症。患水痘的病者一般會發熱，全身不舒服，與感冒發燒不同的是，這種發熱約一天左右，身上會出現丘疹。

5-19 兒童斑疹

　　六氣為病，疹係紅點，高起係血絡中病，限期最迫。斑疹之病，瘡(血管)發腫於外謂之斑(肌肉)，小紅靨行於皮膚而不出謂之疹(皮膚)。斑證若自吐瀉多吉，勿治。瘡疹初期末期皆不可下，宜通表和之，「春分前風寒，春分後風熱，立夏後熱也，夏至後濕熱」。現今污染嚴重，小兒氣血未充易過敏。疹，麻、痧皆一類，係血絡中病，宜芳香透絡，辛涼解肌，甘寒清血(痘宜溫，疹宜涼)，疹以瀉為順，忌升提或補澀，亦不宜下，內虛下陷疹痢屬中下焦(3-9)當苦寒堅陰。

　　斑疹禁升提與壅補，用升提則衄，或厥，或嗆咳，或昏痙，用壅補則瞀亂(神智昏迷、言行紛亂)。

　　2-12化斑湯治溫病發斑；銀翹散去豆豉，加細生地、丹皮、大青葉，倍元參治發疹。3-9化斑湯治斑疹；銀翹散去豆豉加細生地大青葉元參丹皮湯治下後疹續出者；調胃承氣湯治斑疹外出不快，內壅特甚者(微和之)。

　　楊梅瘡形似楊梅，輕則紅紫重則紫黑，多見於背部(屬膀胱經脈，專司飲與汗尿)、面部(屬胃經脈，專司食與屎)，多因感受穢濁(穢物濁氣)。隨其所偏而調之，銀翹散(2-2)、桑菊飲(2-5)、活人敗毒散(3-35)等可提升免疫功能改善瘡疹。

　　溫毒外腫，細茶汁或香油調敷以三黃二香散(2-15)，或置於勞宮穴、湧泉穴、百會穴引邪毒外出。溫毒敷水仙膏後，皮間有小黃瘡如黍米者，不可再敷水仙膏，過敷則痛甚而爛。

　　急、慢性支氣管炎多先出現臉部或背部發疹，尤其是變蒸(轉大人)過程中，小青龍湯專治初期鼻子過敏的鼻涕多，配合游泳、跑步等(4-22)，治延遲性過敏反應的慢性鼻竇炎效果很好。手心勞宮或胸腹部癢疹，或腳指縫有瘡疹，多見於後天腸病性肢端皮膚炎，針灸按摩太衝與中封療效高。寒熱久不止，氣虛留邪，補中益氣湯。暮熱早涼，汗解渴飲偏於熱重者，青蒿鱉甲湯。偏於寒重者小柴胡湯，都可改善因飲食不當造成的瘡疹(3-33)。

小博士解說

　　瘡疹是皮膚上的微血管內皮細胞充血發炎，早期，先天腸病性肢端皮膚炎的病機不明時，嬰幼兒患者死亡率很高。腸病性肢端皮膚炎是患者腸胃道對鋅元素吸收不良，血中鋅濃度不足而致病，是一種罕見的隱性遺傳疾病，與後天性鋅缺乏症難以區別。遺傳性腸病性肢端皮膚炎，其臨床表現：(1)腹瀉、(2)毛髮生長不良、(3)臉部、口腔、手腳、肛門生殖器等皮膚炎，嬰兒時期就會有嚴重的症狀。微量礦物質左右人體免疫、生長、生殖及抗氧化的功能，補充適量的鋅，對腸病性肢端皮膚炎可快速而戲劇性的緩解或治癒；惟，鋅質的補充過猶不及，不宜隨意攝取，以免發生中毒憾事。

湧泉穴　　● 湧泉

百會穴　　● 百會

＋ 知識補充站

　　對慢性蕁麻疹患者來說，堅果、蔬食等健康食物可能成為「假性過敏原」，不一定會引發蕁麻疹，卻會「搧風點火」，因此最好忌口。

　　慢性蕁麻疹通常是蕁麻疹病程超過六個星期，患者有全身性搔癢的風疹塊，特徵是不定時、頻繁發作，而且找不出原因，因此又稱為「自發性蕁麻疹」或「不明原因蕁麻疹」。與急性蕁麻疹最大不同之處，在於慢性蕁麻疹患者並非對特定過敏原過敏，也無法藉由抽血篩檢找到過敏原。食品中的人工添加物可能與慢性蕁麻疹有關，即使是天然食物，包括海鮮、堅果、蔬果、豆類，都可能造成類似反應，其症狀看似過敏，但原理與真正的過敏反應不同。許多患者平時吃這些食物沒問題，但蕁麻疹發作時，卻可能出現反應；換句話說，飲食雖不一定是引發蕁麻疹的元凶，至少扮演搧風點火的角色，尤其近年被視為健康飲食指標的堅果及蔬食，對慢性蕁麻疹患者來說，反而必須忌口。

　　許多慢性蕁麻疹患者必須長期依賴藥物才能維持正常作息，甚至於長期服用類固醇；歐洲將飲食治療實際應用於慢性蕁麻疹，成效不錯，國外臨床研究也證實，至少1/3患者在調整飲食後獲得改善。東西方飲食文化有差異，也不是所有患者都能以改變飲食方式來治療，還有，不可否認的，心理及情緒作用也是使病情加重的因素之一。

　　常見斑疹之病：

1.麻疹：是麻疹病毒的急性呼吸道傳染病，曾是小兒最常見而危急的傳染病，開始接種麻疹疫苗後，改善很多。以飛沫直接傳播為主，冬春季節為最流行時令，6個月至5歲的兒童為多。以發熱、上呼吸道炎症、麻疹黏膜斑、全身斑丘疹為特徵。

2.猩紅熱：是B型溶血性鏈球菌感染，高熱、中毒症狀重、咽痛、楊梅舌、環口蒼白圈。皮膚充血有針尖丘疹，出疹時高熱。

3.風疹：是風疹病毒感染，軟顎與咽部出現小紅疹，全身症狀輕，耳後、枕部淋巴結腫大並觸痛，低熱。

4.斑丘疹：皮疹之間皮膚正常，退疹後無色素沉著及脫屑，發熱當天出疹，2~3天皮疹消退；出疹症狀輕微。

5.藥物疹：有服藥史，搔癢感，出現斑丘疹、蕁麻疹、猩紅熱樣皮疹，發熱多為原發病引起腸道病毒感染。

6.腸病毒：發燒或微燒，手掌、腳掌、屁股和膝蓋等部位，零散不痛不癢淡紅斑疹或小水泡疹；口腔黏膜及舌頭、牙齦和嘴唇等，出現水泡潰瘍而疼痛、厭食或流口水。

後記

　　《圖解溫病學》延續《溫病條辨》之「羽翼傷寒」，吳鞠通因參與《四庫全書》醫書檢校，對漢朝《傷寒論》和《金匱要略》見解獨到，以「食養盡之」與「以癒為度」八字醫療箴言最珍貴。

　　台灣洗腎藥害之首是抗生素，其次是消炎藥，再者才是類固醇，就是缺少了「食養盡之」與「以癒為度」之醫療理念。因服用中藥而洗腎的比例很小，曾有位中醫師洗腎，因長期服用某藥廠的龍膽瀉肝湯致腎衰竭，「不得用」是不對症不得下藥。《溫病條辨》羽翼《傷寒論》方子源起之外，診治理念都一本《內經》「不失人情」之度，臨證務求辨證，「有汗不得汗，濕氣不得濟柔，火盛不得定風與復脈，邪少虛多不得黃連阿膠湯。陰虛欲痙不得青蒿鱉甲湯」、「傷寒門中，兼風而自汗者，即禁汗，所謂有汗不得用麻黃。無奈近世以羌活代麻黃，不知羌活之更烈於麻黃也」、「若舌苔白滑、灰滑、淡黃而滑，不渴者，乃濕氣蒸騰之象，不得用清營柔以濟柔」、「壯火尚盛不得用定風珠、復脈。邪少虛多者，不得用黃連阿膠湯。陰虛欲痙者，不得用青蒿鱉甲湯」……諸多的「不得用」誠語，就是要醫者掌握不對症不得下藥之拿捏。

　　細菌學家及免疫學家北里柴三郎醫師，1875 年考入東京大學醫學院，於1883 年獲醫學博士學位，在內務省衛生局東京試驗所任職。1885 年，政府派他到德國柏林羅伯特科赫實驗室，開始學習細菌學的先進技術。當時北里醫師研究的課題是許多細菌學者都未能突破的「破傷風菌的純粹培養」，於 1889 年，北里在動物膿液的破傷風菌培養出導致破傷風的芽孢桿菌。1890 年，在破傷風菌中，先用酸藥劑，再用鹼藥劑，不一樣的溫、濕度環境，反覆再三進行試驗，終於發現可以治破傷風的抗黴素血清。從此開啟了血清學這一新領域。

　　中國中醫科學院中藥研究所終身研究員屠呦呦，她受東晉葛洪《肘後備急方》之治療瘧疾「青蒿一握，以水二升漬，絞取汁，盡服之」之啟發，從青蒿中提煉出青蒿素。青蒿素及其衍生物青蒿琥酯、蒿甲醚能迅速消滅人體內瘧原蟲，對腦瘧等惡性瘧疾治療效果很好。青蒿素類藥物可口服、可通過肌肉注射或靜脈注射，甚至可製成栓劑，為了防範瘧原蟲對青蒿素產生抗藥性，目前多採用青蒿素與其他藥物的複方療法。

　　屠呦呦因發現青蒿素，2011 年榮獲美國拉斯克獎，2015 年榮獲諾貝爾獎。

　　2004 年 5 月，世衛組織正式將青蒿素複方藥物列為治療瘧疾的首選藥物，

英國權威醫學刊物《柳葉刀》統計，青蒿素複方藥物對惡性瘧疾的治癒率達到97%，世衛組織當年就要求在瘧疾高發的非洲地區，採購和分發 100 萬劑青蒿素複方藥物，不再採購瘧原蟲已產生抗藥性的奎寧類藥物，瘧疾每年感染數億人，導致幾百萬人死亡，影響嚴重。世界衛生組織説，坦桑尼亞、贊比亞等非洲國家近年來瘧疾死亡率顯著下降。

《內經‧六元正紀大論》言司天之病，西元 2003 年 SARS 流行，凶險萬分，動物感染 SARS-CoV 不會出現嚴重呼吸系病症；但鳥類隨氣溫變動遷移，將病原體擴散到其他地區，人類缺乏特異性免疫力，感染後多難以控制，造成嚴重機體損傷。多種動物源性傳染病，如鼠疫、兔熱病、鉤端螺旋體病、恙蟲病、腎症候群出血熱、乙型腦炎、炭疽、狂犬病、萊姆病等，常存在於某些地區，加上氣候及氣象顯著影響傳染源。例如，中國北方黃鼠傳染鼠疫，多在氣溫轉暖出蟄後出現鼠疫，夏收時鼠活動猖獗，易形成鉤端螺旋體病流行；蚊子傳播乙型腦炎的流行季節多在春、夏雨季，此際人也增加感染乙型腦炎的機會。自然疫源性疾病從動物傳到人後，會在人與人之間傳播，也有一些病從動物傳到人後，一般人傳人的機會不大，人到野外大自然活動時，會被平靜的感染，因警惕性不高而延誤治療。

《內經‧陰陽應象大論》受病原因與自體免疫能力不良才生病：

一、人體第一道防線是皮膚和黏膜（營養與生活出狀況，病症不明）

黏膜系統覆蓋體內的腸道、肺泡、腎絲球等，如小腸內有無數絨毛，每根絨毛上有無數的微絨毛，總表面積達 300 平方公尺，遠大於皮膚 2 平方公尺，及肺部黏膜系統 80 平方公尺的表面積。腸道表面是單層上皮細胞黏膜，黏膜下有微血管、乳糜管系統和相關淋巴組織。食物從口腔到胃腸，消化分解成胺基酸、葡萄糖、脂肪酸等，透過黏膜吸收之後，由微血管、乳糜管等進入循環系統。腸道也是最骯髒、最危險的部位，從口腔進入的病菌、毒物，及本身存在的不良菌、益菌與營養素，一起被輸送到全身。口腔的唾液、腸道的各種消化液、肺的氣管黏液與陰道的乳酸酐菌，都能抑制其他微生物的增殖，具有初步的消毒殺菌作用。（生活失常，上中焦損傷）

二、第二道防線稱作先天性免疫（初期疾病徵兆—紅腫脹痛）

先天性免疫是人體對種種病原體所儲備的防禦機構，主要是巨噬細胞、好中

球、好酸球、好鹽基球等的白血球。先天性免疫是局部性的，通常會引起發炎反應，如紅、腫、脹、痛等症狀。腸道中有嗜中性球、巨噬細胞、自然殺手細胞等，腸道是最重要的免疫器官，也是免疫最前線。人體七成以上的免疫球蛋白A(IgA)，由腸道製造用來保護腸道。不論是天花病毒、腸病毒或SRAS，都可能從口腔或鼻腔進入體內，免疫系統宛如天羅地網般保護防禦著人體的健康。（素積勞倦，中下焦損傷）

三、第三道防線則是全面性的後天性免疫（生體功能破壞，出現嚴重病症）

　　從病菌病毒（抗原）入侵開始，具專一性及記憶性特性的嗜中性球與巨噬細胞（抗體及淋巴球）等披掛上陣，當先天性免疫無法對抗病菌、病毒時，後天性免疫會出現發燒的症狀，需要7~10天，免疫力正常的人即使感冒，就算不吃藥，7~10天也會自然痊癒。

　　後天性免疫分為體液性免疫及細胞性免疫。體液性免疫的主角是B細胞產生的各種抗體，又稱為免疫球蛋白，簡寫成Ig，為血液中主要的抗體；IgA是分泌到唾液、乳汁、腸道、呼吸道及生殖泌尿道中的抗體；IgE則與過敏反應有關。細胞性免疫是T細胞主導的免疫反應，T細胞分為殺手T細胞(killer T cell)，攻擊殺滅被病毒感染的細胞；輔助T細胞(helper T cell)，刺激B細胞，產生抗體及各種細胞激素(cytokine)。B細胞在腸道成熟（占淋巴球約15%），T細胞在胸腺成熟（占淋巴球約55%），B細胞與T細胞皆來自骨髓，B細胞是唯一可以製造抗體的淋巴球，B細胞成熟與否決定於消化道的功能好壞；所以腸道功能不良時，B細胞就無法成熟，腸道的免疫功能就大打折扣，是以SRAS、腸病毒等對老弱者與嬰幼兒的危險率就大增。（長期勞傷，下焦陰陽兩傷）

　　免疫系統由很多細胞共同作業，免疫的細胞主要有顆粒球、巨噬細胞、樹狀細胞、淋巴球(T細胞與B細胞)等。顆粒球、T細胞、B細胞在血液中流著，統稱白血球。免疫細胞的外觀和工作性質，與紅血球和血小板完全不同，但一樣都是血液細胞，這些血液細胞全部由同一種造血幹細胞生成。

　　癌症病患多因為缺乏大量營養，或是基因、生活方式不良等造成。化療毒殺癌細胞，也消滅健康細胞，可能造成肝臟、腎臟、心臟或肺臟等器官衰竭；放療摧毀癌細胞，也灼傷健康細胞。延長化療及放療常無法完全消除腫瘤，還導致併發症。手術易使癌細胞擴散，常從切片後開始擴散。手術治療成功的病例，大部分是調整了生活作息，提升人體免疫系統，抑制腫瘤形成及擴增。

　　癌細胞在酸性環境中繁衍，肉食的體質是酸性的，食用魚類及少量雞肉較妥當。肉品有家畜抗生素、荷爾蒙及寄生蟲等，對癌症病患更不利。糖是癌的食物，食鹽滲有化學添加物，牛奶在胃腸道內產生黏液是癌症的食物。塑膠盒放入微波

爐加熱，裝水之塑膠罐放入冰箱，都會釋出戴奧辛以致癌。

　　癌症病人當注意飲食，注意體內水的平衡。攝取新鮮蔬菜、全穀類、種子、堅果及少量水果有益體質傾向鹼性；少飲用含咖啡因的咖啡、茶、巧克力等飲料，飲用淨化水或過濾水，綠茶也有抗癌特性，豆漿原汁不加糖會使癌細胞萎縮。部分天然營養品富含如維他命、礦物質等，不是藥廠生產的片劑，能增強免疫系統，驅使自體殺手細胞去摧毀癌細胞。癌症是一種心態、肉體和心靈上的疾病，怨尤和苦痛只會讓體質變為緊張及酸性，必須學習愛與寬恕、放鬆，及愛惜生命。癌細胞無法在充滿氧氣的環境中繁衍，每日必須運動，多作深呼吸以利氧進入細胞層，這也是擊潰癌細胞之利器。

　　《圖解溫病學》羽翼《溫病條辨》之精髓，由古觀今，旁徵博引，由今閱古，互相佐證，養生之道——仁之方而已。

李家雄

國家圖書館出版品預行編目資料

圖解溫病學／李家雄著. －－初版.－－臺北
市：五南，2018.10
　面；　公分
ISBN 978-957-11-9936-8 （平裝）
1.溫病　2.中醫
413.33　　　　　　　107015316

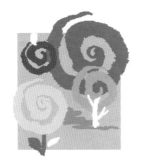

5L10

圖解溫病學

作　　　者 ― 李家雄（92.1）

發 行 人 ― 楊榮川

總 經 理 ― 楊士清

副總編輯 ― 王俐文

責任編輯 ― 金明芬、董淨瑋

封面設計 ― 王麗娟

出 版 者 ― 五南圖書出版股份有限公司

地　　　址：106臺北市大安區和平東路二段339號4樓

電　　　話：(02)2705-5066　　傳　　真：(02)2706-6100

網　　　址：http://www.wunan.com.tw

電子郵件：wunan@wunan.com.tw

劃撥帳號：01068953

戶　　　名：五南圖書出版股份有限公司

法律顧問：林勝安律師事務所　林勝安律師

出版日期：2018年10月初版一刷

定　　　價：新臺幣480元

※版權所有·欲利用本書內容，必須徵求本公司同意※